国家卫生健康委员会"十四五"规划教材
全国高等学校药学类专业第九轮规划教材
供药学类专业用

# 药事管理学

## 第 7 版

主　编　冯变玲

副主编　翁开源　胡　明

编　者（以姓氏笔画为序）

王满元（首都医科大学）　　　　何　宁（天津中医药大学）

方　宇（西安交通大学药学院）　范骁辉（浙江大学药学院）

冯变玲（西安交通大学药学院）　胡　明（四川大学华西药学院）

朱　虹（哈尔滨医科大学）　　　徐　敢（北京中医药大学）

李　歆（南京医科大学）　　　　翁开源（广东药科大学）

杨　勇（南京中医药大学）　　　龚时薇（华中科技大学同济药学院）

杨　莉（沈阳药科大学）

人民卫生出版社
·北　京·

**图书在版编目（CIP）数据**

药事管理学 / 冯变玲主编 . —7 版 . —北京：人
民卫生出版社，2022.10（2024.4 重印）
ISBN 978-7-117-33777-9

Ⅰ.①药…　Ⅱ.①冯…　Ⅲ.①药政管理 - 医学院校 -
教材　Ⅳ.①R95

中国版本图书馆 CIP 数据核字（2022）第 189646 号

| | | |
|---|---|---|
| 人卫智网 | www.ipmph.com | 医学教育、学术、考试、健康，购书智慧智能综合服务平台 |
| 人卫官网 | www.pmph.com | 人卫官方资讯发布平台 |

药事管理学
Yaoshi Guanlixue
第 7 版

主　　编：冯变玲
出版发行：人民卫生出版社（中继线 010-59780011）
地　　址：北京市朝阳区潘家园南里 19 号
邮　　编：100021
E - mail：pmph @ pmph.com
购书热线：010-59787592　010-59787584　010-65264830
印　　刷：人卫印务（北京）有限公司
经　　销：新华书店
开　　本：850 × 1168　1/16　印张：24.5　插页：1
字　　数：708 千字
版　　次：1993 年 3 月第 1 版　　2022 年 10 月第 7 版
印　　次：2024 年 4 月第 4 次印刷
标准书号：ISBN 978-7-117-33777-9
定　　价：85.00 元

打击盗版举报电话：010-59787491　E-mail：WQ @ pmph.com
质量问题联系电话：010-59787234　E-mail：zhiliang @ pmph.com
数字融合服务电话：4001118166　E-mail：zengzhi @ pmph.com

# 出 版 说 明

全国高等学校药学类专业规划教材是我国历史最悠久、影响力最广、发行量最大的药学类专业高等教育教材。本套教材于 1979 年出版第 1 版,至今已有 43 年的历史,历经八轮修订,通过几代药学专家的辛勤劳动和智慧创新,得以不断传承和发展,为我国药学类专业的人才培养作出了重要贡献。

目前,高等药学教育正面临着新的要求和任务。一方面,随着我国高等教育改革的不断深入,课程思政建设工作的不断推进,药学类专业的办学形式、专业种类、教学方式呈多样化发展,我国高等药学教育进入了一个新的时期。另一方面,在全面实施健康中国战略的背景下,药学领域正由仿制药为主向原创新药为主转变,药学服务模式正由"以药品为中心"向"以患者为中心"转变。这对新形势下的高等药学教育提出了新的挑战。

为助力高等药学教育高质量发展,推动"新医科"背景下"新药科"建设,适应新形势下高等学校药学类专业教育教学、学科建设和人才培养的需要,进一步做好药学类专业本科教材的组织规划和质量保障工作,人民卫生出版社经广泛、深入的调研和论证,全面启动了全国高等学校药学类专业第九轮规划教材的修订编写工作。

本次修订出版的全国高等学校药学类专业第九轮规划教材共 35 种,其中在第八轮规划教材的基础上修订 33 种,为满足生物制药专业的教学需求新编教材 2 种,分别为《生物药物分析》和《生物技术药物学》。全套教材均为国家卫生健康委员会"十四五"规划教材。

本轮教材具有如下特点:

1. 坚持传承创新,体现时代特色  本轮教材继承和巩固了前八轮教材建设的工作成果,根据近几年新出台的国家政策法规、《中华人民共和国药典》(2020 年版)等进行更新,同时删减老旧内容,以保证教材内容的先进性。继续坚持"三基""五性""三特定"的原则,做到前后知识衔接有序,避免不同课程之间内容的交叉重复。

2. 深化思政教育,坚定理想信念  本轮教材以习近平新时代中国特色社会主义思想为指导,将"立德树人"放在突出地位,使教材体现的教育思想和理念、人才培养的目标和内容,服务于中国特色社会主义事业。各门教材根据自身特点,融入思想政治教育,激发学生的爱国主义情怀以及敢于创新、勇攀高峰的科学精神。

3. 完善教材体系,优化编写模式  根据高等药学教育改革与发展趋势,本轮教材以主干教材为主体,辅以配套教材与数字化资源。同时,强化"案例教学"的编写方式,并多配图表,让知识更加形象直观,便于教师讲授与学生理解。

4. 注重技能培养,对接岗位需求  本轮教材紧密联系药物研发、生产、质控、应用及药学服务等方面的工作实际,在做到理论知识深入浅出、难度适宜的基础上,注重理论与实践的结合。部分实操性强的课程配有实验指导类配套教材,强化实践技能的培养,提升学生的实践能力。

5. 顺应"互联网 + 教育",推进纸数融合  本次修订在完善纸质教材内容的同时,同步建设了以纸质教材内容为核心的多样化的数字化教学资源,通过在纸质教材中添加二维码的方式,"无缝隙"地链接视频、动画、图片、PPT、音频、文档等富媒体资源,将"线上""线下"教学有机融合,以满足学生个性化、自主性的学习要求。

众多学术水平一流和教学经验丰富的专家教授以高度负责、严谨认真的态度参与了本套教材的编写工作,付出了诸多心血,各参编院校对编写工作的顺利开展给予了大力支持,在此对相关单位和各位专家表示诚挚的感谢! 教材出版后,各位教师、学生在使用过程中,如发现问题请反馈给我们(renweiyaoxue@163.com),以便及时更正和修订完善。

人民卫生出版社

2022 年 3 月

主 编 简 介

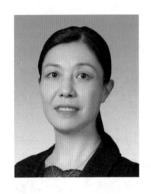

冯变玲

　　西安交通大学药学院药事管理与临床药学系教授,博士研究生导师。现任西安交通大学药品安全与政策研究中心副主任,国际药物经济学与结果研究学会西北分中心副主席,陕西省药学会药事管理专业委员会主任委员、药物经济学专业委员会副主任委员,陕西省医疗保险研究会副秘书长,陕西省医药价格协会政策研究中心主委等职。

　　主持国家社科基金项目、国家食品药品监督管理局基金项目、陕西省重点研发计划项目等 30 余项,先后发表研究论文近百篇。从事教学工作 31 年,主讲药事管理学、药事管理学进展、药事管理与法规、药事法规、药物经济学等课程,作为主编、执行主编、副主编或编委参与普通高等教育国家级规划教材《药事管理学》《药事管理与法规》等多部教材的编写。

# 副主编简介

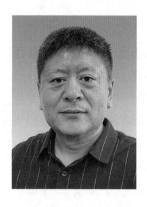

### 翁开源

　　广东药科大学医药商学院卫生管理学教授,社会管理药学硕士生导师。现任广东省决策研究基地——广东药科大学医药管理研究中心主任。从事卫生管理、药事管理等学科的教学、科研工作24年。科研方向为卫生行政管理、医药卫生政策分析。

　　现兼任广东省公共管理专业教学指导委员会委员、广东省中西医结合学会药物经济学专业委员会主任委员、广东省法学会卫生法学研究会副秘书长、中华预防医学会健康教育与促进委员会常委、广东省社会科学联合会第四届委员会委员、广州市食品药品监督管理局药品安全专家委员会副主任委员、中山市药学会副理事长。近年主持课题20余项,发表论文20余篇,作为主编或副主编参与编写各类书籍7部。

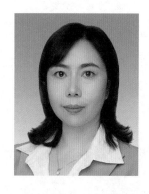

### 胡明

　　四川大学华西药学院药事管理学教授,药物政策与药物经济学研究中心主任,临床药学与药事管理学系常务副主任,美国哈佛大学医学院药物政策研究中心博士后(2013—2014年)。从教24年,主讲药事管理学、药事法规实务、药事管理学研究方法、药物经济学等本科和研究生课程,主要研究方向为药事管理、药物政策研究、药物经济学。作为课题负责人承担国家自然科学基金、国家卫生健康委员会、国家药品监督管理局等科研课题20余项,作为主编或副主编参与编写国家及省部级规划教材、专著20部,发表中英文学术论文百余篇。

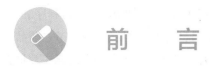

# 前　言

　　《药事管理学》（第 7 版）作为全国高等学校药学类专业第九轮规划教材之一，是根据药学专业培养目标，按照"坚持传承创新、体现时代特色，深化思政教育、坚定理想信念，完善教材体系、满足教学需求，优化编写模式、强化案例教学，注重技能培养、对接岗位需求，顺应'互联网＋'教育、推进纸数融合"的总体编写原则，在《药事管理学》（第 6 版）的基础上修订编写的。

　　药事管理学是药学类专业的一门重要课程，是国家执业药师资格考试的主要科目。本课程主要讲授药事组织设置及其职责，药品管理立法，药品注册、生产、经营、使用、信息诸方面的监督管理，药品知识产权保护以及药学技术人员管理等内容。本课程旨在培养药学类专业学生的法律意识、责任意识和服务意识，改变药学类专业学生传统单一的药学知识、技能结构，将其培养成集药学知识、技能和药事管理与法规于一体的综合型人才，使其能辨别合法和非法行为，能综合运用药事管理的知识与药事法规的规定，指导药学实践工作，分析解决实际问题，并为其参加执业药师资格考试奠定良好的基础。

　　本版教材以《中华人民共和国药品管理法》（2019 年版）为核心，以保证药品质量、保障公众用药安全和合法权益、保护和促进公众健康为重点，力求反映药事管理方面的新知识、新法规、新进展。同时为引导学生强化法治思维，倡导并践行社会主义核心价值观，激发学生的家国情怀，教材还融入了课程思政内容。此外，该教材与执业药师资格考试、卫生专业技术资格考试相衔接，结合《国家执业药师职业资格考试大纲》（第八版）的要求，尽量覆盖执业药师资格考试大纲和卫生专业技术资格考试大纲的相关知识点。

　　本版教材内容由药事管理概论、药事法规和药事部门监督管理三部分构成，进一步优化了课程内容，增强适用性和可读性，便于自学。相对上版教材，本版的内容作了如下调整：

　　1. 更新、增加了 2016 年 3 月以来，我国有关管理体制、法规、政策修改变化的内容。包括《中华人民共和国药品管理法》（2019 年版）、《中华人民共和国疫苗管理法》、《中华人民共和国药典》（简称《中国药典》）（2020 年版）、《中共中央　国务院关于深化医疗保障制度改革的意见》、《药品注册管理办法》、《药品生产监督管理办法》、《药物非临床研究质量管理规范》、《药物临床试验质量管理规范》、《药品、医疗器械、保健食品、特殊医学用途配方食品广告审查管理暂行办法》、《执业药师职业资格制度规定》、《基本医疗保险用药管理暂行办法》、《"十四五"国家药品安全及促进高质量发展规划》等法律、法规和规章。

　　2. 修改药品监督管理组织机构相关内容。依据国务院机构改革方案及职责调整的内容，修改、更新"药事组织"一章相关内容。包括《深化党和国家机构改革方案》、《国务院机构改革方案》、《国务院关于机构设置的通知》（国发〔2018〕6 号）、《国务院关于部委管理的国家局设置的通知》（国发〔2018〕7 号）等文件，对我国药品监督管理部门及相关部门的职责进行了调整。同时对药品监督管理相关部门如医疗保障部门等新的职责进行更新。

　　3. 更新、调整了 2016 年 3 月以来与药事管理有关的新进展、新数据。更新了各章节中相关的数据资料，如国家近年重点关注的有关药品追溯的相关规定和进展、《中国药典》（2020 年版）相关内容及《国家基本医疗保险、工伤保险和生育保险药品目录》（2021 年版）、《国家基本药物目录》（2018 年版）、《2022 年兴奋剂目录公告》的品种类别等，并对教材所涉及的各方面数据予以更新，如我国药师、执业药师的有关数据以及药品研制、生产、经营、使用等环节的相关数据。

　　4. 调整部分章节内容，使教材结构更趋于合理。本版教材中第五章调整章名为"药品管理法律"，并在该章增加了"第三节　《疫苗管理法》主要内容"，包括疫苗管理概述，疫苗研制、生产和批签发管理，疫苗流通，疫苗上市后管理，法律责任。"第六章　药品注册管理"的内容按照新的药品注册管理办法体例进行调整，包括药物研发与注册管理概述、药品注册管理的基本制度和要求、药品上市注册、药品加快注册上市程序、药品上市后变更和再注册、监督管理与法律责任等内容。"第十三章　药品信息管理"增加了"第五节　药品追溯管理"。此外，还将"药品生产监督管理""药品经营监督管理""医疗机构药事管理"三章内容在教材中的顺序进行了调整。

5. 丰富体例和形式，引导自主学习和教学互动。本版教材保留了上版教材中"学习目标""问题导入""药师考点""知识链接""案例讨论""本章小结""思考题""课程实践"等模块。此外，为了学习和领会习近平总书记提出的"四个面向"的深刻内涵和价值意蕴、引导学生强化法治思维、倡导并践行社会主义核心价值观、激发学生家国情怀，在每章相关内容处专门列出了"课程思政讨论"模块，增加课程思政的内容。为了便于师生对本教材的教与学，本版教材专门编制了各章节的 PPT 和各章节的目标测试，测试题后配有相应的答案和解析。"知识链接"内容增加了数字媒体的形式，读者通过扫描书中的二维码，即可看到相应内容。

本教材的编写，得到了人民卫生出版社和各编委所在院校领导的指导和支持，在此表示衷心的感谢。第6 版教材主编杨世民教授对本版教材的编写大纲提出了非常宝贵的意见和建议，在此对杨教授深表感谢！西安交通大学药学院药事管理研究生任碧琦、王宁生、雷霜、林书智同学协助做了大量的具体工作，在此一并致谢。

由于编者知识水平有限，本教材内容难免有不足之处，恳请读者批评指正。

冯变玲

2022 年 2 月

# 目　录

# 第一章

# 绪　论

## 学习目标

通过本章的学习,学生可对药事管理学的重要性及其研究内容有比较清楚的认识,为其进一步学习该课程及毕业后从事药学实践工作奠定基础。

1. **掌握**　药事管理的含义及其重要性;药事管理学科的定义、性质;药事管理学课程的研究内容。

2. **熟悉**　药事的含义;药事管理学课程的基本要求、教学方法。

3. **了解**　药事管理学科的发展过程;药事管理学教材的结构与特点;药事管理研究特征与方法类型。

## 问题导入

### 药学专业学生为什么要学习药事管理学?

1. 药学专业学生作为未来的药学专业从业人员,毕业后可能会在药品生产企业、药品经营企业、医院药学部门、医药科研机构、药品监督管理机构、药品检验机构等从事药品生产、药品销售、医院药学管理、药物研制、药品质量管理、药品检验、药品监督管理等工作。在这些机构、部门以及岗位工作,除需要掌握有关药学基本理论、基本知识和基本技能外,还必须掌握或熟悉《药物非临床研究质量管理规范》(Good Laboratory Practice,GLP)、《药物临床试验质量管理规范》(Good Clinical Practice,GCP)、《药品生产质量管理规范》(Good Manufacturing Practice,GMP)、《药品经营质量管理规范》(Good Supply Practice,GSP)、《中药材生产质量管理规范》(Good Agricultural Practice,GAP)等药物(药品)质量管理规范,熟悉《中华人民共和国药品管理法》《药品注册管理办法》《处方管理办法》《药品广告审查办法》等药事法规。

2. 执业药师资格制度是药学技术人员重要的职业准入制度之一。执业药师资格考试科目包括药学(中药学)专业知识一、药学(中药学)专业知识二、药事管理与法规、药学综合知识与技能四个科目。其中,药事管理与法规是执业药师履行职责和执业活动时必须具备的知识与能力,考生应重点掌握药学实践中与合法执业直接相关的法律法规规定,并能够理解国家医药卫生政策的具体要求。按照国家有关规定,评聘为高级专业技术职务,取得相应的学历和连续从事药学或中药学专业工作一定年限的药学人员,可以免考药学(中药学)专业知识一、药学(中药学)专业知识二,但是必须参加药事管理与法规科目的考试。

请阅读以上材料,思考并讨论:

(1) 药事管理学是一门什么样的学科?

(2) 药事管理学涉及哪些内容?

(3) 药学专业学生为什么要学习药事管理学?

## 第一节　药事管理概述

"药事"一词源于我国古代医药管理用语。20世纪80年代,"药事管理""药事管理学科"成为我国高等教育课程和专业名称、专业教学计划用语,并用于机构名称、药学社团名称、药学期刊名称等,广泛应用于高等药学专业教育、医药卫生行政管理、药品管理立法、司法活动中。

### 一、药事及药事管理的含义

#### (一) 药事

"药事"一词早已存在并在药学文献中广泛使用。我国史书《册府元龟》中记载:"北齐门下省,统尚药局,有典御二人,侍御师四人,尚药监四人,总御药之事。"北周设有"主药"六人,主管药物事宜。由此可见,早在南北朝时代(420—589年),医药管理已有明确的分工,设有专职人员负责掌管药事工作。随着社会的发展,"药事"成为药学界的常用词,"药事"一词的含义也在变化,现代"药事"泛指一切与药有关的事项,是由药学若干部门(行业)构成的一个完整的体系。根据《中华人民共和国药品管理法》(简称《药品管理法》)的适用范围、管理对象和内容,以及《中共中央　国务院关于卫生改革与发展的决定》中加强药品管理的陈述,"药事"的含义是与药品的研制、生产、流通、使用、价格、广告、信息、监督等活动有关的事。根据国家药物政策,药事还包括保证和控制药品质量、公平分配药品、合理用药、制定基本药物目录等相关事项。"药事"是一个动态用词,其范围将根据国家有关药品管理的法规、政策、规范、准则等而定。

#### (二) 药事管理

1. 药事管理的由来　1985年以前,"pharmacy administration"这个词语在我国被译为"药房管理""药学行政""药政"等。1985年,原华西医科大学药学院将该词译为"药事管理",成立了药事管理教研室,正式为药学各专业本科生开设"药事管理学"必修课程。之后,"药事管理"很快被公认并广泛使用。1986年,中国药学会成立"药事管理"分科学会。1987年,中华人民共和国教育部(简称"教育部")决定将"药事管理"列入药学专业必修课,同年,中华人民共和国卫生部(简称"卫生部")决定在华西医科大学、浙江医科大学成立药事管理培训中心。1987年,《中国药事》杂志发行。1988年,卫生部药政局组织编写的《药事管理学》出版发行。1989年,《医院药剂管理办法》规定县以上医院(含县)要设立药事管理委员会。综上可知,自1985年以来"药事管理"已被政府、学术界、社团、新闻出版等各方面正式使用。

2. 药事管理的含义　药事管理(pharmacy administration)是指对药学事业的综合管理,是运用管理学、法学、社会学、经济学的原理和方法对药事活动进行研究,总结其规律,并用以指导药事工作健康发展的社会活动。

药事管理包括宏观和微观两个方面。宏观的药事管理是国家政府的行政机关运用管理学、政治学、经济学、法学等多学科理论和方法,依据国家的政策、法律,运用法定权力,为实现国家制定的医药卫生工作的社会目标,对药事进行有效治理的管理活动,在我国称为药政管理(drug administration)或药品监督管理(drug supervision)。药事管理的内容包括制定和执行国家药物政策与药事法规,建立健全药事管理体制与机构,建立药品生产、流通秩序,加强药学人员人力资源管理和药品监督管理,通过推进依法行政、科学民主决策,依靠专业技术等手段,实现队伍保障及实践科学监管。微观的药事管理指药事各部门内部的管理,包括人员管理、财务管理、物资设备管理、药品质量管理、技术管理、信息管理、药学服务管理等工作。

药事管理学的研究范畴,包括药事管理宏观和微观两个方面。本教材主要介绍宏观的药事管理,即药事公共行政方面。

## 二、药事管理的重要性

药品是用于预防、治疗、诊断人的疾病的物质,是卫生保健的重要资源,它与人们的健康和生命有密切关系,对人类的生存繁衍有重大作用。古今中外的政府和公众,对药品的研制、生产、经营、使用、价格、宣传、检验等事项的管理都很重视,可以说,药事管理一直受到国家、社会和公众的高度关注。从当前医药卫生事业现状来看,药事管理的重要性表现在以下方面。

（一）建立基本医疗卫生制度,提高全民健康水平,必须加强药事管理

2009年4月6日《中共中央　国务院关于深化医药卫生体制改革的意见》（中发〔2009〕6号）发布,标志着我国医药卫生体制进入深化改革新阶段。新医改的总体目标是建立健全覆盖城乡居民的基本医疗卫生制度,使人人享有基本医疗卫生服务。药品供应保障体系是基本医疗卫生制度的组成部分,建立健全药品供应保障体系总体要求是加快建立以国家基本药物制度为基础的药品供应保障体系,规范药品生产流通,保障人民群众安全用药。享有卫生保健的公平性问题以及医疗费用的问题都涉及药品生产、供应、使用的政策和管理等药事管理的问题。

（二）保证人民用药安全有效,必须加强药事管理

药品是人们用以防病治病、康复保健的特殊商品,它既是商品又不同于一般商品。它与其他商品一样,遵循市场经济规律,但是它又直接关系着每一个人的身心健康和生命安危,关系到千家万户的幸福,与改善民生、社会和谐发展息息相关。

对于药品的真伪和质量的优劣,一般消费者难以辨识,必须有专门技术人员和经认证的机构,使用符合要求的仪器设备、科学方法,进行理化、药理毒理研究和临床试验,制定药品质量标准,或按照已颁布的法定药品标准进行检验才能做出评价和鉴定。许多药品还需上市后评价才能发现其不良反应。

药品可以防治疾病,但又有不同程度的不良反应。因此,管理有方、用之得当能治病救人,增进健康,造福人类;反之,缺乏管理、使用不合理,小则导致药源性疾病,大则造成社会问题,甚至祸国殃民。另一方面,由于药品与人们健康的重要关系,民间曾流传"黄金有价药无价"的说法,所以药品易被不法分子作为牟取暴利的工具,进行以假充真、以劣充优、制售假劣药的违法犯罪活动,对广大人民群众生命安全造成严重威胁。这就决定了各国政府需采用行政、法律的手段,对药品研究开发、生产、销售、广告、价格和使用等进行严格管理。20世纪以来,各国普遍进行药事管理立法,制定了一系列药事法律法规,可以说药品是受法律控制最严格的商品,药事管理是依法管药,其目的就是保证人们用药安全、有效、经济、适当,维护人们身心健康。

（三）增强医药经济在全球的竞争力,必须加强药事管理

经济全球化中,药业的竞争十分激烈,制药工业竞争的焦点是质量和新药,这是企业与企业之间的竞争。20世纪中后期,竞争更为激烈,企业与企业之间的竞争逐渐成为国与国之间卫生保健及药事管理的竞争,质量与新药的竞争也逐渐转移为质量管理的竞争,新药的质量和药学服务的竞争,药业道德秩序的竞争。

20世纪,政府对药品质量的监督管理实践以及药品生产经营企业的管理实践,形成了一系列质量管理规范,经立法成为药事管理法规,如《药物非临床研究质量管理规范》（Good Laboratory Practice,GLP）、《药物临床试验质量管理规范》（Good Clinical Practice,GCP）、《药品生产质量管理规范》（Good Manufacturing Practice,GMP）、《药品经营质量管理规范》（Good Supply Practice,GSP）、《中药材生产质量管理规范》（Good Agricultural Practice,GAP）、《药物警戒质量管理规范》（Good Pharmacovigilance Practice,GVP）。这些法规被人们称为GXP,代表着药品从研制至上市后监测处理全过程的质量管理,包括建立质量体系、质量策划、质量控制、质量保证和质量改进。这些法规体现了药事行政与医药企业管理融合的现代公共管理的特征。

## 第二节 药事管理学科的发展、定义和性质

19世纪后期，制药工业和药品贸易蓬勃发展，药学科学和药学实践开始受到了社会、经济、法律、教育、公众心理等因素的影响，药品的作用也受到了经济、文化、管理等非专业技术因素的制约。随着医药经济全球化发展，国家的药事行政和医药企业管理的内容、措施日益增多并自成体系。药事管理开始列入高等药学教育内容，逐渐形成药学学科的一支新兴分支学科。

### 一、药事管理学科发展概况

药事管理成为高等药学教育的一门独立学科，是长期实践经验积累和教学、科研工作发展的结果。

（一）药事管理学科的法定地位

1910年，美国药学教师协会（ACPF，美国药学院协会AACP的前身）颁发全美药学教育大纲第1版，将商业药学（commercial pharmacy）列入基本科目。1916年，美国药学教师协会与美国国家药房委员会协会（National Association of Boards of Pharmacy，NABP）联合组成的"问题与考试委员会"建议将药学院系教师和药师考试分为6个领域，即物理与化学，制剂与调剂，植物与生药学，生理与药理学，微生物与免疫学，商业与法律药学。此建议被采纳，首次在药学界明确了商业与法律药学（commercial and legal pharmacy）的学术地位，之后该学科发展为药事管理学科。

1924年，苏联全国药学教育代表大会明确提出："药事组织学是药学科学的重要组成部分，是高中等药学教育的必修专业课。"

上述事件是药事管理学科产生的标志，反映了药事管理学科在药学专业教育中的法定地位。

（二）美国药事管理学科的发展及影响

美国药事管理学科一直处于领先地位，对各国药学界影响较大。近百年该学科在美国的发展具有代表性。

1. 商业与法律药学为主阶段 20世纪初，美国的药师也是药商，他们在药房制药并直接卖给顾客或医师。因此最初的药学教育，除专业课外，还必须教给药学专业学生如何做生意、如何经营药店。美国药学教育大纲第1版至第3版，商业与法律药学科目开设的课程有商业药学、药物法学、簿记等。商业药学课的学时在第3版大纲中增至125学时，内容主要包括票据、药品推销、商品信息、药品广告、药店布置和管理等。除课堂讲授外，学生还要到药店实习卖药。

2. 药物经济学为主阶段 20世纪20年代中叶后，制药工业、医药经济的发展，对零售药房和药师的任务有较大影响。同时管理科学、经济学、市场学等学科不断与商业和法律药学相互交叉、渗透。该学科的教学研究内容发生了变化。1928年，美国药学教育委员会（American Council on Pharmaceutical Education，ACPE）将该学科改名为"药物经济学"（Pharmaceutical Economics）。美国药学教育大纲第4版（1932年）、第5版（1942年）中，属于该学科的课程有经济学、药品市场、零售药房管理、药物法学、会计原理、经营广告和促销等。

3. 药事管理学科阶段 1951年，美国药学院协会（American Association of Colleges of Pharmacy，AACP）同意将"药物经济学"改名为药事管理（Pharmacy Administration，Ph.A），并经美国药学教育资格委员会同意使用"the discipline of pharmacy administration"一词。50年代，全美药事管理学教师会上制定的各课程大纲，反映了药事管理学科仍然是以研究零售药房的建立、管理和运作为主，60年代药事管理学教师组逐渐强调社会经济给药师、药房提出的新任务。1978年，AACP文件指出："现代课程中药房管理已不是特别重要。"80年代，各高校药事管理学科的教学科研重点，从药房的经营管理转向卫生保健系统药事管理；从教药学生如何做生意，转向教学生如何保证患者平等地获得安全、有效、价格可承受的药品，并保证药物治疗的合理性。所开设的课程变化很大，主要有卫生保健组织、

药师交流、药学实践中的社会经济学、社会药学、药品法、心理学导论、文献评价等。

4. 社会与管理科学阶段　1993 年，AACP 同意将药事管理学科改名为"社会与管理科学（Social and Administrative Sciences）"。该学科领域包括社会的、行为的、经济的和管理的科学，但许多药学院系该学科的名称仍使用"药事管理学"。2005 年，AACP 社会和管理科学组在一份"通讯"中，将社会和管理科学的报告分为 5 个基本领域，它们是商业管理（business management）、交流（communication）、药学保健（pharmaceutical care）、药物经济学和结果研究（pharmacoeconomics and outcomes）、综合 / 社会（general/social）。20 世纪 90 年代末，该学科开设的研究生课程除统计学和研究方法外，属于该学科专业课的还有经济学、公共卫生政策、管理学、市场学、商业管理、药学保健、信息学、交流沟通、卫生法等。

### （三）日本和欧洲国家的社会药学

1. 日本的社会药学　日本药学教育的课程设置由日本教育委员会制定。1982 年，日本教育委员会制定的《药学教育有关标准及实施办法》中，药学学科领域的划分是有机化学、物理化学、生物学、制药学、医疗药学、卫生药学、应用药学 7 个学科。每个学科领域包括多门课程，药事管理学科课程分散在各学科中。应用药学学科有药事关系法律、药学概论、医药情报科学、医药品总论等；制药学学科有品质管理学；医疗药学学科有医院药学概论、医药品管理学、药品管理学等。日本官方文件中的应用药学实际是药事管理学，在日本药学界称为社会药学。但从高等药学院系开设的课程来看，几乎没有社会药学课程，而是药事管理学科课程。

2. 欧洲国家的社会药学　20 世纪 80 年代前，欧洲许多国家的药学教育，开设的药事管理学科课程主要是药品法课程，其他课程很少，但很强调从药房实习中获得管理和经营药房的能力。例如，法国的课堂教学阶段只开设药事法规课程，在最后一年分为社会药学、工业药学、生物药学等专业方向，在这一阶段各学校分别开设有关的药事管理学科课程。80 年代后期，欧洲药学界兴起社会药学热潮，丹麦、挪威、瑞典等北欧国家的大学药学院，多设置社会药学教学组。英国有的大学设有药学政策和实践系（department of pharmacy policy and practice），有的开设社会药学课程，有的在药学实践中开设社会药学课程。

欧洲药学教育开设的社会药学课程，主要有药品法和药学伦理、卫生保健政策和组织、药物利用、药物经济学、药品市场、交流学、药房管理、药物信息等。社会药学所开设课程和药事管理学科的课程基本一致。

### （四）中国药事管理学科的发展

我国高等药学教育建立药事管理学科体系，大体经历了两个阶段。第一个阶段是 20 世纪 30—60 年代，主要是间断引进国外的一些课程；第二个阶段是 20 世纪 80 年代至今，从我国药事管理实际出发，借鉴国外经验，建立了符合我国药业在全球化中发展需求的药事管理学科体系。表 1-1 列出了我国药事管理学科发展的重要事项。经过 40 年的发展，中国药学会建立了药事管理专业委员会，高校成立了药事管理教研室（或药事管理学系），部分高校还自主设立了药事管理本科专业（表 1-2）。药事管理学师资队伍不断壮大，学历层次不断提高；药事管理学教材体系更加丰满，教材更新周期缩短；药事管理学课程建设得以加强，我国各高等医药院校均将其列为必修课程，部分院校指导本科生进行药事管理毕业论文设计，在生产实习中也列入了药事管理的内容。除药事管理学课程外，一些高校还为本科生、研究生开设了药事管理系列课程，如药品生产质量管理、药事法规、药品知识产权、医药市场营销学、药物经济学等课程，招收培养了一批药事管理学硕士、博士研究生。伴随药事管理科研工作广泛、深入地开展，药事管理学科领域科研选题与研究设计的严谨性、创新性得到了科学基金评审专家的认可，近年来基金资助热点包括药物警戒与药品风险管理、费用补偿、立法与法制、药品知识产权、药物经济学、用药行为学、药学服务、合理用药研究等，形成一批科研团队和相应的学术平台。在全国范围内组织召开了多次药事管理学科研讨会，药事管理学科体系逐步形成，药事管理学科已成为中国高等药学教育的重要组成部分。

表 1-1 中国药事管理学科发展大事记

| 时间 | 单位 | 事项 |
|---|---|---|
| 1930—1949 年 | 齐鲁大学<br>华西协合大学 | 开设药房管理课程<br>开设药物管理与药学伦理课程 |
| 1954—1963 年 | 高等教育部 | 药学专业指导性教学计划开设药事组织课程 |
| 1955 年 | 第二军医大学 | 开设药材供应管理学课程,成立药材供应学教学组 |
| 1982 年、1983 年 | 中国药科大学<br>沈阳药科大学<br>第二军医大学 | 建立医药企业管理专业<br><br>招收药物情报方向硕士研究生 |
| 1985 年 | 华西医科大学 | 药学各专业开设药事管理学课程(54 学时)<br>成立药事管理教研室 |
| 1986 年 | 中国药学会 | 设立"药事管理分科学会",1992 年改为"药事管理专业委员会" |
| 1987 年 | 国家教育委员会<br>卫生部 | 决定将药事管理学列为药学专业必修课<br>决定在华西医科大学、浙江医科大学成立药事管理培训中心 |
| 1988 年 | 卫生部药政局、华西医科大学、上海卫生局药政处 | 共同编写教学参考书《药事管理学》,由人民卫生出版社出版发行 |
| 1990 年 | 国务院学位委员会药学学科评议组 | 同意华西医科大学在药剂专业中招收药事管理方向硕士研究生 |
| 1991 年 | 华西医科大学 | 招收药事管理方向硕士研究生 |
| 1993 年 | 卫生部教材办公室、人民卫生出版社 | 编写出版统编教材《药事管理学》 |
| 1994 年 11 月 | 国家医药管理局科教司 | 在成都召开首届药事管理学科发展研讨会,23 所院校到会,成立全国医药院校药事管理学科协作组 |
| 1995 年 | 人事部<br>国家医药管理局 | 将药事管理与法规列为国家执业药师资格考试的科目,组织编写了考试大纲及应试指南 |
| 1996 年 | 国家教育委员会 | 设立面向 21 世纪教学内容和课程体系改革研究项目,西安医科大学承担了"药事管理学教学内容、方法、手段的改革"课题;中国药科大学承担了"深化《药事法规》法学类课程改革"课题 |
| 2000 年 | 沈阳药科大学 | 招收药事管理方向博士生 |
| 2004—2008 年 | 教育部 | 2004 年、2005 年、2008 年依次批准中国药科大学、沈阳药科大学、天津商业大学建立药事管理专业(本科) |
| 2006 年 | 全国高等医药教材建设研究会、卫生部教材办公室、人民卫生出版社 | 为药事管理、市场营销专业组织编写的《医药市场营销学》《医院药事管理》《药物经济学》《药物信息应用》《国际医药贸易》《医药消费者行为学》六种教材出版使用 |
| 2006 年 | 国家药品监督管理局<br>四川大学 | 将《药事管理学》列为全国执业药师"十一五"继续教育指导大纲推荐教材<br>药事管理学被评为四川省精品课程 |
| 2007 年 | 西安交通大学 | 药事管理学被评为陕西省精品课程 |
| 2008 年 | 沈阳药科大学<br>中国药科大学 | 药事管理与法规被评为辽宁省精品课程<br>药事法规被评为国家精品课程 |
| 2008 年 | 沈阳药科大学 | 国内第一个中央与地方共建高校优势特色学科实验室——药事管理综合模拟实验室 |
| 2009—2010 年 | 国家食品药品监督管理局 | 将药品管理的法律法规列为公务员培训内容,组织编写的培训教材《药品管理的法律法规》出版使用 |

续表

| 时间 | 单位 | 事项 |
|---|---|---|
| 2010 年 | 教育部制药工程专业教学指导委员会<br>高等教育出版社 | 为制药工程专业组织编写的《药事管理与法规》教材 |
| 2010—2015 年 | 中华医学百科全书编委会<br>中国药学会药事管理专业委员会 | 组织编写《中华医学百科全书》药事管理分卷 |
| 2018 年 | 清华大学 | 成立以建设"国际一流的监管科学研究机构,推动监管科学学科发展"为目标的药品监管科学研究院 |
| 2019 年 | 沈阳药科大学 | 成立以监管科学学科建设、人才培养、监管科学研究为主的药品监管科学研究院 |
| 2019 年 | 山东大学 | 成立以药械组合产品监管科学研究为主的药品监管科学研究院 |
| 2019 年 | 北京中医药大学/中国中医科学研究院/国家药品监督管理局 | 成立构建中药安全警戒与预警系统、制定中药监管科学关键技术与标准规范、开展中药监管政策与法规研究、指导和完善中药监管技术支撑体系中药监管科学研究院 |
| 2020 年 | 中国药科大学 | 挂牌国家药品监督管理局药品监管科学研究基地,依托中国药科大学药品监管科学研究院资源成立国家药监局重点实验室——药品监管创新与评价重点实验室 |

表 1-2　高等医药院校设置药事管理专业点情况

| 设置年份 | 专业点数 / 个 | 院校名称 | 专业点累计 / 个 |
|---|---|---|---|
| 2004 年 | 1 | 中国药科大学 | 1 |
| 2006 年 | 1 | 沈阳药科大学 | 2 |
| 2008 年 | 1 | 天津商业大学 | 3 |
| 2011 年 | 2 | 南京中医药大学、广东药学院 | 5 |
| 2012 年 | 5 | 长春中医药大学、贵阳医学院、东南大学成贤学院 *、大连医科大学中山学院 *、南京中医药大学翰林学院 * | 10 |
| 2015 年 | 2 | 辽宁中医药大学杏林学院 *、辽宁何氏医学院 * | 12 |
| 2016 年 | 1 | 北京中医药大学 | 13 |

注:学校名称加有"*"者为经教育部批准和确认的独立学院。

## 二、药事管理学科的定义、性质

药事管理学科虽然是药学科学的二级学科,但它与药学科学其他二级学科有较大差异,在很大程度上具有社会科学性质,其研究问题也不相同。

药事管理学科是研究药事管理活动的基本规律和一般方法的应用学科,是药学科学的分支学科。该学科以药品质量管理为重点、解决公众用药问题为导向,应用社会学、法学、经济学、管理学与行为科学等多学科的理论与方法,对药品研制、生产、经营、使用、药品监督管理等活动或过程进行研究,总结其基本规律,指导药学事业健康发展。

药事管理学科的内涵包括以下内容:

1. 药事管理学科是药学的二级学科,是一个知识领域,不同于药剂、药化、药理等学科,它具有社会科学性质。

2. 药事管理学科是多学科理论和方法的综合应用。

3. 药事管理学科研究药品研制、生产、经营、使用中非专业技术性方面的内容。

4. 药事管理学科研究环境因素(政治、社会、经济、法律、技术、伦理)和管理因素(管理者理念、管理职能、管理者水平)与使用药品防病治病、维护人们健康之间的关系。

## 第三节    药事管理学课程概述

国外相关学者对药事管理学科的定义(拓展阅读)

药事管理学科的应用性很强,其活动涉及多个领域,具体包括药品研发、制药工业、医药商业、医疗机构、政府监管、进出口贸易、药学社团、人员培养和继续教育等。药事管理水平直接关系医药卫生事业的发展,影响卫生事业社会目标的实现,涉及维护人类健康权以及构建和谐社会等大事。20世纪80年代以来,随着药事管理学科建设和实践水平的提高,该学科在我国越来越受到各方密切关注。药事管理学科在药学领域中所处的地位日趋重要和突出,主要表现在以下三个方面:

1. 教育部颁布的药学专业业务培养目标对学生应获得的知识与能力提出了6个方面的要求,"药事管理和药事法规的基本知识"是其中的一项要求。

2. 药学专业设置的专业核心课程共计6门,药事管理学课程为其中之一。

3. 中华人民共和国人力资源和社会保障部、国家药品监督管理局实施执业药师职业资格制度,其中"药事管理与法规"被列为四门必考科目之一。

### 一、药事管理学课程教学目标及要求

药事管理学的任务是使学生了解药事活动的基本规律,掌握药事管理的基本内容和基本方法,掌握我国药品管理的法律、法规,熟悉药品管理的体制及组织机构,具备对药品研制、生产、经营、使用等环节管理和监督的能力,并能运用药事管理的理论和知识指导实践工作,分析解决实际问题。

通过该课程教学,学生应获得以下知识和能力:①药事管理学的基本知识和技能;②药品监督管理的知识;③药事组织及其职能;④执业药师资格考试有关药事法规的主要内容;⑤药品注册、药品专利管理的知识;⑥药品生产、经营、使用管理的知识;⑦从事药事管理工作的方法和技能;⑧药事管理科学研究的初步能力。

药事管理学毕业设计是对学生科研能力的初步训练。学生做药事管理毕业设计,应对其进行五个方面的基本训练:①查阅国内外专业文献资料;②设计研究方案,掌握调查研究的方法;③具备收集、整理、分析处理资料的方法和技能;④撰写药事管理学论文的能力;⑤具有本学科学术交流的技能。

### 二、我国药事管理学课程基本内容

我国药事管理学课程以药品质量管理为主要研究对象,以药品注册、生产、经营、使用等方面为分类框架,经过近40年的教学、科研实践,药事管理学课程的构架和内容不断调整、充实、更新,形成了独特的风格。

药事管理学课程的基本内容涉及以下十个方面:

#### (一)药品监督管理

研究药品的特殊性及其管理的方法,制定药品质量标准,制定影响药品质量标准的工作标准、制度,制定国家药物政策、编制基本药物目录,实施药品分类管理制度、药物警戒制度、药品质量公告制度,对上市药品进行再评价,开展药品检查,并对药品质量监督、检验进行研究,对特殊管理的药品实施管理。

### （二）药事管理体制

药事管理体制涉及药事工作的组织方式、管理制度和管理方法，国家权力机关关于药事组织机构设置、职能配置及运行机制等方面的制度。药事管理学运用社会科学的理论，进行分析、比较、设计，建立完善的药事组织机构及制度，优化职能配备，减少行业、部门之间重叠的职责设置，提高管理水平。

### （三）药学技术人员管理

药学技术人员的管理在药事管理中尤为重要，保证药品的质量，首先要有一支依法经过资格认定的药学技术人员队伍，他们要有良好的职业道德、精湛的业务技术水平以及优良的药学服务能力。因此，研究此类人员管理的制度、办法，通过立法的手段实施药学技术管理是非常必要的。

### （四）药品管理法律

用法律的方法管理药品和药事活动，是大多数国家和政府的基本做法和有效措施。药品和药学实践管理的立法与执法，是该学科的一项重要内容。要根据社会和药学事业的发展，完善药事管理法规体系，对不适应社会需求的或过时的法律、法规、规章要适时修订。药事法规是从事药学实践工作的基础，药学人员应在实践工作中能够辨别合法与不合法，做到依法办事，同时具备运用药事管理与法规的基本知识和有关规定分析和解决药品生产、经营、使用以及管理等环节实际问题的能力。

### （五）药品注册管理

对药品注册管理制度进行探讨，包括药品注册的概念、分类，药品注册管理的原则、管理部门；药物临床试验的分类，药品上市许可的路径、审批程序，关联审评审批的要求；加快上市注册程序的适用范围和条件、工作程序；药品上市后研究、变更和再注册的要求；药品注册管理和药物研制的要求，药品注册的基本制度和要求；药品注册核查和药品注册检验的要求等。

### （六）药品知识产权保护

医药产业是高技术、高投入、高风险、高收益的知识密集型高科技产业。医药领域新药的技术发明成果，是研究发明者通过创造性的脑力劳动、物化性劳动与辅助性体力劳动投入后取得的智力劳动结晶，凝结着发明者的辛勤劳动。其技术权利人可以利用法律法规授予的权利，约束他人对智力劳动成果的使用，这种权利的保护应当得到社会各方的遵循和认可，以鼓励技术发明创造。运用法律对药品知识产权进行保护，涉及药品的注册商标保护、专利保护、中药品种保护等内容。

### （七）药品信息管理

主要讨论国家对药品信息的监督管理，保证药品信息的真实性、准确性、全面性，完成保障人民用药安全有效、维护人民健康的基本任务。对药品信息的监督管理包括药品说明书和标签的管理，药品广告管理，互联网药品信息服务管理，药品追溯管理等主要内容。

### （八）药品生产管理

研究药品生产的监督管理和药品生产企业自身的管理，国家主管部门制定药品生产的准入制度和GMP，对药品生产行为实施管理，指导企业的生产活动。药品生产管理也涉及企业内部人员管理、财务管理、物资设备管理、药品质量管理、技术管理和药学信息管理等工作。

### （九）药品经营管理

研究药品经营的监督管理和药品经营企业自身的管理，国家主管部门制定药品经营的准入制度和GSP，对药品经营行为实施管理，指导企业的经营活动。药品经营管理也涉及企业内部人员管理、财务管理、物资设备管理、药品质量管理、技术管理和药学信息管理等工作。

### （十）医疗机构药事管理

医疗机构药事管理是指医疗机构以患者为中心、以临床药学为基础，对临床用药全过程进行有效的组织实施与管理，促进临床科学、合理用药的药学技术服务和相关的药品管理工作。内容涉及医疗机构药学部门的组织结构及任务、药事管理组织的职责、调剂业务和处方管理规定、临床合理用药管理、静脉药物调配业务、医疗机构制剂管理、药品供应管理、临床药学服务等。

### 知识链接

#### 药事管理学科发展趋势

学科领域是知识创新的主战场,知识创新是技术创新、制度创新的基础与先导。药事管理学科在学科内涵上发展迅猛。

1. 药事管理学科的发展得益于多学科交融互促  药事管理与运筹学、统计学、信息科学、系统科学、控制论、行为科学等学科相结合,充分体现多学科的交叉、渗透与融合。近年来,学者们运用相关学科的研究方法,针对立法与法制、药品风险管理、费用补偿、药品知识产权、药物经济学、用药行为学、药学服务、合理用药等热点领域开展研究,目前已获得近百项国家基金和教育部基金资助,5个北大中文核心期刊中药事管理学术论文载文率已达 10%~20%。

2. 药事管理学科的研究热点受政府需求驱动  药事管理致力于研究社会中的药学问题和药学中的社会问题,探寻解决问题的法制、机制,服务社会。根据国家药品监督管理局的工作重心,药事管理学科新增的 6 个以国家药品监督管理局与高校共建的研究中心(或监管科学院),不仅吸引高校对于药事管理学科的资源配置和发展扶持,共建的研究平台也重点关注了"监管科学"这一当前的热点问题。

3. 药事管理学科不断借鉴学习国外先进理论和经验,在智能化和大数据挖掘上建立专业自信  发达国家的药品监督管理体系和法律体系一直是药事管理研究和学习的主要对象,目前随着医药智能化监管工作的开展,医学大数据的利用与分析会在药事管理科学研究中发挥着更大作用。如自动化发药、智能药房、临床药学信息系统、药品不良反应报告、药品集采数据等,每天产生的大数据会进一步促进药事管理、监管科学的发展。

4. 药事管理专业人才培养规模将继续扩大  随着卫生体制改革的不断深入,医药产业对于药品注册专员、药品质量管理、药物利用评价、药物经济学评价等药事管理专业人才需求持续增加,现有的管理人员,也面临法规制度学习、业务能力提升等职业教育培训压力,药事管理人才培养规模会持续增加。

### 课程思政讨论

随着我国卫生体制改革的不断深入,药事管理学科取得了长足的发展,今后该学科如何在我国"三医联动"(即医保体制改革、卫生体制改革与药品流通体制改革联动)大背景下发挥更大的作用?

### 三、药事管理学课程的教学方法

鉴于药事管理学课程与其他药学类课程的差异性,建议本课程采用"问题引导、案例分析、精讲多练、课外实践"的方法,采用课堂讲授与实践教学相结合的方式进行教学。具体为:

1. 课堂讲授  可采用表格、流程框图、多媒体等直观教学的形式和学生参与的互动式教学,以提高课堂教学效果。本课程涉及众多的药事法规,建议从法规的立法目的、适用范围、主要内容、法律责任、术语含义 5 个方面去学习、理解,重点培养学生的法律意识,以及运用法律法规解决药学实践中存在问题的能力。

2. 案例教学法  教师可事先布置 1~2 个药学实践中发生过的典型案例,将学生分成若干小组,在规定的时间内(1 周左右)查阅有关资料,进行讨论,小组达成共识,并推选出一名发言代表阐明本组的观点,其他同学进行讨论、评议。如假药、劣药的案例分析,药品分类管理,药品广告管理讨论等可采用此法。

3. **采用慕课教学**　鼓励教师将大规模的网络开放课程(慕课,MOOC)引入本课程教学之中,根据规划教材的内容,建议有条件的学校将药事管理类课程建设成为学校及省级以上的资源共享课程,依托学校课程中心平台完成课程上线使之成为师生共享的课程资源。

4. **现场参观教学**　教师可带领学生到药品生产、经营、使用的第一线,边参观、边讲解,使学生可以直观了解相关内容。如药品生产管理、药品经营管理、医疗机构药事管理的课程内容可采取此方法。GMP、GSP 的各项规定,内容多且较抽象,大课讲授效果不理想,到制药厂去学习 GMP 则非常直观,不仅易懂,而且记忆也深刻。

5. **采用虚拟仿真技术教学**　虚拟仿真技术是在一定的软、硬件基础上,通过计算机系统,将多媒体技术、网络技术和虚拟现实技术等有机结合起来而搭建的数字化、虚拟的实验环境,学生可以像在真实的环境中一样完成各种预定的项目,取得类似于或优于在真实环境中学习或训练的效果。例如 GMP 的课程内容可采用此方法。教师可讲解 GMP 的发展演变过程以及其在药品生产中的重要作用,同时根据 GMP 涉及的组织机构、人员、卫生、物料、生产管理、质量管理等模块进行关键点的讲授,使学生初步了解 GMP 的基本要求。随后,根据 GMP 要求,学生的实践可分阶段完成,具体包括计算机模拟技术模拟 GMP 厂址的选择;结合产品和剂型(如注射剂、片剂、软膏剂等)进行的厂房规划和车间工艺布局;模拟空气净化系统和工艺用水制备系统;模拟设施和设备管理、人员管理、卫生管理、物料管理、生产管理、质量管理;模拟具体的验证和标准作业程序的执行、操作等。学生按照软件的提示完成相应的任务。为了检验学生对实践内容的掌握情况,在软件中有对该部分内容进行理论和模拟操作考核的模块。

此外,建议学生阅读一些参考书,并经常登录有关专业网站,了解学科发展,丰富自己的知识。药事管理学主要参考资料及网站见表 1-3。

表 1-3　药事管理学主要参考资料及网站

| 资料名称及网站 | 主办或主编、出版社 |
| --- | --- |
| 《中国药事》杂志<br>http://zgys.cnjournals.org/ch/index.aspx | 中国食品药品检定研究院主办<br>CN 11-2858/R |
| 《中国药房》杂志<br>http://www.china-pharmacy.com/ | 国家卫生健康委员会主管、中国医院协会和重庆大学附属肿瘤医院联合主办<br>CN 50-1055/R |
| 中国医药报<br>http://www.cnpharm.com/ | 国家药品监督管理局主管<br>CN 110140 |
| 医药经济报<br>http://www.yyjjb.com.cn/ | 国家药品监督管理局南方医药经济研究所主办<br>CN 440098 |
| 健康报<br>http://www.jkb.com.cn | 国家卫生健康委员会主管<br>CN 110010 |
| 国家卫生健康委员会<br>http://www.nhc.gov.cn | 国家卫生健康委员会 |
| 国家药品监督管理局<br>http://www.nmpa.gov.cn | 国家药品监督管理局 |
| 中国药学年鉴 | 《中国药学年鉴》编辑委员会编写 |
| 中国药品监督管理年鉴 | 国家药品监督管理局主办 |
| 药事管理与法规 | 杨世民主编(高等教育出版社,2021 年) |

续表

| 资料名称及网站 | 主办或主编、出版社 |
|---|---|
| 药事管理学(第 6 版) | 杨世民主编(人民卫生出版社,2016 年) |
| 中国药事管理学科发展 30 年 | 杨世民主编(中国医药科技出版社,2014 年) |
| 美国药品安全监管历程与监测体系 | 曹立亚、郭林主编(中国医药科技出版社,2006 年) |
| 中国药事法规解说(第 2 版) | 杨世民主编(化学工业出版社,2007 年) |
| 国际药事法规解说 | 胡廷熹主编(化学工业出版社,2004 年) |

### 四、《药事管理学》教材的结构与特点

#### (一) 本教材的结构

药事管理学教材以药事管理的功能、过程分类,以《药品管理法》为核心,以保证药品和药学服务质量与合理用药为重点。教材由药事管理概论、药事法规和药事部门管理三部分构成。具体章节及框架可见图 1-1。

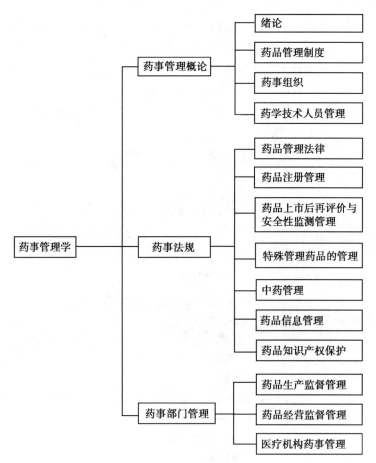

图 1-1 《药事管理学》框架图

#### (二) 本教材的特点

1. **以药品的监督管理为主要研究对象**　以国家对药学事业的宏观管理、药品监督管理的法律法规为重点,培养学生的法律意识,以及运用法律法规解决药学实践问题的能力。

2. **具有"导论"性质**　《药事管理学》教材中的内容不是药事管理学科的全部内容,具有"导论"性质。其涉及药事管理多个方面,并对其内容予以概括的论述。

3. **突出以公共利益为导向**　药事管理学以药事公共行政为主,阐明政府具有促进和实现人人享

有卫生保健的义务和责任,药事管理立法、执法都应突出公众利益。药师和药学工作者必须把为公众的健康提供药品和药学服务放在首位。

4. 以符合药学学生培养目标为依据 ①适应执业药师资格考试要求;②药学实践各部门各岗位药师共同要求的基本知识、理论和方法;③突出概念、观点和方法,使学生具有"举一反三"的能力,学会药事管理的逻辑思维和思想方法。

5. 注重学生的学习兴趣和主动性 为了激发学生学习的主动性、自觉性及教材内容的可读性、趣味性,提高教学和学习质量,在教材编写中设立了"学习目标""问题导入""知识链接""课程思政讨论""药师考点""拓展阅读""本章小结""思考题""课程实践"等模块,增加了有关管理部门及学术部门网站的链接,供学生课外自行查阅学习,培养学生获取知识的能力。

> **知识链接**
>
> **执业药师考试 & 药事管理与法规科目**
>
> 药事管理与法规是执业药师履行职责和执业活动所必备的知识与能力的重要组成部分,是国家执业药师资格考试的必考科目。考核目的重在培养、指导和衡量准入人员的法律意识、责任意识、自律意识、服务意识,从而确保准入人员具有合法执业能力、高尚职业道德,并能够更好地保护患者基本权利、尊重患者隐私。考生应重点掌握药学实践中与合法执业直接相关的法律法规规定,并能够理解国家医药卫生政策的具体要求。
>
> 2021年执业药师资格考试药事管理与法规科目考纲内容进行了相应的修订。主要内容包括:执业药师与健康中国战略,药品管理立法与药品监督管理,药品研制和生产管理,药品经营管理,医疗机构药事管理,中药管理,特殊管理规定的药品管理,药品信息、广告、价格管理及消费者权益保护,医疗器械、化妆品和特殊食品的管理,药品安全法律责任。

从我国现阶段的实际情况出发,学习和研究药事管理学的目的和意义有以下几点。

1. 改变药学学生知识结构,增强适应职业的能力,提高综合素质。学习药事管理学,将改变药学教育模式造成的重自然科学知识、技能传授,轻人文和社会科学传授;重智能素质培养,轻道德素质、心理素质培养的缺陷,培养学生的法制意识、责任意识、自律意识和服务意识,使个人和社会的需要和谐发展,使其成为一个认真负责、对社会有用的高级药学人才,并具备完成药学社会任务的能力。

2. 学习和研究药事管理学有助于制定和完善国家药物政策,建立适合中国国情的药事行政管理体制,实现中国药事行政管理科学化、法制化、现代化。

3. 提高医药经济在全球化进程中的竞争力,保证药品质量安全、有效,经济、适当地利用药物资源,合理用药。

## 第四节 药事管理研究特征与方法类型

研究(research)是人类的一种活动,是用严密的方法探求事理,以期获得正确的结果,发现新的事实、理论或法则。科学研究方法不同于其他了解事物方法的基本特征,在于其系统性、客观性。人类以研究的过程探求知识、解决问题、推动社会改革和进步,是因为研究具有"解释""预测"与"控制"的功能。

### 一、药事管理研究性质、基本原则及特征

#### (一) 药事管理学科研究具有社会科学性质

药事管理研究具有社会科学性质,主要探讨的是与药事有关的人们的行为和社会现象的系统知

识。药事管理研究虽然也具有自然科学研究的客观性、系统性、实证性、验证性及复制性等特征,但因研究对象以"人"及"社会"为主,故其研究环境与条件、研究结果的解释程度等,均与以"物"及"自然"为主的自然科学研究有所差别。主要表现在复制性低、因素复杂、间接测量、普遍性低、误差较大等方面。药事管理与社会科学中的其他学科的研究亦有差别。

(二)药事管理学科研究遵循的基本原则

药事管理研究应遵循以下4项基本原则,即需要性原则、科学性原则、创造性原则和可行性原则。

1. 需要性原则  研究课题必须针对目前药事管理领域亟须解决的理论问题和应用问题。如新医改背景下促进医药卫生事业发展的研究,公立医院的改革模式研究等。需要性是选题工作的首要原则,药事管理的选题必须从国家经济建设和社会发展的需要出发,尽量选择在医药卫生事业中有重要意义或迫切需要解决的关键问题。

2. 科学性原则  研究课题必须以客观事实和理论为依据。它是保证研究方向正确无误的前提,应体现科学研究的根据。遵循选题的科学性原则,可以保证研究方向、路线的正确性,不至于误入非科学或伪科学的歧途。

3. 创造性原则  选题必须具有明显的新颖性,其研究结果对于促进药事管理学科和社会经济的发展具有积极的意义,体现科学研究的价值。创新性具有新颖性、探索性、先进性及风险性的特点,进一步体现了研究课题的需要性和价值性。创新性可大可小、可难可易,如何选题,需根据研究者的具体条件而定。

4. 可行性原则  研究课题内容的选择要切合实际,必须与自己具有的理论水平、技术能力、研究条件等相适应,可行性原则是决定选题能否成功的关键。要充分论证研究课题是否具备进行研究的主客观条件,即:①客观条件,指科学发展的程度、各方面资料的积累、调查能否执行等;②主观条件,如研究经费、人力、物质条件是否有保证,是否能够取得有关主管部门及调查单位的支持,研究人员是否充足、是否具备必要的专业知识和实践经验。

(三)药事管理研究特征

1. 结合性  药事管理的对象既有物——药品,也有人——药师及有关人员。药事管理学科不是完全的人文学科,而是自然科学与社会科学交叉渗透的边缘学科。为此,研究者除了应具备相应的人文社会科学知识外,还必须具有药学基本理论知识和技术。

2. 规范性  药事管理研究的目的在于确定药事活动规律的逻辑和持续模式,制定符合社会规律的规范,包括法律的、伦理道德的、管理的规范,并观察这些规范的影响。当规范随时间推移而改变时,研究者可以观察并解释这些变化,预测变化方向、方式,提出修改、修订意见。

3. 实用性  药事管理研究的结果,主要导向是应用,包括政策建议、标准和规范的方案、可行性报告、市场调查报告、现状分析等,目的是推动药事活动的发展与进步。当然并不会因此而忽视理论导向的研究。

4. 开放性  因药事管理研究内容具有多样性,故其研究人员的学术背景也颇为复杂。参加研究工作的人员按职业划分,有教师、公务员、企业负责人、医院药学部门负责人、药学工程技术人员;按专业划分,有药学的、经济的、行政或工商管理的、法律的。药事管理研究的开放性正是促进药事管理学术研究发展的一种动力。

## 二、药事管理研究过程与步骤

(一)药事管理研究流程

药事管理研究的过程大致遵循一般问题解决的心理历程,从感觉或发现问题开始,确定问题后着手收集资料,寻找答案。在整个过程中,大体可分为5个阶段:界定研究问题;设计研究方案;收集研究资料;分析相关资料;撰写研究报告。将这些工作依次排列,见图1-2。

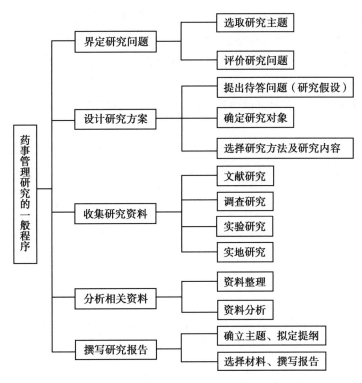

图 1-2 药事管理研究的一般程序

**（二）药事管理研究步骤**

1. 界定研究问题 界定研究问题是药事管理研究工作的真正起点。它决定着研究的主攻方向、奋斗目标、应采取的方法和途径。在选题时，通常可依据以下几点加以选择：①当前药事管理领域的前沿、热点问题；②接受委托进行研究；③基于个人兴趣或求知欲；④目前该学科（领域）尚未有人研究的；⑤药事管理工作实践中存在的问题。

界定研究问题主要包括 2 个阶段：选取研究主题、评价研究问题。

（1）选取研究主题：确定研究问题及研究目的后，必须查阅、研究与题目有关的文献资料，并进行整理归纳。以了解在研究问题范围内有哪些相关的理论，已有哪些研究发现，使用了哪些研究方法，哪些方面尚无定论或无人探讨等情况。根据文献研究结果来建立研究框架。

（2）评价研究问题：研究问题提出来之后，必须对它进行评价。评价主要是说明本问题研究的意义、价值、可行性以及研究条件等问题。评价一个问题是否值得研究，可根据以下 4 个原则来衡量：①目的性原则；②创造性原则；③科学性原则；④可行性原则。

2. 设计研究方案 该阶段主要包括提出待答问题或研究假设，确定研究对象，选择研究方法及研究内容。

（1）提出待答问题或研究假设：在确定研究问题之后，需在此基础上进一步确定本研究的具体的指导思想、研究方向等。一般来说，描述性研究以提出待答问题为宜；而相关性研究、因果性研究或验证性研究，则以提出研究假设较为适合。无论是提出待答问题还是提出研究假设，均应符合研究目的。

（2）确定研究对象：药事管理研究对象通常是与药事活动有关的个人、群体或组织等。研究者在进行资料收集之前，必须确定研究的对象，并决定如何抽取"样本"，为研究方案的确定奠定基础。

（3）选择研究方法及研究内容：根据研究问题的性质，结合研究目的以及研究对象，决定研究所采用的方法。并且进一步对研究对象、研究工具以及实施程序作出规划安排。

3. 收集研究资料 药事管理研究收集资料的方法主要有文献研究、调查研究、实验研究、实地研究等。它们既是药事管理研究的主要方法,也是研究过程中重要的收集资料的途径。

4. **整理与分析相关资料**　资料整理是资料分析的重要基础,是提高资料质量和使用价值的必要步骤,是保存资料的客观要求。资料整理是根据药事管理研究的目的,运用科学的方法,对调查所获得的资料进行审查、检验、分类、汇总等初步加工,使之系统化和条理化,并以集中、简明的方式反映调查对象总体情况的过程。资料整理的原则是要具备真实性、合格性、准确性、完整性、系统性、统一性、简明性和新颖性。

资料分析,即对各种研究工具所收集到的"原始资料"做进一步的整理与分析,使能表述其意义。如果是"量的研究",应选择适当的统计方法;如果是"质的研究",也要将原始资料整理后再作适当的描述或阐述。

5. **撰写研究报告**　如何将研究的结果、结论公之于众,以发挥传播知识或解决方案的作用,有赖于研究报告。研究报告的内容大致包括标题、摘要、绪论、文献综述、研究方法、研究结果与讨论、研究结论与建议、附注及参考文献等9个方面。

### 三、药事管理研究方法

药事管理的研究方法是指研究者通过何种手段和途径得出研究结论。药事管理的研究方法可分为文献研究、调查研究、实验研究、实地研究4种。

#### (一) 文献研究

文献研究是一种不直接接触研究对象的研究方式,有人称其为无干扰研究。该方法主要指搜集、鉴别、整理文献,并通过对文献的研究,形成对事实科学认识的方法。其研究数据和信息的来源主要是二手资料。文献研究可划分为内容分析、二次分析以及现存统计资料分析三种。内容分析是一种对文献的内容进行客观、系统和定量描述的研究技术;二次分析是指直接利用其他研究者所收集的原始资料数据进行新的分析或对数据加以深度开发;现存统计资料分析是对各种官方统计资料进行的分析研究。

#### (二) 调查研究

调查研究既是一种研究方法,也是一种最常用的收集资料的方法。作为一种研究方法,调查研究是以特定群体为对象,应用问卷访问测量或其他工具,经由系统化程序,收集有关群体的资料及信息,以了解该群体的普遍特征。调查研究是收集第一手数据用以描述一个难以直接观察的大总体的最佳方法。调查研究方法的一般特征是准确性较低,而可靠性较高。调查研究方法广泛应用于描述研究、解释研究和探索研究。

调查研究有两种基本类型,即普查和样本调查。药事管理研究常用的是样本调查。样本调查中抽样设计是其基本步骤,抽样设计对研究结果影响很大。样本大小、抽样方式和判断标准,是样本设计的关键环节。

问卷是收集调查数据的重要方法,包括自填式问卷、访问调查问卷。问卷由封面信、指导语、问题及答案、编码等。问题和答案是问卷的主体,问卷中的问题,形式上可分为开放式和封闭式两类。开放式问题指不提供具体答案而由回答者自由填答的问题;封闭式问题是在提出问题时,给出若干答案,让调查者选择。从问题的内容来看,可归结为特征、行为和态度三方面的问题。特征问题是指用来测量被调查者基本情况的问题,如年龄、性别、职业、文化程度等;行为问题用来测量被调查者过去发生或现在进行的某些实际行为和事件;态度问题则是指被调查者对某一事物的看法、意愿、情感、认识等涉及主观因素的问题。

#### (三) 实验研究

实验研究的目的是研究原因和结果的关系,即研究分析"为什么"。它通过比较分析经过"处理"的实验组与未接受处理的对照组,研究因果关系。所谓"处理"是指采取了某项措施,例如为了提高药师的专业水平,采取继续教育的措施。实验研究方法适用于概念和命题相对有限的、定义明确的研究课题以及假设检验课题。实验研究是在控制变量的情况下,进行比较分析,结果比较准确。

实验研究包括以下环节:①明确自变量因变量;②选取实验组与对照组;③进行事前测量与事后测量。实验研究方法实施中有以下要求:①提出假设;②明确自变量、因变量,并分别作出定义;③选定测量因变量的指标及测量方法;④确定实验组、对照组的抽样方法(样本数及抽取样本的方法);⑤根据研究目的与要求,以及主客观条件的可能选定实验设计。

实验方法的优点:可以控制自变量,可以重复,因果关系的结论较准确。它在药事管理研究中应用的弱点在于其人为性质,不能代表现实的社会过程。

### (四)实地研究

实地研究是对自然状态下的研究对象进行直接观察,收集一段时间内若干变量的数据,是一种定性的研究方式。参与观察、个案研究都是重要的实地研究形式。其本质特点是研究者深入所研究对象的生活环境中,通过参与观察和询问,去感受、感悟研究对象的行为方式及其在这些行为方式背后所蕴含的内容。实地研究最主要的优点是其综合性,研究者通过直接观察研究对象可以获得许多形象信息供直觉判断,有些研究课题靠定量分析往往不够或不合适,实地观察则可以发现用其他研究方式难以发现的问题。

# 本 章 小 结

本章介绍了药事和药事管理的概念,药事管理学科的形成与发展,《药事管理学》教材的结构与特点,药事管理学课程的教学要求和教学方法,药事管理的研究方法。重点介绍了药事管理学科的定义、性质,药事管理学课程的研究内容。

1. 药事是指与药品的研制、生产、流通、使用、价格、广告、信息、监督等活动有关的事。

2. 药事管理包括宏观和微观两个方面。宏观的药事管理是国家政府的行政机关运用管理学、政治学、经济学、法学等多学科理论和方法,依据国家的政策、法律,运用法定权力,为实现国家制定的医药卫生工作的社会目标,对药事进行有效治理的管理活动。微观的药事管理即药事单位的管理,主要包括人员管理、财务管理、物资设备管理、药品质量管理、技术管理、信息管理、药学服务管理等工作。

3. 药事管理学科是研究药事管理活动的基本规律和一般方法的应用学科,是药学科学的分支学科。该学科以药品质量管理为重点、解决公众用药问题为导向,应用社会学、法学、经济学、管理学与行为科学等多学科的理论与方法,对药品研制、生产、经营、使用、药品监督管理等活动或过程进行研究,总结其基本规律,指导药学事业健康发展。具有社会科学性质。

4. 我国药事管理学课程的主要内容有药品监督管理、药事管理体制(组织)、药学技术人员管理、药品管理法律、药品注册管理、药品上市后再评价及安全性监测、药品生产及经营管理、医疗机构药事管理、特殊药品管理、中药管理、药品信息管理、药品知识产权保护。

5.《药事管理学》教材由药事管理概论、药事法规和药事部门管理三部分构成。教材的特点:以药品的监督管理为主要研究对象;具有"导论"性质;突出以公共利益为导向;以符合药学生培养目标为依据;注重学生的学习兴趣和主动性。

6. 学习药事管理学课程可采用的方法有①课堂讲授;②案例教学法;③采用多媒体、慕课(MOOC)教学;④现场参观教学;⑤虚拟仿真技术教学。

7. 药事管理研究的过程大体分为 5 个阶段,即界定研究问题、设计研究方案、收集研究资料、分析相关资料、撰写研究报告。

8. 药事管理的研究方法可分为文献研究、调查研究、实验研究、实地研究 4 种。

# 思 考 题

1. 简述药事、药事管理、药事管理学科的概念。
2. 比较药事管理学科与药学其他学科的不同点。
3. 概述药事管理学课程的研究内容。
4. 简述药事管理学课程的教学要求和教学方法。
5. 简述学习和研究药事管理学的目的与意义。
6. 陈述药事管理研究的性质和特征。
7. 简述药事管理研究的步骤。
8. 药学专业学生如何学习药事管理学?

---

## 课 程 实 践

【实践名称】　我国药事管理工作重大事件总结。

【实践目的】　结合本章第四节中"药事管理研究过程与步骤",通过收集、整理、分析相关资料,了解在过去一年里,药事管理领域发生的重大事件。

【实践内容】　检索、查阅国家药品监督管理局、国家卫生健康委员会、国家医疗保障局、《中国医药报》、《健康报》等相关网站、杂志等,收集所需信息。

【实践步骤】

1. 小组分工　每组由 3~4 人组成,并明确组内各成员分工。
2. 资料收集　查阅相关网页、杂志、报刊等文献,收集所需资料。
3. 资料处理　整理、分析、总结已收集信息,并制作成 PPT。
4. 成果汇报　召开班级讨论会,每组选派 1 名同学进行现场陈述。
5. 互动环节　教师及同学可自由提问并由小组成员进行解答。

【实践测试】　教师根据 PPT 的内容、形式以及现场报告(语言表达、问题解答)的质量予以评价并总结。

第一章
目标测试

(冯变玲)

# 第二章

# 药品管理制度

## 学习目标

通过本章学习,学生可了解药品、药品监督管理及药品管理制度的相关内容,初步掌握药品、药品监督管理及药品管理制度的基本知识,并能在实际工作中加以应用。

1. **掌握** 药的定义;药品的质量特性;药品监督管理的含义;药品质量监督检验的概念、性质及分类;药品分类管理的主要内容;国家基本药物生产、经营、使用监督管理。

2. **熟悉** 药品管理的分类;药品检查的含义和方式;药品标准和国家药品标准;国家基本药物制度的概念及目录遴选原则。

3. **了解** 药品的商品特征;药品监督管理的内容;《中国药典》(2020年版)的主要内容;药品分类管理的意义和作用;基本医疗保障的药品管理制度。

## 问题导入

### 药品零售企业如何销售青霉素 V 钾片?

××××年×月26日下午,××省××市市民王××(男,43岁,企业工人)因咽喉疼痛2天,到居住地××药品零售企业(药店)购买药品。药店药品销售人员根据王××讲述的病情推荐购买青霉素V钾片,王××要求先看看药品,看过药品外盒上的适应证等后,决定购买青霉素V钾片(250mg/片×12片/盒)。回家后根据说明书用温开水服用1片,数分钟后感觉全身不适、头晕,继而昏倒,随即被家人送至医院抢救、住院。昏迷1个多月,经过治疗神志恢复,共住院4个月,花费10.6万元。出院后,走路不稳,双手不能握东西,吃饭靠家人喂。家属将药店起诉至区人民法院,要求赔偿25.8万元。经××司法鉴定所鉴定,王××为青霉素V钾过敏性休克引起的缺血缺氧性脑病,导致一级伤残,法院判决药店承担70%的责任(赔偿18.43万元)。区药品监督管理部门对药店进行了行政处罚。

请阅读以上材料,思考并讨论:

(1) 药店违反了什么制度?

(2) 青霉素类药品在药店销售方面有何规定?

## 第一节 药 品

什么是药品、药品有哪些特性、如何进行分类、如何进行管理等问题,在不同的社会阶段,从不同的角度或观点出发,将有不同的解释。本章从法律和社会学的角度来解答这些问题。

## 一、药品的定义

20世纪以来,各国政府为了加强药品的管理,均在药品、药事相关的法律中加入了药品的定义,以明确管理对象。我国《药品管理法》关于药品的定义是:"药品,是指用于预防、治疗、诊断人的疾病,有目的地调节人的生理机能并规定有适应证或者功能主治、用法和用量的物质,包括中药、化学药和生物制品等。"上述定义包含以下要点。

第一,使用目的和使用方法是区别药品与食品、含保健食品等其他物质的基本点。没有任何物质其本质就是药品,只有当人们为了诊断和防治疾病,遵照医嘱或说明书,按照一定方法和数量使用该物质,达到治疗、预防或诊断人的某种疾病的目的时,或能有目的地调节某些生理功能时,才称其为药品。而食品或毒品的使用目的显然与药品不同,使用方法也不同。

第二,我国法律明确规定传统药和现代药均是药品,这与一些西方国家不完全相同。这一规定有利于继承、整理和发扬中医药(民族医药)文化,更有效地开发利用医药资源,为现代医疗保健服务。

第三,明确了《药品管理法》管理的是人用药品。这一点与日本、美国、英国等许多国家的药事法、药品法对药品的定义不同,它们的药品定义包括了人用药和兽用药。

第四,确定了药品的法定范围包括中药、化学药、生物制品等。"药品"一词与美国的"drug"、英国的"medicine"、日本的"医薬品"同义。在《药品管理法》英译本中,药品的对应英文是"drug"。

> **知识链接**
>
> ### 国际上药品的定义
>
> 世界卫生组织(World Health Organization,WHO)制定的《药品生产质量管理规范》对药品的定义为:任何生产、出售、推销或提供治疗、缓解、预防或诊断人和动物的疾病、身体异常或症状的;或者回复、矫正或改变人或动物的器官功能的单一物质或混合物。
>
> 美国《联邦食品、药品和化妆品法》对药品的定义:《美国药典》《美国顺势疗法药典》《国家处方集》或者以上法典的增补本所收载的物品;用于人或其他动物疾病的诊断、治愈、缓解、治疗或预防的物质;可影响人或其他动物的躯体的结构或任何功能的物品(食品除外);以上三项中任何物品的成分。
>
> 英国《药品法》对药品的定义:主要或全部以医学目的应用于人体或动物的任何物质或物品。医学目的为以下几点的任何一种:治疗或预防疾病;诊断疾病或确定某种生理状况的存在、程度、范围;避孕;诱导麻醉;其他预防或干预某种生理功能的正常运作。
>
> 日本《药事法》对药品的定义:医药品包括《日本药局方》中所列的物品;为诊断、治疗、预防人或动物的疾病而使用的物品;以影响人或动物的结构或功能为目的的物品,但不包括医疗器械、化妆品。

## 二、药品管理的分类

药品的分类方法很多,本章主要从药品管理的角度进行分类。

### (一)传统药、现代药

1. **传统药**(traditional drug)　是指在传统的医学理论指导下,采取传统的剂型和使用方式、传统的适应证表述、依据传统的循证方法证明疗效的药品,包括植物药、动物药、矿物药。其特点是有传统医学理论指导及长期使用经验,具有民族、文化属性,可以满足部分临床与非临床需求,如中药饮片等。

2. **现代药**(modern drug)　是指在现代医药理论指导下,经过系统研究与试验验证的,被批准应用的药品。其特点是用现代医药理论和方法筛选确定其药效,用以防治疾病。现代药大多是在西方国家发展起来,后传入我国,故常被称为"西药"。其一般是用合成、分离提取、化学修饰、生物技术等方法制取的物质,如化学药品、生物制品等。同时,在中药二次开发、创新药、改良型新药中,采用现代科学技术方法开发出的一系列现代中药也属于现代药,并促进了中药传承创新发展。

(二) 处方药、非处方药

1. 处方药(prescription drug)　是指凭执业医师和执业助理医师处方方可购买、调配和使用的药品。

2. 非处方药(over- the -counter drug,OTC)　是指由国务院药品监督管理部门公布的,不需要凭执业医师和执业助理医师处方,消费者可以自行判断、购买和使用的药品。

(三) 新药、仿制药品

1. 新药(new drug)　是指未在中国境内外上市销售的药品。新药分为创新药和改良型新药。

2. 仿制药(generic drug)　是指仿制与原研药质量和疗效一致的药品。仿制药质量和疗效应与原研药一致。WHO 将仿制药称为多来源药品,即治疗等效的可互换药品。治疗等效性是指两种药品具有药物替代性,或者药剂学等效、生物等效性好,疗效和安全性基本相同。仿制药必须与原研药具有治疗等效性。

(四) 基本药物、基本医疗保险用药

1. 基本药物(essential medicine)　1977 年由 WHO 正式提出,被定义为"能够满足大部分人口卫生保健需要的药物"。2002 年,WHO 将其进一步定义为"具有公共卫生的实用性、有效性与安全的保证、相对的成本 - 效益性,在任何时期均可足量获得、质量有保证、具有充分信息,其价格是个人和社会能够承受的,由国家负责遴选的优先重点的药物"。2019 年 12 月,我国正式颁布《中华人民共和国基本医疗卫生与健康促进法》(简称《基本医疗卫生与健康促进法》),其中指出基本药物的含义,是指满足疾病防治基本用药需求,适应现阶段基本国情和保障能力,剂型适宜,价格合理,能够保障供应,可公平获得的药品。

2. 基本医疗保险用药　根据《基本医疗保险用药管理暂行办法》,基本医疗保险用药范围通过制定《基本医疗保险药品目录》(以下简称《药品目录》)进行管理,列入《药品目录》的药品费用,按照国家规定由基本医疗保险基金支付。纳入国家《药品目录》的药品应当是经国家药品监管部门批准,取得药品注册证书的化学药、生物制品、中成药(民族药),以及按国家标准炮制的中药饮片,其符合临床必需、安全有效、价格合理等基本条件。

(五) 特殊管理的药品

特殊管理的药品(the drug of special control)是指依据国家法律制度,实行比其他药品更加严格管制的药品。根据《药品管理法》第一百一十二条规定,国家对麻醉药品、精神药品、医疗用毒性药品、放射性药品、药品类易制毒化学品等有其他特殊管理规定的,依照其规定。此外,国家对疫苗等有特殊要求的生物制品、药品类的兴奋剂(如蛋白同化制剂、肽类激素)、含特殊药品复方制剂等也实行一定的特殊管理。具体管理措施详见本书第十一章。

## 三、药品的质量特性和商品特征

(一) 药品的质量特性

药品作为特殊的商品,其质量直接影响医疗质量和患者安全。药品质量是指药品的一些固有特性可以满足防治、诊断疾病,有目的地调节人的生理功能等要求的能力及程度。药品质量特性是指药品满足与预防、治疗、诊断人的疾病,有目的地调节人的生理功能的要求有关的固有特性,包括有效性、安全性、稳定性、均一性等方面。

1. 有效性(effectiveness)　是指在规定的适应证、用法和用量的条件下,能满足预防、治疗、诊断人的疾病,有目的地调节人的生理功能的要求。有效性的表示方法,在我国采用"痊愈""显效""有效"等来区别;有的国家采用"完全缓解""部分缓解""稳定"等来区别。

2. **安全性(safety)**    是指按规定的适应证和用法、用量使用药品后,人体产生毒副作用的程度。大多数药品均有不同程度的毒副作用,因此,只有在衡量药品有效性大于毒副作用,或可解除、缓解毒副作用的情况下才使用该药品。假如某物质对防治、诊断疾病有效,但是对人体有致癌、致畸、致突变的严重损害,甚至可能致死,则不能将该物质作为药品使用。

3. **稳定性(stability)**    是指在规定的条件下保持药品有效性和安全性的能力。这里所指的规定条件一般是指规定的有效期内,以及生产、贮存、运输和使用的要求。假如某物质虽然具有防治、诊断疾病的有效性和安全性,但极易变质,则不能作为药品使用。

4. **均一性(uniformity)**    是指药物的每一单位产品都符合有效性、安全性的规定要求。药物制剂的单位产品,如一片药、一支注射剂、一瓶酊水糖浆、一包颗粒剂等;原料药品的单位产品,如一箱药、一袋药、一桶药。由于人们用药剂量一般与药品的单位产品有密切关系,特别是有效成分在单位产品中含量很少的药品,若含量不均一,就可能造成患者用量的不足或用量过大而中毒,甚至死亡。所以,均一性是在制药过程中形成的固有特性。

### (二) 药品的商品特征

药品与人的生命及健康密切相关,是极为特殊的商品,它与其他商品相比有明显的特征,主要表现在以下几个方面。

1. **生命关联性**    药品是维护人类生命和健康的物质,是药品特殊于其他商品的关键所在。药品的专属性是指每种药品有特定的适应证、功能主治和使用方法,要因病施治,对症下药,不同的药品有不同的适应证与用法用量。正确地选择和使用药品,可维护、促进人们生命与健康。因此,生命关联性是药品首要的商品特征。

2. **高质量性**    由于药品与人们的生命有直接关系,确保药品质量尤为重要。药品这一商品只有合格品与不合格品之分,药品必须符合质量标准,只有依据法定的药品标准检验合格的才能判断为合格品。

药品的高质量性还反映在国家推行 GLP、GCP、GMP、GSP 等质量管理规范,对药品的研制、生产、流通、使用等行为实行严格的质量监督管理,确保药品质量。

3. **公共福利性**    药品是防治疾病、维护健康的特殊商品,社会公众应普遍享有安全使用质量合格、价格适宜的药品的权利。国家通过建立《基本药物目录》《基本医疗保险药品目录》等,减轻公众的用药负担,是药品公共福利性的具体体现。医药行业担负着为人类健康服务的社会职责,医药企业、医疗机构应认清药品的公共福利性,将此作为自己应尽的社会责任。

4. **高度专业性**    医药行业为高科技行业,在药品的研发、生产、经营、使用等环节都需要专业人员。药品的研究和开发需要多学科专家合作;药品经营环节中,要配备执业药师;处方药必须凭执业医师或执业助理医师处方才能购买、调配和使用。药品被称为指导性商品,要发挥预防、治疗、诊断人们疾病,维护人们健康的作用,必须经过合格的医师、药师指导才能得以实现。因此,药品属于高度专业性的商品。

综上所述,药品的质量特性和商品特征决定了药品是一种特殊商品,必须加强监督管理,以确保其可获得性、安全有效、质量稳定、合理使用。

---

**药师考点**

1. 药品和药品分类。
2. 药品的质量特性和特殊性。

## 第二节 药品监督管理

### 一、药品监督管理的性质和作用

#### (一) 药品监督管理的含义和性质

1. 含义 药品监督管理是指药品监督管理行政机关依据相关法律法规和标准,对药品研制、生产、流通和使用环节进行监督和管理的过程。药品监督管理是药事管理的主要内容,国家通过建立药品监督管理体制,对药品及药事活动、药事行为依法实施监督管理。

2. 性质

(1) 药品监督管理属于国家行政:国家行政不同于立法、司法,是以组织、执行为其活动方式管理国家公共事务。行政是国家的基本职能,是依法对国家事务进行有组织的管理活动,行政主体是国家行政机关,行政机关是国家权力机关的执行机关。药品监督管理是药品安全监管的行政活动,目的是保证药品质量和维护人们用药合法权益。

现代"行政"概念已扩大,因为现代社会行政权的扩大,行政机关不同程度地进行着一些实质上属于司法和立法范围的活动。公共组织也不仅是国家机关,也扩展到公共团体、企事业单位,如行政主体授权药学社团进行某项监督管理活动。国家行政以公共利益为导向,依法行使行政权力,以国家强制力保证其职权的行使。

(2) 药品监督管理的法律性:药品监督管理是依据《药品管理法》等法律法规进行的监管活动,体现了国家意志,由国家强制力作保障。违反法律法规的行为,应受到法律制裁。

(3) 药品监督管理的双重性:药品监督管理既包括依法享有国家行政权力的行政机构,依法实施行政管理活动;同时也包括对监督主体本身行使行政权的监督管理。对行政权有无监督是现代行政和传统行政的一个重要分水岭。对在监督管理工作中可能出现的执法者滥用职权、放弃履行职责(不作为行为)和以权谋私等偏离执法目标等情况,应受到法律法规及各种监督措施的制约。

#### (二) 药品监督管理的作用

1. 保证药品质量 药品是诊断、防治疾病必不可少的物质,其质量好坏消费者难以辨别。常有不法分子以假药、劣药冒充合格药品,或者不具备生产、销售药品的基本条件,而擅自生产、进口、销售、配制制剂,以牟取暴利。其后果必然是危害人们健康和生命,扰乱社会秩序,影响政府和医疗机构的威信。为此,必须加强政府对药品的监督管理,严惩制售假、劣药和无证生产、销售药品,以及其他违反《药品管理法》的违法犯罪活动,唯有如此才能保证药品质量,保证人们用药安全有效。

2. 促进新药研究开发 新药研究开发是投资多、风险大、利润高的高科技活动。新药的质量和数量,对防治疾病和发展医药经济均有重大影响。但若失之管理,导致毒性大的药品、无效药品上市,则既危害人们健康和生命,亦会导致企业破产、直接责任人受法律制裁。例如,1937 年美国发生的"磺胺酏剂"事件;20 世纪 60 年代初,德国、英国的"反应停"事件;1964 年日本发生的"斯蒙"事件等。这些事件对消费者造成的严重损害表明,只有规定科学的新药审评标准,规范新药研制活动基本准则,严格审评新药程序、手续,才能保证研究开发的新药更有效、更安全,才能促进医药行业的发展。

3. 提高制药工业的竞争力 药品质量水平是制药企业生存竞争的基础。药品生产过程中影响质量的因素很多,除技术、环境等因素以外,社会因素也很重要。社会因素主要反映在经济效益和社会效益发生矛盾时,以何者为第一位。现实中,某些人往往更加重视经济效益,忽略药品质量和保证体系的质量,导致生产出劣药,甚至假药,产生严重后果。只有政府加强药品监督管理,才能调节经济效益和社会效益这对矛盾,坚持质量第一,确保产品质量,提高制药企业的竞争力。

4. **规范药品市场,保证药品供应**    药品市场较复杂,药品流通过程影响药品质量、药学服务质量的因素多而且较难控制。如何防止假药、劣药等不合格药品进入市场,在流通过程中如何保持药品质量不变、合理定价、公平交易和药品信息真实性是当前的主要问题。只有加强药品监督管理,规范药品市场,反对不正当竞争,打击扰乱药品市场秩序的违法犯罪活动,才能保证及时地为人们供应合格药品。

5. **为合理用药提供保证**    20世纪化学药物治疗发展以来,在带给人们很大好处的同时也发生了许多危害人类的药害事件,合理用药问题已引起社会广泛重视。合理用药不仅要求医师科学、合理、正确地开具处方,而且还广泛涉及药品质量和药师服务质量。为此,政府和药学行业协会不断强化对药学实践的监督管理,除药事法规中有关规定外,还制定了各种合理用药的规范、指导原则、指南等,药品监督管理对防止药害及不合理用药起到了积极作用,有效地保证人们用药安全、有效、经济、适当。

## 二、药品监督管理的内容

### (一) 药品监督管理的行政主体

行政主体是指依法享有国家的行政权力,以自己的名义行使行政职权,实施行政管理活动,并独立承担责任的组织。

《药品管理法》第八条规定:"国务院药品监督管理部门主管全国药品监督管理工作。国务院有关部门在各自职责范围内负责与药品有关的监督管理工作。国务院药品监督管理部门配合国务院有关部门,执行国家药品行业发展规划和产业政策。省、自治区、直辖市人民政府药品监督管理部门负责本行政区域内的药品监督管理工作。设区的市级、县级人民政府承担药品监督管理职责的部门(以下称药品监督管理部门)负责本行政区域内的药品监督管理工作。县级以上地方人民政府有关部门在各自职责范围内负责与药品有关的监督管理工作。"《药品管理法》第十一条规定:"药品监督管理部门设置或者指定的药品专业技术机构,承担依法实施药品监督管理所需的审评、检验、核查、监测与评价等工作。"

根据《药品管理法》的规定,各级药品监督管理部门是主管药品监督管理工作的行政主体。此外,药品监督管理的行政主体还包括国家依法授权的行政机关,如卫生健康行政部门、市场监督管理部门等。

### (二) 药品监督管理的行政法律关系

行政法律关系是行政法律规范在调整社会关系中形成的人们之间的权利与义务关系。药品监督管理的行政法律关系即受《药品管理法》及相关药事行政法律规范调整的行政关系。行政法律关系由行政法律关系主体、客体和事实三大要素构成,缺一不可。

药品监督管理行政法律关系的主体,是指参加法律关系、享有权利、承担义务的当事人,包括行政主体——国务院和地方药品监督管理部门,以及行政相对方——在中国境内从事药品研制、生产、经营和使用等活动的单位或者个人。药品监督管理行政法律关系的客体,是指行政法律关系主体权利、义务所指向的对象,包括药品、人身、精神产品(如新药技术资料、药品标准)等。药品监督管理行政法律关系的内容,是指行政法律关系主体间的权利义务,主要包括药品监督管理部门的行政职权、职责,以及相对方单位及个人的权利(如了解行政管理权、隐私保密权、行政救济权等)和义务(如遵守药事法律、法规和规章,服从行政命令,协助行政管理等)。以上要素构成药品监督管理的行政法律关系。药品监督管理行政法律关系的产生,是因《药品管理法》及相关药事行政法律规范的实施,同时有相应的药品研制、生产、经营、使用和监督管理的法律事实发生。

### (三) 药品监督管理的行政法律制度

药品监督管理的行政法律制度主要包括行政许可、行政强制、行政处罚、行政复议、行政诉讼等药品监督管理行政行为相关的法律制度。

1. 行政许可制度　行政许可是指行政机关根据公民、法人或者其他组织的申请,经依法审查,准予其从事特定活动的行为。药品监督管理涉及的行政许可应当根据《中华人民共和国行政许可法》的规定进行。

(1) 行政许可的设定与实施原则:药品监督管理的行政许可应当遵循法定原则,公开、公平、公正原则,便民和效率原则,信赖保护原则。

(2) 行政许可事项:根据法律法规规定,国家药品监督管理部门与药品有关的行政许可事项包括国产药品、进口药品及港澳台医药产品的注册审批,医疗机构配制的制剂调剂(跨省)审批,中药保护品种证书核发,药物非临床研究质量管理规范认证,疫苗类制品等国务院药品监督管理部门规定的生物制品销售前或进口时检验或审批,开展(涉及)麻醉药品和精神药品实验研究活动及成果转让审批,麻醉药品和精神药品进出口准许证核发,麻醉药品和第一类精神药品全国性批发企业审批,放射性药品生产、经营企业审批等。省级药品监督管理部门许可事项包括"药品生产许可证""药品经营许可证""医疗机构制剂许可证"的审批等。

(3) 行政许可申请与受理:行政相对方(或者其代理人)提出行政许可申请,行政机关受理行政许可申请。

(4) 行政许可的撤销:行政机关或者其上级行政机关可以撤销违法的行政许可。

2. 行政强制制度　我国于 2012 年 1 月 1 日起施行《中华人民共和国行政强制法》(简称《行政强制法》)。行政强制是指行政主体依照法定权限和程序,对行政相对人的人身或财物采取限制或剥夺的具体行政行为,包括行政强制措施和行政强制执行。行政强制措施是指行政机关在行政管理过程中,为制止违法行为、防止证据损毁、避免危害发生、控制危险扩大等,依法对公民的人身自由实施暂时性限制,或者对公民、法人或其他组织的财物实施暂时性控制的行为;行政强制执行是指行政机关或者行政机关申请人民法院,对不履行行政决定的公民、法人或其他组织依法强制履行义务的行为。

(1) 行政强制措施的种类:包括限制公民人身自由,查封场所、设施或者财产,扣押财物,冻结存款、汇款以及其他行政强制措施。

(2) 行政强制执行的方式:包括加处罚款或者滞纳金,划拨存款、汇款,拍卖或者依法处理查封、扣押的场所、设施或者财物,排除妨碍,恢复原状,代履行以及其他强制执行方式。

3. 行政处罚制度　行政处罚是指行政机关依法对违反行政管理秩序的公民、法人或者其他组织,以减损权益或增加义务的方式予以惩戒的行为。有关行政处罚的法律法规有《中华人民共和国行政处罚法》《药品管理法》《中华人民共和国药品管理法实施条例》《药品监督行政处罚程序规定》。药品监督管理的行政处罚内容见第五章。

4. 行政复议制度　行政复议是指相对人不服行政主体作出的具体行政处理决定,依法向行政机关提出申请,请求撤销或变更原行政行为的一种行政救济方法。公民、法人或其他组织认为行政主体的具体行政行为侵犯其合法权益,依法向法定的行政复议机关提出复议申请,行政复议机关依法对被申请复议的具体行政行为进行审查并作出决定。

(1) 行政复议的范围:包括对行政机关作出的行政处罚,行政强制,行政许可、审批等 11 种情形。

(2) 行政复议的申请和期限:申请人必须是行政相对方并认为其合法权益受到侵害,必须以自己名义提出申请,被申请人必须是实施了具体行政行为并被认为侵犯申请人的合法权益。申请人可以自知道具体行政行为之日起 60 日内提出复议申请。

根据《中华人民共和国行政复议法》《国家食品药品监督管理总局行政复议办法》,药品监管部门应当处理的行政复议案件有:①不服国家药品监督管理部门及其委托的机构或者组织实施的具体行政行为而申请行政复议的案件;②不服省、自治区、直辖市药品监督管理部门及其委托的机构或者组织作出的具体行政行为而申请行政复议的案件;③其他依法由国家药品监督管理部门管辖的行政复议案件。

5. 行政诉讼制度    行政诉讼是指公民、法人或者其他组织依法向法院起诉行政行为侵犯其合法权益,法院对此进行审查、裁决的活动。

(1) 行政诉讼的受理范围:包括不服的行政拘留及其他行政处罚、行政强制、行政许可的 12 种情形。

(2) 起诉和受理:起诉者即原告必须是行政行为的相对方或组织,且应当有明确的被告、事实(符合法院受理范围、管辖),法院经过审查对符合起诉条件的予以立案。

---

**药师考点**

1. 药品监督管理的法律关系。
2. 行政许可、行政强制、行政复议、行政诉讼。

---

(四) 药品监督管理的行政职权

行政职权是具体配置于不同的行政主体的行政权,是行政主体所拥有的具体的行政权。行政职权是行政组织的核心,是行政行为的基础,是行政救济的标尺。

根据《药品管理法》的规定,药品监督管理部门的行政职权有以下内容。

1. 行政立法(规范)权    按照国务院规定,依据法律规范编制药品监管中长期立法规划和年度立法计划;起草和报送药品监管法律和行政法规草案;制定、修改、废止和解释规章;制定和公布药品监督管理的政策、规划等规范性文件。

2. 行政许可权    有权发放"药品生产、经营许可证",有权批准药品注册,核发"药品注册证书",有权批准药品广告发布和互联网提供药品信息服务等。

3. 行政形成权    有权接收相对方依法申请"药品注册及药品生产、经营许可证"等,使药品监督管理的法律关系产生,并有权规定变更和撤销。

4. 行政监督权    有权对相对方的药品质量、药事活动、药事行为、药品广告、药品信息提供等进行监督检查,检查其遵守药品管理法律法规、规章、药品标准和履行义务的情况。并有权进行监督、抽查检验和验证。

5. 行政处罚权    有权对违反药事法律法规,尚未构成犯罪的相对方给予行政制裁。详见第五章。

6. 行政强制权    有权对行政相对方实施强制手段的权力,如对可能危害人体健康的药品及其有关材料采取查封、扣押的行政强制措施。

7. 行政禁止权    有权不允许行政相对方进行一定的作为与不作为。如决定 2005 年起禁止所有药品采用普通天然胶塞包装。

(五) 药品监督管理的行政行为

行政行为是行政机关及其他行政主体在职权行使过程中所作的能够引起行政法律效果的行为。它是行政权的行为或职权行为,是行政主体意思表达的行为。合法的行政行为一经实施,将形成行政法律关系,导致当事人之间权利义务的获得、变更与丧失。行政行为的合法要件,一般包括符合法定管辖权的规定;符合法定内容;符合正当程序;符合法定形式。药品监督管理的行政行为主要包括以下内容。

1. 组织贯彻实施药品管理法及有关行政法规    依法制定和发布有关药品监督管理的规章及规范性文件,组织制定、发布国家药品标准。

2. **实行药品注册审批及上市许可持有人制度** 根据申请依法进行药品审批注册,颁发药品注册证书,授予药品上市许可持有人资格,在本国生产、销售、使用药品。这是药品监督管理的基点和关键环节。

3. **准予生产、经营药品和配制医疗机构制剂,实行许可证制度** 根据相对方申请,审批药品生产、药品经营和医疗机构制剂,核发"药品生产许可证""药品经营许可证""医疗机构制剂许可证"等。控制生产、经营药品和配制医疗机构制剂的基本条件、质量体系,确保药品生产、经营质量及医疗机构制剂质量。

4. **监督管理药品信息,实行审批制度** 核准药品说明书、包装标签;审批药品广告、提供药品信息的服务互联网站,根据相对方申请颁发药品广告批准文号和"互联网药品信息服务资格证书"。

5. **严格控制特殊管理的药品** 确认特殊管理的药品以确保人们用药安全。根据有关的国际公约和本国法规,制定管制药品名单,确定生产、供应、使用单位和管理办法,规定特殊标志,进行严格管制、管理。

6. **对上市药品的监管** 组织开展药品上市后研究与评价,对药品的安全性、有效性和质量可控性进行进一步确证,加强对已上市药品的持续管理。实行药品不良反应监测与报告制度,对疗效不确切、不良反应严重或者其他原因危害人们健康的药品,采取注销"药品注册证书",禁止生产或者进口、销售和使用等措施。

7. **行使监督权,实施法律制裁** 药品监督管理部门有针对性、有计划地对上市药品质量及药品生产、经营企业和医疗机构制剂配制的质量体系及管理进行监督检查。对制售假药、劣药及无证进行生产、经营药品和配制医疗机构制剂的,以及违反《药品管理法》有关规定的,依法进行处罚。

### 三、药品检查

药品检查是药品监督管理部门对药品生产、经营、使用环节相关单位遵守法律法规、执行相关质量管理规范和药品标准等情况进行检查的行为。药品检查是加强药品风险防控,提高药品质量的重要手段。

#### (一) 药品检查的法律规定

《药品管理法》第九十九条规定:药品监督管理部门应当依照法律、法规的规定对药品研制、生产、经营和药品使用单位使用药品等活动进行监督检查,必要时可以对为药品研制、生产、经营、使用提供产品或者服务的单位和个人进行延伸检查,有关单位和个人应当予以配合,不得拒绝和隐瞒。药品监督管理部门应当对高风险的药品实施重点监督检查。第一百零三条规定:药品监督管理部门应当对药品上市许可持有人、药品生产企业、药品经营企业和药物非临床安全性评价研究机构、药物临床试验机构等遵守药品生产质量管理规范、药品经营质量管理规范、药物非临床研究质量管理规范、药物临床试验质量管理规范等情况进行检查,监督其持续符合法定要求。

《中华人民共和国疫苗管理法》(简称《疫苗管理法》)第七十条规定:药品监督管理部门依法对疫苗研制、生产、储存、运输以及预防接种中的疫苗质量进行监督检查。卫生健康主管部门依法对免疫规划制度的实施、预防接种活动进行监督检查。药品监督管理部门应当加强对疫苗上市许可持有人的现场检查;必要时,可以对为疫苗研制、生产、流通等活动提供产品或者服务的单位和个人进行延伸检查;有关单位和个人应当予以配合,不得拒绝和隐瞒。

《药品注册管理办法》(2020 年国家市场监督管理总局令第 27 号)对药品注册生产现场核查和上市前药品生产质量管理规范检查进行了规定。《药品生产监督管理办法》(2020 年国家市场监督管理总局令第 28 号)对生产环节的药品检查工作作出明确要求。

为进一步规范药品检查行为,推动药品监管工作尽快适应新形势,2021 年 5 月 24 日,国家药品监督管理局正式发布实施《药品检查管理办法(试行)》(国药监药管〔2021〕31 号)。对我国境内上市药品的生产、经营、使用环节实施的检查、调查、取证、处置等行为进行规定。

（二）药品检查的机构和人员

1. **管理机构**　国家药品监督管理部门主管全国药品检查管理工作，监督指导省级药品监督管理部门开展药品生产、经营现场检查。国家药品监督管理局食品药品审核查验中心负责承担疫苗、血液制品巡查，分析评估检查发现风险、作出检查结论并提出处置建议，负责各省、自治区、直辖市药品检查机构质量管理体系的指导和评估以及承办国家药品监督管理部门交办的其他事项。

省级药品监督管理部门负责组织对本行政区域内药品上市许可持有人、药品生产企业、药品批发企业、药品零售连锁总部、药品网络交易第三方平台等进行相关检查；指导市县级药品监督管理部门开展药品零售企业、使用单位的检查，组织查处区域内的重大违法违规行为。

市县级药品监督管理部门负责开展对本行政区域内药品零售企业、使用单位的检查，配合国家和省级药品监督管理部门组织的检查。

2. **工作职责**　各级药品监督管理部门依法设置或者指定的药品检查机构，依据国家药品监管的法律法规等开展相关的检查工作并出具"药品检查综合评定报告书"，负责职业化专业化检查员队伍的日常管理以及检查计划和任务的具体实施。药品监督管理部门设立或者指定的药品检验、审评、评价、不良反应监测等其他机构为药品检查提供技术支撑。药品监督管理部门负责制订年度监督检查计划、布置检查任务或者自行组织检查，以及根据"药品检查综合评定报告书"及相关证据材料作出处理。药品检查机构应当建立质量管理体系，不断完善和持续改进药品检查工作，保证药品检查质量。

3. **人员要求**　药品监督管理部门应当建立职业化专业化药品检查员队伍，实行检查员分级分类管理制度，制定不同层级检查员的岗位职责标准以及综合素质、检查能力要求，确立严格的岗位准入和任职条件。药品监督管理部门或者药品检查机构负责建立检查员库和检查员信息平台，实现国家级和省级、市县级检查员信息共享和检查工作协调联动。药品监督管理部门根据工作需要统筹调配检查员开展检查工作。上级药品监督管理部门可以调配使用下级药品监督管理部门或者药品检查机构的检查员；下级药品监督管理部门在工作中遇到复杂疑难问题，可以申请上级药品监督管理部门派出检查员现场指导。

**职业化专业化药品检查员制度（拓展阅读）**

药品检查有关人员应当严格遵守法律法规、廉洁纪律和工作要求，不得向被检查单位提出与检查无关的要求，不得与被检查单位有利害关系。严格遵守保密规定，严格管理涉密资料，严防泄密事件发生。不得泄露检查相关信息及被检查单位技术或者商业秘密等信息。

（三）药品检查的方式

根据检查性质和目的，药品检查分为许可检查、常规检查、有因检查以及其他检查，具体内容见表2-1。

1. **许可检查**　是药品监督管理部门在开展药品生产经营许可申请审查过程中，对申请人是否具备从事药品生产经营活动条件开展的检查。

2. **常规检查**　是根据药品监督管理部门制订的年度检查计划，对药品上市许可持有人、药品生产企业、药品经营企业、药品使用单位遵守有关法律、法规、规章，执行相关质量管理规范以及有关标准情况开展的监督检查。

常规检查可以采取不预先告知的检查方式，可以对某一环节或者依据检查方案规定的内容进行检查，必要时开展全面检查。

3. **有因检查**　是对药品上市许可持有人、药品生产企业、药品经营企业、药品使用单位可能存在的具体问题或者投诉举报等开展的针对性检查。

有因检查应当第一时间直接进入检查现场，直接针对可能存在的问题开展检查。不得事先告知

表 2-1　药品检查的方式及内容

| 方式 | 内容 |
|---|---|
| 许可检查 | 1. 药品生产许可相关检查　①首次申请"药品生产许可证"的：按照 GMP 有关内容开展现场检查。②申请"药品生产许可证"重新发放的：必要时开展 GMP 符合性检查。③原址或者异地新建、改建、扩建车间或者生产线的：开展 GMP 符合性检查。④申请药品上市的：根据需要开展上市前的 GMP 符合性检查。<br>2. 药品经营许可相关检查　①首次申请"药品经营许可证"和申请"药品经营许可证"许可事项变更且需进行现场检查的：依据 GSP 等相关标准要求开展现场检查。②申请"药品经营许可证"重新发放的：必要时可以开展 GSP 符合性检查。③药品零售连锁企业的许可检查：门店数量小于或者等于 30 家的，按照 20% 的比例抽查，但不得少于 3 家；门店数量大于 30 家的，按 10% 比例抽查，但不得少于 6 家；跨省（自治区、直辖市）设立的，必要时可以开展联合检查 |
| 常规检查 | 常规检查包含以下内容：<br>1. 遵守药品管理法律法规的合法性。<br>2. 执行相关药品质量管理规范和技术标准的规范性。<br>3. 药品生产、经营、使用资料和数据的真实性、完整性。<br>4. 药品上市许可持有人质量管理、风险防控能力。<br>5. 药品监督管理部门认为需要检查的其他内容 |
| 有因检查 | 有下列情形之一的，药品监督管理部门经风险评估，可以开展有因检查：<br>1. 投诉举报或者其他来源的线索表明可能存在质量安全风险的。<br>2. 检验发现存在质量安全风险的。<br>3. 药品不良反应监测提示可能存在质量安全风险的。<br>4. 对申报资料真实性有疑问的。<br>5. 涉嫌严重违反相关质量管理规范要求的。<br>6. 企业有严重不守信记录的。<br>7. 企业频繁变更管理人员登记事项的。<br>8. 生物制品批签发中发现可能存在安全隐患的。<br>9. 检查发现存在特殊药品安全管理隐患的。<br>10. 特殊药品涉嫌流入非法渠道的。<br>11. 其他需要开展有因检查的情形 |
| 其他检查 | 包括专项检查、联合检查、委托检查、延伸检查等。如药品上市许可持有人、批发企业、零售连锁总部所在地省级药品监督管理部门对其跨区域委托生产、委托销售、委托储存、委托运输、药物警戒等质量管理责任落实情况可以开展联合检查或者延伸检查 |

被检查单位检查行程和检查内容。不得向被检查单位透露检查过程中的进展情况、发现的违法违规线索等相关信息。

4. 其他检查　是除许可检查、常规检查、有因检查外的检查。

0203

药品飞行检查（拓展阅读）

**药师考点**

1. 药品监督检查的方式。
2. 职业化、专业化药品检查员制度。

**（四）药品检查的程序**

1. 检查前准备　派出检查单位负责组建检查组实施检查。检查组实行组长负责制，一般由 2 名以上检查员组成。派出检查单位在实施检查前，应当根据检查任务制订检查方案，明确检查事项、时间和检查方式等，必要时，参加检查的检查员应当参与检查方案的制订。检查员应当提前熟悉检查资料等内容。

2. 现场检查

(1) 检查组到达被检查单位后,应当向被检查单位出示执法证明文件或者药品监督管理部门授权开展检查的证明文件。

(2) 现场检查开始时,检查组应当召开首次会议,确认检查范围,告知检查纪律、廉政纪律、注意事项以及被检查单位享有陈述申辩的权利和应履行的义务。采取不预先告知检查方式的除外。

(3) 检查组应当严格按照检查方案实施检查,被检查单位在检查过程中应当及时提供检查所需的相关资料,检查员应当如实做好检查记录。

(4) 检查方案如需变更的,应当报经派出检查单位同意。检查期间发现被检查单位存在检查任务以外问题的,应当结合该问题对药品整体质量安全风险情况进行综合评估。

检查过程中,检查组认为有必要时,可以对被检查单位的产品、中间体、原辅包等按照《药品抽样原则及程序》等要求抽样、送检。

检查中发现被检查单位可能存在药品质量安全风险的,执法人员应当立即固定相关证据,检查组应当将发现的问题和处理建议立即通报负责该被检查单位监管工作的药品监督管理部门和派出检查单位。负责该被检查单位监管工作的药品监督管理部门应当在 3 日内进行风险评估,并根据评估结果作出是否暂停生产、销售、使用、进口等风险控制措施的决定,同时责令被检查单位对已上市药品的风险进行全面回顾分析,并依法依规采取召回等措施。

(5) 现场检查结束后,检查组应当对现场检查情况进行分析汇总,客观、公平、公正地对检查中发现的缺陷进行分级,并召开末次会议,向被检查单位通报现场检查情况。

(6) 被检查单位对现场检查通报的情况有异议的,可以陈述申辩,检查组应当如实记录,并结合陈述申辩内容确定缺陷项目。检查组应当综合被检查单位质量管理体系运行情况以及品种特性、适应证或者功能主治、使用人群、市场销售状况等因素,评估缺陷造成危害的严重性及危害发生的可能性,提出采取相应风险控制措施的处理建议。

(7) 检查组应当根据缺陷内容按照相应的评定标准进行评定,提出现场检查结论,并将现场检查结论和处理建议列入现场检查报告,检查组应当及时将现场检查报告、检查员记录及相关资料报送派出检查单位。

(8) 现场检查结束后,被检查单位应当在 20 个工作日内针对缺陷项目进行整改。按照整改计划完成整改后,应当及时将整改情况形成补充整改报告报送派出检查单位,必要时,派出检查单位可以对被检查单位整改落实情况进行现场检查。无法按期完成整改的,应当制订切实可行的整改计划,并作为对应缺陷的整改完成情况列入整改报告,整改报告应当提交给派出检查单位。

3. 综合评定检查结论　派出检查单位应当在自收到现场检查报告后规定时限内完成审核,形成综合评定结论。药品检查机构根据综合评定结论出具"药品检查综合评定报告书"报药品监督管理部门。现场检查结论和综合评定结论分为符合要求、基本符合要求、不符合要求。

4. 检查结果的处理　药品监督管理部门根据"药品检查综合评定报告书"或者综合评定结论,作出相应处理。药品监督管理部门应当及时将综合评定结论告知被检查单位。

## 课程思政讨论

从药品检查中检查员的选派形式、现场检查的内容及程序等角度,讨论国家公务人员在工作中如何客观、公平、公正、依法从事相应的专业活动。

## 第三节　药品标准与药品质量监督检验

### 一、药品标准

由政府或权威性机构组织编纂、发布药品质量标准，统一全国药品标准，用以鉴别药品的真伪优劣，监督管理生产、经营、使用中的药品质量，仲裁药品质量方面的纠纷。药品标准管理已有悠久的历史，公元659年我国唐代政府组织编写的《新修本草》是第一部具有药典性质的国家药品标准。自1772年《丹麦药典》出版后，瑞典、西班牙等国陆续出版了国家药典。至20世纪，又有多个国家的国家药典出版，我国于1930年颁布了《中华药典》；WHO于1951年出版了《国际药典》；瑞典、丹麦、挪威合编的《北欧药典》于1964年出版；《欧洲药典》于1977年出版。这些国家或地区的药典，对提高药品质量、发展制药工业、保证人们用药安全起到了极其重要的作用。随着医药科技、生产发展，政府组织对药典进行修订、再版。

#### （一）药品标准的含义和类别

药品标准（drug standard）即药品质量标准，是关于药品、药用辅料等的质量指标、生产工艺及检验方法等的技术要求和规范。凡正式批准生产销售的药品（包括药品原料及其制剂、药材和饮片、成方制剂和单方制剂、植物油脂和提取物）、药用辅料、直接接触药品的包装材料和容器都要制定质量标准。药品标准是控制药品质量的法定依据。

药品标准包括法定标准与非法定标准两种，法定标准是指国家发布的药品标准，即国家药品标准，为强制性标准；非法定标准是指行业、团体、企业药品标准等，为内部控制标准。

#### （二）国家药品标准的含义和类别

1. 含义　国家药品标准是国家对药品质量要求及检验方法所制定的强制性技术规定，是药品生产、供应、使用、检验和管理部门共同遵循的技术准则和法定依据。国家药品标准完善与否，直接影响药品质量管理水平的高低。

2. 主要类别　我国国家药品标准包括国务院药品监督管理部门颁布的《中华人民共和国药典》、其他药品标准（局颁标准）和药品注册标准。国务院药品监督管理部门会同国务院卫生健康主管部门组织药典委员会，负责国家药品标准的制定和修订。国务院药品监督管理部门设置或者指定的药品检验机构负责标定国家药品标准品、对照品。

《药品管理法》规定："药品应当符合国家药品标准。经国务院药品监督管理部门核准的药品质量标准高于国家药品标准的，按照经核准的药品质量标准执行；没有国家药品标准的，应当符合经核准的药品质量标准。""中药饮片应当按照国家药品标准炮制；国家药品标准没有规定的，应当按照省、自治区、直辖市人民政府药品监督管理部门制定的炮制规范炮制。省、自治区、直辖市人民政府药品监督管理部门制定的炮制规范应当报国务院药品监督管理部门备案。""不符合国家药品标准或者不按照省、自治区、直辖市人民政府药品监督管理部门制定的炮制规范炮制的，不得出厂、销售。"

此外，我国省级药品监督管理部门制定的医疗机构制剂规范、中药饮片炮制规范、地方性中药材（未载入国家药品标准的地区性习用药材）标准等适用于地方的药品质量监督，是对国家药品标准的补充，从而形成完备的药品标准管理体系。

> **知识链接**
>
> #### 药品标准的制定原则
>
> 药品标准与药品生产技术和质量管理水平密切相关，其高低反映了一个国家或行业的综合

实力。药品标准的制定原则包括:①坚持质量第一,体现"安全有效、技术先进、科学严谨、经济合理"的原则。②充分考虑生产、流通、使用各环节对药品质量的影响因素,有针对性地制定检测项目,切实加强对药品内在质量的控制。③根据"准确、灵敏、简便、迅速"的原则选择并规定检测、检验方法。④标准规定的各种限量应结合实践,要保证药品在生产、储运、销售和使用过程中的质量。

### (三)《中华人民共和国药典》

1. **简介**　《中华人民共和国药典》简称《中国药典》(Pharmacopoeia of the People's Republic of China,Chinese Pharmacopoeia,ChP),依据《药品管理法》组织制定和颁布实施,是中国最高的药品标准的法典。《中国药典》一经颁布实施,其同品种的上版标准或其原国家标准即同时停止使用。我国至今颁布了11版药典,分别是1953年版(第1版)、1963年版(第2版)、1977年版(第3版)、1985年版(第4版)、1990年版(第5版)、1995年版(第6版)、2000年版(第7版)、2005年版(第8版)、2010年版(第9版)、2015年版(第10版)、2020年版(第11版)。现行版《中国药典》为2020年版,分为四部,即中药、化学药、生物制品、通用技术要求和药用辅料,共收载品种5 911种。由国家药监局、国家卫生健康委发布,自2020年12月30日起实施。《中国药典》是国家药品标准体系的核心,是药品监督管理工作的准绳。

2. **内容**　《中国药典》主要由凡例、通用技术要求和品种正文构成。

(1) 凡例:是为正确使用《中国药典》,对品种正文、通用技术要求以及药品质量检验和检定中有关共性问题的统一规定和基本要求。故凡例具有通用性、指导性作用。

(2) 通用技术要求:包括《中国药典》收载的通则、指导原则以及生物制品通则和相关总论等。通则主要包括制剂通则、其他通则和通用检测方法。指导原则系为规范药典执行,指导药品标准制定和修订,提高药品质量控制水平所规定的非强制性、推荐性技术要求。

(3) 正文:指各个品种项下收载的内容,即根据药品(含生物制品)自身的理化与生物学特性,按批准的药材或原材料、处方来源、处方组成、生产工艺或制法、贮藏运输条件等所制定的,用以检测药品质量是否达到用药要求并衡量其质量是否稳定均一的技术规定。正文内容根据品种和剂型的不同设不同项目。

一部中药:包括药材和饮片,植物油脂和提取物,成方制剂和单味制剂三部分。收载品种2 711种,其中新增117种、修订452种。

《中国药典》(2020年版)的基本概况和特点(拓展阅读)

二部化学药:分为两部分,第一部分收载化学药品、抗生素、生化药品及各类药物制剂(列于原料药之后);第二部分收载放射性药物制剂。收载品种2 712种,其中新增117种、修订2 387种。

三部生物制品:收载生物制品,以及生物制品通则、总论和通则。收载153种,其中新增20种、修订126种;新增生物制品通则2个、总论4个。

四部通用技术要求和药用辅料:收载通用技术要求361个,其中制剂通则38个(修订35个)、检测方法及其他通则281个(新增35个、修订51个)、指导原则42个(新增12个、修订12个);药用辅料收载335种,其中新增65种、修订212种。

---

**药师考点**

1. 药品标准、国家药品标准的界定。
2. 药品标准的主要类别和制定原则。

## 二、药品质量监督检验

### (一) 药品质量监督检验的概念和性质

1. 概念 药品质量监督检验是指国家药品检验机构按照国家药品标准对需要进行质量监督的药品进行抽样、检查和验证并发出相关质量结果报告的药品技术监督过程。

2. 性质 药品质量监督检验是药品质量监督的重要组成部分,质量监督离不开检验手段,检验的目的是监督,如果检验技术不可靠、检验数据不真实,必然导致质量监督工作的失误和不公正,因此应当加强对药品质量监督检验工作的管理。药品质量监督检验具有以下性质:

(1) 公正性:药品质量监督检验具有第三方检验的公正性,这与企业的药品生产检验、药品验收检验不同,不涉及买卖双方的经济利益,不以营利为目的,公平、公正。

(2) 权威性:药品质量监督检验是代表国家对研制、生产、经营、使用的药品质量进行的检验,具有比生产检验或验收检验更高的权威性。

(3) 仲裁性:药品质量监督检验是国家设立的药品检验所根据国家法律法规的规定进行的,检验依据是国家药品标准,检验结果具有法律效力和法律仲裁性。

### (二) 药品质量监督检验的机构

药品检验机构是执行国家对药品质量监督检验的法定性专业机构。国家各级药品监督管理部门依法设置的药品检验机构分为:①中国食品药品检定研究院;②省级药品检验所(检验研究院);③市级药品检验所。

### (三) 药品质量监督检验的分类

1. 抽查检验 简称抽检,是药品监督管理部门依法对在我国境内依批准生产、经营、使用药品开展的质量抽查检验工作,是对上市后药品监管的技术手段。《药品管理法》规定,药品监督管理部门根据监督管理的需要,可以对药品质量进行抽查检验。抽查检验应当按照规定抽样,并不得收取任何费用;抽样应当购买样品。所需费用按照国务院规定列支。国务院和省、自治区、直辖市人民政府的药品监督管理部门应当定期公告药品质量抽查检验结果。

《药品质量抽查检验管理办法》(国药监药管〔2019〕34 号)规定:药品质量抽查检验根据监管目的一般可分为监督抽检和评价抽检。监督抽检是指药品监督管理部门根据监管需要对质量可疑药品进行的抽查检验,评价抽检是指药品监督管理部门为评价某类或一定区域药品质量状况而开展的抽查检验。

国务院药品监督管理部门负责组织实施国家药品质量抽查检验工作,在全国范围内对生产、经营、使用环节的药品质量开展抽查检验,并对地方药品质量抽查检验工作进行指导。省级药品监督管理部门负责对本行政区域内生产环节以及批发、零售连锁总部和互联网销售第三方平台的药品质量开展抽查检验,组织市县级人民政府负责药品监督管理的部门对行政区域内零售和使用环节的药品质量进行抽查检验,承担上级药品监督管理部门部署的药品质量抽查检验任务。药品监督管理部门设置或者确定的药品检验机构,承担药品质量抽查检验所需的检验任务。

---

**知识链接**

**药品质量抽查检验信息公开**

根据《药品质量抽查检验管理办法》(国药监药管〔2019〕34 号)规定,组织抽查检验的国务院药品监督管理部门和省级药品监督管理部门应当按照有关规定公开药品质量抽查检验结果。药品质量抽查检验结果公开内容应当包括抽查检验药品的品名、检品来源、标示生产企业、生产批号、药品规格、检验机构、检验依据、检验结果、不符合规定项目等。有证据证实药品质量不符合规定原因的,可以适当方式备注说明。

药品质量抽查检验结果公开不当的,应当自确认公开内容不当之日起5个工作日内,在原公开范围内予以更正。对可能产生重大影响的药品质量抽查检验信息,组织抽查检验的药品监督管理部门应当进行评估研判,并按照《中华人民共和国政府信息公开条例》等有关规定执行。

鼓励药品监督管理部门建立信息化管理系统,为抽查检验信息传输及查询等提供技术支持。药品监督管理部门应当充分利用药品质量抽查检验信息系统,掌握本行政区域药品质量抽查检验信息,作为加强药品监督管理的数据支撑。

2. 注册检验   包括样品检验和药品标准复核。样品检验是指药品检验所按照申请人申报或者国家药品监督管理部门核定的药品标准对样品进行的检验。药品标准复核是指药品检验所对申报的药品标准中检验方法的可行性、科学性、设定的项目和指标能否控制药品质量等进行的实验室检验和审核工作。

药品注册检验由中国食品药品检定研究院或者省、自治区、直辖市药品检验所承担。进口药品的注册检验由中国食品药品检定研究院组织实施。

3. 指定检验   是指按照国家法律或国家药品监督管理部门规定,部分药品在销售前或进口时,必须经过指定的政府药品检验机构检验,合格的才准予销售、进口的强制性药品检验。《药品管理法》第六十八条规定,国务院药品监督管理部门对下列药品在销售前或者进口时,应当指定药品检验机构进行检验;未经检验或者检验不合格的,不得销售或者进口:①首次在中国境内销售的药品;②国务院药品监督管理部门规定的生物制品;③国务院规定的其他药品。

4. 药品复验   是指被抽样单位或标示生产企业对药品检验机构的检验结果有异议时,依法申请再次检验,由受理药品检验机构按照规定作出最终检验结论的过程。复验申请应当向原药品检验机构或者上一级药品监督管理部门设置或者确定的药品检验机构申请,也可以直接向中国食品药品检定研究院申请,其他药品检验机构不得受理复验申请。复验机构出具的复验结论为最终检验结论。

> **药师考点**
>
> 药品质量监督检验的界定与性质、机构、类型。

# 第四节   我国的药品管理制度

## 一、概述

为了加强药品管理,保证药品质量,保障公众用药安全和合法权益,保护和促进公众健康,我国依据《中华人民共和国基本医疗卫生与健康促进法》《药品管理法》等法律法规,建立、实行一系列重要的药品管理制度,包括药品上市许可持有人制度、药品追溯制度、药物警戒制度、处方药与非处方药分类管理制度、药品供应保障制度、药品储备制度、短缺药品清单管理制度、国家基本药物制度、基本医疗保障的药品管理制度、药品安全信息统一公布制度等。

1. 药品上市许可持有人制度   药品上市许可持有人(Marketing Authorization Holder,MAH)是指取得"药品注册证书"的企业或者药品研制机构等。药品上市许可持有人制度通常指拥有药品技术的药品研发机构、药品生产企业等主体,通过提出药品注册申请并获得"药品注册证书",并作为责任主体承担药品全生命周期责任的制度,是国际社会药品安全领域的通行管理制度。

2. 药品追溯制度   药品追溯是指通过记录和标识,正向追踪和逆向溯源药品的研制、生产、流通和使用情况,获得药品全生命周期追溯信息的活动。依据《国家药监局关于药品信息化追溯体系建设的指导意见》(国药监药管〔2018〕35号),药品上市许可持有人、药品生产企业、药品经营企业和医疗机构应当建立并实施药品追溯制度,通过信息化手段建立药品追溯系统,及时准确记录、保存药品追溯数据,形成互联互通药品追溯数据链,实现药品生产、流通和使用全过程来源可查、去向可追;有效防范非法药品进入合法渠道;确保发生质量安全风险的药品可召回、责任可追究。

3. **药物警戒制度** 药物警戒活动是指对药品不良反应及其他与用药有关的有害反应进行监测、识别、评估和控制的活动。药物警戒制度是国际社会药品管理的重要创新制度,是药品安全风险管理的一系列警戒行动和干预,是对药品不良反应报告与监测制度的进一步拓展。依据《药物警戒质量管理规范》(国家药监局2021年第65号公告),药品上市许可持有人和获准开展药物临床试验的药品注册申请人应当建立药物警戒体系,基于药品安全性特征开展药物警戒活动,并与医疗机构、药品生产企业、药品经营企业、药物临床试验机构等协同开展药物警戒活动,最大限度地降低药品安全风险,保护和促进公众健康。具体内容见第七章。

4. **处方药与非处方药分类管理制度** 对药品实行分类管理是国际惯例。处方药与非处方药分类管理制度是为保障人民用药安全有效、使用方便,根据药品品种、规格、适应证、剂量及给药途径,对药品分别按处方药与非处方药进行管理的制度,属于药品分类管理制度。

5. **药品供应保障制度** 狭义的药品供应保障制度是指建立以国家基本药物制度为基础、规范药品生产流通、完善药品储备、改善短缺药品供应保障的管理制度;广义的药品供应保障制度泛指国家制定的与药品研制、生产、流通、使用等全品种、全过程有关的,用于保障药品安全、有效、及的监督管理法律法规、规范性文件以及产业发展政策和措施的总称。

6. **药品储备制度** 药品储备制度属于国家物质储备制度,国家实行药品储备制度,建立中央和地方两级药品储备。发生重大灾情、疫情或者其他突发事件时,依照《中华人民共和国突发事件应对法》的规定,可以紧急调用药品。

《国家医药储备管理办法(2021年修订)》(工信部联消费〔2021〕195号)规定国家医药储备包括政府储备和企业储备。政府储备由中央与地方(省、自治区、直辖市)两级医药储备组成,实行分级负责的管理体制。中央医药储备主要储备应对特别重大和重大突发公共事件、重大活动安全保障以及存在较高供应短缺风险的医药产品;地方医药储备主要储备应对较大和一般突发公共事件、重大活动区域性保障以及本辖区供应短缺的医药产品。政府储备实行实物储备、生产能力储备、技术储备相结合的管理模式,由符合条件的医药企业或卫生事业单位承担储备任务。生产能力储备是对常态需求不确定、专门应对重大灾情疫情的特殊医药产品,通过支持建设并维护生产线和供应链稳定,保障基本生产能力,能够按照指令组织生产和应急供应。技术储备是对无常态需求的潜在疫情用药,或在专利保护期内的产品,通过支持建设研发平台,开发并储备相应技术,在必要时能够迅速转化为产品。

企业储备是医药企业依据法律法规明确的社会责任,结合医药产品生产经营状况建立的企业库存。企业储备由医药企业根据生产经营和市场运行的周期变化,保持医药产品的合理商业库存,并在应急状态下积极释放供应市场。

7. **短缺药品清单管理制度** 短缺药品是指我国药品监督管理部门批准上市,临床必需且不可替代或者不可完全替代,在一定时间或一定区域内供应不足或不稳定的药品。依据《国务院办公厅关于进一步做好短缺药品保供稳价工作的意见》(国办发〔2019〕47号)、《国家短缺药品清单管理办法(试行)》(国卫办药政发〔2020〕5号)的要求,通过制定短缺药品和临床必需易短缺药品清单,加强药品短缺风险预警,对临床必需易短缺药品进行重点监测,完善清单药品的采购政策和价格监管政策等,加强国家短缺药品供应保障,确保群众基本用药需求。

8. **国家基本药物制度** 国家基本药物制度是对基本药物的遴选、生产、流通、使用、定价、报销、监测评价等环节实施有效管理的制度,是国家药品政策和药品供应保障制度的核心与基础工作。

9. **基本医疗保障的药品管理制度**　是指在基本医疗保障制度框架下有关医保用药的药品目录、费用支付、监督管理等方面的制度。其中医疗保障体系的基本制度包括基本医疗保险、补充医疗保险和医疗救助。基本医疗保险覆盖城乡全体就业和非就业人口,公平普惠保障人民群众基本医疗需求。补充医疗保险保障参保群众基本医疗保险之外个人负担的符合社会保险相关规定的医疗费用。医疗救助帮助困难群众获得基本医疗保险服务并减轻其医疗费用负担。

10. **药品安全信息统一公布制度**　是指国家药品安全总体情况、药品安全风险警示信息、重大药品安全事件及其调查处理信息和国务院确定需要统一公布的其他信息由国务院药品监督管理部门统一公布的制度,以保障公民、法人及企业组织依法获取药品安全信息。药品安全风险警示信息、重大药品安全事件及其调查处理信息的影响限定于特定区域的,也可以由有关省(自治区、直辖市)药品监督管理部门公布。未经授权不得发布上述信息。公布药品安全信息,应当及时、准确、全面,并进行必要的说明,避免误导。任何单位和个人不得编造、散布虚假药品安全信息。

---

**药师考点**

1. 药品供应保障制度。
2. 药品追溯制度。
3. 药物警戒制度。
4. 药品安全信息统一公布制度。

---

## 二、药品分类管理制度

### (一) 处方药和非处方药分类管理概况

1. **处方药和非处方药分类管理的形成**　英国是世界上较早实行处方药和非处方药分类管理的国家之一。1917 年颁布的《国防条例》规定生活绝望的军人须凭医师处方才能购买或领取可卡因、吗啡、阿片等药品;1920 年颁布的《危险药品法》进一步确认此规定,从此药品分类管理制度化;1983 年开始实行非处方药审批管理;1992 年制定非处方药转变准则。美国于 1938 年以后规定磺胺类药物及其他危险药物如麻醉药品等,必须在合格的专业人员的指导下使用;1944 年《联邦食品、药品和化妆品法案》修正案明确了处方药与非处方药的区别;1951 年《处方药修正案》规定了处方药的 3 条标准及销售的要求。20 世纪 60 年代以来,越来越多的国家实行处方药与非处方药分类管理制度,1989 年 WHO 向成员国推荐此项制度,至今已有 100 多个国家采用了这种管理办法。

我国从 1995 年起开始探索药品分类管理工作,1997 年 1 月《中共中央 国务院关于卫生改革与发展的决定》提出国家建立和完善处方药与非处方药分类管理制度;1999 年下半年开始药品分类管理试点工作;2000 年 1 月 1 日施行《处方药与非处方药分类管理办法(试行)》;《药品管理法》明确规定国家对药品实行处方药和非处方药分类管理制度。药品分类管理制度既促进了药品生产、流通和医药经济的发展,又方便了公众防病治病,提高了健康水平。

2. **处方药和非处方药分类管理的意义和作用**

(1) 保证人们用药安全、有效:分类管理的目的是保证人们用药安全、有效、方便、及时。分类管理的首要作用是确保用药安全,将麻醉药品、精神药品、医疗用毒性药品、放射性药品、注射剂等不良反应严重或使用要求高的药品作为处方药管理,患者需凭医师处方、经药师审核调配后才能购买,这样可保证用药安全。

(2) 提供控制药品费用的依据:从处方药中遴选医疗保险报销药品,即确保医疗必需的用药,也可控制医药费用的快速增长,维持医疗保障制度的正常运行。

(3) 提高药品监管水平:按处方药和非处方药实施药品质量监督,管理目标清晰,分类管理要求各异,可进行科学的高效管理。药品分类管理是国际普遍的做法,做好分类管理有利于国家间药品监管人员的经验交流。

(4) 促进新药开发:企业可根据药品分类要求,明确开发药品的目标,生产市场需要的产品,尤其是适用于大众自我药疗的新产品,继承、整理和改良传统药,促进药品的进出口贸易。

**3. 我国处方药和非处方药分类管理制度**　药品分类管理是根据药品安全有效、使用方便的原则,依其品种、规格、适应证、剂量及给药途径的不同,将药品分别按处方药和非处方药进行管理。处方药必须凭执业医师或执业助理医师处方才可调配、购买和使用;非处方药则可由消费者自行判断,不需凭处方就可购买和使用。

(1) 法律法规的规定:《药品管理法》首次以法律形式确立处方药与非处方药分类管理制度,其中第五十四条规定:"国家对药品实行处方药与非处方药分类管理制度。具体办法由国务院药品监督管理部门会同国务院卫生健康主管部门制定。"《中华人民共和国药品管理法实施条例》第十五条规定:"国家根据非处方药品的安全性,将非处方药分为甲类非处方药和乙类非处方药。经营处方药、甲类非处方药的药品零售企业,应当配备执业药师或者其他依法经资格认定的药学技术人员。经营乙类非处方药的药品零售企业,应当配备经设区的市级药品监督管理机构或者省、自治区、直辖市人民政府药品监督管理部门直接设置的县级药品监督管理机构组织考核合格的业务人员。"

(2) 规章和规范性文件的要求:1999年4月,国家药品监督管理局、卫生部、国家中医药管理局、劳动和社会保障部、国家工商行政管理局联合下发《关于我国实施处方药与非处方药分类管理若干意见的通知》(国药管安〔1999〕120号),提出了药品分类管理的含义、作用、原则、实施要求等。实施药品分类管理的基本原则是:"要从我国社会和经济发展的实际出发,采取积极稳妥、分步实施、注重实效、不断完善的方针;要制定和完善相应政策法规,严格对处方药的管理,规范药品市场,确保人民用药安全有效;要加强依法监督,加大执法力度,做好宣传、普及和培训工作。"1999年6月发布第一部药品分类管理规章《处方药与非处方药分类管理办法(试行)》(2000年1月1日施行),同年11月、12月先后发布《非处方药专有标识管理规定(暂行)》《处方药与非处方药流通管理暂行规定》。随后陆续发布严格处方药和非处方药分类管理的若干文件,如处方药转换为非处方药的规定、处方药转换为非处方药相关原则等,形成了比较完善的制度。

**(二) 处方药管理**

**1. 处方药的种类**　处方药的安全性和稳定性、使用方便程度都不及非处方药,应当在流通、经营、使用中严格管理。目前我国没有制定处方药目录,国家药品监督管理部门规定必须凭医师处方销售的药品为:①麻醉药品(包括含麻醉药品的复方口服制剂)、精神药品(包括含曲马多的复方口服制剂)、医疗用毒性药品、放射性药品;②药品类易制毒化学品(包括单位剂量麻黄碱类药含量大于30mg的复方制剂)、疫苗、蛋白同化制剂、肽类激素及其他按兴奋剂管理的药品;③终止妊娠药品;④肿瘤治疗药;⑤精神障碍治疗药(抗精神病药、抗焦虑药、抗狂躁药、抗抑郁药);⑥抗病毒药(逆转录酶抑制剂和蛋白酶抑制剂);⑦未列入非处方药目录的抗菌药和激素;⑧注射剂;⑨国家药品监督管理部门公布的其他必须凭处方销售的药品。在我国,凡是没有被遴选为非处方药的药品均按处方药管理。

**2. 处方药中不得零售的药品**　国家药品监督管理部门规定从2006年1月1日起,以下药品不得在全国范围内的药品零售企业中经营:麻醉药品、第一类精神药品、放射性药品、终止妊娠药品、蛋白同化制剂、肽类激素(胰岛素除外)、药品类易制毒化学品、疫苗以及我国法律法规规定的其他药品零售企业不得经营的药品。药品零售企业也不得经营中药配方颗粒和医疗机构制剂。

**3. 处方药的管理要求**

(1) 生产、经营管理

1) 从事处方药的生产活动应当依法取得"药品生产许可证",其生产品种应当依法取得"药品注册证书"。从事处方药的批发与零售活动应当依法取得"药品经营许可证"。

2）处方药的包装、标签和说明书上应醒目地印制警示语或忠告语："凭医师处方销售、购买和使用!"不得以任何方式直接向患者推荐、销售处方药。

3）处方药必须凭执业医师或执业助理医师处方销售、购买和使用。患者凭处方可以在药品零售企业或医疗机构购买药品。除麻醉药品、精神药品、医疗用毒性药品和儿科药品处方外,医疗机构不得限制门诊就诊人员持处方到药店购药。

销售处方药的零售药店,必须配备驻店执业药师或药师以上药学技术人员。执业药师或药师必须对医师处方进行审核、签字后依据处方正确调配、销售药品,对处方不得擅自更改或代用,对有配伍禁忌或超剂量的处方,应当拒绝调配、销售,必要时,经处方医师更正或重新签字方可调配、销售,处方保存2年以上备查。药师不在岗时,应当挂牌告知,并停止销售处方药。

处方药不得开架自选销售。处方药与非处方药应当分柜摆放。不得采用有奖销售、附赠药品或礼品销售等销售方式。药店的"药品经营许可证"和执业药师资格证书应悬挂在醒目、易见的地方。执业药师应佩戴标明其姓名、技术职称等内容的胸卡。

4）禁止普通商业企业销售处方药。

(2) 医疗机构处方与使用管理:医疗机构可以根据临床住院和门诊治疗需要,按照法规的规定使用处方药。必须凭执业医师或执业助理医师开具的处方调配、发放处方药。医师、药师应当按照《处方管理办法》开具处方、调配药品。

(3) 广告管理:处方药只准在专业性医药报刊上进行广告宣传,不得在大众传播媒介进行广告宣传。发布药品广告仅宣传处方药药品名称(包括通用名、商品名)的无须经过审查,否则应当按照要求申请药品广告批准文号,具体内容见第十三章相关内容。

### (三)非处方药管理

**1. 非处方药目录的制定和调整**　国家药品监督管理部门负责非处方药目录的遴选、审批、发布和调整工作。1999年6月,国家药品监督管理局公布第一批国家非处方药(西药、中成药)目录,共325个品种(西药165个,中成药160个)。截至2003年11月,我国共公布了六批共4 326个非处方药品种。

(1) 非处方药目录的遴选与公布:国家药品监督管理部门组织遴选并公布非处方药品目录,遴选原则主要有以下几点。

1）应用安全:长期临床使用证实安全性大;无潜在毒性,不易引起蓄积中毒,中药中的重金属限量不超过国内或国外公认标准;基本无不良反应;不引起依赖性,无"致畸""致癌""致突变"作用;医疗用毒性药品、麻醉药品以及精神药品原则上不能作为非处方药,但个别麻醉药品与少数精神药品可作为"限复方制剂活性成分"使用;组方合理,无不良相互作用,比如中成药组方中无"十八反""十九畏"等。

2）疗效确切:药品作用针对性强,适应证或功能主治明确,药品临床作用确切、效果好,不需要经常调整剂量,连续使用不产生耐药性。

3）质量稳定:质量可控、性质稳定。

4）使用方便:不用经过特殊检查和试验即可使用;以口服和外用的常用剂型为主。

(2) 非处方药目录的调整:国家药品监督管理部门药品评价中心对非处方药目录中的药品进行监测与评价,根据临床安全信息作出目录调整建议。国家药品监督管理部门公布调整结果,并按照处方药与非处方药的转换评价工作要求,对非处方药目录进行动态管理。

**2. 非处方药的分类**　根据药品的安全性将非处方药分为甲、乙两类,甲类非处方药的安全性低于乙类非处方药。

此外,非处方药的遴选分类按照西药与中成药划分。西药非处方药分类是参照《国家基本药物目录》,根据非处方药遴选原则与特点,划分解热镇痛药、镇静催眠药、抗过敏药与抗眩晕药等23类。中成药非处方药分类是参考国家中医药管理局发布的《中医病证诊断疗效标准》,将其中符合非处方药遴选原则的 38 种病证归属为 7 个治疗科,即内科、外科、骨伤科、妇科、儿科、皮肤科、五官科。

### 3. 非处方药的管理要求

(1) 注册管理:《药品注册管理办法》规定了非处方药注册的申报要求,符合以下情形之一的,可以直接提出非处方药上市许可申请。①境内已有相同活性成分、适应证(或者功能主治)、剂型、规格的非处方药上市的药品;②经国家药品监督管理局确定的非处方药改变剂型或者规格,但不改变适应证(或者功能主治)、给药剂量以及给药途径的药品;③使用国家药品监督管理局确定的非处方药的活性成分组成的新的复方制剂;④其他直接申报非处方药上市许可的情形。

药品审评中心根据非处方药的特点,制定非处方药上市注册相关技术指导原则和程序,并向社会公布。药品审评中心根据药品注册申报资料、核查结果、检验结果等,对药品的安全性、有效性和质量可控性等进行综合审评,非处方药还应当转药品评价中心进行非处方药适宜性审查。非处方药的“药品注册证书”应当注明非处方药类别。

(2) 生产、经营管理:从事非处方药的生产活动应当依法取得“药品生产许可证”,其生产品种应当依法取得“药品注册证书”。

从事非处方药的批发活动以及甲类非处方药的零售活动应当依法取得“药品经营许可证”。乙类非处方药可以在省级药品监督管理部门或其授权的药品监督管理部门批准的药品专营企业以外的普通商业企业(如超市、宾馆等)中零售。

销售甲类非处方药的零售药店必须配备驻点执业药师或药师以上药学技术人员。执业药师或药师应对病患者选购非处方药提供用药指导或提出寻求医师治疗的建议。

(3) 使用管理:非处方药可不凭处方销售、购买和使用。医疗机构根据医疗需要可以决定或推荐使用非处方药,消费者有权自主选购非处方药,并须按非处方药标签和说明书所示内容使用。

(4) 专有标识、包装、标签和说明书管理

1) 非处方药的包装上必须印有国家药品监督管理部门规定的非处方药专有标识。非处方药专有标识是用于已列入《国家非处方药目录》并通过药品监督管理部门审核登记的非处方药药品标签、使用说明书、内包装、外包装的专有标识。专有标识图案分为红色和绿色,图案为椭圆形背景下 3 个英文字母“OTC”。红色专有标识用于甲类非处方药药品;绿色专有标识用于乙类非处方药药品和用作指南性标志(图 2-1)。单色印刷时,非处方药专有标识下方必须标示“甲类”或“乙类”字样。

非处方药专有标识(图片)

2) 非处方药标签、说明书和每个销售基本单元包装印有中文药品通用名称(商品名称)的一面(侧),其右上角是非处方药专有标识的固定位置。必须在非处方药的包装、标签和说明书上醒目地印制相应的警示语或忠告语:“请仔细阅读药品使用说明书并按说明使用或在药师指导下购买和使用。”

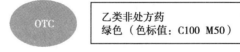

图 2-1　非处方药专有标识

3) 非处方药标签和说明书的文字表述应当科学、规范、准确,容易理解,便于患者自行判断、选择和使用。说明书中应当列出全部活性成分或者组方中的全部中药药味以及所用的全部辅料名称。

(5) 广告管理:仅宣传非处方药药品名称(包括通用名、商品名)的无须经过审查批准,宣传除药品名称以外的内容则必须申请药品广告批准文号。非处方药经审查批准后可以在大众传播媒介上进行广告宣传。

### (四) 处方药与非处方药的转换评价

根据《关于开展处方药与非处方药转换评价工作的通知》(国食药监安[2004]101 号),我国

从 2004 年开始开展处方药与非处方药转换评价工作,并对非处方药目录实行动态管理。2010 年 6 月,国家食品药品监督管理局发布《关于做好处方药转换为非处方药有关事宜的通知》(食药监办注〔2010〕64 号),对非处方药转换评价的工作程序进行了调整。2012 年 11 月,国家食品药品监督管理局办公室发布《关于印发处方药转换为非处方药评价指导原则(试行)等 6 个技术文件的通知》(食药监办注〔2012〕137 号),具体规范和指导处方药与非处方药转换评价工作。《药品注册管理办法》(2020 年国家市场监督管理总局令第 27 号)明确规定处方药和非处方药实行分类注册和转换管理。国家药品监督管理局药品评价中心制定处方药和非处方药上市后转换相关技术要求和程序,并向社会公布。

1. 处方药转换为非处方药　处方药转换为非处方药是指根据我国《药品管理法》及其他有关处方药和非处方药分类管理规定、要求,以"应用安全、疗效确切、质量稳定、使用方便"为评价基准,将已上市适于自我药疗的处方药评价转换为非处方药的过程。

申请单位可按照要求提出处方药转换为非处方药的申请或建议,相关资料直接报送国家药品监督管理局药品评价中心。国家药品监督管理局药品评价中心依据相关技术原则和要求组织开展技术评价,通过技术评价并拟予转换的品种,将在药品评价中心网站进行为期 1 个月的公示。国家药品监督管理局根据药品评价中心技术评价意见,审核公布转换为非处方药的药品名单及非处方药说明书范本。申请单位应按照《药品注册管理办法》及相关规定,参照国家药品监督管理局公布的非处方药说明书范本,规范非处方药说明书和标签,并及时向所在地省级药品监督管理部门提出补充申请,经核准后使用。

2. 非处方药转换为处方药　国家药品监督管理部门应当开展对已批准为非处方药品种的监测和评价工作。对存在安全隐患或不适宜按非处方药管理的品种及时转换为处方药,按处方药管理。省级药品监督管理部门要及时收集并汇总对非处方药品种的意见,特别是药品安全性的情况,及时向国家药品监督管理部门反馈。药品生产、经营、使用、监管单位认为其生产经营使用管理的非处方药存在安全隐患或不适宜按非处方药管理,可填写"非处方药转换为处方药意见表",或向所在地省级药品监督管理部门提出转换的申请或意见。

(五)"双跨"药品管理

1. "双跨"处方药和非处方药的含义　"双跨"药品是指一种既可以作处方药,也可以作非处方药使用和管理的药品。药品的一种剂型、一个规格用于不同的适应证,即处方药适应证、非处方药适应证,则其用量、疗程不同。非处方药适应证是指消费者可以自我认识、自我判断,并可以通过自我药疗、自我监护的方式进行处理的疾病或症状。

2. "双跨"药品的管理要求　首先,"双跨"药品必须符合国家药品监督管理部门的《处方药转换为非处方药评价指导原则(试行)》规定的 7 个基本要求:①制剂或其成分应已在我国上市,并经过长期临床使用,同时应用比较广泛、有足够的使用人数;②制剂及其成分的研究应充分,结果应当明确,安全性良好;③制剂及其成分具有法定质量标准,质量可控、稳定;④用法用量、疗程明确,疗效确切;⑤药品适应证应符合非处方药适应证,适于自我药疗;⑥如涉及儿童、孕妇等特殊人群用药,应有明确的用药指示;⑦给药途径、剂型、剂量、规格、用药时间、贮存、包装、标签及说明书等特性均适于自我药疗需求。

非处方药目录中的"双跨"品种(拓展阅读)

其次,"双跨"药品必须分别使用不同的包装、标签、说明书,并且包装颜色必须有明显的区别。非处方药的上述用品上应当印有专有标识,说明书必须根据国家药品监督管理部门发布的非处方药说明书范本印制。销售和广告也应当分别符合处方药与非处方药管理的相关规定。

**药师考点**

1. 药品分类管理的规定。
2. 非处方药注册和转换制度。
3. 处方药与非处方药的经营管理。

### 三、国家基本药物制度

国家基本药物制度是对基本药物的遴选、生产、流通、使用、定价、报销、监测评价等环节实施有效管理的制度,与公共卫生、医疗服务、医疗保障体系相衔接。此制度是国家药品政策和药品供应保障体系的核心与基础工作,关系到公众的健康,下面介绍我国的基本药物制度。

2009 年 3 月,《中共中央 国务院关于深化医药卫生体制改革的意见》发布,提出初步建立国家基本药物制度,建立比较完整的基本药物遴选、生产供应、使用和医疗保险报销的体系。2009 年 8 月 18 日,卫生部等 9 部委局联合发布了"关于印发《关于建立国家基本药物制度的实施意见》的通知"(以下简称《实施意见》)。《实施意见》共 20 项,明确了基本药物、国家基本药物制度的概念以及国家基本药物工作委员会的组成和职责,规定了实施国家基本药物制度的具体政策、措施。这是我国政府制定的第一部有关基本药物的制度,其实施将有力地促进我国基本药物的生产、供应与合理使用,确保民众基本用药的可及性、安全性和有效性,减轻医药负担。2015 年 2 月,卫生和计划生育委员会等 9 部委发布《国家基本药物目录管理办法》。2018 年 9 月,国务院办公厅发布《关于完善国家基本药物制度的意见》,强调国家基本药物制度是药品供应保障体系的基础,是医疗卫生领域基本公共服务的重要内容。强调应坚持以人民健康为中心,强化基本药物"突出基本、防治必需、保障供应、优先使用、保证质量、降低负担"的功能定位,从基本药物的遴选、生产、流通、使用、支付、监测等环节完善政策,全面带动药品供应保障体系建设,着力保障药品安全有效、价格合理、供应充分,缓解"看病贵"问题,促进上下级医疗机构用药衔接,助力分级诊疗制度建设,推动医药产业转型升级和供给侧结构性改革。2019 年 12 月,《基本医疗卫生与健康促进法》(中华人民共和国主席令第 38 号)颁布,其第五十九条规定:"国家实施基本药物制度,遴选适当数量的基本药物品种,满足疾病防治基本用药需求。国家公布基本药物目录,根据药品临床应用实践、药品标准变化、药品新上市情况等,对基本药物目录进行动态调整。基本药物按规定优先纳入基本医疗保险药品目录。国家提高基本药物的供给能力,强化基本药物质量监管,确保基本药物公平可及、合理使用。"

(一) 国家基本药物的概念和分类

1. 概念　《实施意见》规定:"基本药物是适应基本医疗卫生需求,剂型适宜,价格合理,能够保障供应,公众可公平获得的药品。"《基本医疗卫生与健康促进法》中指出:"基本药物是指满足疾病防治基本用药需求,适应现阶段基本国情和保障能力,剂型适宜,价格合理,能够保障供应,可公平获得的药品。"

2. 分类　《国家基本药物目录管理办法》规定:"国家基本药物目录中的药品包括化学药品、生物制品、中成药和中药饮片。化学药品和生物制品主要依据临床药理学分类,中成药主要依据功能分类。"《国家基本药物目录》中的化学药品、生物制品、中成药,应当是《中国药典》(2020 年版)收载的,国家药品监督管理部门、卫生健康主管部门公布药品标准的品种。除急救、抢救用药外,独家生产品种纳入《国家基本药物目录》应当经过单独论证。

《国家基本药物目录》(2018 年版)收载化学药品和生物制品、中成药、中药饮片三个部分。其中化学药品和生物制品 417 种,中成药(含民族药)268 种,中药饮片不列具体品种,共计 685 种。关于中药饮片,《国家基本药物目录》规定"《中国药典》药品标准的中药饮片为国家基本药物,国家另有规定的除外"。中药饮片的基本药物管理按国务院有关部门关于中药饮片定价、采购、配送、使用和基本医疗保险给付政策规定执行。

### (二)《国家基本药物目录》的遴选原则及要求

国家基本药物工作委员会负责协调解决制定和实施国家基本药物制度过程中各个环节的相关政策问题,确定国家基本药物制度框架与国家基本药物遴选和调整的原则、范围、程序及工作方案,审核《国家基本药物目录》,各有关部门在职责范围内做好国家基本药物遴选调整工作。

1. **遴选原则** 《国家基本药物目录管理办法》规定基本药物遴选原则为:①防治必需;②安全有效;③价格合理;④使用方便;⑤中西药并重;⑥基本保障;⑦临床首选;⑧基层能够配备。并且结合我国用药特点,参照国际经验,合理确定品种(剂型)和数量。

2. **遴选、调整要求** 结合以上原则,《国家基本药物目录》的制定应当与基本公共卫生服务体系、基本医疗服务体系、基本医疗保障体系相衔接。应当从国家药品标准中遴选基本药物。除急救、抢救用药外,独家生产品种纳入目录应当经过单独论证。以下药品不得纳入目录遴选范围:①含有国家濒危野生动植物药材的;②主要用于滋补保健,易滥用的;③非临床治疗首选的;④因严重不良反应,国家药品监督管理部门明确规定暂停生产、销售或使用的;⑤违背国家法律、法规,或不符合伦理要求的;⑥国家基本药物工作委员会规定的其他情况。

我国历版《国家基本药物目录》概况(拓展阅读)

目录遴选调整应当坚持科学、公正、公开、透明的原则。建立健全循证医学、药物经济学评价标准和工作机制,科学合理地制定目录。广泛听取社会各界的意见和建议,接受社会监督。

### (三)《国家基本药物目录》的制定程序

国家卫生健康主管部门同有关部门起草《国家基本药物目录》遴选工作方案和具体遴选原则,经国家基本药物工作委员会审核后组织实施。

1. **目录的制定** 《国家基本药物目录》制定的程序包括以下5个步骤。

(1) 成立专家组:从国家基本药物专家库中随机抽取专家成立目录咨询专家组和目录评审专家组,咨询专家不参加目录评审工作,评审专家不参加目录制定的咨询工作。

国家卫生健康主管部门负责组织建立国家基本药物专家库,报国家基本药物工作委员会审核。专家库主要由医学、药学、药物经济学、药品监管、药品生产供应管理、医疗保险管理、卫生管理和价格管理等专业的专家组成。

(2) 形成备选目录:咨询专家组根据循证医学、药物经济学对纳入遴选范围的药品进行技术评价,提出遴选意见,形成备选目录。

(3) 形成目录初稿:评审专家组对备选目录进行审核投票,形成目录初稿。

(4) 征求意见:将目录初稿征求有关部门意见,修改完善后形成送审稿。

(5) 审核发布:送审稿经国家基本药物工作委员会审核后,授权国家卫生健康主管部门发布。

2. **目录的调整** 《国家基本药物目录》在保持数量相对稳定的基础上,实行动态管理,以适应基本医疗卫生需求。优化《国家基本药物目录》遴选调整程序,应综合药品临床应用实践、药品标准变化、药品新上市情况等因素,对基本药物目录定期评估、动态调整,调整周期原则上不超过3年。对新审批上市、疗效较已上市药品有显著改善且价格合理的药品,可适时启动调入程序。坚持调入和调出并重,优先调入有效性和安全性证据明确、成本效益比显著的药品品种;重点调出已退市的、发生严重不良反应较多、经评估不宜再作为基本药物的,以及有风险效益比或成本效益比更优的品种替代的药品。原则上各地不增补药品,少数民族地区可增补少量民族药。

根据《国家基本药物目录管理办法》,属于下列情形之一的品种应当从《国家基本药物目录》中调出:①药品标准被取消的;②国家药品监督管理部门撤销其药品批准证明文件的;③发生严重不良反应,经评估不宜再作为国家基本药物使用的;④根据药物经济学评价可被风险效益比或成本效益比更优的品种所替代的;⑤国家基本药物工作委员会认为应当调出的其他情形。

（四）国家基本药物生产、经营、使用监督管理

《关于完善国家基本药物制度的意见》进一步从基本药物目录遴选与调整、生产、供应、使用、支付、质量监管等环节明确了相关要求和政策措施。

1. 生产供应管理　提高有效供给能力。应当把实施基本药物制度作为完善医药产业政策和行业发展规划的重要内容,鼓励企业技术进步和技术改造,推动优势企业建设与国际先进水平接轨的生产质量体系,增强基本药物生产供应能力。开展生产企业现状调查,对于临床必需、用量小或交易价格偏低、企业生产动力不足等因素造成市场供应易短缺的基本药物,可由政府搭建平台,通过市场撮合确定合理采购价格、定点生产、统一配送、纳入储备等措施保证供应。

加强短缺预警应对。建立健全全国短缺药品监测预警系统,加强药品研发、生产、流通、使用等多源信息采集,加快实现各级医疗机构短缺药品信息网络直报,跟踪监测原料药货源、企业库存和市场交易行为等情况,综合研判潜在短缺因素和趋势,尽早发现短缺风险,针对不同短缺原因分类应对。对垄断原料市场和推高药价导致药品短缺,涉嫌构成垄断协议和滥用市场支配地位行为的,依法开展反垄断调查,加大惩处力度。将军队所需短缺药品纳入国家短缺药品应急保障体系,通过军民融合的方式,建立短缺急需药品军地协调联动机制,保障部队急需短缺和应急作战储备药材供应。

2. 配送管理　完善采购配送机制。充分考虑药品的特殊商品属性,发挥政府和市场两方面作用,坚持集中采购方向,落实药品分类采购,引导形成合理价格。做好上下级医疗机构用药衔接,推进市(县)域内公立医疗机构集中带量采购,推动药品降价,规范基本药物采购的品种、剂型、规格,满足群众需求。鼓励肿瘤等专科医院开展跨区域联合采购。生产企业作为保障基本药物供应配送的第一责任人,应当切实履行合同,尤其要保障偏远地区、交通不便地区的药品配送。因企业原因造成的用药短缺,企业应当承担违约责任,并由相关部门和单位及时列入失信记录。医保经办机构应当按照协议约定及时向医疗机构拨付医保资金。医疗机构应当严格按照合同约定及时结算货款;对拖延货款的,要给予通报批评,并责令限期整改。

3. 使用管理　推进基本药物全面配备优先使用,应加强配备使用管理。坚持基本药物主导地位,强化医疗机构基本药物使用管理,以省为单位明确公立医疗机构基本药物使用比例,不断提高医疗机构基本药物使用量。公立医疗机构根据功能定位和诊疗范围,合理配备基本药物,保障临床基本用药需求。药品集中采购平台和医疗机构信息系统应对基本药物进行标注,提示医疗机构优先采购、医师优先使用。将基本药物使用情况作为处方点评的重点内容,对无正当理由不首选基本药物的予以通报。对医师、药师和管理人员加大基本药物制度和基本药物临床应用指南、处方集培训力度,提高基本药物合理使用和管理水平。鼓励其他医疗机构配备使用基本药物。鼓励医疗机构优先采购和使用通过一致性评价、价格适宜的基本药物。

建立优先使用激励机制。医疗机构科学设置临床科室基本药物使用指标,并纳入考核。将基本药物使用情况与基层实施基本药物制度补助资金的拨付挂钩。深化医保支付方式改革,建立健全医保经办机构与医疗机构间"结余留用、合理超支分担"的激励机制和风险分担机制。通过制定药品医保支付标准等方式,引导医疗机构和医务人员合理诊疗、合理用药。

实施临床使用监测。依托现有资源建立健全国家、省两级药品使用监测平台以及国家、省、地市、县四级监测网络体系,重点监测医疗机构基本药物的配备品种、使用数量、采购价格、供应配送等信息,以及处方用药是否符合诊疗规范。开展以基本药物为重点的药品临床综合评价,指导临床安全合理用药。加强部门间信息互联互通,对基本药物从原料供应到生产、流通、使用、价格、报销等实行全过程动态监测。

（五）国家基本药物支付保障

基本药物全部纳入基本医疗保障药品报销目录,报销比例明显高于非基本药物。逐步提高实际

世界卫生组织有关基本药物的应对行动(拓展阅读)

保障水平,完善医保支付政策,对于《国家基本药物目录》内的治疗性药品,医保部门在调整医保目录时,按程序将符合条件的优先纳入目录范围或调整甲乙分类。对于国家免疫规划疫苗和治疗艾滋病、结核病、寄生虫病等重大公共卫生防治的基本药物,加大政府投入,降低群众用药负担。

探索降低患者负担的有效方式。鼓励地方将基本药物制度与分级诊疗、家庭医师签约服务、慢性疾病健康管理等有机结合,在高血压、糖尿病、严重精神障碍等慢性疾病管理中,在保证药效前提下优先使用基本药物,最大程度减少患者药费支出,增强群众获得感。

### (六) 国家基本药物质量监管

加强基本药物质量监管,提升基本药物质量安全水平。强化质量安全监管,对基本药物实施全品种覆盖抽检,向社会及时公布抽检结果。鼓励企业开展药品上市后再评价。加强基本药物不良反应监测,强化药品安全预警和应急处置机制,加强对基本药物生产环节的监督检查,督促企业依法合规生产,保证质量。

### (七) 国家基本药物制度绩效评估

各级政府要落实领导责任、保障责任、管理责任、监督责任,将国家基本药物制度实施情况纳入政府绩效考核体系,确保取得实效。各相关部门要细化政策措施,健全长效机制,加强协作配合,形成工作合力。

建立健全基本药物制度实施督导评估制度,充分发挥第三方评估作用,强化结果运用,根据督导评估结果及时完善基本药物制度相关政策。鼓励地方结合实际,重点围绕保障基本药物供应和优先使用、降低群众负担等方面,探索有效做法和模式,及时总结推广。

---

**药师考点**

1. 基本药物的界定。
2. 《国家基本药物目录》的制定、调整、配备使用。

---

## 四、基本医疗保障的药品管理制度

医疗保障是减轻群众就医负担、增进民生福祉、维护社会和谐稳定的重大制度安排。基本医疗保障是新形势下推进健康中国建设,落实人民健康优先发展战略的制度基础,既是社会保障体系的重要组成部分,作为医疗费用的主要支付方,又是医药卫生体系的重要组成部分。党中央、国务院高度重视人民健康,建立了覆盖全民的基本医疗保障制度。

基本医疗保障制度通过基本医疗保险药品目录、医保支付、药品招标采购等对我国药品管理产生重要影响。通过医保、医疗、医药联动改革系统集成,加强政策和管理协同,保障群众获得优质实惠的医药服务。

### (一) 基本医疗保障制度

1. **管理机构**　2018 年 3 月,国务院正式组建国家医疗保障局,负责制定并实施医疗保险、生育保险、医疗救助等医疗保障制度。并同国务院卫生健康主管部门、中医药主管部门、药品监督管理部门等部门在医疗、医保、医药等方面加强制度、政策衔接,建立沟通协商机制,协同推进改革,提高医疗资源使用效率和医疗保障水平。

2. **基本医疗保障制度改革**　党的十八大以来,全民医疗保障制度改革持续推进,在破解看病难、看病贵问题上取得了突破性进展。为全面建立中国特色医疗保障制度,着力解决医疗保障发展不平衡不充分的问题,2020 年 3 月,国务院印发《关于深化医疗保障制度改革的意见》,为我国全面深化医疗保障改革指明了方向。

(1) 基本原则:坚持应保尽保、保障基本,基本医疗保障依法覆盖全民,尽力而为、量力而行,实事求是确定保障范围和标准。坚持稳健持续、防范风险,科学确定筹资水平,均衡各方缴费责任,加强统筹共济,确保基金可持续。坚持促进公平、筑牢底线,强化制度公平,逐步缩小待遇差距,增强对贫困群众基础性、兜底性保障。坚持治理创新、提质增效,发挥市场决定性作用,更好地发挥政府作用,提高医保治理社会化、法治化、标准化、智能化水平。坚持系统集成、协同高效,增强医保、医疗、医药联动改革的整体性、系统性、协同性,保障群众获得高质量、有效率、能负担的医药服务。

(2) 改革发展目标:到 2025 年,医疗保障制度更加成熟定型,基本完成待遇保障、筹资运行、医保支付、基金监管等重要机制和医药服务供给、医保管理服务等关键领域的改革任务。到 2030 年,全面建成以基本医疗保险为主体,医疗救助为托底,补充医疗保险、商业健康保险、慈善捐赠、医疗互助共同发展的医疗保障制度体系,待遇保障公平适度,基金运行稳健持续,管理服务优化便捷,医保治理现代化水平显著提升,实现更好地保障病有所医的目标。

(3) 改革框架:《关于深化医疗保障制度改革的意见》提出了"1+4+2"的总体改革框架。"1"是力争到 2030 年,全面建成以基本医疗保险为主体,医疗救助为托底,补充医疗保险、商业健康保险、慈善捐赠、医疗互助共同发展的多层次医疗保障制度体系。"4"是健全待遇保障、筹资运行、医保支付、基金监管四个机制。"2"是完善医药服务供给和医疗保障服务两个支撑。

### 3. 多层次医疗保障体系

(1) 多层次医疗保障体系的构成:我国多层次医疗保障体系包括基本医疗保险、补充医疗保险、医疗救助和商业健康保险、慈善捐赠、医疗互助。基本医疗保险、补充医疗保险与医疗救助具有保障功能,基本医疗保险是保障体系主体,医疗救助在保障体系中发挥托底作用,补充医疗保险、商业健康保险、慈善捐赠等是重要组成。各类医疗保障互补衔接,共同发展,更好地满足多元医疗需求,实现保障病有所医的目标。

(2) 基本制度:2021 年 8 月,国家医保局会同财政部发布了《关于建立医疗保障待遇清单制度的意见》(医保发〔2021〕5 号),对保障群众基本医疗需求的制度安排进一步明确。

依据《中华人民共和国社会保险法》及《社会救助暂行办法》等国家法律法规和党中央、国务院决策部署要求设立的,保障群众基本医疗需求的制度安排,包括基本医疗保险、补充医疗保险和医疗救助。各地在基本制度框架之外不得新设制度,地方现有的其他形式制度安排要逐步清理过渡到基本制度框架中。

1) 基本医疗保险:覆盖城乡全体居民,公平普惠保障人民群众基本医疗需求。包括①职工基本医疗保险:为职工提供基本医疗保障的制度安排。②城乡居民基本医疗保险:为未参加职工医保或其他医疗保障制度的全体城乡居民提供基本医疗保障的制度安排。

2) 补充医疗保险:保障参保群众基本医疗保险之外,个人负担的符合社会保险相关规定的医疗费用。包括①城乡居民大病保险,对居民医保参保患者发生的符合规定的高额医疗费用给予进一步保障。②职工大额医疗费用补助(含部分省份的职工大病保险),对参保职工发生的符合规定的高额医疗费用给予进一步保障。③公务员医疗补助参照清单管理,企业事业单位自行筹资建立的补充医疗保险等暂不纳入清单管理。

3) 医疗救助:帮助困难群众获得基本医疗保险服务并减轻其医疗费用负担的制度安排。包括①对救助对象参加居民医保的个人缴费部分给予资助。②对救助对象经基本医疗保险、补充医疗保险支付后,个人及其家庭难以承受的符合规定的自付医疗费用给予救助。

### (二) 基本医疗保障的药品管理制度

基本医疗保障的药品管理制度是指有关医保用药的药品目录、费用支付、监督管理等方面的制度。2020 年 7 月,国家医疗保障局发布《基本医疗保险用药管理暂行办法》(国家医疗保障局令第 1 号),以规范各级医疗保障部门对基本医疗保险用药范围的确定、调整,以及基本医疗保险用药的支付、管理和监督。

1. **总体要求**    基本医疗保险用药管理坚持以人民为中心的发展思想,切实保障参保人员合理的用药需求;坚持"保基本"的功能定位,既尽力而为,又量力而行,用药保障水平与基本医疗保险基金和参保人承受能力相适应;坚持分级管理,明确各层级职责和权限;坚持专家评审,适应临床技术进步,实现科学、规范、精细、动态管理;坚持中西药并重,充分发挥中药和西药各自优势。

2. **管理机构**    国务院医疗保障行政部门负责建立基本医疗保险用药管理体系,制定和调整全国范围内基本医疗保险用药范围,使用和支付的原则、条件、标准及程序等,组织制定、调整和发布《药品目录》并编制统一的医保代码,对全国基本医疗保险用药工作进行管理和监督。国家医疗保障经办机构受国务院医疗保障行政部门委托承担《药品目录》调整的具体组织实施工作。

省级医疗保障行政部门负责本行政区域内的基本医疗保险用药管理,制定本地区基本医疗保险用药管理政策措施,负责《药品目录》的监督实施等工作。各省(自治区、直辖市)以《药品目录》为基础,按照国家规定的调整权限和程序将符合条件的民族药、医疗机构制剂、中药饮片纳入省级医保支付范围,按规定向国务院医疗保障行政部门备案后实施。

统筹地区医疗保障部门负责《药品目录》及相关政策的实施,按照医保协议对定点医药机构医保用药行为进行审核、监督和管理,按规定及时结算和支付医保费用,并承担相关的统计监测、信息报送等工作。

3. **《药品目录》的构成和分类**

(1) 构成:《药品目录》由凡例、西药、中成药、协议期内谈判药品和中药饮片五部分组成。西药部分收载化学药品和生物制品。中成药部分收载中成药和民族药。协议期内谈判药品部分收载谈判协议有效期内的药品。中药饮片部分收载基本医疗保险基金予以支付的饮片,并规定不得纳入基本医疗保险基金支付的饮片。省级医疗保障行政部门按国家规定增补的药品单列。为维护临床用药安全和提高基本医疗保险基金使用效益,《药品目录》对部分药品的医保支付条件进行限定。

(2) 分类:国家《药品目录》中的西药和中成药分为"甲类药品"和"乙类药品"。"甲类药品"是临床治疗必需、使用广泛、疗效确切、同类药品中价格或治疗费用较低的药品。"乙类药品"是可供临床治疗选择使用,疗效确切、同类药品中比"甲类药品"价格或治疗费用略高的药品。协议期内谈判药品纳入"乙类药品"管理。各省级医疗保障部门按国家规定纳入《药品目录》的民族药、医疗机构制剂纳入"乙类药品"管理。中药饮片的"甲乙分类"由省级医疗保障行政部门确定。

4. **《药品目录》的制定和调整**    基本医疗保险用药范围通过制定《药品目录》进行管理。现行版《药品目录》为2021年12月发布的2021年版《药品目录》,于2022年1月1日起在全国范围内正式启用。

(1) 目录制定:纳入国家《药品目录》的药品应当是经国家药品监管部门批准,取得"药品注册证书"的化学药、生物制品、中成药(民族药),以及按国家标准炮制的中药饮片,并符合临床必需、安全有效、价格合理等基本条件。支持符合条件的基本药物按规定纳入《药品目录》。

不纳入《药品目录》的药品包括:主要起滋补作用的药品;含国家珍贵、濒危野生动植物药材的药品;保健药品;预防性疫苗和避孕药品;主要起增强性功能、治疗脱发、减肥、美容、戒烟、戒酒等作用的药品;因被纳入诊疗项目等原因,无法单独收费的药品;酒制剂、茶制剂、各类果味制剂(特别情况下的儿童用药除外)、口腔含服剂和口服泡腾剂(特别规定情形的除外)等;其他不符合基本医疗保险用药规定的药品。

(2) 目录调整:国务院医疗保障行政部门建立完善动态调整机制,原则上每年调整一次。国务院医疗保障行政部门负责确定并印发《药品目录》,公布调整结果。

国务院医疗保障行政部门根据医保药品保障需求、基本医疗保险基金的收支情况、承受能力、目录管理重点等因素,确定当年《药品目录》调整的范围和具体条件,研究制订调整工作方案,依法征求相关部门和有关方面的意见并向社会公布。对企业申报且符合当年《药品目录》调整条件的药品纳入该年度调整范围。中药饮片采用专家评审方式进行调整,其他药品的调整程序主要包括企业申报、专家评审、谈判或准入竞价、公布结果。

建立药品上市许可持有人申报制度,根据当年调整的范围,符合条件的药品上市许可持有人按规定向国家医疗保障经办机构提交必要的资料。国家医疗保障经办机构按规定组织医学、药学、药物经济学、医保管理等方面专家,对符合当年《药品目录》调整条件的全部药品进行评审。国家医疗保障经办机构按规定组织药物经济学、医保管理等方面专家开展谈判或准入竞价。其中独家药品进入谈判环节,非独家药品进入企业准入竞价环节。谈判或者准入竞价成功的,纳入《药品目录》或调整限定支付范围;谈判或者准入竞价不成功的,不纳入或调出《药品目录》,或者不予调整限定支付范围。

《国家基本医疗保险、工伤保险和生育保险药品目录》(拓展阅读)

5. 《药品目录》的使用　在满足临床需要的前提下,医保定点医疗机构须优先配备和使用《药品目录》内的药品。逐步建立《药品目录》与定点医疗机构药品配备联动机制,定点医疗机构根据《药品目录》调整结果及时对本医疗机构用药目录进行调整和优化。

协议期内谈判药品原则上按照支付标准直接挂网采购。协议期内,谈判药品的同通用名药品在价格不高于谈判支付标准的情况下,按规定挂网采购。其他药品按照药品招标采购有关政策执行。

6. 医保用药的支付

(1) 支付范围:符合《药品目录》的药品费用,按照国家规定由基本医疗保险基金支付。《药品目录》实行通用名管理,《药品目录》内药品的同通用名药品自动属于基本医疗保险基金支付范围。

参保人使用《药品目录》内药品发生的费用,符合以下条件的,可由基本医疗保险基金支付:①以疾病诊断或治疗为目的;②诊断、治疗与病情相符,符合药品法定适应证及医保限定支付范围;③由符合规定的定点医药机构提供,急救、抢救的除外;④由统筹基金支付的药品费用,应当凭医师处方或住院医嘱;⑤按规定程序经过药师或执业药师的审查。

(2) 支付方式:参保人使用"甲类药品"按基本医疗保险规定的支付标准及分担办法支付;使用"乙类药品"按基本医疗保险规定的支付标准,先由参保人自付一定比例后,再按基本医疗保险规定的分担办法支付。"乙类药品"个人先行自付的比例由省级或统筹地区医疗保障行政部门确定。

(3) 支付标准:建立《药品目录》准入与医保药品支付标准(简称支付标准)衔接机制。除中药饮片外,原则上新纳入《药品目录》的药品同步确定支付标准。独家药品通过准入谈判的方式确定支付标准。非独家药品中,国家组织药品集中采购中选品,按照集中采购有关规定确定支付标准;其他非独家药品根据准入竞价等方式确定支付标准。执行政府定价的麻醉药品和第一类精神药品,支付标准按照政府定价确定。

协议期内谈判药品执行全国统一的医保支付标准,各统筹地区根据基金承受能力确定其自付比例和报销比例,协议期内不得进行二次议价。原则上谈判药品协议有效期为两年。协议期内,如有谈判药品的同通用名药物(仿制药)上市,医保部门可根据仿制药价格水平调整该药品的支付标准,也可以将该通用名药物纳入集中采购范围。协议期满后,如谈判药品仍为独家,周边国家及地区的价格等市场环境未发生重大变化且未调整限定支付范围或虽然调整了限定支付范围但对基本医疗保险基金影响较小的,根据协议期内基本医疗保险基金实际支出(以医保部门统计为准)与谈判前企业提交的预算影响分析进行对比,按相关规则调整支付标准,并续签协议。

**课程思政讨论**

　　结合基本医疗保障药品管理制度的内容,讨论我国政府应如何进行医药政策的调整和完善,保障民众用药安全,体现为人民服务的宗旨,从而增强国家自豪感。

**7. 医保用药的监督管理**　综合运用协议、行政、司法等手段,加强《药品目录》及用药政策落实情况的监管,提升医保用药安全性、有效性、经济性。

定点医药机构应健全组织机构,完善内部制度规范,建立健全药品"进、销、存"全流程记录和管理制度,提高医保用药管理能力,确保医保用药安全合理。将《药品目录》和相关政策落实责任纳入定点医药机构协议内容,强化用药合理性和费用审核,定期开展监督检查。将医保药品备药率、非医保药品使用率等与定点医疗机构的基金支付挂钩。加强定点医药机构落实医保用药管理政策,履行药品配备、使用、支付、管理等方面职责的监督检查。

建立目录内药品企业监督机制,引导企业遵守相关规定。将企业在药品推广使用、协议遵守、信息报送等方面的行为与《药品目录》管理挂钩。

基本医疗保险用药管理工作主动接受纪检监察部门和社会各界监督。加强专家管理,完善专家产生、利益回避、责任追究等机制。加强内控度建设,完善投诉举报处理、利益回避、保密等内部管理制度,落实合法性和公平竞争审查制度。对于调入或调出《药品目录》的药品,专家应当提交评审结论和报告。逐步建立评审报告公开机制,接受社会监督。

---

**药师考点**

1. 多层次医疗保障体系的组成和要求。
2. 基本医疗保险药品目录管理的规定。

---

# 本 章 小 结

本章介绍了药品及其管理上的分类,药品监督管理,药品标准与药品质量监督检验,我国主要的药品管理制度、药品分类管理制度、国家基本药物制度、基本医疗保障的药品管理制度。主要内容为:

1. 药品,是指用于预防、治疗、诊断人的疾病,有目的地调节人的生理机能并规定有适应证或者功能主治、用法和用量的物质,包括中药、化学药和生物制品等。

药品管理法律法规中有关药品管理分类的类别包括传统药和现代药、处方药和非处方药、新药、仿制药、基本药物、基本医疗保险用药、特殊管理的药品等。

药品的质量特性为有效性、安全性、稳定性、均一性,药品具有生命关联性、高质量性、公共福利性、高度专业性等商品特征。

2. 药品监督管理是指药品监督管理行政机关依据相关法律法规和标准,对药品研制、生产、流通和使用环节进行监督和管理的过程。

药品检查是药品监督管理部门对药品生产、经营、使用环节相关单位遵守法律法规、执行相关质量管理规范和药品标准等情况进行检查的行为。药品检查分为许可检查、常规检查、有因检查以及其他检查。

3. 国家药品标准是国家对药品质量要求及检验方法所制定的强制性技术规定,是药品生产、供应、使用、检验和管理部门共同遵循的技术准则和法定依据。我国国家药品标准包括国务院药品监督管理部门颁布的《中华人民共和国药典》,其他药品标准(局颁标准)和药品注册标准。

药品质量监督检验具有公正性、权威性、仲裁性,类别包括抽查检验、注册检验、指定检验、药品复验。

4. 我国主要的药品管理制度包括药品上市许可持有人制度、药品追溯制度、药物警戒制度、处方药与非处方药分类管理制度、药品供应保障制度、药品储备制度、短缺药品清单管理制度、基本药物制度、基本医疗保障的药品管理制度、药品安全信息统一公布制度等。

　　药品分类管理是根据药品安全有效、使用方便的原则,依其品种、规格、适应证、剂量及给药途径的不同,将药品分别按处方药和非处方药进行管理。处方药必须凭执业医师或执业助理医师处方才可调配、购买和使用;非处方药则可由消费者自行判断,不需凭处方购买和使用,非处方药根据药品安全性分为甲类和乙类,甲类非处方药的安全性低于乙类非处方药。

　　基本药物是指满足疾病防治基本用药需求,适应现阶段基本国情和保障能力,剂型适宜,价格合理,能够保障供应,可公平获得的药品。国家基本药物制度是对基本药物的遴选、生产、流通、使用、定价、报销、监测评价等环节实施有效管理的制度。

　　基本医疗保障的药品管理制度是指在基本医疗保障制度框架下有关医保用药的药品目录、费用支付、监督管理等方面的制度。其中医疗保障体系的基本制度包括基本医疗保险、补充医疗保险和医疗救助。

# 思　考　题

1. 药品管理法律法规中有关药品管理分类的类别有哪些?
2. 简述药品、处方药、非处方药、新药、仿制药的定义。
3. 简述药品的质量特性。
4. 试述药品监督管理的含义、性质、作用。
5. 简述药品检查的含义和方式。
6. 简述国家药品标准的含义及《中国药典》的主要内容。
7. 解释药品质量监督检验的概念、性质、分类。
8. 简述处方药和非处方药分类管理的意义和作用。
9. 简述非处方药的生产、经营和使用管理规定。
10. 何为基本药物? 《国家基本药物目录》的遴选原则是什么?
11. 试述基本药物生产、经营、使用的监督管理。
12. 试述基本医疗保障的药品管理制度的主要内容。

# 课　程　实　践

　　【实践名称】 药品市场调研。

　　【实践目的】 通过对药品经营企业处方药与非处方药销售的了解,使学生对药品分类管理的实施现状有总体的认识,加深对药品监管相关法规的理解。

　　【实践内容】 要求学生按照《处方药与非处方药分类管理办法(试行)》的具体要求,对药品经营过程中的关键控制点加以调研并进行分析。

　　【实践安排】

1. 分组调研,并作好与本次调研相关的法律法规的复习工作。
2. 对学生进行社会调研安全教育。
3. 在药品经营企业的积极配合下,按时完成调研工作。
4. 对调研总体情况进行总结,并撰写报告,内容应包括以下几点。

(1) 具体调研时间、地点、调研对象基本情况。

(2) 药品分类管理实施现状的情况分析。

（3）存在的问题。

（4）解决办法和建议。

【**实践测试**】　教师根据报告整体质量进行成绩评定。

第二章
目标测试

（朱　虹）

# 第三章

# 药 事 组 织

## 学习目标

通过本章学习,学生可了解药事组织体系及其职能,能够区分不同组织及其职责,并能在实际工作中根据不同药事组织的职责加以选择。

1. **掌握** 我国药品监督管理组织体系,国家药品监督管理局的职责,国家药品监督管理局直属技术机构的职责。
2. **熟悉** 省级药品监督管理局的相关职责,国家药品监督管理局内设药品注册管理司、药品监督管理司的主要职责,我国药品管理相关部门的职责,国际药事管理相关组织机构。
3. **了解** 药事组织的含义、类型,中国药学会的宗旨及其业务范围,药学教育、科研机构的概况,药品生产经营组织、行业管理组织概况。

## 问题导入

### 药品生产企业办理业务,找"谁"去?

某药品生产企业设置有新药研发部、质量管理部(质量检验、质量控制)、市场信息部、人力资源部、营销部、生产部、财务部等。该企业要开展以下相关业务,应分别去哪些管理部门办理?

(1)该企业研制出一种治疗某疾病的新药,准备申报临床试验,请问该项工作应由企业哪个部门负责?该企业应当去哪个管理机构办理申报手续?

(2)该企业部分药品广告的批准文号即将到期,需要办理相关手续,请问该项工作应由企业哪个部门负责?该企业应当去哪些管理机构办理手续?

(3)"药品生产许可证"的换发工作即将开始,请问该项工作应由企业哪个部门负责?该企业应当去哪个管理机构办理手续?

(4)企业将对本年度取得执业药师资格的人员申请执业注册,请问该项工作应由企业哪个部门负责?该企业应当去哪个管理机构办理注册手续?

## 第一节 药事组织概述

### 一、药事组织的含义

一般来说,"药事组织"包含广义和狭义的含义。狭义的药事组织是指为了实现药学的社会任务所提出的目标,经由人为的分工形成的各种形式的组织机构的总称。广义的药事组织是指以实现药学社会任务为共同目标的人们的集合体;是药学人员相互影响的社会心理系统;是运用药学知识和技术的技术系统;是人们以特定形式的结构关系而共同工作的系统。这个系统的产出是合格药品、药学服务、药学知识和药学人才,这些产物为医药卫生系统所使用。因此,药事组织系统是医药卫生大系统中的子系统,且药事组织系统中因具体目标不同(如研制、生产、经营、使用、教育、管理等)又可分为若干相互联系和协作的子系统。又因药事组织系统中生产经营子系统的活动与社会经济系统紧密相关,药事组织系统具有经济系统的属性。药事组织系统也可以称为药事组织体系。

## 二、药事组织的类型

药学的社会任务可分解为研制新药,生产供应药品,合理用药,药品管理,培养药学专业人员、管理人员和企业家,组织药学力量6大方面,这是药事组织分类的基本骨架。药事组织不是孤立存在于社会,它和卫生组织、经济组织、国家的行政组织等有密切关系,并受历史、文化与制度的影响。在现实社会里,药事组织的基本类型有以下几种。

1. 药品生产、经营组织　药品生产、经营组织的典型结构,在我国是药品生产企业、药品经营企业,在欧美国家称为制药公司、药房,在日本称为制药株式会社、药品经营株式会社和药局。名称各异,但其主要职能都是生产药品和药销药品。

企业是指从事生产、流通和服务活动,给社会提供商品(或劳动),为营利而自主经营的具有法人资格的经济组织。药品生产、经营组织是经济组织,但由于药品生产企业和药品经营企业所生产、经营的是特殊商品——药品,而药品的社会功能是防治疾病,保障人们的身体健康,因此,药品生产、经营组织应将社会效益放在首位,这和其他经济组织将经济效益放在首位不相同。当然这决不意味着药品生产、经营企业可以忽视企业的基本功能——经济的合理性,即投入与产出的合理性,以尽可能少的投入,得到尽可能多的产出。

药品生产、经营企业又可进行分类,从企业的性质、规模、组织形式、生产形态以及药品类型等各种角度进一步划分其子系统。

2. 医疗机构药房组织　这类组织的主要功能是通过采购药品、调配处方、配制制剂、提供用药咨询等活动,以保证合理用药。这类组织的基本特征是直接给患者供应药品和提供药学服务,重点是用药的质量及合理性而不是为营利进行自主经营。国外社会学家认为医院属于整合组织,是在社会的层次上提供效能而不是产生效能的组织。但医院药房和内科、外科等医疗科室不完全相同,药品这一特殊商品是它提供服务中的重要组成部分,包含着一定程度的生产、经营。

医疗机构药房组织在药事组织中占有重要地位和比重,在我国是药师最为集中的组织,是和医疗系统直接交叉的组织。

药房组织一般按医疗组织类别来分类。药房自身的组织机构比较复杂,将在第十章中详细讨论。

3. 药学教育组织　药学教育组织的主要功能是教育,是为维持和发展药学事业培养药师、药学家、药学工程师、药学企业家和药事管理干部。

药学教育组织属于模式维持组织,是以价值为中心的。药学教育组织是较典型的模式维持组织,它的目标是双重的,即出药学人才,又出药学研究成果。

药学教育组织一般比较稳定。它们的子系统基本上是按学科专业划分的。

4. 药品监督管理组织　药品监督管理组织是指政府机构中管理药品和药学企事业组织的行政机构。其功能是代表国家对药品和药学企事业组织进行监督管理和服务,以保证国家意志的贯彻执行。

政府的药品监督管理机构的主要作用,是以法律授予的权力,对药品运行全过程的质量进行严格监督,保证向社会提供的药品是合格的,并依法处理违反药品管理法律、法规和规章的行为。

各国药政机构的功能相同,但体系及其运行不尽相同。

5. 药事社团组织　在药事兴起和形成过程中,药学行业协作组织发挥了统一行为规范、监督管理、对外联系、协调等作用。20世纪以来,政府加强了对药品和药事的法律规范以后,药事社团组织成为药学企事业组织与政府机构联系的纽带,发挥了协助政府管理药事的作用。因此,它的功能是管理药学行业和职业。

> **知识链接**
>
> ### 药事管理体制
>
> 　药事管理体制是指一定社会制度下药事系统的组织方式、管理制度和管理方法;是关于药事工作的国家行政机关、企业和事业单位机构设置或开办、隶属关系和管理权限划分的制度;也是药事组织运行机制和工作制度。药事管理体制的特点既体现在它的社会性方面,又体现在时代性方面,它既受到整个国家经济体制和生产关系的制约,又因不同时期的社会政治经济制度不同而不同。药事管理体制是个比较复杂的综合性社会系统,其内涵可包括药品监督管理体制、生产与经营管理体制、药品使用管理体制、药学教育和科技管理体制。

## 第二节　药品行政监督管理组织

　20世纪以来,各国药品管理法律中均明确规定了主管药品监督管理的部门。本节讨论的是我国现行药品监督管理组织,包括组织机构设置、体制、主要职权等。

### 一、药品监督管理组织体系

　1998年以前,我国主管药品监督管理工作的是卫生行政部门,县级以上地方各级卫生行政部门的药政机构主管所辖行政区域的药品监督管理工作。1998年,为了加强国务院对药品监督管理工作的领导,根据《国务院关于机构设置的通知》,组建了直属国务院领导的国家药品监督管理局,主管全国药品监督管理工作。2003年3月,第十届全国人民代表大会第一次会议通过了《国务院机构改革方案》。根据该改革方案,国务院在国家药品监督管理局的基础上组建国家食品药品监督管理局(State Food and Drug Administration,SFDA)。该局为国务院直属机构,继续行使国家药品监督管理的职能,负责食品、保健品、化妆品安全管理的综合监督和组织协调,依法组织开展对重大事故的查处。2008年3月,第十一届全国人民代表大会第一次会议批准了《国务院机构改革方案》,根据《国务院关于部委管理的国家局设置的通知》(国发〔2008〕12号),设立国家食品药品监督管理局(副部级),为卫生部管理的国家局。2013年3月,为进一步提高食品药品监督管理水平,根据第十二届全国人民代表大会第一次会议批准的《国务院机构改革和职能转变方案》和《国务院关于机构设置的通知》(国发〔2013〕14号),设立正部级国家食品药品监督管理总局(China Food and Drug Administration,CFDA),为国务院直属机构。2018年3月,根据第十三届全国人民代表大会第一次会议批准的《国务院机构改革方案》,组建国家药品监督管理局(National Medical Products Administration,NMPA),由国家市场监督管理总局管理。

#### (一)法律上有关药品监督管理组织的规定

　《药品管理法》明确规定国务院药品监督管理部门主管全国药品监督管理工作。省、自治区、直辖市人民政府药品监督管理部门负责所辖行政区域内的药品监督管理工作。设区的市级、县级人民政府承担药品监督管理职责的部门负责本行政区域内的药品监督管理工作。国务院药品监督管理部门会同国务院卫生健康主管部门组织药典委员会,负责国家药品标准的制定和修订。以上机构称为"法律上"的机构。

**（二）机构设置和体制改革**

**1. 药品行政监督管理机构**

（1）国家药品监督管理部门：国家药品监督管理局主管全国药品监督管理工作。该部门负责药品管理的主要业务机构有药品注册管理司、药品监督管理司等。

（2）省、自治区、直辖市药品监督管理部门：省级药品监督管理部门是省级人民政府的工作机构，由同级市场监督管理局管理，履行法定的药品监督管理职能。

（3）市、县药品监督管理机构：市、县药品监督管理机构作为同级政府的工作机构，保证其相对独立地依法履行职责，保证其对药品研究、生产、流通、使用全过程的有效监管。

**2. 药品技术监督管理机构**

（1）药品检验机构：药品检验机构为同级药品监督管理机构的直属事业单位，承担依法实施药品审批和药品质量监督检查所需的药品检验工作。国家药品监督管理局设置中国食品药品检定研究院，省级药品监督管理部门设置药品检验研究院，市级药品检验机构根据工作需要设置。可授予部分药品检验机构行使进口药品检验职能，加挂口岸药品检验所。此外，省级以上药品监督管理部门还可以根据需要，确定符合药品检验条件的检验机构，承担药品检验工作。

（2）国家药品监督管理局直属技术机构：包括中国食品药品检定研究院、国家药典委员会、药品审评中心、药品评价中心、食品药品审核查验中心等。

我国药品监督管理体系见图 3-1。

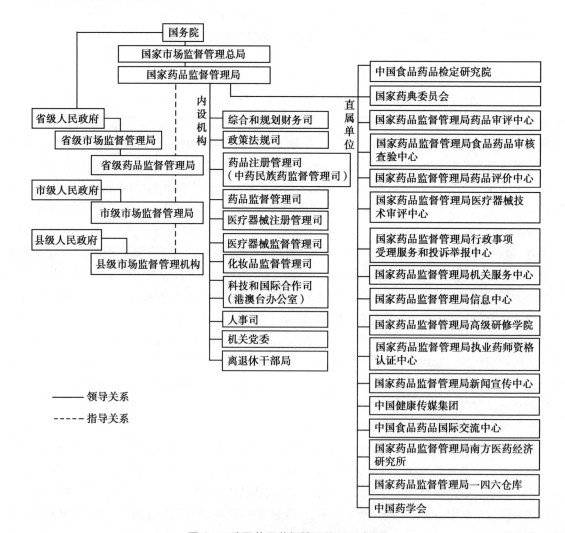

图 3-1　我国药品监督管理体系示意图

## 二、各级药品监督管理部门职责

### (一) 国家药品监督管理局的职责

根据《国家药品监督管理局职能配置、内设机构和人员编制规定》,国家药品监督管理局的主要职责有以下 10 个方面。

1. 负责药品(含中药、民族药,下同)、医疗器械和化妆品安全监督管理。拟订监督管理政策规划,组织起草法律法规草案,拟订部门规章,并监督实施。研究拟订鼓励药品、医疗器械和化妆品新技术新产品的管理与服务政策。

2. 负责药品、医疗器械和化妆品标准管理。组织制定、公布国家药典等药品、医疗器械标准,组织拟订化妆品标准,组织制定分类管理制度,并监督实施。参与制定国家基本药物目录,配合实施国家基本药物制度。

3. 负责药品、医疗器械和化妆品注册管理。制定注册管理制度,严格上市审评审批,完善审评审批服务便利化措施,并组织实施。

4. 负责药品、医疗器械和化妆品质量管理。制定研制质量管理规范并监督实施。制定生产质量管理规范并依职责监督实施。制定经营、使用质量管理规范并指导实施。

5. 负责药品、医疗器械和化妆品上市后风险管理。组织开展药品不良反应、医疗器械不良事件和化妆品不良反应的监测、评价和处置工作。依法承担药品、医疗器械和化妆品安全应急管理工作。

6. 负责执业药师资格准入管理。制定执业药师资格准入制度,指导监督执业药师注册工作。

7. 负责组织指导药品、医疗器械和化妆品监督检查。制定检查制度,依法查处药品、医疗器械和化妆品注册环节的违法行为,依职责组织指导查处生产环节的违法行为。

8. 负责药品、医疗器械和化妆品监督管理领域对外交流与合作,参与相关国际监管规则和标准的制定。

9. 负责指导省、自治区、直辖市药品监督管理部门工作。

10. 完成党中央、国务院交办的其他任务。

### (二) 国家药品监督管理局负责药品管理的业务机构职责

国家药品监督管理局设 11 个内设机构:综合和规划财务司、政策法规司、药品注册管理司(中药民族药监督管理司)、药品监督管理司、医疗器械注册管理司、医疗器械监督管理司、化妆品监督管理司、科技和国际合作司(港澳台办公室)、人事司、机关党委、离退休干部局。其中,负责药品管理职责的业务机构有:

1. **政策法规司** 工作职责为:①研究药品、医疗器械和化妆品监督管理重大政策。②组织起草法律法规及部门规章草案。③承担规范性文件的合法性审查工作。④承担执法监督、行政复议、行政应诉、重大案件法制审核工作。⑤承担行政执法与刑事司法衔接管理工作。⑥承担普法宣传和涉及世界贸易组织的相关工作。⑦承担全面深化改革的有关协调工作。⑧承担疫苗质量管理体系 QMS 办公室日常工作。

2. **药品注册管理司(中药民族药监督管理司)** 工作职责为:①组织拟订并监督实施国家药典等药品标准、技术指导原则,拟订并实施药品注册管理制度。②监督实施药物非临床研究和临床试验质量管理规范、中药饮片炮制规范,实施中药品种保护制度。③承担组织实施分类管理制度、检查研制现场、查处相关违法行为工作。④参与制定《国家基本药物目录》,配合实施国家基本药物制度。

3. **药品监督管理司** 工作职责为:①组织拟订并依职责监督实施药品生产质量管理规范,组织拟订并指导实施经营、使用质量管理规范。②承担组织指导生产现场检查、组织查处重大违法行为。

③组织质量抽查检验,定期发布质量公告。④组织开展药品不良反应监测并依法处置。⑤承担放射性药品、麻醉药品、毒性药品及精神药品、药品类易制毒化学品监督管理工作。⑥指导督促生物制品批签发管理工作。

4. 科技和国际合作司(港澳台办公室)　工作职责为:①组织研究实施药品、医疗器械和化妆品审评、检查、检验的科学工具和方法。②研究拟订鼓励新技术新产品的管理与服务政策。③拟订并监督实施实验室建设标准和管理规范、检验检测机构资质认定条件和检验规范。④组织实施重大科技项目。⑤组织开展国际交流与合作,以及与港澳台地区的交流与合作。⑥协调参与国际监管规则和标准的制定。

5. 人事司　工作职责为:承担执业药师资格管理工作,负责执业药师资格准入管理,制定执业药师资格准入制度,指导监督执业药师注册工作等。

(三) 省级药品监督管理部门

省级药品监督管理部门的主要职责:

1. 负责药品、医疗器械和化妆品安全监督管理。贯彻实施国家和省级相关监督管理法律、法规、规章,起草相关地方性法规、规章草案,拟定相关规划、政策并组织实施。研究拟订鼓励药品、医疗器械和化妆品新技术新产品的管理与服务政策。

2. 监督实施国家药品、医疗器械和化妆品的标准、技术规范和分类管理制度。组织制定药品、医疗器械地方性标准。配合实施国家基本药物制度。

3. 负责药品、医疗器械和化妆品注册管理。组织实施药品、医疗器械和化妆品生产环节许可以及药品批发许可,指导并监督实施质量管理规范。

4. 负责药品、医疗器械和化妆品上市后风险管理。组织开展药品不良反应、医疗器械不良事件和化妆品不良反应的监测、评价和处置工作。依法承担药品、医疗器械和化妆品安全应急管理工作。

5. 组织制定检查制度,并依职责组织实施。依职责组织查处药品、医疗器械和化妆品生产经营环节的违法行为。

6. 组织实施执业药师资格准入制度,负责执业药师注册工作。

7. 组织开展药品、医疗器械和化妆品领域安全宣传、教育培训、对外交流与合作。

8. 指导市级、县级市场监督管理部门药品、医疗器械、化妆品监督管理工作。

9. 完成省委、省政府交办的其他任务。

省级药品监督管理局设置药品管理的职能处室为药品注册处、药品监督管理处、政策法规处等。

> **药师考点**
>
> 国家和地方药品监督管理部门管理药品的相关职责。

### 三、药品监督管理的相关部门

根据现行法律、法规和国务院办公厅印发相关部委的主要职责、内设机构和人员编制规定(简称"三定方案"),药品监督管理工作涉及多个政府职能部门,除药品监督管理部门外,其他行政管理部门在各自的职责范围内也负责与药品有关的监督管理工作,这些行政管理部门包括市场监督管理部门、卫生健康主管部门、中医药管理部门、医疗保障管理部门、发展和改革宏观调控部门、人力资源和社会保障部门、工业和信息化管理部门、商务管理部门、公安部门、海关、国家互联网信息办公室(简称网信办)等。表3-1列出了上述药品监督管理的相关部门及其职责。

表 3-1 药品监督管理相关部门及其与药事相关的职责

| 部门名称 | 主要职责 |
| --- | --- |
| 市场监督管理部门 | 国家、省级市场监督管理部门管理同级药监部门<br>市县两级市场监督管理部门负责药品零售经营的许可、检查和处罚,药品使用环节质量的检查和处罚<br>负责相关市场主体登记注册和营业执照核发<br>实施反垄断执法,价格监督检查和反不正当竞争<br>负责药品广告审查和监督处罚 |
| 卫生健康主管部门 | 完善国家基本药物制度,组织制定国家药物政策和《基本药物目录》<br>开展药品使用监测、临床综合评价和短缺药物预警<br>负责医疗机构麻醉药品和精神药品的管理<br>提出药品价格政策和《国家基本药物目录》内药品生产鼓励扶持政策的建议<br>会同有关部门提出国家基本药物价格政策的建议,参与制定药品法典,建立重大药品不良反应和医疗器械不良事件相互通报机制和联合处置机制 |
| 中医药管理部门 | 拟定中医药和民族医药事业发展的战略、规划、政策和相关标准<br>负责指导中药及民族药的发掘、整理、总结和提高<br>组织开展中药资源普查,促进中药资源的保护、开发和合理利用,参与制定中药产业发展规划、产业政策和中医药的扶持政策,参与国家基本药物制度建设 |
| 医疗保障管理部门 | 拟订医疗保险、生育保险、医疗救助等医疗保障制度的政策、规划、标准并组织实施<br>组织制定并实施医疗保障基金监督管理办法,完善异地就医管理和费用结算平台<br>组织制定药品、医用耗材价格和医疗服务项目医疗服务设施收费等政策<br>制定药品和医用耗材的招标采购政策并监督实施 |
| 发展和改革宏观调控部门 | 负责监测和管理药品宏观经济 |
| 人力资源和社会保障部门 | 拟订人力资源和社会保障事业发展政策、规划<br>统筹建立覆盖城乡的多层次社会保障体系 |
| 工业和信息化管理部门 | 负责拟定和实施生物制药产业的规划、政策和标准<br>承担医药行业管理工作<br>承担中药材生产扶持项目管理和国家药品储备管理工作<br>配合药监部门加强对互联网药品广告的整治 |
| 商务管理部门 | 负责药品流通行业管理<br>负责研究制定药品流通行业发展规划、行业标准和有关政策<br>推动药品流通行业结构调整<br>指导药品流通企业改革,推动现代药品流通方式的发展 |
| 公安部门 | 负责涉药刑事案件的受理和立案侦查<br>协同药监部门打击违法制售假、劣药品以及有关麻醉药品、精神药品在生产、销售、使用中的违法犯罪行为 |
| 海关 | 药品进出口口岸的设置<br>药品进口与出口的监管、统计与分析 |
| 网信办 | 配合有关部门进一步加强互联网药品信息管理<br>整治网上虚假违法违规信息<br>查处发布虚假违法违规药品信息的网站平台 |

**药师考点**

市场监督管理部门、卫生健康主管部门、中医药管理部门、医疗保障管理部门、人力资源和社会保障部门、工业和信息化部门、商务管理部门、公安部门、海关、国家互联网信息办公室等部门与药品管理相关的职责。

## 第三节　药品技术监督管理机构

药品技术监督管理机构是药品监督管理的组成部分,为药品行政监管提供技术支撑与保障。在我国,药品技术监督管理机构主要包括中国食品药品检定研究院、国家药典委员会、药品审评中心、食品药品审核查验中心、药品评价中心、信息中心、执业药师资格认证中心、国家中药品种保护审评委员会办公室(国家市场监督管理总局食品审评中心)等。

### 一、药品检验机构

#### (一) 中国食品药品检定研究院

中国食品药品检定研究院(National Institutes for Food and Drug Control,NIFDC)是国家药品监督管理局的直属事业单位,是国家检验药品生物制品质量的法定机构和最高技术仲裁机构,是世界卫生组织指定的"生物制品标准化和评价合作中心"及国家指定的"国家病毒性肝炎研究中心""中国医学细菌保藏管理中心""国家实验动物质量检测中心""国家啮齿类实验动物种子中心"和"国家麻醉品检定实验室"等。

1. 机构设置　中国食品药品检定研究院根据其职能可分为药品检验检测体系、生物制品检验检测体系、医疗器械检验检测体系、标准物质管理体系、标准化研究管理体系、药品安全评价管理体系、实验动物管理和技术支撑体系、药品市场监督体系、中药民族药检验管理体系、食品化妆品检验管理体系。

2. 职责范围

(1) 承担食品、药品、医疗器械、化妆品及有关药用辅料、包装材料与容器(以下统称为食品药品)的检验检测工作。组织开展药品、医疗器械、化妆品抽验和质量分析工作。负责相关复验、技术仲裁。组织开展进口药品注册检验以及上市后有关数据收集分析等工作。

(2) 承担药品、医疗器械、化妆品质量标准、技术规范、技术要求、检验检测方法的制修订以及技术复核工作。组织开展检验检测新技术、新方法、新标准研究。承担相关产品严重不良反应、严重不良事件原因的实验研究工作。

(3) 负责医疗器械标准管理相关工作。

(4) 承担生物制品批签发相关工作。

(5) 承担化妆品安全技术评价工作。

中国食品药品检定研究院有关药品、生物制品检验的机构及其职责
(拓展阅读)

(6) 组织开展有关国家标准物质的规划、计划、研究、制备、标定、分发和管理工作。

(7) 负责生产用菌毒种、细胞株的检定工作。承担医用标准菌毒种、细胞株的收集、鉴定、保存、分发和管理工作。

(8) 承担实验动物饲育、保种、供应和实验动物及相关产品的质量检测工作。

(9) 承担食品药品检验检测机构实验室间比对以及能力验证、考核与评价等技术工作。

(10) 负责研究生教育培养工作。组织开展对食品药品相关单位质量检验检测工作的培训和技术指导。

(11) 开展食品药品检验检测国际(地区)交流与合作。

(12) 完成国家局交办的其他事项。

#### (二) 省、自治区、直辖市药品检验研究院

1. 机构设置　省、自治区、直辖市药品检验研究院的业务技术科室一般设有化学药品室、中药室、抗生素室、药理毒理室、生化室、药品标准室等。

2. 职责范围

（1）负责本辖区的药品生产、经营、使用单位的药品检验和技术仲裁。

（2）草拟本辖区药品抽验计划，承担抽验计划分工的抽验任务，提供本辖区药品质量公报所需的技术数据和质量分析报告。

（3）承担部分国家药品标准的起草、修订任务及新药技术初审、药品新产品及医院新制剂审批的有关技术复核工作。

（4）承担药品质量的认证工作。

（5）承担部分国家标准品、对照品的原料初选和中国药品生物制品检定所委托的协作标定工作。

（6）开展药品检验，药品质量等有关方面的科研工作，参与全国性有关药品检验的科研协作。

（7）指导本辖区药品检验所及药品生产、经营、使用单位质量检验机构的业务技术工作，协助解决技术疑难问题，培训有关的技术和管理人员。

（8）综合上报和反馈药品质量情报信息。

（9）执行省级药品监督管理部门交办的有关药品监督任务。

## 二、国家药典委员会

国家药典委员会（Chinese Pharmacopoeia Commission）为国家药品监督管理局直属事业单位。第一届中国药典编纂委员会，成立于 1950 年，负责制定《中国药典》，是我国最早成立的标准化机构，是负责组织制定和修订国家药品标准的技术委员会，是国家药品标准化管理的法定机构。1998 年，国家政府部门机构改革，国务院将原卫生部的药政药检职能调整移交给国家药品监督管理局，原隶属于卫生部的药典委员会从 1998 年 9 月划归国家药品监督管理局，更名为国家药典委员会。

国家药典委员会秘书长、副秘书长由国家药品监督管理局任命。药典委员会下设业务管理处（质量管理处）、中药处、化学药品处、生物制品处、通则辅料包材处、人事处（党委办公室）、办公室、财务处、信息管理处（编辑部）等部门。

国家药典委员会的主要职责为：

1. 组织编制、修订和编译《中华人民共和国药典》（以下简称《中国药典》）及配套标准。

2. 组织制定修订国家药品标准。参与拟订有关药品标准管理制度和工作机制。

3. 组织《中国药典》收载品种的医学和药学遴选工作。负责药品通用名称命名。

4. 组织评估《中国药典》和国家药品标准执行情况。

5. 开展药品标准发展战略、管理政策和技术法规研究。承担药品标准信息化建设工作。

6. 开展药品标准国际（地区）协调和技术交流，参与国际（地区）间药品标准适用性认证合作工作。

7. 组织开展《中国药典》和国家药品标准宣传培训与技术咨询，负责《中国药品标准》等刊物编辑出版工作。

8. 负责药典委员会各专业委员会的组织协调及服务保障工作。

9. 承办国家局交办的其他事项。

## 三、国家药品监督管理局药品审评中心

国家药品监督管理局药品审评中心的主要职责为：

1. 负责药物临床试验、药品上市许可申请的受理和技术审评。

2. 负责仿制药质量和疗效一致性评价的技术审评。

3. 承担再生医学与组织工程等新兴医疗产品涉及药品的技术审评。

4. 参与拟订药品注册管理相关法律法规和规范性文件,组织拟订药品审评规范和技术指导原则并组织实施。

5. 协调药品审评相关检查、检验等工作。

6. 开展药品审评相关理论、技术、发展趋势及法律问题研究。

7. 组织开展相关业务咨询服务及学术交流,开展药品审评相关的国际(地区)交流与合作。

8. 承担国家局人用药品技术要求国际协调理事会(ICH)相关技术工作。

9. 承办国家局交办的其他事项。

### 四、国家药品监督管理局食品药品审核查验中心

国家药品监督管理局食品药品审核查验中心的主要职责为:

1. 组织制定修订药品、医疗器械、化妆品检查制度规范和技术文件。

2. 承担药物临床试验、非临床研究机构资格认定(认证)和研制现场检查。承担药品注册现场检查。承担药品生产环节的有因检查。承担药品境外检查。

3. 承担医疗器械临床试验监督抽查和生产环节的有因检查。承担医疗器械境外检查。

4. 承担化妆品研制、生产环节的有因检查。承担化妆品境外检查。

5. 承担国家级检查员考核、使用等管理工作。

6. 开展检查理论、技术和发展趋势研究、学术交流及技术咨询。

7. 承担药品、医疗器械、化妆品检查的国际(地区)交流与合作。

8. 承担市场监管总局委托的食品检查工作。

9. 承办国家局交办的其他事项。

### 五、国家药品监督管理局药品评价中心(国家药品不良反应监测中心)

国家药品监督管理局药品评价中心(国家药品不良反应监测中心)的主要职责为:

1. 组织制定修订药品不良反应、医疗器械不良事件、化妆品不良反应监测与上市后安全性评价以及药物滥用监测的技术标准和规范。

2. 组织开展药品不良反应、医疗器械不良事件、化妆品不良反应、药物滥用监测工作。

3. 开展药品、医疗器械、化妆品的上市后安全性评价工作。

4. 指导地方相关监测与上市后安全性评价工作。组织开展相关监测与上市后安全性评价的方法研究、技术咨询和国际(地区)交流合作。

5. 参与拟订、调整《国家基本药物目录》。

6. 参与拟订、调整《非处方药目录》。

7. 承办国家局交办的其他事项。

### 六、国家药品监督管理局信息中心(中国食品药品监管数据中心)

国家药品监督管理局信息中心(中国食品药品监管数据中心)的主要职责为:

1. 承担国家药品监管信息化重点工程、重大项目的申报和实施相关工作。承担国家药品安全监管信息平台建设,组织推进国家药品监管业务应用信息系统建设。

2. 归口管理国家局机关和直属单位网络安全和信息化建设。指导地方药品监管系统信息化相关业务工作。

3. 参与起草国家药品(含医疗器械、化妆品)监管信息化建设发展规划。组织开展药品监管信息政策研究,研究建立国家药品监管信息化标准体系。

4. 负责中国食品药品监管数据中心的建设,承担监管信息数据的采集、整理、存储、分析、利用、

监测、评价等管理工作。

5. 负责国家局机关电子政务建设,承担国家局机关电子政务信息系统运行维护和网络安全技术保障工作。

6. 承担药品监管统计业务工作,健全统计指标体系,开展数据采集、汇总、分析工作,编辑和提供统计资料。

7. 研究开发药品信息产品,通过网络、期刊及其他技术交流与合作方式,面向系统、社会和行业开展信息服务。

8. 开展药品监管信息相关领域的国际(地区)交流与合作。

9. 承办国家局及其网络安全和信息化领导小组交办的其他事项。

## 七、国家药品监督管理局执业药师资格认证中心

国家药品监督管理局执业药师资格认证中心的主要职责为:

1. 开展执业药师资格准入制度及执业药师队伍发展战略研究,参与拟订完善执业药师资格准入标准并组织实施。

2. 承担执业药师资格考试相关工作。组织开展执业药师资格考试命审题工作,编写考试大纲和应试指南。负责执业药师资格考试命审题专家库、考试题库的建设和管理。

3. 组织制定执业药师认证注册工作标准和规范并监督实施。承担执业药师认证注册管理工作。

4. 组织制定执业药师认证注册与继续教育衔接标准。拟订执业药师执业标准和业务规范,协助开展执业药师配备使用政策研究和相关执业监督工作。

5. 承担全国执业药师管理信息系统的建设、管理和维护工作,收集报告相关信息。

6. 指导地方执业药师资格认证相关工作。

7. 开展执业药师资格认证国际(地区)交流与合作。

8. 协助实施执业药师能力与学历提升工程。

9. 承办国家局交办的其他事项。

## 八、国家中药品种保护审评委员会(国家市场监督管理总局食品审评中心)

国家中药品种保护审评委员会(国家市场监督管理总局食品审评中心)的主要职责为:

1. 参与制修订保健食品、特殊医学用途配方食品、婴幼儿配方乳粉产品配方(以下简称特殊食品)和中药品种保护注册备案管理的制度措施。开展保健食品原料目录和允许保健食品声称的保健功能目录的研究工作。

2. 组织制修订特殊食品和中药品种保护注册备案管理相关配套技术文件并组织实施。受总局委托,组织制修订食品许可审查通则细则,承担食品许可、食品安全监管措施研究等技术支撑工作。

3. 承担特殊食品和中药品种保护注册的受理和技术审评、进口保健食品备案等工作。

4. 组织开展特殊食品境内外注册现场核查以及食品生产企业检查相关工作。组织开展保健食品上市后技术评价。协助开展食品安全风险研判。

5. 承担特殊食品注册备案专业档案及品种档案的建立和管理工作。

6. 受总局委托,承担国家级食品检查队伍、注册现场核查队伍以及技术审评、食品许可等业务相关专家队伍的建设管理工作。

7. 开展业务相关的国际交流合作、技术培训和咨询服务等。

8. 承办总局交办的其他事项。

国家药品监督管理局行政事项受理服务和投诉举报中心
(拓展阅读)

## 第四节  药品生产、经营、使用及其他组织

药品生产经营组织是一种经济组织,主要功能是生产、经营药品,包括药品生产企业、药品经营批发企业、药品经营零售企业等。医疗机构药房组织的主要功能是通过采购药品、调配处方、配制制剂、提供用药咨询等活动,保证合理用药。药事管理的其他组织包括培养药学人才的教育组织、从事药品研究的科研组织和开展药学科学技术学术交流、促进医药事业健康发展的药学社团组织。

### 一、药品生产企业与药品经营企业

**知识链接**

**企业与法人的概念**

企业是在商品经济高度发达的条件下产生和发展起来的一种经济组织形式,它是专门从事生产、流通和提供服务活动的、具有法人地位的经济组织。企业作为独立的经济组织,一般应同时具备以下特征。

1. 独立经营  企业是一个独立的经济实体,应具备自主经营的权力,依法自主经营。企业有权自主选择经营方式,有权安排生产经营活动,有权根据国家政策决定商品价格,有权进行自我改造、自我发展。

2. 拥有一定数量的生产资料和劳动力,并有支配和使用的自主权。

3. 独立核算、自负盈亏。

4. 具有法人资格地位。

所谓法人,是指依法成立并能独立行使法定权力和承担法律义务的社会组织。一般来说经济组织要取得法人资格,必须具备4个条件:经过一定的法定程序(在工商行政管理部门注册、登记、经审定后发给营业执照);有独立的财产;有自己的名称、组织机构和场所;能独立承担民事责任。

(一) 药品生产企业

药品生产企业是指生产药品的专营企业或者兼营企业,是应用现代科学技术,获准从事药品生产活动,实行自主经营,独立核算,自负盈亏,具有法人资格的基本经济组织。

药品生产企业按经济所有制类型的不同,可分为全民所有制、集体所有制、民营企业、股份公司、外商投资企业等;按企业规模可分为大型企业、中型企业和小型企业;按所生产的产品大致可分为化学药生产企业(包括原料和制剂)、中药制剂生产企业、生化制药企业、中药饮片生产企业和生物制品生产企业等。

截至2021年9月,全国共有原料药和制剂生产企业4 587家。

(二) 药品经营企业

药品经营企业指经营药品的专营企业和兼营企业。药品经营企业分为药品批发企业和药品零售企业,前者习惯称为医药公司或中药材公司,后者习惯称为零售药房(药店)。零售药店又分为连锁药

房和独立药房。

截至 2021 年 9 月,全国共有"药品经营许可证"持证企业 60.65 万家,其中批发企业 1.34 万家,零售连锁总部 6 658 家,零售连锁门店 33.53 万家;单体药店 25.12 万家。

## 二、医疗机构药学部门

医疗机构药学部门具体负责药品管理、药学专业技术服务和药事管理工作,开展"以患者为中心,以合理用药为核心"的临床药学工作,组织药师参与临床药物治疗,提供药学专业技术服务。医疗机构应当根据本机构功能、任务、规模设置相应的药学部门,三级医院设置药学部,并可根据实际情况设置二级科室;二级医院设置药剂科;其他医疗机构设置药房。医疗机构的药学部门与临床科室不同,药学部门关注的重点是药品质量、用药合理性和药品供应保障。医疗机构药学部门通过采购药品,调剂处方,评价处方和处方中的药物,配制制剂,提供用药咨询,回答患者、医师、护士有关处方中药品的各方面问题,保证合理用药。

## 三、药学教育组织

我国现代药学教育经历了百年的发展历程,已形成由高等药学教育、中等药学教育、药学继续教育构成的多层次、多类型、多种办学形式的药学教育体系。

根据教育部公布的《普通高等学校本科专业目录(2022 年版)》,我国药学类专业有 7 个、中药学类专业 6 个、其他药学相关类专业 4 个,共有 17 个本科专业。药学类专业包括药学、药物制剂、临床药学、药事管理、药物分析、药物化学、海洋药学;中药学类专业包括中药学、中药资源与开发、藏药学、蒙药学、中药制药及中草药栽培与鉴定;化工与制药类:制药工程;生物工程类:生物制药;公安技术类:食品药品环境犯罪侦查技术;医学技术类:生物医药数据科学。

设置有药学类专业的高校,是依据《中华人民共和国教育法》《中华人民共和国高等教育法》的规定设立的,大部分为政府投资兴办的事业法人单位。

## 四、药学科研组织

药学科研组织的主要功能是研究开发新药、改进现有药品以及围绕药品和药学的发展进行基础研究,提高创新能力,发展药学事业。

我国的药学科研组织有独立的药物研究院所以及附设在高等药学院校,大型制药企业,大型医院中的药物研究所、室两种类型。全国独立的药物研究院所共 130 个,其行政管理隶属关系分别为中国科学院、中国医学科学院、中医研究院、军事医学科学院等国家和地方科学院系统以及中央和地方政府卫生行政主管部门、医药生产经营主管部门。除大型制药企业设立的药物科研机构外,其他均为国家投资兴办的事业单位。著名的药物研究单位有中国科学院上海药物研究所、中国医学科学院药物研究所、中国中医科学院中药研究所、中国人民解放军军事医学科学院毒物药物研究所、中国医药工业研究总院(上海医药工业研究院)、天津药物研究院等。

自国家开展科技体制改革以来,药物研究的事业性经费逐渐减少,自主权不断扩大,药物科研机构正在进行从事业单位转化为企业的改革,为了适应社会主义市场经济体制的需要,药物研究机构加强了医药产品和技术创新的研究,建立了多渠道、多元化的科技投资机制,从而促进研究成果尽快转化为生产力,推动医药经济的发展。

## 五、药学社会团体

### (一)中国药学会

中国药学会成立于 1907 年,是我国成立最早的学术团体之一,是中国科学技术协会的团体会员,是由全国药学工作者自愿组成并依法登记成立、具有法人资格的全国性、学术性、非营利性社会组织，是党和政府联系药学工作者的桥梁和纽带，是国家推动药学科学技术和我国医药事业健康发展及为公共健康服务的重要力量。

截至 2022 年 3 月，中国药学会有普通会员 11 万余人，高级会员 4 800 余人，单位会员 96 家，13个工作委员会，37 个专业委员会，主办 25 种学术期刊，为国际药学联合会、亚洲药物化学联合会成员。中国药学会业务主管单位为中国科学技术协会，支撑单位为国家药品监督管理局，登记管理机关是中华人民共和国民政部。

中国药学会主要任务是开展药学科学技术的国际、国内交流，编辑出版发行药学学术期刊、书籍，发展同世界各国及地区药学团体、药学工作者的友好交往与合作；举荐药学人才，表彰奖励在科学技术活动中取得优异成绩的会员和药学工作者；组织开展对会员和药学工作者的继续教育培训；开展药学以及相关学科科学技术知识的普及推广工作；反映会员和药学工作者的意见和要求，维护会员和药学工作者的合法权益；建立和完善药学科学研究诚信监督机制；组织会员和药学工作者参与国家有关的科学论证以及科技与经济咨询；组织开展团体标准制定等相关工作；开展医药科研成果中介服务；组织医药产品展览、推荐及宣传活动；接受政府委托，承办与药学发展及药品监督管理等有关事项；承担会员和药学工作者服务相关工作；承办上级交办的其他事项。

中国药学会根据药学发展的需要设立专业委员会，选举产生正、副主任委员，现有 37 个专业委员会，即中药和天然药物、生化与生物技术药物、应急与保障、老年药学、医院药学、抗生素、制药工程、药事管理、药剂、药学史、药物分析、药物化学、海洋药物、药物流行病学、应用药理、药物经济学、药物临床评价研究、药物安全评价研究、医药知识产权研究、生物药品与质量研究、中药资源、药物检测质量管理、抗肿瘤药物、毒性病理、纳米药物、药学教育、药物警戒、临床中药学、中药临床评价、药学服务、科学传播、中医肿瘤药物与临床研究、循证药学、药物临床试验伦理学研究、医药信息、工业药剂学、医药生物分析专业委员会。

学会根据工作需要设立工作委员会协助理事会工作。现有学术工作、组织工作、国际交流工作、编辑出版工作、科普工作、科技开发与医药信息工作、继续教育工作、青年工作、产学研与创新工作、财务与基金工作、学术自律与学术维权工作、科技评价工作、团体标准与技术规范工作 13 个委员会。

中国药学会办事机构为秘书处，内设办公室（人事党务处）、会员服务部、学术部（继续教育部）、编辑出版部（科学普及部）、国际合作部（科技评价与团体标准部）、财务部 6 个部门。

**（二）药学协会**

我国的药学协会主要有中国医药企业管理协会、中国化学制药工业协会、中国非处方药物协会、中国医药商业协会、中国中药协会、中国医药教育协会和中国药师协会。上述药学协会概况见表 3-2。

表 3-2　我国主要药学协会一览表

| 协会名称 | 成立时间 | 协会核心宗旨 | 协会网址 |
| --- | --- | --- | --- |
| 中国医药企业管理协会（China Pharmaceutical Enterprises Association, CPEA） | 1985 年 | 宣传贯彻党的各项方针政策，面向医药企业、为医药企业和医药企业家（经营管理者）服务 | http://www.cpema.org/ |
| 中国化学制药工业协会（China Pharmaceutical Industry Association, CPIA） | 1988 年 | 服务企业，服务政府；服务行业，服务社会，加强行业自律，推动行业诚信体系建设；促进制药工业又好又快发展 | http://www.cpia.org.cn/ |

续表

| 协会名称 | 成立时间 | 协会核心宗旨 | 协会网址 |
|---|---|---|---|
| 中国非处方药物协会<br>（China Nonprescription<br>Medicines Association,<br>CNMA） | 1988 年 | 倡导负责任的自我药疗,增进公众健康,致力于促进和推动非处方药物发挥更大的作用 | http://www.cnma.org.cn/ |
| 中国医药商业协会<br>（China Association<br>of Pharmaceutical<br>Commerce,CAPC） | 1989 年 | 为政府、行业和企业服务,促进医药经济健康、稳定、可持续发展 | http://www.capc.org.cn/ |
| 中国中药协会<br>（China Association of<br>Traditional Chinese<br>Medicine,CATCM） | 2000 年 | 沟通政府、服务企业,全面履行代表、自律、管理、协调、服务等职能,弘扬中药文化,促进中药行业持续健康发展 | http://www.catcm.org.cn/ |
| 中国医药教育协会<br>（China Medicine<br>Education Association,<br>CMEA） | 1992 年 | 全面贯彻国家医药教育、药品监管、医药卫生工作方针和政策、法规,坚持以人为本的科学发展观,组织会员单位不断创新,共同发展医药教育事业,提高医药从业人员的素质,为实现医药现代化服务 | http://www.cmea.org.cn/ |
| 中国药师协会<br>（Chinese Pharmacist<br>Association,CPA） | 2003 年 | 加强药师队伍建设与管理,维护药师的合法权益;增强药师的法律、道德和专业素质,提高药师的执业能力;保证药品质量和药学服务质量,促进公众合理用药,保障人民身体健康 | http://www.clponline.cn/ |

## 第五节　国际及国外药事管理相关组织机构

各国的药事管理体制会由于国体政体各异而有所不同。20 世纪中叶以后,药品的国际贸易日益频繁,各国药事管理体制受经济全球化影响不断变革,其发展变化趋势的主要共同之处有:①强化中央政府对药品质量的监督管理,确保人们用药安全有效;②中央政府加强对药品价格的控制,降低卫生经费支出,加强对药品生产、流通和药学教育科技的宏观管理;③药品生产、经营机构进行合并,扩大规模,增强市场竞争力。

药事管理体制中药品质量监督管理体制是核心,对药品生产、流通和药学教育、科技管理体制的影响很大。本节将介绍世界卫生组织和人用药品技术要求国际协调理事会等国际组织,美国、欧盟和日本的药品监督管理体制及机构。

### 一、世界卫生组织

世界卫生组织（World Health Organization,WHO）是联合国专门机构,1948 年成立,总部设在瑞士日内瓦,下设三个主要机构:世界卫生组织大会、执行委员会和秘书处。截至 2022 年 9 月,世界卫生组织已经拥有 194 个成员国。

WHO 的专业机构有:①顾问和临时顾问;②专家咨询团和专家委员会,共 47 个,其中有关药品、生物制品、血液制品的有 6 个,它们是生物制品标准化、药物成瘾和酒精中毒、药物评价、人血制品和有关产品、国际药典和药物制剂、传统医学专家委员会;③全球和地区医学研究顾问委员会;④WHO 合作中心。我国有 63 个 WHO 合作中心,其中

世界卫生组织在公共卫生方面的职责(拓展阅读)

涉及药品的质量控制合作中心(中国食品药品检定研究院)、WHO 传统药物合作中心(中国医学科学院药用植物资源开发研究所)、WHO 传统医学合作中心(中国中医科学院中药研究所)等。

WHO 总部秘书处设有总干事办公室,有总干事、副总干事、办公厅主任、执行干事和助理总干事,每位助理总干事分管若干处。有关药品方面由"诊断、治疗和康复技术处"管理。诊断、防止疾病药物方面的主要工作有以下几个方面。

(1)制定药物政策和药物管理规划:要求各国采取行动,选择、供应和合理使用基本药物约 200 种。

(2)药品质量控制:编辑和出版国际药典;主持药品的统一国际命名以避免药品商品名称的混乱;出版季刊《药物情报》,通报有关药品功效和安全的信息。

(3)生物制品:制定国际标准和控制质量,通过其合作中心向会员国提供抗生素、抗原、抗体、血液制剂、内分泌制剂的标准品,支持改进现有疫苗和研制新的疫苗。

(4)药品质量管理:制定《药品生产和质量管理规范》(1977 经年世界卫生大会通过,简称 WHO 的 GMP)、《国际贸易药品质量认证体制》(简称 WHO 的认证体制,1975 年制定)两个制度,大会建议并邀请各会员国实施和参加。

## 二、人用药品技术要求国际协调理事会

人用药品技术要求国际协调理事会(The International Council for Harmonisation of Technical Requirements for Pharmaceuticals for Human Use,ICH,https://www.ich.org/)现为非盈利、非政府的国际性组织,其前身创建于 1990 年。ICH 将监管部门和制药行业聚集在一起,在药品的科学和技术领域开展讨论,并制定 ICH 指南。ICH 的组织机构包括 ICH 大会和 ICH 管理委员会,ICH 的日常事务由秘书处负责。ICH 的组织机构图见图 3-2。2017 年 6 月,国家食品药品监督管理总局正式加入 ICH;2018 年 6 月,国家药品监督管理局进一步成为 ICH 管理委员会成员,并于 2021 年 6 月连任。目前,ICH 有 18 个成员和 33 个观察员。ICH 的宗旨是在全球范围内实现更大程度的协调,确保以最有效的资源利用方式开发和注册安全、有效和高质量的药品。ICH 已发布了安全性(S1~12)、质量(Q1~14)、有效性(E1~20)和多学科性(M1~13)四大系列多项指南。这些技术指南已被全球越来越多国家和地区的监管机构采用。

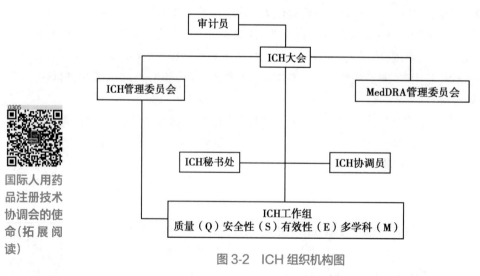

国际人用药品注册技术协调会的使命(拓展阅读)

图 3-2　ICH 组织机构图

**课程思政讨论**

加入 ICH 对我国药品行业有哪些影响?

### 三、美国药品监督管理体制及机构

美国为联邦制、分权制国家,其药品监督管理工作的组织方式、管理制度和管理方法,以及中央政府和地方政府对药品监督管理的职责权力的划分等,与大多数国家不相同。

(一)联邦政府的药品监督管理机构

美国卫生与公众服务部(Department of Health and Human Services,HHS)下设的食品药品管理局(Food and Drug Administration,FDA),负责全国食品、人用药品、兽用药品、医疗器械用品、化妆品等的监督管理。FDA 组织机构图见图 3-3。

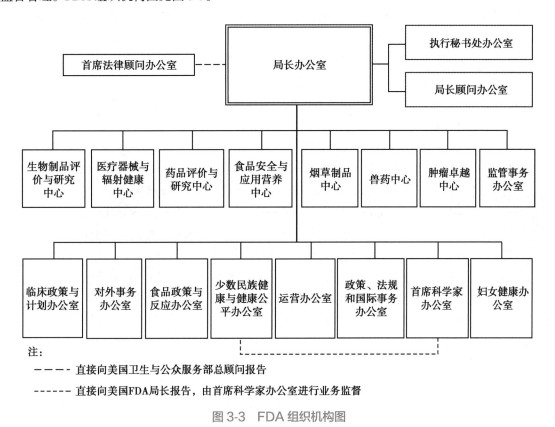

注:
———— 直接向美国卫生与公众服务部总顾问报告
------ 直接向美国FDA局长报告,由首席科学家办公室进行业务监督

图 3-3　FDA 组织机构图

(二)州政府的药品监督管理机构

各州根据州卫生管理法规及各州的《药房法》确定州卫生局药品监督管理机构及职责,选举产生州《药房法》的执法机构"药房委员会"(Board of Pharmacy)。州卫生局既是州政府的职能机构,又是业务单位,不是纯粹的行政机关。各州药房委员会与州卫生局之间的关系,由州法律决定,不完全相同。州药房委员会、州卫生局药品监督管理机构与联邦政府的 HHS、FDA 之间无上下级关系,而是协作关系。

州药房委员会及州卫生局药品监督管理机构主要职责是:依法管理药房;受理药房开业执照、药师执照、实习药师注册申请,进行调查,给合格者颁发执照或注册证书;对违反州《药房法》及相关法规的行为进行调查、起诉;为吊销药师执照等相关证照主持听证会;协助该州各执法机构,强制执行药品、控制物质和药房业务的各项法律法规;对所有药房依法进行监督检查,可依法没收、查处假劣药、违标药,以及违反控制物质法律的药品。

(三)美国药典会

美国药典会为独立机构,负责制订药品标准。根据《联邦食品、药品和化妆品法案》规定,FDA 有权对药品质量标准、检验方法、载入药典的条文等进行评价、审核,必要时通知药典会修订。

由美国药典会编纂的国家药品标准有《美国药典》(USP)《国家药方集》(N.F)《美国药典》增补版(一般每年两次),另外,还出版有《配制药剂信息》《用药指导》《美国药物索引》及期刊《药学讨论》等。

## 四、欧盟药品监督管理体系及机构

欧洲药品管理局(European Medicines Agency,EMA)是欧盟的一个分散机构,总部位于阿姆斯特丹,于1995年开始运行,负责欧盟药品的科学评估、监督和安全性监测。EMA的总体管理机构为独立的管理委员会,其具有监督职能,负责任命执行理事,制定机构预算,批准年度工作计划,确保机构有效工作并与欧盟内外的伙伴组织成功合作。管理委员会服务于公共利益,不代表任何政府、组织或部门,其成员组成包括每个欧盟成员国1名代表、欧盟委员会2名代表、欧洲议会2名代表、患者组织2名代表、医生组织1名代表、兽医组织1名代表。执行理事是EMA的法定代表,负责机构运营、人员配备及年度工作计划的制定。

EMA有7个科学委员会,分别为人用药品委员会(Committee for Medicinal Products for Human Use,CHMP)、药物警戒风险评价委员会(Pharmacovigilance Risk Assessment Committee,PRAC)、兽用

药品委员会(Committee for Medicinal Products for Veterinary Use,CVMP)、罕见病药品委员会(Committee for Orphan Medicinal Products,COMP)、草药委员会(Committee on Herbal Medicinal Products,HMPC)、先进疗法委员会(Committee for Advanced Therapies,CAT)和儿科委员会(Paediatric Committee,PDCO)。

EMA的主要职责是促进科学地药品评估和监督,以使欧盟的公众和动物健康收益。具体包括促进药品的开发和获得,评估上市许可申请,监测药品生命周期内的安全性,向医疗保健专业人员和患者提供信息。

## 五、日本药品监督管理体系及机构

日本政府实行以天皇为象征的议院内阁制,国家权力实际集中于内阁。地方政府分为:都、道、府、县级(类似我国的省级),以及市、町、村级(类似我国县级)。地方政府具有两重性,既是地方行政机构,又是中央政府的委派机构。中央和地方的关系总的来说是"三分自治,七分集权",基本上是中央集权制。根据日本《药事法》,药品和药事监督管理层次分为中央级、都道府县级和市町村级三级。权力集中于中央政府厚生劳动省(Ministry of Health,Labour and Welfare)医药食品局(Pharmaceutical and Medical Safety Bureau),地方政府为贯彻执行权。地方的各都道府县设有卫生主管部局(相当于我国省卫健委),卫生主管部局机关设有药务主管课。都道府县的卫生主管部局在其辖区内设有多个保健所,这是行政兼事业性机构,保健所设有药事监视员。

厚生劳动省医药食品局设有总务课、审查管理课、安全对策课、监视指导·麻药对策课、血液对策课等八个课(相当于我国政府机构中的处)。

审查管理课为药品的主要管理部门。主要负责药品、类药品、化妆品、医疗器械生产的监督及技术检查;药品、类药品、化妆品、医疗器械的生产及进口许可证的批准、发放;药品及医疗器械的再审查及再评价工作的管理;管理并指导日本药局方、国立医药品食品卫生研究所、医药品机构的工作;制定、修订、实施、执行相关法规、指导原则及技术标准;管理、控制有害物质。

作为厚生劳动省独立法人之一的医药品医疗机器综合机构(Pharmaceuticals and Medical Devices Agency,PMDA)是药品的技术审评部门,为审查管理课的最终决策提

供服务,PMDA 日常业务包括承认审查业务、安全对策业务、健康被害救济业务等。

# 本 章 小 结

本章介绍了我国药事组织的类型及其职责,国际及国外重要药事管理相关组织机构,重点介绍了我国药品监督管理行政机构和技术机构的组织体系及其职责,主要内容为:

1. 药事组织是指为了实现药学的社会任务,经由人为的分工形成的各种形式的药事组织机构的总称。药事组织的基本类型有:药品生产、经营组织;医疗机构药房组织;药学教育组织、科研组织;药品行政管理组织;药事社团组织。

2. 药品行政监督管理机构包括国家药品监督管理部门;省、自治区、直辖市药品监督管理部门;市、县药品监督管理机构。药品技术监督管理机构包括药品检验机构、药典委员会、中药品种保护审评委员会、药品审评中心、药品评价中心、食品药品审核查验中心等。

3. 国家药品监督管理局负责药品管理的工作包括对药品的研制、生产、流通、使用进行行政监督和技术监督。负责药品管理的业务机构有:药品注册管理司;药品监督管理司;政策法规司。省级药品监督管理部门负责辖区内药品监督管理。

4. 我国药品管理工作的相关部门包括市场监督管理部门、卫生健康主管部门、中医药管理部门、医疗保障主管部门、人力资源和社会保障部门、工业和信息化部门、商务管理部门、公安部门、海关、国家互联网信息办公室等。

5. 药学教育组织是为维持和发展药学事业培养药师、药学家、药学工程师、药学企业家和药事管理干部。药学科研组织的主要功能是研究开发新药、改进现有药品以及围绕药品和药学的发展进行基础研究,提高创新能力,发展药学事业。

6. 药事社团组织是党和政府联系药学科学技术工作者的桥梁和纽带,是国家推动药学科学技术和民族医药事业健康发展,为公共健康服务的重要力量,发挥了协助政府管理药事的作用。

7. 国际及国外重要药事管理相关组织机构的主要工作职责。

# 思 考 题

1. 简述我国药事组织的分类及其功能作用。
2. 简述国家药品监督管理局药品管理的主要职责。
3. 简述药品管理工作相关部门的职责。
4. 中国食品药品检定研究院的机构设置及其职责有哪些?
5. 国家药典委员会的主要职责有哪些?
6. 简述中国药学会的性质、宗旨。
7. 简述国际和国外重要药事监管组织机构及其职责。

# 课 程 实 践

【实践名称】 参观药品监督管理部门或药品检验机构。

【实践目的】 通过对省(市)级药品监督管理部门或药品检验研究院的实地参观,熟悉其内部的组织机构及其职责,使学生加深理解课堂教学的内容。

【实践内容】 参观省(市)级药品监督管理部门或药品检验研究院,结合工作人员的介绍及自身的观察与体会,绘制出所参观药事组织的组织机构图并列表概括其相应的职责。

【实践安排】

1. 复习药事组织中药品监督管理部门及药品检验机构的相关内容。

2. 对学生进行安全教育。

3. 在参观单位工作人员的带领下,有秩序、有目的地进行参观学习,认真倾听工作人员的讲解。

4. 参观结束后,每位同学独立绘制出所参观药事组织的内部组织机构图,并用表格概括3个相关部门的职责。

【实践测试】 教师根据学生所绘制的组织机构图及其表格的质量予以评价并总结。

第三章
目标测试

（范骁辉）

# 第四章

# 药学技术人员管理

**学习目标**

通过本章学习,学生可比较全面地认识药学技术人员管理,掌握我国药学技术人员的职业资格管理规定,熟悉不同领域药学技术人员的岗位职责,了解药师行业自律组织与职业道德建设,为今后从事药事管理、药学服务或其他药学工作奠定基础。

1. **掌握** 我国药学技术人员的职业资格管理规定,包括执业药师考试、注册、继续教育要求。
2. **熟悉** 药学技术人员类别与分布;药师业务领域和岗位职责,包括药品生产企业、经营企业、医疗机构及其他领域药学技术人员的岗位职责。
3. **了解** 了解药师行业自律组织与职业道德建设,包括药师自律组织与行业协会,药师行为规范与药学职业道德规范;国际药学技术人员管理。

**问题导入**

### 加快推进药师立法进程

我国药师立法工作受到社会各界普遍关注,更是药学从业人员的共同期盼。在国家卫生健康委员会网站上,有历年关于加快(执业)药师立法的"两会"建议、提案的答复。其中特别提到我国实行执业药师与药师的双轨制,药师队伍难以满足人民群众药学服务需求,指出在药师立法过程中,需重点解决以下问题:一是建立我国的药师管理制度,明确药师的角色定位,界定药师法的适用人群,以及各有关部门在药师管理工作中的法定职责,理顺卫生健康与药品监管部门的职责范围。二是建立药师资格考试制度和执业注册制度,明确药师的准入条件和准入方式。三是明确药师的业务范围和权利、义务。四是规定药师的考核和培训要求。五是规定药师执业的法律责任。后续,国家卫生健康委员会继续开展相关调研,进一步加强部门沟通,推动《药师法》早日出台,更好地促进药师队伍健康发展,保护人民群众健康。

请阅读以上材料,思考并讨论:

(1) 药学技术人员、执业药师、药师的概念和内涵区别。

(2) 药师在医药卫生体制和健康中国建设中应承担的角色定位。

(3) 如何加快推进药师立法?

## 第一节　药学技术人员概述

### 一、药学技术人员与药师

#### (一) 药学技术人员与药师定义

药学技术人员是指具有药学(包括药学、中药学、民族药学,下同)专业知识,从事药学科学研究和专业技术工作的人员。药学技术人员是加强药品管理和供应保障,保障公众用药安全和合法权益,保护和促进公众健康的重要技术力量,从业领域可包括药品的生产、经营、使用、药学服务和科研、检验等药品管理全过程。

药学技术人员在欧美国家一般都称为"药师(pharmacist)"。考虑到药师职业特殊性,国际上很多国家都规定了药师名称具有不可替代性,即非取得药师证书的药学技术人员,不得使用"药师"称号以及与其相似的称呼。在我国,药学技术人员和药师的概念和称谓还没有得到规范,学界和实务界在不同场合的认识有一定差异。一般而言,广义的药学技术人员包括从事药学科学研究、药品管理和药学服务工作的所有药学技术人员;狭义的药学技术人员专指从事药品管理和药学服务工作的药师。随着对药学技术人员管理制度研究的深入,我国对药学技术人员、药师的认识和定位逐渐与国际趋同。《药师法》立法工作中,已逐步将药师的概念界定为特指依法取得药师资格并经注册,从事药品管理和药学服务工作的药学技术人员。为方便理解,本章的"药学专业技术人员"将指广义的药学技术人员,对于专门从事药品管理和药学服务工作的药学技术人员,采用"药师"来表述。

#### (二) 药学技术人员类别与分布

根据我国人才评价机制和方法,可对药学技术人员进行不同的分类。

根据从事职业分类,药学技术人员可分为:药师(国家职业编码 2-05-06-01)、中药师(国家职业编码 2-05-06-02)、民族药药师(国家职业编码 2-05-06-03)。

根据工作领域分类,药学技术人员可分为:药品生产企业药师、药品批发企业药师、药品零售企业药师(又称社会药房药师、药店药师等)、医院药师、药物科研单位药师、药检所药师、药品监督管理部门药师。

根据职业资格分类,药学技术人员可分为:依法经过资格认定的药师和其他药学技术人员。依法经过资格认定的药师包括执业准入类的执业药师和水平评价类的药师。

按照国际上对药师人数的统计口径(一般不包括从事药学科学研究的药学技术人员),我国从事药品管理、药品调剂和药学服务工作的药师已超过 110 万人,分布在药品生产、批发、零售、使用和其他药学服务各领域,最主要分布在医院和药品零售企业。医疗机构中经专业技术资格水平评价的药师有近 49.68 万人(2021 年《中国卫生健康统计年鉴》数据)。执业准入类的执业药师,在药品零售企业中约 62.29 万人,药品批发企业中约 3.74 万人,药品生产企业中约 0.45 万人,医疗机构中约 1.8 万人(截至 2022 年 8 月底的执业药师注册统计人数)。

> **知识链接**
>
> #### 我国《药师法》立法进程简介
>
> 国家药品监督管理局早在 2000 年就启动了执业药师立法基础性工作。《药师法》被列入国务院 2004—2006 年立法计划。2013 年,国务院将《药师法》列入立法计划,要求由国家卫生和计划生育委员会牵头,会同国家食品药品监督管理总局、国家中医药管理局等进行《药师法》的起草工作。2017 年 5 月以来,国家卫生健康委员会分别发布了多版《药师法(草案)征求意见稿》。但

是《药师法》立法还需要进一步明确药师的角色定位,界定《药师法》的适用人群,以及各有关部门在药师管理工作中的法定职责等一系列问题。2022年度全国人大常委会立法工作计划显示,《药师法》已被列入预备审议项目。

## 二、国际药师管理概述

欧美国家药师拥有较好的专业地位和职业保障,深受公众信任与尊敬。根据美国调研机构(The Gallup Organization)数据,美国药师的"诚实与职业道德"美誉度曾多次居全美二十二个职业中第一位,近期数据位于第五位(仅次于护士、军官、小学教师、医生),远高于警察、法官、银行家、公务员、律师。欧美药师管理制度和执业模式,随着现代医药产业的变革和创新,经历了一百多年的发展,取得了许多有益的经验。亚洲的一些国家和地区在学习欧美药师制度并本土化的过程中,也取得了一些很好的成果。国际经验不一定完全适用我国,但可提供重要的制度借鉴。

### (一)国际药师的角色定位

在WHO官网上,对药师的定义和角色定位有一个比较全面的界定。药师是一个国家医疗卫生服务团队的重要组成,承担着药品供应保障、药品质量保证和药学服务等社会功能和社会责任。药师通过诸如药品调剂、药品发送、药学服务以及其他药事活动,可以帮助患者得到最佳的治疗结果。药师通过药学服务,与患者建立起良好关系,帮助患者制订基于证据的药物治疗计划,并跟踪患者的预期健康结果,更好地保障和促进公众健康。

WHO和国际药学联合会(International Pharmaceutical Federation,FIP)提出了"八星药师"的目标。按照"八星药师"的角色要求,药师应成为健康服务提供者(care giver)、决策制定者(decision maker)、交流者(communicator)、领导者(leader)、管理者(manager)、终身学习者(life-long-learner)、教学者(teacher)、研究者(researcher)。"八星药师"标准是药师职业的角色定位和能力培养的目标和方向。药师应不断更新、拓展、补充专业知识和能力,切实提高执业能力,致力于为患者提供更加优质的服务。

### (二)国际药师立法与管理体制

1. 国际药师立法 国际上大多数国家和地区,都通过制定《药师法》(或《注册药师法》)、《药房法》或《药事法》等专门药事法对药师管理进行法律规定。美国药房理事会全国联合会(The National Association of Boards of Pharmacy,NABP)在19世纪70年代颁布《标准州药房法》(The Model State Pharmacy Act and Model Regulation of the National Association of Boards),对州制定药房法提出了各项标准。各州可根据实际情况,制定本州药房法,但标准不得低于《标准州药房法》。英国早在1815年就通过《药师与药房技术员法》确定了药师和药房技术员准入管理规定。日本政府于1925年制定了《药剂师法》,同时在《药事法》有专章"药局"对药师配备使用进行规定。

2. 国际药师管理体制 药师管理体制在不同国家和地区有一定差异。美国各州一般都设有药房理事会主管药师工作,在联邦层面组建NABP协助各州药房委员会制定相对统一的药师教育和许可标准。药师执业证书核发和药房日常监管由各州药房理事会负责。

英国在2010年设国家总药房理事会(General Pharmaceutical Council,GPC),作为药师执业管理的独立监管机构,对英国国内(包括英格兰、苏格兰和威尔士)药师、药房技术员的考试、注册和药房业务行使监管权力。

澳大利亚药房委员会(Pharmacy Board of Australia,PBA),负责全澳执业药师的注册管理,制定国家药学行业标准、法规和指南,批准药学教育认证标准等,同时委托澳大利亚药房理事会(Australia Pharmacy Council,APC)组织药师笔试考试。

日本药剂师相关工作是由厚生劳动省（Ministry of Health, Labor, and Welfare, MHLW）下的医药食品局统一管理，并组织成立了日本药剂师国家考试制度委员会与医道审议会负责日本药剂师国家考试。

（三）药师执业管理与行业自律

1. 职业准入　国际药师管理法律都特别强调药师属于与生命健康直接相关的特殊职业，应实行统一执业资格准入，只有经国家统一考试取得资格并经注册才能执业。

美国执业药师考试报名条件必须是在美国药学教育委员会批准认可的药学院校取得药学博士专业学位（Pharm.D），并具有 1 500 小时的药房实践经历。Pharm.D 是唯一的执业准入学位，即使已经获得别的理学硕士学位或哲学博士学位，也要完成 Pharm.D 学习之后才能参加准入考试。美国执业药师准入考试，分为北美药师资格考试（The North American Pharmacist Licensure Examination, NAPLEX）和州联合药事法律法规考试（The Multistate Pharmacy Jurisprudence Examination, MPJE），两项考试均由国家药房理事会联合会组织，48 个州和华盛顿特区的申请人参加州联合药事法律法规考试，阿肯色州和加利福尼亚州的申请人参加本州药房理事会自行组织的法律法规考试。

英国执业药师申请注册考试，要求是取得药学硕士专业学位（M. Pharm.）并完成一年（52 周）规定要求的社区药房和医院的预备药师培训。通过执业药师注册考试之后还应通过上岗评估才能申请执业。

日本执业药师考试，早在 1889 年颁布《药剂师法》时规定报考条件是药科大学（四年制）毕业生。2004 年修订《药剂师法》，推动了药学教育和药剂师考试改革，规定药剂师准入学历为六年制药学毕业生。2012 年，日本全面实施 6 年制课程的药剂师国家考试，规定原则上只有完成 6 年制取得药学博士专业学位（Pharm.D）才能申请药剂师国家考试。

2. 执业管理　药师执业领域包括药品生产、经营和使用三大领域。其中最主要是社区药房和医院药房，另外还包括药品生产企业、药品流通企业、研究机构、学院以及政府部门。药师应亲自实地执业。药师的核心工作是处方审核、药品调配和用药指导，另外，随着药师职业发展，国际上药师还承担起更多社会职能，可全方位地参与"患者为中心"的医疗卫生服务。

美国各州的《药房法》规定，只有药师注册并执业的药品调剂场所才能叫药房。所有的社区药房、医院药房、护理机构药房都必须由注册的药师监督和管理，所有药品服务都必须由药师亲自进行或者在执业药师的亲自监督下进行，邮购服务药房、互联网药房、自动发药机也应由执业药师执照持有人监管。

英国药师作为医疗保健团队中的成员，可开展小病（minor ailment）治疗，紧急避孕药的发放、药师居家照护、疫苗接种、戒烟训练、注射器置换活动，还能开展美沙酮维持治疗干预计划、营养学支持等方面工作。另外，英国还通过法律修订专门规定了药师的处方权，包括独立处方权和补充处方权。

日本药剂师法定职责范围涉及多个领域，包括药局、医院、药品生产制造业、药品销售业、大学和卫生行政机关等医药相关领域。不同领域内药剂师具有不同的职责。药局药剂师通过发药、提供处方药和非处方药的信息及其他活动帮助社区。医院药剂师作为医疗小组的一员，可进行病房辅导、用药教学，临床支持。制药企业的药剂师参与研发新药，并作为医药代表提供合理用药信息。临床研究协调员（clinical research coordinator, CRC）参与不同阶段的临床试验以确保药物研究有效性、安全性。高校的药剂师（教育和研究）承担教育本科生和研究生以培养药剂师。行政药剂师（pharmacist in administrative office）通过建立医疗保健政策和监管当地的卫生环境以促进人民的福利。另外，中小学学校也有配备药剂师，学校药剂师（school pharmacist）作为药剂师（chemist）在学校开展环境检查和其他专业工作，如在学校开展游泳池水质检查，帮助学校保持良好的环境条件。

3. 药师执业规范和行业自律　作为药学专业技术人士，药师承担着发挥职业职能为增进国民健康作贡献的社会责任，因此应具有更高的职业道德并遵守更严格的执业规范。国际上特别注重药师执业规范和行业自律建设。药师都要加入药师协会,药师执业应按照执业规范开展,从而更好维护药师职业声誉,全面提高药师队伍的道德水准,规范药师的执业行为,保障药师切实履行对社会和公众所承担的使命和责任。如日本,专门发布药剂师纲领、药剂师行动规范;新加坡发布了《药剂师誓言》《新加坡药剂师道德规范》。

**知识链接**

### 美国、日本、新加坡、马来西亚药师职业道德规范

1. 美国《药师职业道德规范》(Code of Ethics for Pharmacist):https://www.ashp.org/-/media/assets/policy-guidelines/docs/endorsed-documents/code-of-ethics-for-pharmacists.ashx.

2. 日本《日本药剂师纲领》《日本药剂师行动规范》(Pharmacist Platform in Japan and Japanese Code of Ethics for Pharmacists):https://www.nichiyaku.or.jp/assets/uploads/about/anuual_report2020j.pdf.

3. 新加坡《新加坡药房理事会道德规范》(Code of Ethics, Singapore Pharmacy Council)和《药师誓言》《The Pharmacist's Pledge》:https://www.healthprofessionals.gov.sg/docs/librariesprovider3/announcement/spc-code-of-ethics-(may-2015).pdf.

4. 马来西亚《2018年药师道德规范》(Code of Ethics For Pharmacists 2018)和《药剂师职业道德规范指南》(Guidance for Code of Ethics for Pharmacist):https://www.pharmacy.gov.my/v2/en/documents/code-ethics-pharmacists-2018.html.

## 第二节　我国药学人才培养与职业资格管理

人才是实现民族振兴、赢得国际竞争主动的战略资源。要坚持党管人才原则,聚天下英才而用之,加快建设人才强国。药学人才是保障医药经济社会发展的第一资源,要遵循人才成长规律,培养符合社会发展需要的药学技术人员。同时发挥好人才评价"指挥棒"作用,最大限度激发和释放药学人才活力,促进药学人才更好成长,为药学技术人员发挥作用、施展才华提供更加广阔的天地。提升我国药事管理和药学服务水平,一方面应加快药学人才培养,激发药学人才创新、创造、创业活力,另一方面还应改革完善药学专业技术人员的职业资格制度和专业技术职务任职资格制度,让药学人才价值得到充分尊重和实现,从而更好地促进合理用药,更好地保障人民健康。

### 一、我国药学专业技术人才培养和教育

我国药学教育已有一百多年的发展历程,目前已形成由高等药学教育、中等药学教育和在职继续教育多层次、多类型相结合的药学教育体系。

高等药学教育包括学历教育和非学历教育。学历教育主要包括普通专科(高职,高专)、本科(含专升本)、硕士研究生、博士研究生四个层次。非学历教育是指进入研究生课程进修班、培训班(资格证书培训、岗位证书培训)、技师学院、进修学院、专修学院等机构学习,学员完成学业考核合格,由学校或培训单位发给相应学习证明的一类教育形式。

#### (一)高等药学本科教育

根据《普通高等学校本科专业目录》,我国高等药学教育本科专业分药学类和中药学类两类,设在医学门类下,药学类下有7个专业,其中有2个基本专业和5个特设专业,可授予理学学士学位;制药工程专业设在工学门类化工与制药类下,不在医学门类下。中药学类有6大专业,有2个基本专业和4个特设专业,除中药制药可授理学或工学学士学位外,其他专业都属于理学学士学位。药学、中

药学本科专业具体见表4-1。

表 4-1　普通高等学校药学、中药学本科专业目录

| 专业大类 | 专业代码 | 专业类、专业名称 | 专业大类 | 专业代码 | 专业类、专业名称 |
|---|---|---|---|---|---|
| 10 学科门类：医学 | 1007 | 药学类 | 10 学科门类：医学 | 1008 | 中药学类 |
| | 100701 | 药学 | | 100801 | 中药学 |
| | 100702 | 药物制剂 | | 100802 | 中药资源与开发 |
| | 100703TK | 临床药学 | | 100803T | 藏药学 |
| | 100704T | 药事管理 | | 100804T | 蒙药学 |
| | 100705T | 药物分析 | | 100805T | 中药制药 |
| | 100706T | 药物化学 | | 100806T | 中草药栽培与鉴定 |
| | 100707T | 海洋药学 | | | |

注：专业代码后加"T"和"K"分别表示特设专业和国家控制布点专业。

根据国家卫健委、教育部、财政部、人力资源和社会保障部、国家医保局、国家药监局联合印发的《关于加强医疗机构药事管理促进合理用药的意见》(国卫医发〔2020〕2 号)，国家鼓励有条件的高校开展临床药学本科专业教育，强化药学相关学科建设，加强学生药物治疗相关专业知识和临床实践能力培养。加强药学类、药品制造类等专业职业教育，为医疗机构培养药学、制剂生产等领域技术技能人才，优化药学部门人才结构。

（二）药学高职高专教育

在我国高职高专教育中，在医药卫生大类下设有药学专业类，药学专业类下有药学和中药两个专业。另外，在生化与药品大类下有制药技术类、食品药品管理类两个专业类。制药技术类包括生化制药技术、生物制药技术、化学制药技术、中药制药技术、药物制剂技术、药物分析技术等 6 个专业；食品药品管理类包括食品药品监督管理、药品质量检测技术、药品经营与管理、保健品开发与管理等 4 个专业。高职高专药学相关专业具体见表4-2。

表 4-2　普通高等学校高职高专药学相关专业设置

| 专业代码 | 专业名称 | 专业代码 | 专业名称 | 专业代码 | 专业名称 |
|---|---|---|---|---|---|
| 51 | 农林牧渔大类 | 53 | 生化与药品大类 | 63 | 医药卫生大类 |
| 5101 | 农业技术类 | 5303 | 制药技术类 | 6303 | 药学类 |
| 510107 | 中草药栽培技术 | 530301 | 生化制药技术 | 630301 | 药学 |
| | | 530302 | 生物制药技术 | 630302 | 中药 |
| | | 530303 | 化学制药技术 | | |
| | | 530304 | 中药制药技术 | | |
| | | 530305 | 药物制剂技术 | | |
| | | 530306 | 药物分析技术 | | |
| | | 5304 | 食品药品管理类 | | |
| | | 530401 | 食品药品监督管理 | | |
| | | 530402 | 药品质量检测技术 | | |
| | | 530403 | 药品经营与管理 | | |
| | | 530404 | 保健品开发与管理 | | |

## 二、药学技术人员职业准入资格和资格管理

药学技术人员职业准入资格是从事药师职业所必备的工作学识、技术和能力的基本要求和必备标准。药学技术人员职业资格准入管理是对从事药师职业所必备的工作学识、技术和能力的政府准入控制管理。我国针对药学技术人员职业准入的资格就是国家执业药师职业资格。执业药师(licensed pharmacist)是指经全国统一考试,取得"中华人民共和国执业药师职业资格证书"(以下简称"执业药师职业资格证书")并经注册,在药品生产、经营、使用和其他需要提供药学服务的单位中执业的药学技术人员。

### (一) 执业药师职业资格制度的建立与发展

我国于1994年、1995年分别开始实施执业药师、执业中药师资格制度。执业药师、执业中药师是国内最早建立的职业资格制度之一。1998年,国务院机构改革,明确中药、西药领域的执业药师资格认证、注册和监管工作统一由国家药品监督管理局管理。

1999年4月,人事部与国家药品监督管理局修订印发《执业药师资格制度暂行规定》和《执业药师资格考试实施办法》(人发〔1999〕34号),将执业药师与执业中药师合并统称为执业药师。2019年3月5日,国家药品监督管理局、人力资源和社会保障部修订并印发了《执业药师职业资格制度规定》和《执业药师职业资格考试实施办法》(国药监人〔2019〕12号,以下简称"12号文"),对执业药师职业资格考试、注册、职责、监督管理等进行新的调整。2022年2月21日,人力资源和社会保障部发布《关于降低或取消部分准入类职业资格考试工作年限要求有关事项的通知》(人社部发〔2022〕8号),其中对执业药师职业资格考试工作年限进行了调整,进一步降低大专和本科学历的工作年限要求。

2017年我国开始对职业资格实行清单式管理,《国家职业资格目录》之外不得许可和认定职业资格,目录之内,除了准入类职业资格,一律不得与就业创业挂钩。根据《人力资源和社会保障部关于公布国家职业资格目录的通知》《国家职业资格目录(专业技术人员职业资格)》等文件,执业药师职业资格属于列入《国家职业资格目录》的准入类国家职业资格之一;实施部门是国家药监局、人力资源和社会保障部;设定依据是《药品管理法》《药品经营质量管理规范》(国家食品药品监督管理总局令2016年第28号)和《执业药师职业资格制度规定》(国药监综人〔2019〕12号)等。

目前我国以《药品管理法》为法律依据,逐渐形成了一套完整的执业药师资格考试、注册、继续教育和执业规范、行业自律等内容的执业药师管理制度(表4-3)。我国港澳台居民申请国家执业药师职业资格考试、注册、继续教育、执业等活动,与内地(大陆)居民一样,参照相关规定具体办理。

表4-3　执业药师管理制度相关规定

| 类别 | 时间 | 规定 |
|------|------|------|
| 资格考试 | 2022年2月 | 关于降低或取消部分准入类职业资格考试工作年限要求有关事项的通知(人社部发〔2022〕8号) |
| | 2019年3月 | 执业药师职业资格制度规定(国药监人〔2019〕12号) |
| | 2019年3月 | 执业药师职业资格考试实施办法(国药监人〔2019〕12号) |
| | 2017年2月 | 专业技术人员资格考试违纪违规行为处理规定(人力资源和社会保障部令第31号) |
| 执业注册 | 2021年6月 | 执业药师注册管理办法(国药监人〔2021〕36号) |
| 继续教育 | 2015年8月 | 专业技术人员继续教育规定(人力资源和社会保障部令第25号) |
| 业务规范、职业道德 | 2016年11月 | 执业药师业务规范(食药监执〔2016〕31号) |
| | 2009年6月 | 中国执业药师职业道德准则<br>中国执业药师职业道德准则适用指导 |

（二）执业药师职业资格考试

**1. 考试组织管理**　从事执业药师工作,首先必须经国家执业药师职业资格考试并合格,获得"执业药师职业资格证书"。目前,执业药师职业资格考试工作由国家药品监督管理局与人力资源和社会保障部共同负责,日常管理工作委托国家药品监督管理局执业药师资格认证中心负责,考务工作委托人力资源和社会保障部人事考试中心负责。考试实行全国统一大纲、统一命题、统一组织。一般每年10月举办一次。

**2. 考试报名条件**　凡中华人民共和国公民和获准在我国境内就业的外籍人员,具备以下条件之一者,均可申请参加执业药师职业资格考试:①取得药学类、中药学类专业大专学历,在药学或中药学岗位工作满4年;②取得药学类、中药学类专业大学本科学历或学士学位,在药学或中药学岗位工作满2年;③取得药学类、中药学类专业第二学士学位、研究生班毕业或硕士学位,在药学或中药学岗位工作满1年;④取得药学类、中药学类专业博士学位;⑤取得药学类、中药学类相关专业相应学历或学位的人员,在药学或中药学岗位工作的年限相应增加1年(见表4-4)。

表4-4　执业药师资格考试报名条件

| 学历 | 专业要求 | 工作年限要求 |
| --- | --- | --- |
| 大专学历 | 药学类、中药学类专业 | ≥4年 |
| | 药学类、中药学类相关专业 | ≥5年 |
| 本科学历或学士学位 | 药学类、中药学类专业 | ≥2年 |
| | 药学类、中药学类相关专业 | ≥3年 |
| 第二学士学位、研究生班毕业或硕士学位 | 药学类、中药学类专业 | ≥1年 |
| | 药学类、中药学类相关专业 | ≥2年 |
| 博士学位 | 药学类、中药学类专业 | — |
| | 药学类、中药学类相关专业 | ≥1年 |

**3. 考试科目**　执业药师职业资格考试分为药学类和中药学类两类,每一类别都包括四个考试科目。从事药学或中药学岗位工作的人员,可根据从事的专业工作选择参加药学或中药学专业知识科目的考试。考试科目中,药事管理与法规为共同考试科目(表4-5)。

表4-5　执业药师职业资格考试科目

| 类别 | 科目一 | 科目二 | 科目三 | 科目四 |
| --- | --- | --- | --- | --- |
| 药学类 | 药学专业知识(一) | 药学专业知识(二) | 药事管理与法规 | 药学综合知识与技能 |
| 中药学类 | 中药学专业知识(一) | 中药学专业知识(二) | | 中药学综合知识与技能 |

按照国家有关规定取得药学或医学专业高级职称并在药学岗位工作的,可免试药学专业知识(一)、药学专业知识(二),只参加药事管理与法规、药学综合知识与技能两个科目的考试;取得中药学或中医学专业高级职称并在中药学岗位工作的,可免试中药学专业知识(一)、中药学专业知识(二),只参加药事管理与法规、中药学综合知识与技能两个科目的考试。执业药师职业资格考试免试条件及科目见表4-6。

**4. 考试周期和成绩管理**　考试成绩管理以四年为一个周期,参加全部科目考试的人员须在连续四年内通过全部科目的考试,才能获得执业药师职业资格。免试部分科目的人员须在连续两个考试年度内通过应试科目。考试成绩全国有效。

（三）执业药师注册管理

执业药师实行注册制度。国家药监局负责执业药师注册的政策制定和组织实施,指导全国执业

表 4-6 执业药师职业资格考试免试条件及考试科目

| 类别 | 药学类 | 中药学类 |
|------|--------|----------|
| 免考条件 | 取得药学或医学专业高级职称<br>并在药学岗位工作 | 取得中药学或中医学专业高级职称<br>并在中药学岗位工作 |
| 免试科目 | 药学专业知识(一)<br>药学专业知识(二) | 中药学专业知识(一)<br>中药学专业知识(二) |
| 考试科目 | 药事管理与法规、药学综合知识与技能 | 药事管理与法规、中药学综合知识与技能 |

药师注册管理工作。各省、自治区、直辖市药品监督管理部门负责本行政区域内的执业药师注册管理工作。持有"执业药师职业资格证书",经注册取得"中华人民共和国执业药师注册证"(以下简称"执业药师注册证")后,方可以执业药师身份执业。未经注册者,不得以执业药师身份执业。

1. **注册条件和内容** 执业药师注册申请人必须具备下列条件:①取得"执业药师职业资格证书";②遵纪守法,遵守执业药师职业道德;③身体健康,能坚持在执业药师岗位工作;④经执业单位同意;⑤按规定参加继续教育学习。有下列情形之一的,药品监督管理部门不予注册:①不具有完全民事行为能力的;②甲类、乙类传染病传染期、精神疾病发病期等健康状况不适宜或者不能胜任相应业务工作的;③受到刑事处罚,自刑罚执行完毕之日到申请注册之日不满 3 年的;④未按规定完成继续教育学习的;⑤近 3 年有新增不良信息记录的;⑥国家规定不宜从事执业药师业务的其他情形。

药品监督管理部门根据申请人"执业药师职业资格证书"中注明的专业确定执业类别进行注册。获得药学和中药学两类专业"执业药师职业资格证书"的人员,可申请药学与中药学类执业类别注册。执业药师只能在一个执业单位按照注册的执业类别、执业范围执业。

2. **注册程序** 执业药师注册分为首次注册、变更注册和延续注册。首次注册不属于取得"执业药师职业资格证书"当年的,应当提供"执业药师职业资格证书"批准之日起第二年后的历年继续教育学分证明。申请人取得"执业药师职业资格证书"超过 5 年以上申请注册的,应至少提供近 5 年的连续继续教育学分证明。执业药师变更执业单位、执业范围等应当及时办理变更注册手续。执业药师注册有效期为 5 年。需要延续的,应当在有效期届满 30 日前,向所在地注册管理机构提出延续注册申请。

(四)执业药师继续教育

执业药师应当按照国家专业技术人员继续教育的有关规定接受继续教育,更新专业知识,持续提升药事管理与药学服务能力和水平。国家鼓励执业药师参加实训培养,确保参加继续教育取得实效。根据《专业技术人员继续教育规定》(人力资源和社会保障部令第 25 号)、《执业药师职业资格制度规定》和《执业药师注册管理办法》,执业药师每年应参加不少于 90 学时的继续教育培训,每 3 个学时为 1 学分,每年累计不少于 30 学分。其中,专业科目学时一般不少于总学时的 2/3。申请人取得"执业药师职业资格证书"之日起就应申请参加继续教育,以更新专业知识,持续提升药事管理与药学服务能力和水平。

**药师考点**

执业药师职业资格制度。

### 三、药学技术人员专业技术职务任职资格及管理

药学技术人员专业水平一般可用"专业技术职务任职资格"来标识,简称职称。职称是药师学术技术水平和专业能力的主要标志,该制度是药学专业技术人才评价和管理的基本制度。根据《人力资

源和社会保障部关于公布国家职业资格目录的通知》《国家职业资格目录(专业技术人员职业资格)》等文件,卫生专业技术资格是列入目录的水平评价类国家职业资格。卫生专业技术人员职称划分为医、药、护、技四个专业类别,药学专业技术人员对应药学类各级别职称。药学专业技术职务任职资格管理的实施部门是国家卫生健康委、人力资源和社会保障部,职业资格设定和执行依据是《卫生技术人员职务试行条例》(职改字〔1986〕第20号)《关于加强卫生专业技术职务评聘工作的通知》(人发〔2000〕114号)和《人力资源和社会保障部 国家卫生健康委 国家中医药局关于深化卫生专业技术人员职称制度改革的指导意见》(人社部发〔2021〕51号)。

### (一)药学技术人员职称名称和条件

药学专业技术人员职称设初级、中级、高级,初级分设士级和师级,高级分设副高级和正高级。各级别职称名称分别为药士、药师、主管药师、副主任药师、主任药师。

1. 初级职称——药士和药师　具备相应专业中专、大专学历,可参加药士资格考试。参加药师资格考试的条件包括具备相应专业硕士学位;或具备相应专业大学本科学历或学士学位,从事本专业工作满1年;或具备相应专业大专学历,从事本专业工作满3年;或具备相应专业中专学历,取得药士职称后,从事本专业工作满5年。

2. 中级职称——主管药师　主管药师中级职称实行全国统一考试制度。具备相应专业学历,并符合以下条件的,可报名参加考试:具备博士学位;或具备硕士学位,取得药师职称后,从事本专业工作满2年;或具备大学本科学历或学士学位,取得药师职称后,从事本专业工作满4年;或具备大专学历,取得药师职称后,从事本专业工作满6年;或具备中专学历,取得药师职称后,从事本专业工作满7年。

3. 副高级职称——副主任药师

(1) 学历、资历要求:具备大学本科及以上学历或学士及以上学位,受聘担任主管药师职务满5年;或具备大专学历,受聘担任主管药师职务满7年。担任主管药师职务期间,平均每年参加药学专业工作时间不少于40周。

(2) 专业能力要求:熟练掌握本专业基础理论和专业知识;熟悉本专业国内外现状及发展趋势,不断吸取新理论、新知识、新技术并推广应用。熟悉本专业相关的法律、法规、标准与技术规范。能够参与制订药物治疗方案,对临床用药结果做出准确分析,能及时发现并处理处方和医嘱中出现的各种不合理用药现象,及时提出临床用药调整意见。具有指导下级药师的能力。其中,中药专业还应具备中药验收、保管、调剂、临方炮制、煎煮等中药药学服务能力,能够提供中药药物咨询服务,具有中药处方点评工作能力,提供合理使用中药建议。

4. 正高级职称——主任药师

(1) 学历、资历要求:具备大学本科及以上学历或学士及以上学位,受聘担任副主任药师职务满5年。担任副主任药师职务期间,平均每年参加药学专业工作时间不少于35周。

(2) 专业能力要求:在具备所规定的副主任药师水平的基础上,精通本专业某一领域的基本理论知识与技能,并有所专长。深入了解本专业国内外现状及发展趋势,不断吸取新理论、新知识、新技术并用于实践。具有丰富的本专业工作经验,能独立解决复杂或重大技术问题,具有指导本专业下级药师的能力。其中,中药专业还应具备中药验收、保管、调剂、临方炮制、煎煮等中药药学服务能力,能够提供中药药物咨询服务,具有中药处方点评工作能力,提供合理使用中药建议。

### (二)评价机制和方式

初、中级职称继续实行以考代评,实行全国统一组织考试。副高级职称原则上采取考试与评审相结合的方式,正高级职称可采取考试与评审相结合的方式,或采取答辩与评审相结合的方式,建立完善以同行专家评议为基础的业内评价机制,具体办法由各省级人力资源和社会保障部门会同卫生健康部门确定。

## 第三节　我国药学技术人员业务领域和职责

### 一、医疗机构的药学技术人员

#### （一）医疗机构药师配备规定和工作职责

《药品管理法》规定,医疗机构应当配备依法经过资格认定的药师或者其他药学技术人员,负责本单位的药品管理、处方审核和调配、合理用药指导等工作。非药学技术人员不得直接从事药剂技术工作。医疗机构药学专业技术人员应按照有关规定取得相应的药学专业技术职务任职资格。医疗机构药师应当严格按照《药品管理法》《处方管理办法》《药品调剂质量管理规范》等法律、法规、规章制度和技术操作规程,负责本单位的药品管理、处方审核和调配、合理用药指导等工作。

根据《医疗机构药事管理规定》(卫医政发〔2011〕11号),医疗机构药师主要工作职责包括八大方面:①负责药品采购供应、处方或者用药医嘱审核、药品调剂、静脉用药集中调配和医院制剂配制,指导病房(区)护士请领、使用与管理药品。②参与临床药物治疗,进行个体化药物治疗方案的设计与实施,开展药学查房,为患者提供药学专业技术服务。③参加查房、会诊、病例讨论和疑难、危重患者的医疗救治,协同医师做好药物使用遴选,对临床药物治疗提出意见或调整建议,与医师共同对药物治疗负责。④开展抗菌药物临床应用监测,实施处方点评与超常预警,促进药物合理使用。⑤开展药品质量监测,药品严重不良反应和药品损害的收集、整理、报告等工作。⑥掌握与临床用药相关的药物信息,提供用药信息与药学咨询服务,向公众宣传合理用药知识。⑦结合临床药物治疗实践,进行药学临床应用研究;开展药物利用评价和药物临床应用研究;参与新药临床试验和新药上市后安全性与有效性监测。⑧其他与医院药学相关的专业技术工作。

根据国家卫生健康委、教育部、财政部、人力资源和社会保障部、国家医疗保障局、国家药品监督管理局联合发布的《关于印发加强医疗机构药事管理促进合理用药的意见的通知》(国卫医发〔2020〕2号),医院药师应进一步加强医疗机构药事管理和药学服务,拓展药学服务范围,发展居家社区药学服务,开展用药咨询、药物治疗管理、重点人群用药监护、家庭药箱管理、合理用药科普等服务。

#### （二）临床药师和临床药师职责

1. **临床药师和临床药师制的建立**　随着我国临床药学的发展和药学服务理念的普及,我国医院药师中产生一种新专业方向和专业人才工种,即临床药师。所谓临床药师,是指以系统药学专业知识为基础,并具有一定医学和相关专业基础知识与技能,直接参与临床用药,促进药物合理应用和保护患者用药安全的药学专业技术人员。

我国于2005年启动临床药师培训试点,开始培养在职临床药师,2008年1月进一步开展临床药师制的试点工作,探索培养具有临床思维的专职临床药师,并逐步建立临床药师岗位设置、准入标准、工作模式、规范化培训的基本框架和工作模式。

2. **临床药师配备和职责**　根据《医疗机构药事管理规定》(卫医政发〔2011〕11号),医疗机构应当根据本机构性质、任务、规模配备适当数量临床药师,三级医院临床药师不少于5名,二级医院临床药师不少于3名。临床药师应当具有高等学校临床药学专业或者药学专业本科及以上学历,并应经过规范化培训。目前,国家卫生健康委已经开展了呼吸内科、抗感染药物等17个专业的临床药师培训。

根据《关于加快药学服务高质量发展的意见》(国卫医发〔2018〕45号)、《关于加强医疗机构药事管理促进合理用药的意见》(国卫医发〔2020〕2号)等文件,医疗机构要深入落实临床药师制,按照规定强化配备临床药师,围绕患者需求和临床治疗特点开展专科药学服务。要逐步实现药学服务全覆盖,临床药师为门诊和住院患者提供个性化的合理用药指导。临床药师要积极参与临床治疗,为住院患者提供用药医嘱审核、参与治疗方案制订、用药监测与评估以及用药教育等服务。在疑难复杂疾病多学科诊疗过程中,必须要有临床药师参与,指导精准用药。探索实行临床药师院际会诊制度。鼓励医疗机构开设药学门诊,为患者提供用药咨询和指导。

## 二、药品经营企业的药学技术人员

《药品管理法》第五十二条规定,从事药品经营活动应当有依法经过资格认定的药师或者其他药学技术人员。在药品经营领域,依法经过资格认定的药师是指执业药师,依法经过资格认定的其他药学技术人员包括卫生系列职称(含药士、药师、主管药师、副主任药师、主任药师)、从业药师等。国家相关政策要求药品经营企业应依法配备执业药师,关键岗位应当由执业药师来担任。

### (一) 药品经营企业执业药师职责

药品经营企业执业药师依法负责药品管理、处方审核和调配、合理用药指导等工作。执业药师在执业范围内应当对执业单位的药品质量和药学服务活动进行监督,保证药品管理过程持续符合法定要求,对执业单位违反有关法律、法规、部门规章和专业技术规范的行为或者决定,提出劝告、制止或者拒绝执行,并向药品监督管理部门报告。药品零售企业应当在醒目位置公示"执业药师注册证",并对在岗执业的执业药师挂牌明示。执业药师不在岗时,应当以醒目方式公示,并停止销售处方药和甲类非处方药。

### (二) 药品经营企业执业药师权利及义务

执业药师享有的权利主要包括七项:①以执业药师的名义从事相关业务,保障公众用药安全和合法权益,保护和促进公众健康;②在执业范围内,开展药品质量管理,制定和实施药品质量管理制度,提供药学服务;③参加执业培训,接受继续教育;④在执业活动中,人格尊严、人身安全不受侵犯;⑤对执业单位的工作提出意见和建议;⑥按照有关规定获得表彰和奖励;⑦法律、法规规定的其他权利。

执业药师应当履行的义务主要包括六项:①严格遵守《中华人民共和国药品管理法》及国家有关药品生产、经营、使用等各项法律、法规、部门规章及政策;②遵守执业标准和业务规范,恪守职业道德;③廉洁自律,维护执业药师职业荣誉和尊严;④维护国家、公众的利益和执业单位的合法权益;⑤按要求参加突发重大公共事件的药事管理与药学服务;⑥法律、法规规定的其他义务。

---

**知识链接**

#### 药品经营企业执业药师配备要求

根据 2020 年 11 月国家药品监督管理局公布的《国家药监局关于规范药品零售企业配备使用执业药师的通知》(国药监药管〔2020〕25 号),针对当前部分地区执业药师不够用、配备难的实际情况,省级药品监督管理部门在不降低现有执业药师整体配备比例的前提下,可制定实施差异化配备使用执业药师的政策,并设置过渡期。过渡期内,对于执业药师存在明显缺口的地区,允许药品零售企业配备使用其他药学技术人员承担执业药师职责,过渡期不超过 2025 年。药品经营企业配备执业药师的岗位及要求如表 4-7。

表 4-7   药品经营企业应配备执业药师的关键岗位

| 类别 | 关键岗位 | 资质要求 |
| --- | --- | --- |
| 药品批发 | 企业质量负责人 | 应当具有大学本科以上学历、执业药师资格和 3 年以上药品经营质量管理工作经历 |
|  | 企业质量管理部门负责人 | 应当具有执业药师资格和 3 年以上药品经营质量管理工作经历,能独立解决经营过程中的质量问题 |
| 药品零售 | 企业法定代表人或者企业负责人 | 应当具备执业药师资格 |
|  | 处方审核人 | 按照国家有关规定配备执业药师、处方经执业药师审核后方可调配 |

### 三、药品生产企业及其他领域药学技术人员

《药品管理法》第四十二条规定,从事药品生产活动,应当有依法经过资格认定的药学技术人员、工程技术人员及相应的技术工人。《药品生产质量管理规范》规定,生产管理负责人、质量管理负责人、质量受权人的学历要求,至少具有药学或相关专业本科学历(或中级专业技术职称或执业药师资格)。《执业药师注册管理办法》规定,鼓励药品上市许可持有人、药品生产企业、药品网络销售第三方平台等使用取得执业药师资格的人员。

另外,我国"互联网＋医疗健康"服务新模式新业态蓬勃发展,提供药学服务的网络药品销售新领域需要政策给予引导和规范。在开展互联网诊疗或远程医疗服务过程中,要以实体医疗机构内的药师为主体,积极提供在线药学咨询、指导患者合理用药、用药知识宣教等"互联网＋药学服务"。规范电子处方在互联网流转过程中的关键环节的管理,审核、调配、核对电子处方的药师必须采取电子签名或信息系统留痕的方式,确保信息可追溯。在网络药品经营领域,销售对象为个人消费者的,应当建立在线药学服务制度,配备执业药师,指导合理用药。

> **药师考点**
>
> 执业药师配备使用。

## 第四节　药师行业自律组织与职业道德建设

《药品管理法》规定,药品行业协会应当加强行业自律,建立健全行业规范,推动行业诚信体系建设,引导和督促会员依法开展药品生产经营等活动。政府监管和行业自律是进行市场治理的两种制度安排。行业协会具有联系政府、服务企业、促进行业自律的功能。我国药师行业逐渐探索出一套符合中国国情的药师行业自律与职业道德建设的发展模式。

### 一、我国药师自律组织与行业协会

药师行业自律组织主要是指全国和地方的药师协会。经中华人民共和国民政部批准,我国于2003年2月22日正式成立中国执业药师协会;2014年5月中国执业药师协会更名为中国药师协会(Chinese Pharmacists Association)。中国药师协会是由具有药学专业技术职务或执业药师职业资格的药学技术人员及相关企事业单位自愿结成的全国性、行业性社会团体,是非营利性社会组织。

行业协会可维护会员合法权益和共同利益联合体,是企业与政府之间的桥梁与纽带。中国药师协会宗旨是自律、维权、协调、服务,致力于加强药师队伍建设与管理,维护药师的合法权益;增强药师的法律、道德和专业素质,提高药师的执业能力;保证药品质量和药学服务质量,促进公众合理用药,保障人民身体健康。中国药师协会的职责就是要发挥自身优势,协助政府加强和改善行业管理,加强调查研究,在提供医药政策咨询、开展行业研究、加强行业自律、服务广大医药企业、促进医药行业发展等方面发挥作用。

### 二、药师行为规范与药学职业道德规范

职业道德是指从业人员在职业活动中必须共同遵守的基本行为准则。各行各业都有各自的职业道德,如医务人员道德、教师道德、商业道德等。它是判断人们职业行为优劣的具体标准,也是社会主义道德在职业生活中的反映。《中共中央关于加强社会主义精神文明建设若干问题的决议》规定了我国各行各业都应共同遵守的职业道德的五项基本规范,即"爱岗敬业、诚实守信、办事公道、服务群

众、奉献社会"。

药学技术人员的职业道德水准、药学服务质量和水平直接关乎人民群众切身利益,关乎医疗卫生行业形象。药师职业特殊性,决定了药学技术人员(药师)应当具有高于一般职业的行为规范和职业道德要求。加强行业自律的过程中,加强药学职业道德建设,制定符合行业发展需求和更好履行社会责任的行为规范和药学职业道德规范,并使职业道德内化为品格,不但有利于药学技术人员发挥职业内在价值,更是树立良好职业形象和降低职业风险、提升职业权益的重要保障。

**(一) 医疗机构药学技术人员行为规范**

2012 年 7 月,卫生部、国家食品药品监督管理局和国家中医药管理局组织制定了《医疗机构从业人员行为规范》。医疗机构药学技术人员应遵守《医疗机构从业人员行为规范》所列医疗机构从业人员基本行为规范,又要遵守药学技术人员相对应的分类行为规范。

基本行为规范有八条,即以人为本,践行宗旨;遵纪守法,依法执业;尊重患者,关爱生命;优质服务,医患和谐;廉洁自律,恪守医德;严谨求实,精益求精;爱岗敬业,团结协作;乐于奉献,热心公益。

药学技术人员相对应的分类行为规范有六项:①严格执行药品管理法律法规,科学指导合理用药,保障用药安全、有效。②认真履行处方调剂职责,坚持查对制度,按照操作规程调剂处方药品,不对处方所列药品擅自更改或代用。③严格履行处方合法性和用药适宜性审核职责。对用药不适宜的处方,及时告知处方医师确认或者重新开具;对严重不合理用药或者用药错误的,拒绝调剂。④协同医师做好药物使用遴选和患者用药适应证、使用禁忌、不良反应、注意事项和使用方法的解释说明,详尽解答用药疑问。⑤严格执行药品采购、验收、保管、供应等各项制度规定,不私自销售、使用非正常途径采购的药品,不违规为商业目的统方。⑥加强药品不良反应监测,自觉执行药品不良反应报告制度。

2019 年 10 月 31 日,中国医院协会药事专业委员会编制并发布了《医疗机构药学服务规范》。2021 年 10 月 15 日,国家卫生健康委组织制定了《医疗机构药学门诊服务规范》《医疗机构药物重整服务规范》《医疗机构用药教育服务规范》《医疗机构药学监护服务规范》《居家药学服务规范》5 项规范,进一步规范发展药学服务,提升药学服务水平,促进合理用药。

**(二) 执业药师业务规范**

执业药师业务规范是指执业药师在运用药学等相关专业知识和技能从事业务活动时,应当遵守的行为准则。为规范执业药师的业务行为、增强执业药师和所在执业单位的自律意识、引导执业药师践行优良药学服务、保障公众合理用药,国家药品监督管理局执业药师资格认证中心、中国药学会、中国医药物资协会、中国非处方药物协会和中国医药商业协会联合制定了《执业药师业务规范(试行)》,自 2017 年 1 月 1 日起施行,适用于直接面向公众提供药学服务的执业药师。

根据《执业药师业务规范(试行)》,直接面向公众提供药学服务的执业药师的业务活动,包括处方调剂、用药指导、药物治疗管理、药物不良反应监测、健康宣教等。执业药师在执行业务活动中,应当以遵纪守法、爱岗敬业、遵从伦理、服务健康、自觉学习、提升能力为基本要求。执业药师应依法执业,做好药学服务,并佩戴专用徽章以示身份;执业药师应加强自律,树立良好的专业形象,以诚信的职业素养服务公众;执业药师应规划自己的职业发展,树立终身学习的观念,不断完善专业知识和技能,提高执业能力,满足开展用药指导、健康服务等执业工作的需要。

**(三) 执业药师的职业道德准则**

2006 年 10 月 18 日,中国执业药师协会发布了《中国执业药师职业道德准则》(简称《准则》),2009 年 6 月 5 日又对《准则》进行了修订。同时,为了指导全国广大执业药师更好地贯彻、实施《准则》,规范执业药师的执业行为,原中国执业药师协会又在《准则》的基础上,于 2007 年 3 月 13 日发布了《中国执业药师职业道德准则适用指导》,并在 2009 年 6 月 5 日进行了修订。

《准则》包含五条职业道德准则,分别是救死扶伤,不辱使命;尊重患者,平等相待;依法执业,质量第一;进德修业,珍视声誉;尊重同仁,密切协作。《准则》适用于中国境内的执业药师,包括依法履行执业药师职责的其他药学技术人员。执业药师在执业过程中应当接受各级药品监督管理部门、执业药师协会和社会公众的监督。

**药师考点**

执业药师职业道德与业务规范。

**课程思政讨论**

立足服务人才强国战略和创新驱动发展战略,讨论如何更好地遵循人才成长规律,最大限度地激发和释放药学人才活力,促进药学人才更好成长,为健康中国建设和实现中华民族伟大复兴的中国梦贡献聪明才智。

# 本 章 小 结

本章介绍了我国药学技术人员的职业资格管理规定,药师业务领域和岗位职责,职业道德规范和行业自律等内容。

1. 药学技术人员是指具有药学专业知识、从事药学科学研究和专业技术工作的人员,从业领域包括药品的生产、经营、使用、药学服务和科研、检验等药品管理全流程。

2. 药学技术人员分类。按职业和专业可分为药师、中药师、民族药药师;按工作领域可分为药品生产企业药师、药品批发企业药师、药品零售企业药师(又称社会药房药师、药店药师)、医院药师、临床药师、药物科研单位药师、药检所药师、药品监督管理部门药师;按职业资格可分为依法经过资格认定的药师和其他药学技术人员。

3. 《国家职业资格目录》包括准入类和水平评价类两类国家职业资格;准入类药学技术人员的国家职业资格是执业药师职业资格;水平评价类药学技术人员的国家职业资格是药学专业技术职务任职资格,即药学技术人员职称。

4. 执业药师职业资格制度包括资格考试、执业注册、继续教育、岗位职责、监督管理等内容。

5. 执业药师是指经全国统一考试合格,取得"执业药师资格证书",并经注册登记,在药品生产、经营、使用和其他需要提供药学服务的单位中执业的药学技术人员。执业药师资格考试属于职业资格准入考试,实行全国统一大纲、统一命题、统一组织的考试制度。

6. 药学专业技术人员职称设初级、中级、高级,初级分设士级和师级,高级分设副高级和正高级。各级别职称名称分别为药士、药师、主管药师、副主任药师、主任药师。

7. 临床药师是以系统药学专业知识为基础,并具有一定医学和相关专业基础知识与技能,直接参与临床用药,促进药物合理应用和保护患者用药安全的药学专业技术人员。

8. 《药品管理法》规定,药品经营企业、医疗机构应当配备依法经过资格认定的药师或者其他药学技术人员,负责本单位的药品管理、处方审核和调配、合理用药指导等工作。药品零售企业要严格执行《药品管理法》有关规定,在坚持执业药师配备原则的同时,更要充分发挥执业药师的作用。从事药品生产活动,应当有依法经过资格认定的药学技术人员、工程技术人员及相应的技术工人。

9. 《药品管理法》规定,药品行业协会应当加强行业自律,建立健全行业规范,推动行业诚信体系建设,引导和督促会员依法开展药品生产经营等活动。

10. 药师行业协会具有联系政府、服务企业、促进行业自律的功能。在加强行业自律的过程中，加强药学职业道德建设，制定符合行业发展需求和履行社会责任的行为规范和药学职业道德规范，并使职业道德内化为品格，不但有利于药学技术人员发挥职业内在价值，而且是树立良好职业形象和降低职业风险、提升职业权益的重要保障。

11. 在遵守药品管理法律法规、依法执业的同时，药师还应遵守《医疗机构从业人员行为规范》《医疗机构药学服务规范》《执业药师业务规范》《中国执业药师职业道德准则》等行为规范与药学职业道德规范，以专业知识、技能和良知，尽心、尽职、尽责为患者及公众提供药品和药学服务。

# 思 考 题

1. 简述药师和药学技术人员的社会功能定位。
2. 简述卫生健康部门与药品监管部门在药师管理方面的职责分工。
3. 《药品管理法》对药师和其他药学技术人员配备要求和规定有哪些？
4. 执业药师资格制度发展面临的问题和挑战是什么？
5. 如何加快推进药师立法？
6. 简述药学职业道德与药师法律制度的区别。

第四章
目标测试

（徐　敏）

# 第五章

# 药品管理法律

## 学习目标

通过本章的学习,锻炼学生自觉学法、知法、懂法、守法和用法,使学生熟悉药品管理的法律、法规,知道什么是合法、什么是违法,在此基础上自觉遵守药品管理的法规,并能运用法律、法规分析和解决药学实践问题。

1. **掌握** 《药品管理法》的立法宗旨;药品上市许可持有人相关内容;药品生产、经营及医疗机构的药事管理规定;假、劣药品的认定与禁止性规定。

2. **熟悉** 药品研制和注册;药品上市后管理;药品价格和广告;药品储备和供应;违反《药品管理法》应承担的法律责任。

3. **了解** 《药品管理法》的适用范围;药品监督方面的规定;《疫苗管理法》有关疫苗的概念与分类;疫苗管理部门及职责;疫苗研制、生产和批签发管理;疫苗流通;疫苗上市后管理;违反《疫苗管理法》应承担的法律责任。

## 问题导入

### 制售假新冠疫苗案件

2020 年 8 月,犯罪嫌疑人孔某、乔某产生制造假新冠疫苗并销售牟利的想法,为此二人通过互联网查找、了解了真品疫苗的针剂样式和包装样式。随后,二人购买预灌封注射器,在酒店房间和租住房内,用生理盐水制造假新冠疫苗。为扩大制假规模,乔某从老家找来亲属、朋友 3 人帮助制造。制假后期因生理盐水不足,乔某居然以矿泉水代替。应孔某委托,殷某等 3 人利用制图技术、印刷技术和印制条件,为孔某设计制作了"新冠肺炎灭活疫苗"标签和包装盒。制作完成后,孔某对外伪称是"从内部渠道拿到的正品新冠疫苗",销售给王某(另案处理)等人,以致假疫苗流入社会。11 月 19 日深夜,孔某指使他人将制假过程中剩余的包装盒、半成品等运至偏僻处焚烧、销毁。

2020 年 11 月 27 日,公安机关发现孔某等人的犯罪线索,决定立案侦查,并于当天将携赃款出逃的孔某、乔某抓获,随后相继抓获殷某等人。初步查明,孔某、乔某等人制造并销售假新冠疫苗约 5.8 万支,获利约 1 800 万元。12 月 22 日,公安机关提请检察机关批准逮捕。

请阅读以上材料,思考并讨论:

(1) 上述案例属于何种性质的案件?

(2) 对上述案件涉及的个人如何进行处罚?

## 第一节　药品管理立法概述

### 一、药品管理立法与药事管理法的概念

#### (一) 药品管理立法概念

药品管理立法 (legislation of drug administration)，是指由特定的国家机关，依据法定的权限和程序，制定、认可、修订、补充和废除药品管理法律规范的活动。

药品管理立法是一种活动，同时，也在一定程度上含有"过程"和"结果"。药品管理立法过程不仅指立法的法定程序，也意味着药品管理立法是动态的，是有其历史发展过程的。药品管理立法的直接目的是产生和变动"法"这种特定的社会规范，故药品管理立法也可指药品法律法规的总和。

1. 药品管理立法要依据法定的权限　划分立法的权限是国家立法的要点。各国根据其国家性质和国家政权组织形式与结构形式，确定由哪些国家机关行使制定、修改或废止法律、法规的权力。立法权限划分的制度称为立法体制。

根据《中华人民共和国宪法》及《中华人民共和国立法法》的规定，中国立法权限的划分如下：①全国人民代表大会及其常务委员会行使国家立法权，有权制定法律；②国务院享有行政法规的制定权；③省、自治区、直辖市人民代表大会及其常务委员会可以制定地方性法规，民族自治地方的人民代表大会有权制定自治条例和单行条例；④特别行政区享有立法权，特别行政区立法机关制定的法律须报全国人民代表大会常务委员会批准和备案；⑤国务院各部委及具有行政管理职能的直属机构，在本部门权限范围内制定部门规章。省、自治区、直辖市和设区的市、自治州的人民政府可以制定地方政府规章。

2. 药品管理立法要依据法定的程序　立法依据一定程序进行，才能保证立法具有严肃性、权威性和稳定性。我国现行立法程序 (制定法律的程序) 大致可划分为 4 个阶段，即法律草案的提出；法律草案的审议；法律草案的通过；法律的公布。宪法规定由国家主席公布法律。

3. 药品管理立法的原则　药品管理立法必须遵循的具体原则是：实事求是，从实际出发；规律性与意志性相结合；原则性与灵活性相结合；统一性与协调性相结合；现实性与前瞻性相结合；保持法的稳定性、连续性与适时立、改、废相结合；总结本国经验与借鉴外国立法相结合。

#### (二) 药事管理法的概念

药事管理法是指由国家制定或认可，并由国家强制力保证实施，具有普遍效力和严格程序的行为规范体系，是调整与药事活动相关的行为和社会关系的法律规范的总和。

药事管理法是诸多法律规范中的一种类型，它与其他法律规范一样，是由一定物质生活条件所决定的，具有规范性、国家意志性、国家强制性、普遍性、程序性。从根本上说，药事管理法决定于一定的经济关系。

药事管理法是广义的概念，一方面是为了区别于具体的法律名称 (例如我国的药品管理法、日本的药事法)；另一方面，药事管理法是指药事管理法律体系 (the legal system of pharmacy administration)，包括有关药事管理的法律、行政法规、规章、规范性文件等的总称。

#### (三) 药事管理法的渊源

通过立法所产生的法律文件，往往可构成成文法国家的主要法律渊源或法的表现形式。在我国，正式的法律渊源或法律形式有：宪法性法律；法律；行政法规；地方性法规；规章；民族自治法规；特别行政区的法律；中国政府承认或加入的国际条约。药事管理法的渊源，是指药事管理法律规范的具体表现形式。中国药品监督管理的法规体系见图 5-1。

我国药事法
的渊源 (拓
展阅读)

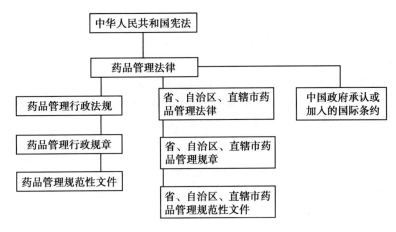

图 5-1　中国药品监督管理的法规体系

### (四) 药事法规的效力

1. **法律效力的概念**　法律效力是指法律的适用范围,即法律在什么领域、什么时期和对谁有效的问题,也就是法律规范在空间上、时间上和对人的效力问题。

(1) 空间效力:是指法律在什么地方发生效力。由国家制定的法律和经中央机关制定的规范性文件,在全国范围内生效。地方性法规只在本地区内有效。

(2) 时间效力:是指法律从何时生效和何时终止效力,以及新法律颁布生效之前所发生的事件或行为是否适用该项法规的问题。时间效力一般有三个原则,即不溯及既往原则、后法废止前法的原则、法律条文到达时间的原则。

(3) 对人的效力:是指法律适用于什么样的人。对人的效力又分为属地主义、属人主义和保护主义。属地主义,即不论人的国籍如何,在哪国领域内就适用哪国法律。属人主义,即不论人在国内或国外,是哪国公民就适用哪国法律。保护主义,任何人只要损害了本国的利益,不论损害者的国籍与所在地如何,都要受到该国法律的制裁。

我国的法律效力以属地主义为主,以属人主义和保护主义为辅。在中国境内外的中国公民,在中国领域内的外国人和无国籍人,一律适用我国的法律。

药事法规适用的地域范围是"在中华人民共和国境内"。香港、澳门特别行政区按照其基本法规规定办理。

药事法规适用的对象范围是与药品有关的各个环节和主体,包括药品的研制者,药品的生产者、经营者和使用者(这里使用仅指医疗单位对患者使用药品的活动,不包括患者),以及具有药品监督管理的责任者。"者"包括单位或个人,单位包括中国企业、中外合资企业、中外合作企业、外资企业。个人包括中国人、外籍人。

2. **药事法律效力的层次**　法律效力的层次是指规范性法律文件之间的效力等级关系,可概括为以下几点。

(1) 上位法的效力优于下位法

1) 宪法具有最高的法律效力,一切法律、行政法规、地方性法规、自治条例和单行条例、规章都不得同宪法相抵触。

2) 药事法律:药事法律的效力高于药事行政法规、地方性法规及规章。

3) 药事行政法规:效力高于药事管理地方性法规、规章。

4) 药事地方性法规:效力高于本级和下级地方政府规章。

5) 药事自治条例和单行条例:依法对法律、行政法规、地方性法规作变通规定的,在本自治地方适用自治条例和单行条例的规定。

6）药事部门规章和地方政府规章：部门规章之间，部门规章与地方政府规章之间具有同等效力，在各自的权限范围内施行，部门规章之间、部门规章与地方政府规章之间对同一事项的规定不一致时，由国务院裁决。

（2）特别规定优于一般规定，新的规定优于旧的规定：《中华人民共和国立法法》规定，同一机关制定的法律、行政法规、地方性法规、自治条例和单行条例、规章，特别规定与一般规定不一致的，适用特别规定，新的规定与旧的规定不一致的，适用新的规定。

（五）法律责任

1. 违法　违法是指违反法律和其他法规的规定，给社会造成某种危害的有过错的行为。广义的违法包括违法和犯罪。

构成违法有四个要素：①必须是人的某种行为，而不是思想问题；②必须是侵犯了法律所保护的社会关系的行为，对社会造成了危害；③行为人必须是具有责任能力或行为能力的自然人或法人；④必须是行为者出于故意或过失。

违法依其性质和危害程度可分为以下几种。①刑事违法：即违反刑事法规，构成犯罪；②民事违法：即违反民事法规，给国家机关、社会组织或公民个人造成某种利益损失的行为；③行政违法：即违反行政管理法规的行为，包括公民、企事业单位违反国家行政管理法规的行为以及国家机关公职人员运用行政法规时的渎职行为。

2. 法律责任　法律责任是指人们对自己违法行为所应承担的带有强制性的否定性法律后果。法律责任的构成有两部分：①法律责任的前提是人们的违法行为，法律责任是基于一定的违法行为而产生的；②法律责任的内容是否定性的法律后果，包括法律制裁、法律负担、强制性法律义务、法律不予承认或撤销等。法律责任的实质是国家对违反法定义务、超越法定权利界限或者滥用权力的违法行为所作的法律上的否定性评价和谴责，是国家施加于违法者或责任者的一种强制性负担，是补救受到侵害的合法权益的一种法律手段。法律责任有明确的、具体的法律规定，并以国家强制力作为保证，必须由司法机关或法律授权的国家机关来执行。

法律责任分为3类：

（1）刑事责任：是指行为人因其犯罪行为必须承担的一种刑事惩罚性的责任。我国刑法规定的刑罚的种类包括主刑和附加刑，主刑包括管制、拘役、有期徒刑、无期徒刑和死刑5种；附加刑包括罚金、剥夺政治权利、没收财产、驱逐出境4种。

（2）民事责任：是由于违反民法、违约或者由于民法规定所应承担的一类法律责任。

（3）行政责任：是指因违反行政法而承担的法律责任，包括行政处分和行政处罚。行政处分系指国家机关或企事业单位对其所属工作人员或职工违反规章制度时进行的处分；形式有警告、记过、记大过、降级、撤职、开除留用、开除等。行政处罚系指国家特定行政机关对单位或个人违反国家法规进行的处罚，如药品监督管理部门对违反《药品管理法》的单位和个人给予的处罚；行政处罚的形式有警告、罚款、拘留、没收等。

（六）药事管理法的法律关系

法律关系是指在法律规范调整社会关系中形成的人们之间的权利与义务关系。药事管理法律关系是指国家机关、企事业单位、社会团体、公民个人在药事活动、药学服务和药品监督管理过程中，依据药事管理法律规范所形成的权利与义务关系。

1. 药事管理法律关系主体　法律关系主体是法律关系的参加者，在法律关系中一定权利的享有者和一定义务的承担者。药事管理法律关系主体包括以下几类。

（1）国家机关：作为法律关系主体的国家机关主要分为两种情况，一是政府的药品监督管理主管部门和有关部门，依法与其管辖范围内的相对方，结成药事行政法律关系。二是政府的药品监督管理主管部门内部的，领导与被领导、管理与被管理的关系。

(2) 机构和组织:包括法人和非法人的药品生产企业、药品经营企业、医疗机构、药房等企事业单位,大致分为三种情况:一是以药品监督管理相对人的身份,同药品监督管理机构结成药事行政法律关系;二是以提供药品和药学服务的身份,同需求药品和药学服务的机关、机构和组织、公民个人结成医药卫生服务关系;三是与内部职工结成管理关系。

(3) 公民个人(自然人):可分为特定主体和一般主体,特定主体主要指药学技术人员,他们因申请执业注册认可,与药品监督管理部门结成药事行政法律关系;因承担药学服务,同所在单位结成内部的药事管理关系,并同患者结成医患关系。一般主体指所有的公民,他们因需求药品和药学服务而与提供药品和服务的企事业单位结成医药卫生服务关系。

2. **药事管理法律关系客体**　　笼统地讲,法律关系客体是指法律关系主体之间的权利和义务所指向的对象。药事管理关系客体包括以下几类。

(1) 药品:这是药事管理法律关系主体之间权利义务所指向的主要客观实体。

(2) 人身权益:人身权益是人的物质形态,也是人的精神利益的体现。在一定范围内成为法律关系的客体。药事管理法的主要目的是保障人体用药安全,维护人民身体健康。因用药造成伤害人体健康的结果,提供药品的主体,将受到药品监督管理主体依法实施的处罚。

(3) 智力产品:例如新药、新产品的技术资料,药物利用评价,药品标准等都属于这一范畴。

(4) 行为结果:分为物化结果和非物化结果。例如已生产上市的药品为药品生产的物化结果;因药品、药事引起的法律诉讼,其判案结果便是非物化结果。

3. **药事管理法律关系的内容**　　药事管理法律关系的内容,是主体之间的法律权利和义务,是法律规范的行为模式在实际社会生活中的具体落实,是法律规范在社会关系中实现的一种状态。例如《药品管理法》规定从事药品生产、经营(批发)活动,应当经省级药品监督管理局批准,发给许可证。并规定了申请、审批程序以及违反者应承担的法律责任。

4. **药事管理法的法律事实**　　法律事实是指法律规范所规定的、能够引起法律关系产生、变更和消灭的客观情况或现象,大体可分为法律事件和法律行为两类。例如,制售假药行为可能产生行政法律关系,也可能产生刑事法律关系,还可能引起某些民事法律关系(损害赔偿等)的产生。

## 二、药品管理立法的基本特征

药品管理立法的基本特征,是从法律体系中法律部门的角度来讨论的。一般说来,药品管理立法具有以下特征。

### (一) 立法目的是维护人民健康

药品质量问题直接影响用药人的健康和生命。因此,药品管理立法的目的是加强药品监督管理,保证药品质量,维护人民的健康,保障用药人的合法权益,保障人的健康权。

### (二) 以药品质量标准为核心的行为规范

药品管理立法的目的是规范人们在研究、制造、经营、使用药品时的行为,这些行为必须确保药品的安全性、有效性。衡量行为的结果,最原始的药品管理法规是以使用者的症状是否减轻、消除或者加重病情或死亡为标准,逐渐代以药品质量标准为依据。现代药品管理立法虽然颁布了许多法律法规,但国家颁布的药品标准和保证药品质量的工作标准仍然是行为规范的核心问题。这和其他法律部门有很大区别。

### (三) 药品管理立法的系统性

现代社会药品管理立法活动日益频繁,药事法规不断增加,条文也更加详尽、精确,并紧密衔接。包括药品质量、过程质量、工作质量、药品质量控制和质量保证的管理质量,国内药品质量、进出口药品质量,从事药事工作人员的素质等,无一不受法律规范的控制管理。可以说药品和药事工作是受系统的法律约束的,这和泛指经济、劳动、婚姻等领域的行为规范是不相同的。

### （四）药品管理法内容国际化的倾向

由于药品管理法的客体主要是药品和控制药品（如麻醉药品、精神药品等），即物质，而衡量这些物质性质的标准是不会因国家的国体、政体不同而发生变化的。加之药品的国际贸易和技术交流日益频繁，客观环境要求统一标准。因此，各国药品管理法的内容越来越相似，国际性药品管理、控制药品管理的公约、协议、规范、制度和参加缔约的国家也不断增加。这是现代药品管理立法的一个特征。

## 三、药品管理立法的历史发展

政府对药品实施行政的和法律的监督已有悠久的历史。有关医药的法律条文，在公元前 3000 年古埃及的纸草文中就已有记载。我国是世界上的文明古国之一，也是世界医药文化发源地之一。据史书记载，在西周时期（公元前 1100 年—公元前 771 年）便已设立掌管医药政令的政府机构，秦汉时期商品交换已相当发达，有了简单的质量标准和检验制度，公元 7 世纪，国家组织编写的《新修本草》在全国推行，作为全国药品标准，并建立了对进口药材抽验的制度，及对合格药品的"封检"标记制度等。我国古代和许多国家历代政府都制定了惩罚贩卖假药、陈药及误用、滥用药物使人致死行为的法律规定。古代国家的药品监督法规多是零散地附于其他法律中，"医"和"药"合在一起，也不稳定，随朝代更迭变化较大。

后来欧洲一些国家开始制定单独的药事法律。如 13 世纪意大利，西西里皇帝腓特烈二世制定的药事管理法令，14 世纪意大利热那亚市的药师法，15 世纪佛罗伦萨市认可《佛罗伦萨药典》作为该市药品标准，16 世纪英国的法规授权伦敦医生任命 4 名检查员对药商、药品进行检查，19 世纪英国颁布药房法，1868 年美国许多州立法颁布《药房法》。这些法律规范与古代国家的医药政令比较，有很大进步，但都是局部地区城市的，内容亦很局限。这和当时手工业制造药品的情况分不开，国家通过对制药的工艺和作坊（即药师和药房）进行监督来控制和保证药品质量，因此颁布了《药师法》《药房法》。

之后世界各国大力加强药品监督管理立法。20 世纪，化学治疗药物快速增加，制药工业兴起和发展，药业成为发展最快的行业之一。同时也出现了震惊世界的药害事件。为此，许多国家加强了药品管理立法。其中影响较大的是英国、美国的药品管理立法。

（1）英国：药品管理立法较早，影响大的药事管理法有 1851 年《砷法》，1868 年《药房法》，1908 年《毒物和药房法》，1920 年《危险药物法》，1941 年《药房和药品法》，1968 年《药品法》，1971 年《滥用药品法》等。

（2）美国：20 世纪美国的药品管理立法和药事管理法律对世界影响较大，颁布的药事管理法有 1906 年综合性法律《食品和药品法》，1914 年《麻醉药品法》，1938 年《联邦食品、药品和化妆品法案》。1951 年《Durham-Humphrey 修正案》是最早规定处方药和非处方药分类管理的法律。1962 年《Kefauver-Harris 修正案》强调新药的安全性、有效性和审批管理。此外还有 1963 年《药品生产质量管理规范》（GMP）、1970 年《药品滥用预防和管理法》、1979 年《非临床安全性试验研究质量管理规范》（GLP）、1979 年修订的《联邦药品、食品和化妆品法案》、1983 年《罕见病药品法》、1984 年《药价竞争和专利期限恢复法》、1988 年《处方药物营销法》、1990 年《合成类固醇管理法》、1992 年《通用名药品执法法案》、1997 年《食品和药品管理现代化法》、2007 年《食品和药品管理修正法案》、2012 年《食品和药品管理安全和创新法案》等。

### 四、我国的药品管理立法

我国现代药品管理立法，始于 1911 年辛亥革命之后。1984 年，我国制定颁布了第一部药品管理的法律《中华人民共和国药品管理法》。现行《药品管理法》是 2019 年 8 月 26 日修订颁布的。我国药品管理立法大体经历了四个阶段。

（一）1911—1948 年开始制定药政法规

1911 年,孙中山先生领导的辛亥革命推翻了清王朝,结束了封建主义的君主制度。1912 年成立的"中华民国"南京临时政府采用新制,在内务部下设卫生司,为全国卫生行政主管部门,下属第四科主办药政工作。1928 年,国民党政府改卫生司设立卫生部。1911—1948 年间,先后发布的主要药品管理法规有:《药师暂行条例》(1929 年 1 月)、《管理药商规则》(1929 年 8 月)、《麻醉药品管理条例》(1929 年 11 月)、《购用麻醉药品暂行办法》(1935 年 8 月)、《管理成药规则》(1930 年 4 月)、《细菌学免疫学制品管理规则》(1937 年 5 月)、《药师法》(1943 年 9 月)等。

（二）1949—1983 年新中国大力加强药政法规建设

中华人民共和国成立以来,药政法规建设工作大致可分为以下几个阶段。

1. 1949—1957 年 主要配合戒烟禁毒工作和清理旧社会遗留下来的伪劣药品充斥市场的问题,中华人民共和国卫生部(以下称"卫生部")制定发布了《关于严禁鸦片烟毒的通令》《管理麻醉药品暂行条例》《关于麻醉药品临时登记处理办法的通令》《关于抗疲劳素药品管理的通知》《关于资本主义国家进口西药检验管理问题的指示》。

2. 1958—1965 年 我国制药工业迅速发展,在总结经验的基础上,会同有关部委制定了一系列加强生产管理的规章,如《关于综合医院药剂科工作制度和各级人员职责》《食用合成染料管理暂行办法》《关于药政管理的若干规定》《管理毒药限制性剧药暂行规定》《关于药品宣传工作的几点意见》《管理中药的暂行管理办法》。

3. 1966—1983 年 十年动乱期间,药政管理被当作"管卡压"的典型,药政工作遭到了很大的破坏,人们终于认识到以法治乱、依法治国的重要性。1978 年 7 月,国务院批转了卫生部关于颁发《药政管理条例(试行)》的报告,该条例共计 11 章 44 条,它是这一时期的纲领性文件。另外,卫生部会同有关部门颁布了一系列规章,如《麻醉药品管理条例》《新药管理办法》《医疗用毒药、限制性剧药管理办法》等。

1949—1983 年间,我国编纂、修订、颁布了《中华人民共和国药典》(简称《中国药典》)1953 年版、1963 年版和 1977 年版。

药品管理的行政法规、规章,对保证药品质量、安全、有效,维护人民身体健康,发挥了重大作用,促进了医药卫生事业的发展。但是,由于大多数药政法规仅规定了权利和义务,而没有明确规定法律责任,没有明确执法主体,其法律效力有限。

（三）1984—2002 年国家制定颁布实施《中华人民共和国药品管理法》

《中华人民共和国药品管理法》由中华人民共和国第六届全国人民代表大会常务委员会第七次会议于 1984 年 9 月 20 日通过,自 1985 年 7 月 1 日起施行。

《药品管理法》是我国第一部全面的、综合性药品法律。《药品管理法》的制定、颁布具有划时代的意义,标志着我国药品监督管理工作进入法制化新阶段,使药品监督管理工作有法可依、依法办事。它的颁布实施有利于发挥人民群众对药品质量监督的作用,使药品经济活动在法律的保护和制约下,健康、高速地发展。

1985—2000 年我国药品监督管理法规体系建设取得很大成绩。《药品管理法》颁布实施以来,根据《宪法》和《药品管理法》,国务院制定发布和批准发布了相关行政法规 7 部,卫生部制定发布规章及规范性文件 410 部(件)。1998 年国务院机构改革的过程中,对药政、药检管理体制进行改革,新组建了国家药品监督管理局,直属国务院领导。该局在 1998—2001 年,为贯彻实施好《药品管理法》,制定、修订发布的局令、规章和规范性文件约有 395 部(件)。在此期间,修订、颁布了《中国药典》1985 年版、1990 年版、1995 版及 2000 年版。省级人民代表大会常务委员会也制定了一系列有关药品管理的地方性法规。2000 年 6 月,国务院决定实行省以下药品监督垂直管理体制。至 2001 年,全国地市局以上药品监督管理行政机构有 352 家、县局(分局)2 060 家,人员近 3 万人,地市以上药品检验所共

350 多家,人员 15 000 余人。

为了适应我国对外开放的不断深入和经济全球化的发展需要,1998 年 10 月,我国启动了修改《药品管理法》的工作。修订《药品管理法》的主要原因有:①1984 年《药品管理法》规定的执法主体发生变化,全国药品监督管理的主管部门,由国务院卫生行政部门改为国务院药品监督管理部门。②实践中行之有效的药品监督管理制度应在法律中作出规定,实践中已改变的制度、规定需修改有关法律条文。③1984 年《药品管理法》对违法行为规定的处罚过轻,对药品流通领域出现的问题,缺乏相应的处罚规定,对执法主体的违法行为,缺乏处罚规定。④为适应我国加入 WTO 的需要,修改《药品管理法》中有关药品标准、药品商标、药品定价、药品进口的条款,以及实施条例中关于新药的规定,应与 WTO 规则的要求相适应。

2000 年 8 月下旬,国务院将《药品管理法修订草案》提请第九届人民代表大会常务委员会第十七次会议审议。依照《中华人民共和国立法法》规定的程序对《药品管理法修订草案》进行了三审,于 2001 年 2 月 28 日通过并公布,自 2001 年 12 月 1 日开始实施。

2002 年 8 月 4 日,国务院第 360 号令公布了《中华人民共和国药品管理法实施条例》,于 2002 年 9 月 15 日起施行。

### (四) 2003—2021 年药品管理法规建设不断完善

2003 年 4 月,国家食品药品监督管理局成立后,进一步修订、制定了有关药品管理的行政规章,卫生部亦非常重视药事法规的建设。2004 年 8 月 10 日,发布了《处方管理办法(试行)》(卫医发〔2004〕269 号),自 2004 年 9 月 1 日起施行。在《处方管理办法》试行过程中,卫生行政部门及时吸收了有益的意见和建议,对其进行了修订,修改后的《处方管理办法》于 2007 年 2 月 14 日以卫生部第 53 号令发布,自 2007 年 5 月 1 日起施行。为贯彻落实《中共中央　国务院关于深化医药卫生体制改革的意见》,加快国家基本药物制度的建设,根据《国务院关于印发医药卫生体制改革近期重点实施方案(2009—2011 年)的通知》,2009 年 8 月 18 日,卫生部、国家发展和改革委员会、工业和信息化部、监察部、财政部、人力资源和社会保障部、商务部、食品药品监督管理局、中医药局制定了《关于建立国家基本药物制度的实施意见》《国家基本药物目录管理办法(暂行)》。2010 年 3 月 18 日,卫生部发布了《药品类易制毒化学品管理办法》(中华人民共和国卫生部令第 72 号),于 2010 年 5 月 1 日起施行。2011 年 2 月 12 日,卫生部发布了《药品生产质量管理规范(2010 年修订)》(中华人民共和国卫生部令第 79 号),于 2011 年 3 月 1 日起施行。2013 年 1 月 22 日,卫生部发布了《药品经营质量管理规范(2012 年修订)》(中华人民共和国卫生部令第 90 号)。

为了适应市场经济体制改革深入推进的历史潮流,2013 年和 2015 年,我国又两次修正了《药品管理法》,集中体现了推进行政审批制度改革、"简政放权"的精神,进一步激发了市场主体的活力和创造力。2013 年 12 月 28 日,第十二届全国人民代表大会常务委员会第六次会议对《中华人民共和国药品管理法》第十三条进行了修改,将药品委托生产的审批权下放到省级药品监督管理部门。2015 年 4 月 24 日,第十二届全国人民代表大会常务委员会第十四次会议通过关于修改《中华人民共和国药品管理法》(2001 年版)的决定。2015 年 4 月《中华人民共和国药品管理法》的修订主要是减少"药品生产许可证"和"药品经营许可证"在工商行政管理部门注册、变更和注销环节,取消不必要的审批手续,减少了对企业的限制;取消绝大部分药品的政府定价,药品实际交易价格主要由市场竞争形成。

自 2001 年《药品管理法》修订以来,对于规范药品生产经营活动,加强药品监督管理,保障公众用药安全,促进药品产业发展,发挥了巨大作用。但是,随着社会经济以及药品产业的发展,《药品管理法》与党中央、国务院对药品安全的新要求,与人民群众对药品安全的新期待,与药品监管工作和产业发展面临的新形势等都存在一定差距,鼓励创新的措施不多,违法行为处罚的力度不够,科学监管手段相对滞后。为适应当前的新要求、新期待、新形势,进一步完善药品安全治理体系,提升药品安全治理能力,特别是将近年来药品领域改革成果和行之有效的做法上升为法律,《药品管理法》修订工作迫在眉睫。2018 年 10 月,《药品管理法(修正草案)》提交第十三届全国人民代表大会常务委员会第六次会议进行初次审议,并于会后公开征求社会公众意见。2019 年 4 月,第十三届全国人民代表大会常务委员会第十次会议对《药品管理法(修订草案)》进行审议。2019 年 8 月 26 日,第十三届人民代表大会常务委员会第十二次会议进行第三次审议并表决通过,自 2019 年 12 月 1 日开始实施。新修订的《药品管理法》全面贯彻落实党中央有关药品安全"四个最严"要求,明确了保护和促进公众健康的药品管理工作使命,确立了以人民健康为中心,坚持风险管理、全程管控、社会共治的基本原则,要求建立科学、严格的监督管理制度,全面提升药品质量,保障药品的安全、有效、可及。这些充分体现了《药品管理法》的修订坚持以人为本、坚持问题导向、坚持尊重规律、坚持国际视野、坚持改革创新、坚持科学发展的鲜明立场、根本遵循和基本要求。

现行的药品管理的行政规章名称和施行日期参见表 5-1。

表 5-1　现行的药品管理的行政规章

| 规章名称 | 序号 | 施行日期 | 修订日期 |
|---|---|---|---|
| 《处方药与非处方药分类管理办法》(试行) | 国家药品监督管理局令(第 10 号) | 2000 年 1 月 1 日 | |
| 《药品经营质量管理规范》 | 国家药品监督管理局局令(第 20 号) | 2000 年 4 月 30 日 | 2016 年 6 月 30 日 |
| 《药品包装用材料、容器管理办法》(暂行) | 国家药品监督管理局令(第 21 号) | 2000 年 10 月 1 日 | |
| 《药品行政保护条例实施细则》 | 国家药品监督管理局令(第 25 号) | 2000 年 10 月 24 日 | |
| 《药品进口管理办法》 | 国家食品药品监督管理局令(第 4 号) | 2004 年 1 月 1 日 | |
| 《药品经营许可证管理办法》 | 国家食品药品监督管理局令(第 6 号) | 2004 年 2 月 4 日 | 2017 年 11 月 7 日 |
| 《国家食品药品监督管理局关于涉及行政审批的行政规章修改、废止、保留的决定》 | 国家食品药品监督管理局令(第 8 号) | 2004 年 7 月 1 日 | |
| 《互联网药品信息服务管理办法》 | 国家食品药品监督管理局令(第 9 号) | 2004 年 7 月 8 日 | 2017 年 11 月 7 日 |
| 《医疗机构制剂配制监督管理办法》(试行) | 国家食品药品监督管理局令(第 18 号) | 2005 年 6 月 1 日 | |
| 《医疗机构制剂注册管理办法》(试行) | 国家食品药品监督管理局令(第 20 号) | 2005 年 8 月 1 日 | |
| 《国家食品药品监督管理局药品特别审批程序》 | 国家食品药品监督管理局令(第 21 号) | 2005 年 11 月 18 日 | |
| 《国家食品药品监督管理局听证规则》(试行) | 国家食品药品监督管理局令(第 23 号) | 2006 年 2 月 1 日 | |
| 《药品说明书和标签管理规定》 | 国家食品药品监督管理局令(第 24 号) | 2006 年 6 月 1 日 | |
| 《药品广告审查办法》 | 国家食品药品监督管理局令(第 27 号) | 2007 年 5 月 1 日 | |

续表

| 规章名称 | 序号 | 施行日期 | 修订日期 |
| --- | --- | --- | --- |
| 《药品广告审查发布标准》 | 国家工商总局局令(第27号) | 2007年5月1日 | |
| 《药品流通监督管理办法》 | 国家食品药品监督管理局令(第26号) | 2007年5月1日 | |
| 《处方管理办法》 | 卫生部令(第53号) | 2007年5月1日 | |
| 《药品召回管理办法》 | 国家食品药品监督管理局令(第29号) | 2007年12月10日 | |
| 《药品类易制毒化学品管理办法》 | 卫生部令(第72号) | 2010年5月1日 | |
| 《药品生产质量管理规范》(2010年修订) | 卫生部令(第79号) | 2011年3月1日 | |
| 《药品不良反应报告和监测管理办法》 | 卫生部令(第81号) | 2011年7月1日 | |
| 《抗菌药物临床应用管理办法》 | 卫生部令(第84号) | 2012年8月1日 | |
| 《国家基本药物目录》(2012年版) | 卫生部令(第93号) | 2013年5月1日 | 2018年11月1日 |
| 《国家食品药品监督管理总局立法程序规定》 | 国家食品药品监督管理总局令(第1号) | 2013年12月1日 | |
| 《国家食品药品监督管理总局行政复议办法》 | 国家食品药品监督管理总局令(第2号) | 2014年1月1日 | |
| 《食品药品行政处罚程序规定》 | 国家食品药品监督管理总局令(第3号) | 2014年6月1日 | |
| 《蛋白同化制剂和肽类激素进出口管理办法》 | 国家食品药品监督管理局总局令(第9号) | 2014年12月1日 | 2017年11月7日 |
| 《药品医疗器械飞行检查办法》 | 国家食品药品监督管理总局令(第14号) | 2015年9月1日 | |
| 《国家食品药品监督管理总局关于修改〈药品经营质量管理规范〉的决定》 | 国家食品药品监督管理总局令(第28号) | 2016年6月30日 | |
| 《国家食品药品监督管理总局关于调整部分药品行政审批事项审批程序的决定》 | 国家食品药品监督管理总局令(第31号) | 2017年5月1日 | |
| 《药物非临床研究质量管理规范》 | 国家食品药品监督管理总局令(第34号) | 2017年9月1日 | |
| 《国家食品药品监督管理总局关于调整进口药品注册管理有关事项的决定》 | 国家食品药品监督管理总局令(第35号) | 2017年10月10日 | |
| 《国家食品药品监督管理总局关于修改部分规章的决定》 | 国家食品药品监督管理总局令(第37号) | 2017年11月17日 | |
| 市场监管总局关于修改《药品广告审查办法》等三部规章的决定 | 国家市场监督管理总局令(第4号) | 2018年12月21日 | |
| 《进口药材管理办法》 | 国家市场监督管理总局令(第9号) | 2020年1月1日 | |
| 《药品、医疗器械、保健食品、特殊医学用途配方食品广告审查管理暂行办法》 | 国家市场监督管理总局令(第21号) | 2020年3月1日 | |

续表

| 规章名称 | 序号 | 施行日期 | 修订日期 |
|---|---|---|---|
| 《药品生产监督管理办法》 | 国家市场监督管理总局令（第 28 号） | 2020 年 7 月 1 日 | |
| 《药品注册管理办法》 | 国家市场监督管理总局令（第 27 号） | 2020 年 7 月 1 日 | |
| 《国家市场监督管理总局关于废止部分规章的决定》 | 国家市场监督管理总局令（第 29 号） | 2020 年 7 月 13 日 | |
| 《基本医疗保险用药管理暂行办法》 | 国家医疗保障局令（第 1 号） | 2020 年 9 月 1 日 | |
| 《零售药店医疗保障定点管理暂行办法》 | 国家医疗保障局令（第 3 号） | 2021 年 2 月 1 日 | |
| 《生物制品批签发管理办法》 | 国家市场监督管理总局令（第 33 号） | 2021 年 3 月 1 日 | |
| 《国家市场监督管理总局关于废止和修改部分规章的决定》 | 国家市场监督管理总局令（第 38 号） | 2021 年 6 月 1 日 | |

## 第二节 《药品管理法》主要内容

2019 年 12 月 1 号正式实施的《中华人民共和国药品管理法》（简称《药品管理法》）共十二章 155 条。本节概括性介绍《药品管理法》各章的重点内容，有关药品注册管理、特殊管理的药品管理等内容将在本书相关章节中介绍。

> **知识链接**
>
> ### 《药品管理法》章目录
>
> 第一章　总则
> 第二章　药品研制和注册
> 第三章　药品上市许可持有人
> 第四章　药品生产
> 第五章　药品经营
> 第六章　医疗机构药事管理
> 第七章　药品上市后管理
> 第八章　药品价格和广告
> 第九章　药品储备和供应
> 第十章　监督管理
> 第十一章　法律责任
> 第十二章　附则

### 一、总则

总则是一部法律的总的原则、基本制度，是整部法律的纲领性规定。《药品管理法》第一章是总则，共 15 条，其内容包括《药品管理法》的立法目的、本法的调整对象和适用范围、药品管理的基本原则、国家发展药品的方针、重要的管理制度安排、药品监督管理体制和职权划分、药品专业技术机构的设置和职责等。

**（一）立法目的**

《药品管理法》第一条是对立法目的的规定。药品管理法立法所要达到的目的有以下4个方面。

1. **加强药品管理**　这一目的贯穿于整部《药品管理法》。《药品管理法》注重制度创新,规定了药品上市许可持有人制度、药品追溯制度、药物警戒制度、药物临床试验默示许可制度、临床试验机构备案制度、拓展性临床试验制度、优先审评与附条件审批制度、药品上市许可转让制度、网络第三方平台售药备案制度、药品安全信息统一公布制度、职业化专业化药品检查员制度、违法行为处罚到人制度等,通过采取一系列强化药品监督和法律责任的制度和手段来加强监督管理,以保证药品质量。

2. **保证药品质量**　本款是制定《药品管理法》的一个重要目的。影响药品质量的因素是多方面的,只有对药品从研制到使用的全过程、各环节进行监督管理,才能保证药品质量,保障公众用药安全,维护人民身体健康。例如,规定从事药品研制,应当遵循《药物非临床研究质量管理规范》《药物临床试验质量管理规范》,保障药品研制全过程持续符合法定要求,规定药品上市许可持有人应当建立药品质量保证体系,严格药品上市放行等。

3. **保障公众用药安全和合法权益**　本款的规定直接体现了《宪法》总纲第二十一条规定的精神,是《药品管理法》的核心问题,也是公众所关注《药品管理法》修改的一个重要方面。要维护人民用药的合法权益,首先要保障公众用药的安全有效,明确药品生产企业、经营企业、医疗机构在保证药品质量和合理用药方面各自的法定义务和责任。另一方面要科学化地进行药品分类,既要方便人民群众购药、用药,又要防止药物滥用。要依法规范药品价格、广告等管理,及时淘汰可致严重不良反应的药品,特别要依法严惩生产、销售假药、劣药的不法行为,有效维护人民用药的合法权益。

4. **保护和促进公众健康**　本款是国家制定《药品管理法》的根本目的和管理使命,这一目的和使命不仅体现在《药品管理法》所确定的各项制度中,而且体现在药品监管和治理的全部工作中。保护和促进公众健康是"健康中国"建设的核心要义,是一个开放、动态、渐进、持续的发展过程。

**（二）药品管理法适用范围的规定**

在中华人民共和国境内从事药品研制、生产、经营、使用和监督管理活动,适用本法。《药品管理法》适用范围包括以下几点。

1. **地域范围**　《药品管理法》适用的地域范围是"在中华人民共和国境内"。香港、澳门特别行政区按照其基本法规规定办理。

2. **对象范围**　《药品管理法》适用的对象范围是与药品有关的各个环节和行为,包括药品研制、生产、经营、使用和监督管理活动。

**（三）药品管理的基本原则**

药品管理应当以人民健康为中心,坚持风险管理、全程管控、社会共治的原则,建立科学、严格的监督管理制度,全面提升药品质量,保障药品的安全、有效、可及。

此款把药品管理和人民的健康紧密地结合起来,鲜明地提出药品管理应当以人民健康为中心。在整个药品管理全过程的制度设计中都坚持体现这个理念。坚持风险管理,将风险管理理念贯穿于药品研制、生产、经营、使用、上市后管理等各个环节,坚持社会共治,确立了我国药品管理的三大基本原则。

1. **风险管理原则**　风险管理原则是全球药品管理的第一原则。风险通常被认为是"危害发生的可能性及其严重性的组合",风险与安全是相对立统一的概念,风险存在一个可接受可容忍的"阈值"。药品领域风险来源多样,没有绝对安全的药品,只有不断地防控各种风险,才能实现保护和促进公众健康的目的。风险管理原则贯穿于《药品管理法》全过程和各方面。

2. **全程管控原则**　全程管控原则是风险管理原则在空间方面的安排。保障药品安全,需要实现从实验室到医院的全程管控。《药品管理法》明确了药品的全程管控,涵盖信息全程管控、研制全程管控、生产全程管控、经营全程管控以及延伸检查等各个方面。

3. 社会共治原则　社会共治原则是风险管理原则在空间方面的另一安排。保障药品安全是所有药品利益相关者的共同利益。多年来,在药品领域,逐步构建了企业主责、政府监管、行业自律、社会协同、公众参与、媒体监督、法治保障的药品安全共治格局。

**（四）我国发展药品的方针**

1. 发展现代药和我国传统药　《药品管理法》第三条第一款规定国家发展现代药和传统药,是根据《宪法》总纲第二十一条制定的。第二款国家保护野生药材资源和中药品种,鼓励培育道地中药材,是根据《宪法》总纲第九条制定的。将发展现代药和传统药写入药品管理法,是当代药品管理立法中的创举。实践证明,我国一贯坚持中西医并举、中西药共同发展的方针,为保护人民健康起到巨大作用。保护野生药材资源将在本书第十二章中介绍。

2. 鼓励研究和创制新药,保护新药研究开发者合法权益　研究开发新药是发展药品的主要途径,是提高我国药品市场竞争力的关键,是防治疾病、保护人民健康的客观要求。我国《药品管理法》第五条明确了鼓励研究和创制新药的原则,规定了保护公民、法人和其他组织研究、开发新药的合法权益。

**（五）确立重要的管理制度安排**

1. 实行药品上市许可持有人制度　从法律层面确认药品上市许可持有人制度,药品上市许可持有人依法对药品研制、生产、经营、使用全过程中药品的安全性、有效性和质量可控性负责,明确了药品全生命周期的质量安全责任。

2. 药品和药品信息可追溯制度　从事药品研制、生产、经营、使用活动,应当遵守法律、法规、规章、标准和规范,保证全过程信息真实、准确、完整和可追溯。国家建立健全药品追溯制度,国务院药品监督管理部门应当制定统一的药品追溯标准和规范,推进药品追溯信息互通互享,实现药品可追溯。

3. 建立药物警戒制度　通过建立药物警戒制度,对药品不良反应及其他与用药有关的有害反应进行监测、识别、评估和控制。

**（六）药品监督管理体制**

《药品管理法》第八条规定:国务院药品监督管理部门主管全国药品监督管理工作。国务院有关部门在各自职责范围内负责与药品有关的监督管理工作。国务院药品监督管理部门配合国务院有关部门,执行国家药品行业发展规划和产业政策。

省、自治区、直辖市人民政府药品监督管理部门负责本行政区域内的药品监督管理工作。设区的市级、县级人民政府承担药品监督管理职责的部门(以下称药品监督管理部门)负责本行政区域内的药品监督管理工作。县级以上地方人民政府有关部门在各自职责范围内负责与药品有关的监督管理工作。有关具体内容见本书第三章第二节。

《药品管理法》第九条明确规定:县级以上地方人民政府对本行政区域内的药品监督管理工作负责,统一领导、组织、协调本行政区域内的药品监督管理工作以及药品安全突发事件应对工作,建立健全药品监督管理工作机制和信息共享机制。

**（七）药品专业技术机构的设置及其职责**

《药品管理法》第十一条规定了药品专业技术机构的设置或指定及其法定职责,即药品监督管理部门设置或者指定的药品专业技术机构,承担依法实施药品监督管理所需的审评、检验、核查、监测与评价等工作。

药品专业技术机构是我国药品监督管理体系的重要组成部分,在药品监督管理部门的领导下执行对药品监督管理所需的审评、检验、核查、监测与评价等工作。《药品管理法》明确我国药品专业技术机构分为两类,一类是药品监督管理部门设置的,为直属机构;另一类是由药品监督管理部门指定的,是独立于行政部门之外的"第三方"专业技术机构,这是"社会共治"的内在体现。

### （八）强化药品安全"社会共治"的理念

《药品管理法》突出强调药品安全"社会共治"的理念,强化地方政府、有关部门、药品行业协会、新闻媒体等各方面的责任,齐心合力共同保障药品安全。具体包括:

各级人民政府及其有关部门、药品行业协会等应当加强药品安全宣传教育,开展药品安全法律法规等知识的普及工作。新闻媒体应当开展药品安全法律法规等知识的公益宣传,并对药品违法行为进行舆论监督。有关药品的宣传报道应当全面、科学、客观、公正。

药品行业协会应当加强行业自律,建立健全行业规范,推动行业诚信体系建设,引导和督促会员依法开展药品生产经营等活动。

县级以上人民政府及其有关部门对在药品研制、生产、经营、使用和监督管理工作中作出突出贡献的单位和个人,按照国家有关规定给予表彰、奖励。

## 二、药品研制和注册

《药品管理法》第二章"药品研制和注册",共14条(第十六至二十九条)。

### （一）鼓励新药研发的总体导向

《药品管理法》第十六条对鼓励新药研发的总体导向做出规定:国家支持以临床价值为导向、对人的疾病具有明确或者特殊疗效的药物创新,鼓励具有新的治疗机理、治疗严重危及生命的疾病或者罕见病、对人体具有多靶向系统性调节干预功能等的新药研制,推动药品技术进步。

国家鼓励运用现代科学技术和传统中药研究方法开展中药科学技术研究和药物开发,建立和完善符合中药特点的技术评价体系,促进中药传承创新。国家采取有效措施,鼓励儿童用药品的研制和创新,支持开发符合儿童生理特征的儿童用药新品种、剂型和规格,对儿童用药予以优先审评审批。

### （二）药品研制的监督管理规范

《药品管理法》规定,从事药品研制活动,应当遵守《药物非临床研究质量管理规范》《药物临床试验质量管理规范》,保证药品研制全过程持续符合法定要求。《药物非临床研究质量管理规范》《药物临床试验质量管理规范》由国务院药品监督管理部门会同国务院有关部门制定。

开展药物非临床研究,应当符合国家有关规定,有与研究项目相适应的人员、场地、设备、仪器和管理制度,保证有关数据、资料和样品的真实性。

开展药物临床试验,应当按照国务院药品监督管理部门的规定如实报送研制方法、质量指标、药理及毒理试验结果等有关数据、资料和样品,经国务院药品监督管理部门批准。国务院药品监督管理部门应当自受理临床试验申请之日起六十个工作日内决定是否同意并通知临床试验申办者,逾期未通知的,视为同意。其中,开展生物等效性试验的,报国务院药品监督管理部门备案。开展药物临床试验,应当在具备相应条件的临床试验机构进行。药物临床试验机构实行备案管理,具体办法由国务院药品监督管理部门、国务院卫生健康主管部门共同制定。

### （三）加强临床试验过程管理

1. **伦理原则**　开展药物临床试验,应当符合伦理原则,制订临床试验方案,经伦理委员会审查同意。伦理委员会应当建立伦理审查工作制度,保证伦理审查过程独立、客观、公正,监督规范开展药物临床试验,保障受试者合法权益,维护社会公共利益。

2. **知情同意**　实施药物临床试验,应当向受试者或者其监护人如实说明和解释临床试验的目的和风险等详细情况,取得受试者或者其监护人自愿签署的知情同意书,并采取有效措施保护受试者合法权益。

3. **确保安全**　药物临床试验期间,发现存在安全性问题或者其他风险的,临床试验申办者应当及时调整临床试验方案、暂停或者终止临床试验,并向国务院药品监督管理部门报告。必要时,国务院药品监督管理部门可以责令调整临床试验方案、暂停或者终止临床试验。

4. **同情用药**　对正在开展临床试验的用于治疗严重危及生命且尚无有效治疗手段的疾病的药物,经医学观察可能获益,并且符合伦理原则的,经审查、知情同意后可以在开展临床试验的机构内用于其他病情相同的患者。

(四) **药品注册审批管理**

1. **确保信息真实**　在中国境内上市的药品,应当经国务院药品监督管理部门批准,取得"药品注册证书";但是,未实施审批管理的中药材和中药饮片除外。实施审批管理的中药材、中药饮片品种目录由国务院药品监督管理部门会同国务院中医药主管部门制定。申请药品注册,应当提供真实、充分、可靠的数据、资料和样品,证明药品的安全性、有效性和质量可控性。

2. **实施原料、辅料、包材关联审评审批制度**　对申请注册的药品,国务院药品监督管理部门应当组织药学、医学和其他技术人员进行审评,对药品的安全性、有效性和质量可控性以及申请人的质量管理、风险防控和责任赔偿等能力进行审查;符合条件的,颁发"药品注册证书"。国务院药品监督管理部门在审批药品时,对化学原料药一并审评审批,对相关辅料、直接接触药品的包装材料和容器一并审评,对药品的质量标准、生产工艺、标签和说明书一并核准。此处的辅料,是指生产药品和调配处方时所用的赋形剂和附加剂。

3. **建立附条件审批制度**　对治疗严重危及生命且尚无有效治疗手段的疾病以及公共卫生方面急需的药品,药物临床试验已有数据显示疗效并能预测其临床价值的,可以附条件批准,并在"药品注册证书"中载明相关事项。

## 三、药品上市许可持有人

《药品管理法》第三章"药品上市许可持有人",共 11 条(第三十至四十条)。

(一) **药品上市许可持有人的含义与职责**

1. **药品上市许可持有人的含义**　药品上市许可持有人是指取得"药品注册证书"的企业或者药品研制机构等。

2. **药品上市许可持有人的职责**　依照《药品管理法》规定,药品上市许可持有人应当对药品的非临床研究、临床试验、生产经营、上市后研究、不良反应监测及报告与处理等承担责任。其他从事药品研制、生产、经营、储存、运输、使用等活动的单位和个人依法承担相应责任。药品上市许可持有人的法定代表人、主要负责人对药品质量全面负责。

药品上市许可持有人应当建立药品质量保证体系,配备专门人员独立负责药品质量管理。药品上市许可持有人应当对受托药品生产企业、药品经营企业的质量管理体系进行定期审核,监督其持续具备质量保证和控制能力。

(二) **药品上市许可持有人生产药品的管理规定**

药品上市许可持有人可以自行生产药品,也可以委托药品生产企业生产。药品上市许可持有人自行生产药品的,应当依照本法规定取得"药品生产许可证";委托生产的,应当委托符合条件的药品生产企业。药品上市许可持有人和受托生产企业应当签订委托协议和质量协议,并严格履行协议约定的义务。国务院药品监督管理部门制定药品委托生产质量协议指南,指导、监督药品上市许可持有人和受托生产企业履行药品质量保证义务。血液制品、麻醉药品、精神药品、医疗用毒性药品、药品类易制毒化学品不得委托生产;但是,国务院药品监督管理部门另有规定的除外。

药品上市许可持有人应当建立药品上市放行规程,对药品生产企业出厂放行的药品进行审核,经质量受权人签字后方可放行。不符合国家药品标准的,不得放行。

(三) **药品上市许可持有人经营药品的管理规定**

药品上市许可持有人可以自行销售其取得"药品注册证书"的药品,也可以委托药品经营企业销售。药品上市许可持有人从事药品零售活动的,应当取得"药品经营许可证"。药品上市许可持有人自行销售药品的,应当具备《药品管理法》第五十二条规定的人员、设施设备、质量管理机构或人员、规章制度等方面的条件;委托销售的,应当委托符合条件的药品经营企业。药品上市许可持有人和受托经营企业应当签订委托协议,并严格履行协议约定的义务。

**(四) 委托储运的规定**

药品上市许可持有人、药品生产企业、药品经营企业委托储存、运输药品的,应当对受托方的质量保证能力和风险管理能力进行评估,与其签订委托协议,约定药品质量责任、操作规程等内容,并对受托方进行监督。

**(五) 药品追溯制度和年度报告制度**

药品上市许可持有人、药品生产企业、药品经营企业和医疗机构应当建立并实施药品追溯制度,按照规定提供追溯信息,保证药品可追溯。

药品上市许可持有人应当建立年度报告制度,每年将药品生产销售、上市后研究、风险管理等情况按照规定向省、自治区、直辖市人民政府药品监督管理部门报告。

**(六) 境外企业和中药饮片生产企业履行的义务**

药品上市许可持有人为境外企业的,应当由其指定的在中国境内的企业法人履行药品上市许可持有人义务,与药品上市许可持有人承担连带责任。

中药饮片生产企业履行药品上市许可持有人的相关义务,对中药饮片生产、销售实行全过程管理,建立中药饮片追溯体系,保证中药饮片安全、有效、可追溯。

**(七) 药品上市许可的转让**

经国务院药品监督管理部门批准,药品上市许可持有人可以转让药品上市许可。受让方应当具备保障药品安全性、有效性和质量可控性的质量管理、风险防控和责任赔偿等能力,履行药品上市许可持有人义务。

## 四、药品生产

《药品管理法》第四章"药品生产",共 10 条(第四十一至五十条)。

**(一) 从事药品生产活动的审批规定**

《药品管理法》第四十一条对从事药品生产活动的审批作出规定:从事药品生产活动,应当经所在地省、自治区、直辖市人民政府药品监督管理部门批准,取得"药品生产许可证"。无"药品生产许可证"的,不得生产药品。"药品生产许可证"应当标明有效期和生产范围,到期重新审查发证。

**(二) 从事药品生产活动应当具备的条件**

《药品管理法》第四十二条规定了从事药品生产活动应当具备的 4 项条件。①人员条件:有依法经过资格认定的药学技术人员、工程技术人员及相应的技术工人。②厂房、设施和卫生环境条件:有与药品生产相适应的厂房、设施和卫生环境。③质量控制条件:有能对所生产药品进行质量管理和质量检验的机构、人员及必要的仪器设备。④规章制度条件:有保证药品质量的规章制度,并符合国务院药品监督管理部门依据本法制定的药品生产质量管理规范要求。

**(三) 遵守药品生产质量管理规范的规定**

《药品管理法》不再要求进行药品生产质量管理规范认证,但是,从事药品生产活动应当遵守药品生产质量管理规范,建立健全药品生产质量管理体系,保证药品生产全过程持续符合法定要求。

**(四) 药品生产应当遵守的规定**

《药品管理法》对药品生产应当遵守的规定提出了要求,包括药品生产遵循的依据和生产记录规定,生产所需原料、辅料的规定,直接接触药品的包装材料和容器的规定,药品出厂检验和放行的规定,药品包装的规定,药品标签和说明书的规定,直接接触药品人员的健康管理规定。具体内容见表 5-2。

表5-2　药品生产应当遵守的规定

| 法律要点 | 法律条文 |
| --- | --- |
| 药品生产遵循的依据和生产记录规定 | 药品应当按照国家药品标准和经药品监督管理部门核准的生产工艺进行生产。生产、检验记录应当完整准确,不得编造。中药饮片应当按照国家药品标准炮制;国家药品标准没有规定的,应当按照省、自治区、直辖市人民政府药品监督管理部门制定的炮制规范炮制。省、自治区、直辖市人民政府药品监督管理部门制定的炮制规范应当报国务院药品监督管理部门备案。不符合国家药品标准或者不按照省、自治区、直辖市人民政府药品监督管理部门制定的炮制规范炮制的,不得出厂、销售(第四十四条) |
| 对生产所需原料、辅料的规定 | 生产药品所需的原料、辅料,应当符合药用要求、药品生产质量管理规范的有关要求。生产药品,应当按照规定对供应原料、辅料等的供应商进行审核,保证购进、使用的原料、辅料等符合前款规定要求(第四十五条) |
| 直接接触药品的包装材料和容器的规定 | 直接接触药品的包装材料和容器,应当符合药用要求,符合保障人体健康、安全的标准。对不合格的直接接触药品的包装材料和容器,由药品监督管理部门责令停止使用(第四十六条) |
| 药品出厂检验和放行的规定 | 药品生产企业应当对药品进行质量检验。不符合国家药品标准的,不得出厂。药品生产企业应当建立药品出厂放行规程,明确出厂放行的标准、条件。符合标准、条件的,经质量受权人签字后方可放行(第四十七条) |
| 药品包装的规定 | 药品包装应当适合药品质量的要求,方便储存、运输和医疗使用。发运中药材应当有包装。在每件包装上,应当注明品名、产地、日期、供货单位,并附有质量合格的标志(第四十八条) |
| 药品标签和说明书的规定 | 药品包装应当按照规定印有或者贴有标签并附有说明书。标签或者说明书应当注明药品的通用名称、成分、规格、上市许可持有人及其地址、生产企业及其地址、批准文号、产品批号、生产日期、有效期、适应证或者功能主治、用法、用量、禁忌、不良反应和注意事项。标签、说明书中的文字应当清晰,生产日期、有效期等事项应当显著标注,容易辨识。麻醉药品、精神药品、医疗用毒性药品、放射性药品、外用药品和非处方药的标签、说明书,应当印有规定的标志(第四十九条) |
| 直接接触药品人员的健康管理规定 | 药品上市许可持有人、药品生产企业、药品经营企业和医疗机构中直接接触药品的工作人员,应当每年进行健康检查。患有传染病或者其他可能污染药品的疾病的,不得从事直接接触药品的工作(第五十条) |

## 五、药品经营

《药品管理法》第五章"药品经营",共18条(第五十一至六十八条)。

### (一) 从事药品经营活动的审批规定

《药品管理法》第五十一条对从事药品批发和零售活动的审批作出规定:从事药品批发活动,应当经所在地省、自治区、直辖市人民政府药品监督管理部门批准,取得"药品经营许可证"。从事药品零售活动,应当经所在地县级以上地方人民政府药品监督管理部门批准,取得"药品经营许可证"。无"药品经营许可证"的,不得经营药品。"药品经营许可证"应当标明有效期和经营范围,到期重新审查发证。药品监督管理部门实施药品经营许可,除依据《药品管理法》第五十二条规定的条件外,还应当遵循"方便群众购药"的原则。

### (二) 从事药品经营活动应当具备的条件

《药品管理法》第五十二条规定了从事药品经营活动应当具备的4项条件。①人员条件:有依法经过资格认定的药师或者其他药学技术人员。②营业场所、设备、仓储设施和卫生环境条件:有与所经营药品相适应的营业场所、设备、仓储设施和卫生环境。③质量控制条件:有与所经营药品相适应的质量管理机构或者人员。④规章制度条件:有保证药品质量的规章制度,并符合国务院药品监督管理部门依据本法制定的药品经营质量管理规范要求。

### （三）遵守药品生产经营管理规范的规定

《药品管理法》不再要求进行药品经营质量管理规范认证，但是，从事药品经营活动，应当遵守药品经营质量管理规范，建立健全药品经营质量管理体系，保证药品经营全过程持续符合法定要求。国家鼓励、引导药品零售连锁经营。从事药品零售连锁经营活动的企业总部，应当建立统一的质量管理制度，对所属零售企业的经营活动履行管理责任。药品经营企业的法定代表人、主要负责人对本企业的药品经营活动全面负责。

### （四）实施药品分类管理制度

《药品管理法》第五十四条规定，国家对药品实行处方药与非处方药分类管理制度。具体办法由国务院药品监督管理部门会同国务院卫生健康主管部门制定。

### （五）药品经营应当遵守的规定

《药品管理法》对药品经营应当遵守的规定提出了要求，包括购进药品管理、零售药品管理、药品保管制度、城乡集市贸易市场出售中药材管理、网络销售药品管理、新发现和从境外引种的药材销售管理、药品进口的管理等。具体内容见表5-3。

表5-3　药品经营应当遵守的规定

| 法律要点 | 法律条文 |
|---|---|
| 购进渠道管理 | 药品上市许可持有人、药品生产企业、药品经营企业和医疗机构应当从药品上市许可持有人或者具有药品生产、经营资格的企业购进药品；但是，购进未实施审批管理的中药材除外（第五十五条） |
| 购进药品执行进货检查验收制度 | 药品经营企业购进药品，应当建立并执行进货检查验收制度，验明药品合格证明和其他标识；不符合规定要求的，不得购进和销售（第五十六条） |
| 购进记录管理 | 药品经营企业购销药品，应当有真实、完整的购销记录。购销记录应当注明药品的通用名称、剂型、规格、产品批号、有效期、上市许可持有人、生产企业、购销单位、购销数量、购销价格、购销日期及国务院药品监督管理部门规定的其他内容（第五十七条） |
| 零售药品管理 | 药品经营企业零售药品应当准确无误，并正确说明用法、用量和注意事项；调配处方应当经过核对，对处方所列药品不得擅自更改或者代用。对有配伍禁忌或者超剂量的处方，应当拒绝调配；必要时，经处方医师更正或者重新签字，方可调配。药品经营企业销售中药材，应当标明产地。依法经过资格认定的药师或者其他药学技术人员负责本企业的药品管理、处方审核和调配、合理用药指导等工作（第五十八条） |
| 药品保管制度 | 药品经营企业应当制定和执行药品保管制度，采取必要的冷藏、防冻、防潮、防虫、防鼠等措施，保证药品质量。药品入库和出库应当执行检查制度（第五十九条） |
| 城乡集市贸易市场出售中药材管理 | 城乡集市贸易市场可以出售中药材，国务院另有规定的除外（第六十条） |
| 网络销售药品管理 | 药品上市许可持有人、药品经营企业通过网络销售药品，应当遵守《药品管理法》药品经营的有关规定。具体管理办法由国务院药品监督管理部门会同国务院卫生健康主管部门等部门制定。疫苗、血液制品、麻醉药品、精神药品、医疗用毒性药品、放射性药品、药品类易制毒化学品等国家实行特殊管理的药品不得在网络上销售（第六十一条） |
| 药品网络交易第三方平台提供者管理 | 药品网络交易第三方平台提供者应当按照国务院药品监督管理部门的规定，向所在地省、自治区、直辖市人民政府药品监督管理部门备案。<br>第三方平台提供者应当依法对申请进入平台经营的药品上市许可持有人、药品经营企业的资质等进行审核，保证其符合法定要求，并对发生在平台的药品经营行为进行管理。<br>第三方平台提供者发现进入平台经营的药品上市许可持有人、药品经营企业有违反本法规定行为的，应当及时制止并立即报告所在地县级人民政府药品监督管理部门；发现严重违法行为的，应当立即停止提供网络交易平台服务（第六十二条） |

续表

| 法律要点 | 法律条文 |
|---|---|
| 新发现和从境外引种的药材销售管理 | 新发现和从境外引种的药材,经国务院药品监督管理部门批准后,方可销售(第六十三条) |
| 药品进口的管理 | 药品应当从允许药品进口的口岸进口,并由进口药品的企业向口岸所在地药品监督管理部门备案。海关凭药品监督管理部门出具的进口药品通关单办理通关手续。无进口药品通关单的,海关不得放行。口岸所在地药品监督管理部门应当通知药品检验机构按照国务院药品监督管理部门的规定对进口药品进行抽查检验。允许药品进口的口岸由国务院药品监督管理部门会同海关总署提出,报国务院批准(第六十四条) |
| 药品进口的特别规定 | 医疗机构因临床急需进口少量药品的,经国务院药品监督管理部门或者国务院授权的省、自治区、直辖市人民政府批准,可以进口。进口的药品应当在指定医疗机构内用于特定医疗目的。个人自用携带入境少量药品,按照国家有关规定办理(第六十五条) |
| 麻醉药品和国家规定范围内的精神药品的进出口管理 | 进口、出口麻醉药品和国家规定范围内的精神药品,应当持有国务院药品监督管理部门颁发的进口准许证、出口准许证(第六十六条) |
| 药品进口的禁止性规定 | 禁止进口疗效不确切、不良反应大或者因其他原因危害人体健康的药品(第六十七条) |
| 销售前或进口前应当指定药品检验机构进行检验的规定 | 国务院药品监督管理部门对下列药品在销售前或者进口时,应当指定药品检验机构进行检验;未经检验或者检验不合格的,不得销售或者进口。①首次在中国境内销售的药品;②国务院药品监督管理部门规定的生物制品;③国务院规定的其他药品(第六十八条) |

## 六、医疗机构药事管理

《药品管理法》第六章"医疗机构药事管理",共8条(第六十九至七十六条)。

**(一) 医疗机构配备药学技术人员的规定**

《药品管理法》规定了医疗机构应当配备依法经过资格认定的药师或者其他药学技术人员,负责本单位的药品管理、处方审核和调配、合理用药指导等工作。非药学技术人员不得直接从事药剂技术工作。

我国现行药学技术人员资格认定的法定文件有:①1978年卫生部颁发的《卫生技术人员职级晋级暂行条例》。目前全国各类医疗机构都按照此规章评定技术职称,分为主任药师、副主任药师、主管药师、药师、药剂士。据我国卫生健康事业发展统计公报,2020年我国医疗卫生机构共有药师(士)49.7万人。②1999年中华人民共和国人事部和国家药品监督管理局颁发的《执业药师资格制度暂行规定》,明确国家实行执业药师资格制度,纳入全国专业技术人员执业资格制度统一范围。2019年国家药品监督管理局与人力资源和社会保障部出台了《执业药师职业资格制度规定》,执业药师是指经全国统一考试合格,取得"中华人民共和国执业药师职业资格证书"并经注册,在药品生产、经营、使用和其他需要提供药学服务的单位中执业的药学技术人员。

**(二) 医疗机构购进、保管药品的规定**

1. **购进药品的规定**　《药品管理法》第七十条规定:医疗机构购进药品,应当建立并执行进货检查验收制度,验明药品合格证明和其他标识;不符合规定要求的,不得购进和使用。

2. **药品保管的规定**　《药品管理法》第七十一条规定:医疗机构应当有与所使用药品相适应的场所、设备、仓储设施和卫生环境,制定和执行药品保管制度,采取必要的冷藏、防冻、防潮、防虫、防鼠等措施,保证药品质量。

（三）医疗机构的用药原则

《药品管理法》第七十二条规定：医疗机构应当坚持安全有效、经济合理的用药原则，遵循药品临床应用指导原则、临床诊疗指南和药品说明书等合理用药，对医师处方、用药医嘱的适宜性进行审核。医疗机构以外的其他药品使用单位，应当遵守《药品管理法》有关医疗机构使用药品的规定。

（四）医疗机构调配处方的规定

《药品管理法》第七十三条规定：依法经过资格认定的药师或者其他药学技术人员调配处方，应当进行核对，对处方所列药品不得擅自更改或者代用。对有配伍禁忌或者超剂量的处方，应当拒绝调配；必要时，经处方医师更正或者重新签字，方可调配。

（五）医疗机构配制制剂的规定

医疗机构配制制剂，从本质上分析属药品生产范畴。我国《药品管理法》规定医院制剂实行许可证制度，必须依法取得"制剂许可证"才能配制制剂。《药品管理法》对医疗机构配制制剂必须具备的条件、"医疗机构制剂许可证"的申报和审批、医疗机构配制制剂的使用作出了明确的规定。

医疗机构制剂管理的具体内容见表5-4。

表5-4　医疗机构制剂管理的规定

| 法律、法规要点 | 法律条文 |
| --- | --- |
| 配制制剂的批准机构、"制剂许可证" | 医疗机构配制制剂，应当经所在地省、自治区、直辖市人民政府药品监督管理部门批准，取得"医疗机构制剂许可证"。无"医疗机构制剂许可证"的，不得配制制剂。"医疗机构制剂许可证"应当标明有效期，到期重新审查发证（第七十四条） |
| 配制制剂应当具备的条件 | 医疗机构配制制剂，应当有能够保证制剂质量的设施、管理制度、检验仪器和卫生环境。医疗机构配制制剂，应当按照经核准的工艺进行，所需的原料、辅料和包装材料等应当符合药用要求（第七十五条） |
| 配制制剂的品种范围、使用管理 | 医疗机构配制的制剂，应当是本单位临床需要而市场上没有供应的品种，并应当经所在地省、自治区、直辖市人民政府药品监督管理部门批准；但是，法律对配制中药制剂另有规定的除外。医疗机构配制的制剂应当按照规定进行质量检验；合格的，凭医师处方在本单位使用。经国务院药品监督管理部门或者省、自治区、直辖市人民政府药品监督管理部门批准，医疗机构配制的制剂可以在指定的医疗机构之间调剂使用。医疗机构配制的制剂不得在市场上销售（第七十六条） |

## 七、药品上市后管理

《药品管理法》第七章"药品上市后管理"，共7条（第七十七至八十三条）。

（一）药品上市后风险管理

《药品管理法》第七十七条规定，药品上市许可持有人应当制订药品上市后风险管理计划，主动开展药品上市后研究，对药品的安全性、有效性和质量可控性进行进一步确证，加强对已上市药品的持续管理。

第七十八条规定，对附条件批准的药品，药品上市许可持有人应当采取相应风险管理措施，并在规定期限内按照要求完成相关研究；逾期未按照要求完成研究或者不能证明其获益大于风险的，国务院药品监督管理部门应当依法处理，直至注销"药品注册证书"。

（二）药品生产变更管理

《药品管理法》第七十九条规定，对药品生产过程中的变更，按照其对药品安全性、有效性和质量可控性的风险和产生影响的程度，实行分类管理。属于重大变更的，应当经国务院药品监督管理部门批准，其他变更应当按照国务院药品监督管理部门的规定备案或者报告。药品上市许可持有人应当按照国务院药品监督管理部门的规定，全面评估、验证变更事项对药品安全性、有效性和质量可控性的影响。

### （三）药品不良反应监测管理

《药品管理法》第八十条规定，药品上市许可持有人应当开展药品上市后不良反应监测，主动收集、跟踪分析疑似药品不良反应信息，对已识别风险的药品及时采取风险控制措施。

第八十一条规定，药品上市许可持有人、药品生产企业、药品经营企业和医疗机构应当经常考察本单位所生产、经营、使用的药品质量、疗效和不良反应。发现疑似不良反应的，应当及时向药品监督管理部门和卫生健康主管部门报告。具体办法由国务院药品监督管理部门会同国务院卫生健康主管部门制定。对已确认发生严重不良反应的药品，由国务院药品监督管理部门或者省、自治区、直辖市人民政府药品监督管理部门根据实际情况采取停止生产、销售、使用等紧急控制措施，并应当在五日内组织鉴定，自鉴定结论作出之日起十五日内依法作出行政处理决定。

### （四）药品召回管理

《药品管理法》第八十二条规定，药品存在质量问题或者其他安全隐患的，药品上市许可持有人应当立即停止销售，告知相关药品经营企业和医疗机构停止销售和使用，召回已销售的药品，及时公开召回信息，必要时应当立即停止生产，并将药品召回和处理情况向省、自治区、直辖市人民政府药品监督管理部门和卫生健康主管部门报告。药品生产企业、药品经营企业和医疗机构应当配合。药品上市许可持有人应当依法召回药品，而未召回的，省、自治区、直辖市人民政府药品监督管理部门应当责令其召回。

### （五）药品上市后评价

《药品管理法》第八十三条规定，药品上市许可持有人应当对已上市药品的安全性、有效性和质量可控性定期开展上市后评价。必要时，国务院药品监督管理部门可以责令药品上市许可持有人开展上市后评价或者直接组织开展上市后评价。经评价，对疗效不确切、不良反应大或者因其他原因危害人体健康的药品，应当注销"药品注册证书"。已被注销"药品注册证书"的药品，不得生产或者进口、销售和使用。已被注销"药品注册证书"、超过有效期等的药品，应当由药品监督管理部门监督销毁或者依法采取其他无害化处理等措施。

## 八、药品价格和广告

《药品管理法》第八章"药品价格和广告"，共 8 条（第八十四至九十一条）。

### （一）药品价格管理

1. 维护药品价格秩序的总体要求　《药品管理法》第八十四条规定，国家完善药品采购管理制度，对药品价格进行监测，开展成本价格调查，加强药品价格监督检查，依法查处价格垄断、哄抬价格等药品价格违法行为，维护药品价格秩序。

2. 实行市场调节价药品的原则性规定　市场调节价是指由经营者自主制定，通过市场竞争形成的价格。《药品管理法》第八十五条规定：依法实行市场调节价的药品，药品上市许可持有人、药品生产企业、药品经营企业和医疗机构应当按照公平、合理和诚实信用、质价相符的原则制定价格，为用药者提供价格合理的药品。药品上市许可持有人、药品生产企业、药品经营企业和医疗机构应当遵守国务院药品价格主管部门关于药品价格管理的规定，制定和标明药品零售价格，禁止暴利、价格垄断和价格欺诈等行为。

3. 依法提供价格信息的规定　《药品管理法》第八十六条规定，药品上市许可持有人、药品生产企业、药品经营企业和医疗机构应当依法向药品价格主管部门提供其药品的实际购销价格和购销数量等资料。第八十七条规定，医疗机构应当向患者提供所用药品的价格清单，按照规定如实公布其常用药品的价格，加强合理用药管理。具体办法由国务院卫生健康主管部门制定。

4. 禁止在药品购销中给予、收受回扣或者其他不正当利益　《药品管理法》第八十八条规定，禁止药品上市许可持有人、药品生产企业、药品经营企业和医疗机构在药品购销中给予、收受回扣或者其他不正当利益。禁止药品上市许可持有人、药品生产企业、药品经营企业或者代理人以任何名义给予使用其药品的医疗机构的负责人、药品采购人员、医师、药师等有关人员财物或者其他不正当利益。禁止医疗机构的负责人、药品采购人员、医师、药师等有关人员以任何名义收受药品上市许可持有人、药品生产企业、药品经营企业或者代理人给予的财物或者其他不正当利益。

> **知识链接**
>
> ### 关于印发推进药品价格改革意见的通知
>
> 经国务院同意,中华人民共和国国家发展和改革委员会(简称国家发展改革委)会同国家卫生和计划生育委员会、人力资源和社会保障部等部门于 2015 年 5 月 4 日联合发出《关于印发推进药品价格改革意见的通知》(简称《通知》),决定从 2015 年 6 月 1 日起取消绝大部分药品政府定价,完善药品采购机制,发挥医保控费作用,药品实际交易价格主要由市场竞争形成。
>
> 《通知》规定,除麻醉药品和第一类精神药品仍暂时由国家发展改革委实行最高出厂价格和最高零售价格管理外,对其他药品政府定价均予以取消,不再实行最高零售限价管理,按照分类管理原则,通过不同的方式由市场形成价格。①医保基金支付的药品,通过制定医保支付标准探索引导药品价格合理形成的机制;②专利药品、独家生产药品,通过建立公开透明、多方参与的谈判机制形成价格;③医保目录外的血液制品、国家统一采购的预防免疫药品、国家免费艾滋病抗病毒治疗药品和避孕药具,通过招标采购或谈判形成价格。其他原来实行市场调节价的药品,继续由生产经营者依据生产经营成本和市场供求情况,自主制定价格。

### (二) 药品广告管理

**1. 药品广告审批规定** 《药品管理法》第八十九条规定:药品广告应当经广告主所在地省、自治区、直辖市人民政府确定的广告审查机关批准;未经批准的,不得发布。

**2. 药品广告的内容管理** 《药品管理法》第九十条规定:药品广告的内容应当真实、合法,以国务院药品监督管理部门核准的药品说明书为准,不得含有虚假的内容。药品广告不得含有表示功效、安全性的断言或者保证;不得利用国家机关、科研单位、学术机构、行业协会或者专家、学者、医师、药师、患者等的名义或者形象作推荐、证明。非药品广告不得有涉及药品的宣传。

## 九、药品储备和供应

《药品管理法》第九章"药品储备和供应",共 6 条(第九十二至九十七条)。

### (一) 药品储备制度和基本药物制度

**1. 药品储备制度** 《药品管理法》第九十二条规定:国家实行药品储备制度,建立中央和地方两级药品储备。发生重大灾情、疫情或者其他突发事件时,依照《中华人民共和国突发事件应对法》的规定,可以紧急调用药品。

**2. 基本药物制度** 《药品管理法》第九十三条规定:国家实行基本药物制度,遴选适当数量的基本药物品种,加强组织生产和储备,提高基本药物的供给能力,满足疾病防治基本用药需求。

### (二) 药品供应管理

**1. 建立药品供求监测体系** 《药品管理法》第九十四条规定:国家建立药品供求监测体系,及时收集和汇总分析短缺药品供求信息,对短缺药品实行预警,采取应对措施。

**2. 实行短缺药品清单管理制度** 《药品管理法》第九十五条规定:国家实行短缺药品清单管理制度。具体办法由国务院卫生健康主管部门会同国务院药品监督管理部门等部门制定。药品上市许可持有人停止生产短缺药品的,应当按照规定向国务院药品监督管理部门或者省、自治区、直辖市人民政府药品监督管理部门报告。

3. 短缺药品优先审评审批 《药品管理法》第九十六条规定:国家鼓励短缺药品的研制和生产,对临床急需的短缺药品、防治重大传染病和罕见病等疾病的新药予以优先审评审批。

4. 多部门共同加强药品供应保障工作 《药品管理法》第九十七条规定:对短缺药品,国务院可以限制或者禁止出口。必要时,国务院有关部门可以采取组织生产、价格干预和扩大进口等措施,保障药品供应。药品上市许可持有人、药品生产企业、药品经营企业应当按照规定保障药品的生产和供应。

---

**知识链接**

### 药品储备制度

为保证灾情、疫情及突发事故发生后对药品和医疗器械的紧急需要,维护人民身体健康,早在 20 世纪 70 年代初,我国就建立了中央一级的药品储备制度。1997 年 1 月 15 日,《中共中央 国务院关于卫生改革与发展的决定》中指出,要建立并完善中央与地方两级医药储备制度。1997 年 7 月 3 日,国务院下发了《国务院关于改革和加强医药储备管理工作的通知》,要求建立中央与地方两级医药储备制度,并落实了储备资金 12 亿元。中央医药储备主要负责储备重大灾情、疫情及重大突发事故和战略所需的特种、专项药品及医疗器械,地方医药储备主要负责储备地区性或一般灾情、疫情及突发事故和地方常见病、多发病防治所需的药品和医疗器械。2019 年新修订的《药品管理法》明确规定,国家实行药品储备制度,建立中央和地方两级药品储备。发生重大灾情、疫情或者其他突发事件时,依照《中华人民共和国突发事件应对法》的规定,可以紧急调用药品。

---

## 十、监督管理

《药品管理法》第十章"监督管理",共 16 条(第九十八至一百一十三条)。

### (一) 禁止生产、销售假药、劣药的规定

《药品管理法》第九十八条规定了假药及劣药的具体情形,同时明确,禁止未取得药品批准证明文件生产、进口药品;禁止使用未按照规定审评、审批的原料药、包装材料和容器生产药品。假药、劣药内涵比较见表 5-5。

表 5-5 假药、劣药内涵比较

| 假药 | 劣药 |
| --- | --- |
| 有下列情形之一的,为假药: | 有下列情形之一的,为劣药: |
| 1. 药品所含成分与国家药品标准规定的成分不符。 | 1. 药品成分的含量不符合国家药品标准。 |
| 2. 以非药品冒充药品或者以他种药品冒充此种药品。 | 2. 被污染的药品。 |
| 3. 变质的药品。 | 3. 未标明或者更改有效期的药品。 |
| 4. 药品所标明的适应证或者功能主治超出规定范围 | 4. 未注明或者更改产品批号的药品。 |
| | 5. 超过有效期的药品。 |
| | 6. 擅自添加防腐剂、辅料的药品。 |
| | 7. 其他不符合药品标准的药品 |

### (二) 药品监督管理规定

《药品管理法》第九十九条至一百一十三条,对药品监督管理部门的检查权限,药品监督管理部门抽查检验、质量公报和对检验结果有异议情形的处理,强调执行的相关管理规范,职业化、专业化药品检查员队伍,药品信用管理,奖励举报、保护举报的举措,药品安全信息统一公布制度,药品安全事件应急预案,药品安全系统性风险隐患的处理,禁止地方保护主义,避嫌,特殊管理规定的药品,药监与公检法、环保联动等作出明确规定。具体见表 5-6。

表5-6　药品监督管理规定

| 法律要点 | 法律条文 |
| --- | --- |
| 药品监督管理部门的检查权限 | 药品监督管理部门应当依照法律、法规的规定对药品研制、生产、经营和药品使用单位使用药品等活动进行监督检查,必要时可以对为药品研制、生产、经营、使用提供产品或者服务的单位和个人进行延伸检查,有关单位和个人应当予以配合,不得拒绝和隐瞒。药品监督管理部门应当对高风险的药品实施重点监督检查。对有证据证明可能存在安全隐患的,药品监督管理部门根据监督检查情况,应当采取告诫、约谈、限期整改以及暂停生产、销售、使用、进口等措施,并及时公布检查处理结果。药品监督管理部门进行监督检查时,应当出示证明文件,对监督检查中知悉的商业秘密应当保密(第九十九条) |
| 药品监督管理部门抽查检验、质量公报和对检验结果有异议的规定 | 药品监督管理部门根据监督管理的需要,可以对药品质量进行抽查检验。抽查检验应当按照规定抽样,并不得收取任何费用;抽样应当购买样品。所需费用按照国务院规定列支。对有证据证明可能危害人体健康的药品及其有关材料,药品监督管理部门可以查封、扣押,并在七日内作出行政处理决定;药品需要检验的,应当自检验报告书发出之日起十五日内作出行政处理决定(第一百条) |
| 药品监督管理部门应当定期公告药品质量抽查检验结果的规定 | 国务院和省、自治区、直辖市人民政府的药品监督管理部门应当定期公告药品质量抽查检验结果;公告不当的,应当在原公告范围内予以更正。(第一百零一条)<br>当事人对药品检验结果有异议的,可以自收到药品检验结果之日起七日内向原药品检验机构或者上一级药品监督管理部门设置或者指定的药品检验机构申请复验,也可以直接向国务院药品监督管理部门设置或者指定的药品检验机构申请复验。受理复验的药品检验机构应当在国务院药品监督管理部门规定的时间内作出复验结论(第一百零二条) |
| 强调执行的相关管理规范 | 药品监督管理部门应当对药品上市许可持有人、药品生产企业、药品经营企业和药物非临床安全性评价研究机构、药物临床试验机构等遵守药品生产质量管理规范、药品经营质量管理规范、药物非临床研究质量管理规范、药物临床试验质量管理规范等情况进行检查,监督其持续符合法定要求(第一百零三条) |
| 职业化、专业化药品检查员队伍 | 国家建立职业化、专业化药品检查员队伍。检查员应当熟悉药品法律法规,具备药品专业知识(第一百零四条) |
| 药品信用管理 | 药品监督管理部门建立药品上市许可持有人、药品生产企业、药品经营企业、药物非临床安全性评价研究机构、药物临床试验机构和医疗机构药品安全信用档案,记录许可颁发、日常监督检查结果、违法行为查处等情况,依法向社会公布并及时更新;对有不良信用记录的,增加监督检查频次,并可以按照国家规定实施联合惩戒(第一百零五条) |
| 奖励举报、保护举报的规定 | 药品监督管理部门应当公布本部门的电子邮件地址、电话,接受咨询、投诉、举报,并依法及时答复、核实、处理。对查证属实的举报,按照有关规定给予举报人奖励。药品监督管理部门应当对举报人的信息予以保密,保护举报人的合法权益。举报人举报所在单位的,该单位不得以解除、变更劳动合同或者其他方式对举报人进行打击报复(第一百零六条) |
| 药品安全信息统一公布制度 | 国家实行药品安全信息统一公布制度。国家药品安全总体情况、药品安全风险警示信息、重大药品安全事件及其调查处理信息和国务院确定需要统一公布的其他信息由国务院药品监督管理部门统一公布。药品安全风险警示信息和重大药品安全事件及其调查处理信息的影响限于特定区域的,也可以由有关省、自治区、直辖市人民政府药品监督管理部门公布。未经授权不得发布上述信息。公布药品安全信息,应当及时、准确、全面,并进行必要的说明,避免误导。任何单位和个人不得编造、散布虚假药品安全信息(第一百零七条) |

续表

| 法律要点 | 法律条文 |
| --- | --- |
| 药品安全事件应急预案 | 县级以上人民政府应当制定药品安全事件应急预案。药品上市许可持有人、药品生产企业、药品经营企业和医疗机构等应当制定本单位的药品安全事件处置方案,并组织开展培训和应急演练。发生药品安全事件,县级以上人民政府应当按照应急预案立即组织开展应对工作;有关单位应当立即采取有效措施进行处置,防止危害扩大(第一百零八条) |
| 药品安全系统性风险隐患的处理 | 药品监督管理部门未及时发现药品安全系统性风险,未及时消除监督管理区域内药品安全隐患的,本级人民政府或者上级人民政府药品监督管理部门应当对其主要负责人进行约谈。地方人民政府未履行药品安全职责,未及时消除区域性重大药品安全隐患的,上级人民政府或者上级人民政府药品监督管理部门应当对其主要负责人进行约谈。被约谈的部门和地方人民政府应当立即采取措施,对药品监督管理工作进行整改。约谈情况和整改情况应当纳入有关部门和地方人民政府药品监督管理工作评议、考核记录(第一百零九条) |
| 禁止地方保护主义 | 地方人民政府及其药品监督管理部门不得以要求实施药品检验、审批等手段限制或者排斥非本地区药品上市许可持有人、药品生产企业生产的药品进入本地区(第一百一十条) |
| 避嫌 | 药品监督管理部门及其设置或者指定的药品专业技术机构不得参与药品生产经营活动,不得以其名义推荐或者监制、监销药品。药品监督管理部门及其设置或者指定的药品专业技术机构的工作人员不得参与药品生产经营活动(第一百一十一条) |
| 特殊管理规定的药品 | 国务院对麻醉药品、精神药品、医疗用毒性药品、放射性药品、药品类易制毒化学品等有其他特殊管理规定的,依照其规定(第一百一十二条) |
| 药监与公检法、环保联动 | 药品监督管理部门发现药品违法行为涉嫌犯罪的,应当及时将案件移送公安机关。对依法不需要追究刑事责任或者免予刑事处罚,但应当追究行政责任的,公安机关、人民检察院、人民法院应当及时将案件移送药品监督管理部门。公安机关、人民检察院、人民法院商请药品监督管理部门、生态环境主管部门等部门提供检验结论、认定意见以及对涉案药品进行无害化处理等协助的,有关部门应当及时提供,予以协助(第一百一十三条) |

## 十一、法律责任

《药品管理法》第十一章"法律责任",共38条(第一百一十四至一百五十一条),是药品管理法法律责任的规定。2019年修订颁布的《药品管理法》全面加大了对违法行为的处罚力度,第一百一十四条明确规定,违反《药品管理法》规定,构成犯罪的,依法追究刑事责任,旗帜鲜明地保持对药品安全犯罪行为的高压态势。此章"法律责任"的主要内容包括以下几点。

(一)未取得药品生产、经营或制剂许可证生产、销售药品应当承担的法律责任

《药品管理法》第一百一十五条规定,未取得"药品生产许可证""药品经营许可证"或者"医疗机构制剂许可证"生产、销售药品的,责令关闭,没收违法生产、销售的药品和违法所得,并处违法生产、销售的药品(包括已售出和未售出的药品,下同)货值金额十五倍以上三十倍以下的罚款;货值金额不足十万元的,按十万元计算。

(二)生产、销售和使用假药、劣药应承担的法律责任

《药品管理法》规定了生产、销售和使用假药、劣药的法律责任,以及为假药、劣药提供储存、运输等便利条件的违法行为的法律责任,并规定对假药、劣药的处罚决定,应当依法载明药品检验机构的质量检验结论。《药品管理法》提高了财产处罚幅度,如对生产销售假药的违法行为,罚款数额由货值金额的二倍到五倍提高到十五倍到三十倍,货值金额不足十万元的以十万元计,也就是最低罚款

一百五十万元。生产销售劣药违法行为的罚款,也从货值金额的一倍到三倍提高到十倍到二十倍。具体见表 5-7。

表 5-7    对生产、销售和使用假药、劣药的行政处罚

| 违法行为 | 法律责任 | 法律法规条款 |
| --- | --- | --- |
| 生产、销售假药的 | 1. 没收违法生产、销售的药品和违法所得。<br>2. 责令停产停业整顿。<br>3. 吊销药品批准证明文件。<br>4. 并处违法生产、销售的药品货值金额十五倍以上三十倍以下的罚款。<br>5. 货值金额不足十万元的,按十万元计算。<br>6. 情节严重的,吊销"药品生产许可证""药品经营许可证"或者"医疗机构制剂许可证",十年内不受理其相应申请。<br>7. 药品上市许可持有人为境外企业的,十年内禁止其药品进口 | 第一百一十六条 |
| 生产、销售劣药的 | 1. 没收违法生产、销售的药品和违法所得。<br>2. 并处违法生产、销售的药品货值金额十倍以上二十倍以下的罚款;违法生产、批发的药品货值金额不足十万元的,按十万元计算,违法零售的药品货值金额不足一万元的,按一万元计算。<br>3. 情节严重的,责令停产停业整顿直至吊销药品批准证明文件、"药品生产许可证"、"药品经营许可证"或者"医疗机构制剂许可证"。<br>4. 生产、销售的中药饮片不符合药品标准,尚不影响安全性、有效性的,责令限期改正,给予警告;可以处十万元以上五十万元以下的罚款 | 第一百一十七条 |
| 生产、销售假药,或者生产、销售劣药且情节严重的 | 1. 对法定代表人、主要负责人、直接负责的主管人员和其他责任人员,没收违法行为发生期间自本单位所获收入。<br>2. 并处所获收入百分之三十以上三倍以下的罚款。<br>3. 终身禁止从事药品生产经营活动。<br>4. 并可以由公安机关处五日以上十五日以下的拘留。<br>5. 对生产者专门用于生产假药、劣药的原料、辅料、包装材料、生产设备予以没收 | 第一百一十八条 |
| 药品使用单位使用假药、劣药的 | 1. 按照销售假药、零售劣药的规定处罚。<br>2. 情节严重的,法定代表人、主要负责人、直接负责的主管人员和其他责任人员有"医疗卫生人员执业证书"的,还应当吊销"执业证书" | 第一百一十九条 |
| 知道或者应当知道属于假药、劣药或者《药品管理法》第一百二十四条第一款第一项至第五项规定的药品,而为其提供储存、运输等便利条件的 | 1. 没收全部储存、运输收入。<br>2. 并处违法收入一倍以上五倍以下的罚款。<br>3. 情节严重的,并处违法收入五倍以上十五倍以下的罚款。<br>4. 违法收入不足五万元的,按五万元计算 | 第一百二十条 |

**药师考点**

1. 假药、劣药的界定。
2. 生产、销售、使用假药、劣药的行政责任。
3. 生产、销售、使用假药、劣药的刑事责任。

**知识链接**

### 《中华人民共和国刑法》对生产、销售假、劣药应承担的刑事责任的具体规定

第一百四十条　【生产、销售伪劣产品罪】生产者、销售者在产品中掺杂、掺假,以假充真,以次充好或者以不合格产品冒充合格产品,销售金额五万元以上不满二十万元的,处二年以下有期徒刑或者拘役,并处或者单处销售金额百分之五十以上二倍以下罚金;销售金额二十万元以上不满五十万元的,处二年以上七年以下有期徒刑,并处销售金额百分之五十以上二倍以下罚金;销售金额五十万元以上不满二百万元的,处七年以上有期徒刑,并处销售金额百分之五十以上二倍以下罚金;销售金额二百万元以上的,处十五年有期徒刑或者无期徒刑,并处销售金额百分之五十以上二倍以下罚金或者没收财产。

第一百四十一条　【生产、销售、提供假药罪】生产、销售假药的,处三年以下有期徒刑或者拘役,并处罚金;对人体健康造成严重危害或者有其他严重情节的,处三年以上十年以下有期徒刑,并处罚金;致人死亡或者有其他特别严重情节的,处十年以上有期徒刑、无期徒刑或者死刑,并处罚金或者没收财产。

药品使用单位的人员明知是假药而提供给他人使用的,依照前款的规定处罚。

本条所称假药,是指依照《中华人民共和国药品管理法》的规定属于假药的药品、非药品。

第一百四十二条　【生产、销售、提供劣药罪】生产、销售劣药,对人体健康造成严重危害的,处三年以上十年以下有期徒刑,并处罚金;后果特别严重的,处十年以上有期徒刑或者无期徒刑,并处罚金或者没收财产。

药品使用单位的人员明知是劣药而提供给他人使用的,依照前款的规定处罚。

本条所称劣药,是指依照《中华人民共和国药品管理法》的规定属于劣药的药品。

### (三)违反有关许可证、药品批准证明文件的规定的违法行为应当承担的法律责任

《药品管理法》中规定的许可证、药品批准证明文件如"药品生产许可证""药品经营许可证""医疗机构制剂许可证""新药证书""进口药品注册证"等,麻醉药品和精神药品的"进口准许证""出口准许证"等,还有药品批准文号、"药品生产质量管理规范认证证书"、"药品经营质量管理规范认证证书"等。所有的法定许可证、药品批准证明文件均须按法定程序申报、审批,均应由法定部门颁发。

《药品管理法》中有关涉及违反药品许可证、药品批准证明文件等规定的法律责任条款共4条,见表5-8。表中法律责任的类型包括行政责任(行政处罚、行政处分)、刑事责任以及民事责任。因行政处罚是最主要的责任类型,表中不再注明。

表 5-8　违反许可证、批准证明文件等规定的行政处罚

| 违法行为 | 法律责任 | 法律条款 |
|---|---|---|
| 伪造、变造、出租、出借、非法买卖许可证或者药品批准证明文件的 | 没收违法所得,并处违法所得一倍以上五倍以下的罚款;情节严重的,并处违法所得五倍以上十五倍以下的罚款,吊销"药品生产许可证""药品经营许可证""医疗机构制剂许可证"或者药品批准证明文件,对法定代表人、主要负责人、直接负责的主管人员和其他责任人员,处二万元以上二十万元以下的罚款,十年内禁止从事药品生产经营活动,并可以由公安机关处五日以上十五日以下的拘留;违法所得不足十万元的,按十万元计算 | 第一百二十二条 |

续表

| 违法行为 | 法律责任 | 法律条款 |
|---|---|---|
| 提供虚假的证明、数据、资料、样品或者采取其他手段骗取临床试验许可、药品生产许可、药品经营许可、医疗机构制剂许可或者药品注册等许可的 | 撤销相关许可,十年内不受理其相应申请,并处五十万元以上五百万元以下的罚款;情节严重的,对法定代表人、主要负责人、直接负责的主管人员和其他责任人员,处二万元以上二十万元以下的罚款,十年内禁止从事药品生产经营活动,并可以由公安机关处五日以上十五日以下的拘留 | 第一百二十三条 |
| 违反本法规定,有下列行为之一的:<br>(1) 未取得药品批准证明文件生产、进口药品。<br>(2) 使用采取欺骗手段取得的药品批准证明文件生产、进口药品。<br>(3) 使用未经审评审批的原料药生产药品。<br>(4) 应当检验而未经检验即销售药品。<br>(5) 生产、销售国务院药品监督管理部门禁止使用的药品。<br>(6) 编造生产、检验记录。<br>(7) 未经批准在药品生产过程中进行重大变更 | 没收违法生产、进口、销售的药品和违法所得以及专门用于违法生产的原料、辅料、包装材料和生产设备,责令停产停业整顿,并处违法生产、进口、销售的药品货值金额十五倍以上三十倍以下的罚款;货值金额不足十万元的,按十万元计算;情节严重的,吊销药品批准证明文件直至吊销"药品生产许可证""药品经营许可证"或者"医疗机构制剂许可证",对法定代表人、主要负责人、直接负责的主管人员和其他责任人员,没收违法行为发生期间自本单位所获收入,并处所获收入百分之三十以上三倍以下的罚款,十年直至终身禁止从事药品生产经营活动,并可以由公安机关处五日以上十五日以下的拘留。<br>销售前款第一项至第三项规定的药品,或者药品使用单位使用前款第一项至第五项规定的药品的,依照前款规定处罚;情节严重的,药品使用单位的法定代表人、主要负责人、直接负责的主管人员和其他责任人员有"医疗卫生人员执业证书"的,还应当吊销执业证书。未经批准进口少量境外已合法上市的药品,情节较轻的,可以依法减轻或者免予处罚 | 第一百二十四条 |
| 违反本法规定,有下列行为之一的:<br>(1) 未经批准开展药物临床试验。<br>(2) 使用未经审评的直接接触药品的包装材料或者容器生产药品,或者销售该类药品。<br>(3) 使用未经核准的标签、说明书 | 没收违法生产、销售的药品和违法所得以及包装材料、容器,责令停产停业整顿,并处五十万元以上五百万元以下的罚款;情节严重的,吊销药品批准证明文件、"药品生产许可证""药品经营许可证",对法定代表人、主要负责人、直接负责的主管人员和其他责任人员处二万元以上二十万元以下的罚款,十年直至终身禁止从事药品生产经营活动 | 第一百二十五条 |

**药师考点**

1. 无证生产、经营药品的法律责任。
2. 从无证生产、经营企业购入药品的法律责任。
3. 未经批准进口境外已合法上市药品的法律责任。

**(四) 从重处罚的行为**

《药品管理法》第一百三十七条规定有以下行为之一者,在处罚幅度内从重处罚:

(1) 以麻醉药品、精神药品、医疗用毒性药品、放射性药品、药品类易制毒化学品冒充其他药品,或者以其他药品冒充上述药品。

(2) 生产、销售以孕产妇、儿童为主要使用对象的假药、劣药。

(3) 生产、销售的生物制品属于假药、劣药。

(4) 生产、销售假药、劣药,造成人身伤害后果。

(5) 生产、销售假药、劣药,经处理后再犯。

(6) 拒绝、逃避监督检查,伪造、销毁、隐匿有关证据材料,或者擅自动用查封、扣押物品。

**(五) 药品购销中给予、收受回扣或者其他不正当利益的应当承担的法律责任**

《药品管理法》第一百四十一条规定:药品上市许可持有人、药品生产企业、药品经营企业或者医疗机构在药品购销中给予、收受回扣或者其他不正当利益的,药品上市许可持有人、药品生产企业、药品经营企业或者代理人给予使用其药品的医疗机构的负责人、药品采购人员、医师、药师等有关人员财物或者其他不正当利益的,由市场监督管理部门没收违法所得,并处三十万元以上三百万元以下的罚款;情节严重的,吊销药品上市许可持有人、药品生产企业、药品经营企业营业执照,并由药品监督管理部门吊销药品批准证明文件、"药品生产许可证"、"药品经营许可证"。

药品上市许可持有人、药品生产企业、药品经营企业在药品研制、生产、经营中向国家工作人员行贿的,对法定代表人、主要负责人、直接负责的主管人员和其他责任人员终身禁止从事药品生产经营活动。

《药品管理法》第一百四十二条规定:药品上市许可持有人、药品生产企业、药品经营企业的负责人、采购人员等有关人员在药品购销中收受其他药品上市许可持有人、药品生产企业、药品经营企业或者代理人给予的财物或者其他不正当利益的,没收违法所得,依法给予处罚;情节严重的,五年内禁止从事药品生产经营活动。

医疗机构的负责人、药品采购人员、医师、药师等有关人员收受药品上市许可持有人、药品生产企业、药品经营企业或者代理人给予的财物或者其他不正当利益的,由卫生健康主管部门或者本单位给予处分,没收违法所得;情节严重的,还应当吊销其执业证书。

**(六) 药品监督管理等部门违反有关规定应承担的法律责任**

《药品管理法》对药品监督管理部门及其设置、指定的药品专业技术机构和药品检验机构、县级以上地方人民政府违反有关规定应承担的法律责任作出明确规定,强化对政府主管部门和相关专业技术部门依法行政的监督管理。具体见表5-9。

表5-9　药品监督管理等部门违反有关规定应承担的法律责任

| 违法行为 | 法律责任 | 法律、法规条款 |
|---|---|---|
| 药品监督管理部门或者其设置、指定的药品专业技术机构参与药品生产经营活动的 | 由其上级主管机关责令改正,没收违法收入;情节严重的,对直接负责的主管人员和其他直接责任人员依法给予处分。药品监督管理部门或者其设置、指定的药品专业技术机构的工作人员参与药品生产经营活动的,依法给予处分 | 第一百四十五条 |
| 药品监督管理部门或者其设置、指定的药品检验机构在药品监督检验中违法收取检验费用的 | 由政府有关部门责令退还,对直接负责的主管人员和其他直接责任人员依法给予处分;情节严重的,撤销其检验资格 | 第一百四十六条 |
| 违反《药品管理法》规定,药品监督管理部门有下列行为之一的:<br>(1) 不符合条件而批准进行药物临床试验。<br>(2) 对不符合条件的药品颁发药品注册证书。<br>(3) 对不符合条件的单位颁发"药品生产许可证""药品经营许可证"或者"医疗机构制剂许可证" | 应当撤销相关许可,对直接负责的主管人员和其他直接责任人员依法给予处分 | 第一百四十七条 |

续表

| 违法行为 | 法律责任 | 法律、法规条款 |
|---|---|---|
| 违反本法规定,县级以上地方人民政府有下列行为之一的:<br>(1) 瞒报、谎报、缓报、漏报药品安全事件。<br>(2) 未及时消除区域性重大药品安全隐患,造成本行政区域内发生特别重大药品安全事件,或者连续发生重大药品安全事件。<br>(3) 履行职责不力,造成严重不良影响或者重大损失 | 对直接负责的主管人员和其他直接责任人员给予记过或者记大过处分;情节严重的,给予降级、撤职或者开除处分 | 第一百四十八条 |
| 违反本法规定,药品监督管理等部门有下列行为之一的:<br>(1) 瞒报、谎报、缓报、漏报药品安全事件。<br>(2) 对发现的药品安全违法行为未及时查处。<br>(3) 未及时发现药品安全系统性风险,或者未及时消除监督管理区域内药品安全隐患,造成严重影响。<br>(4) 其他不履行药品监督管理职责,造成严重不良影响或者重大损失 | 对直接负责的主管人员和其他直接责任人员给予记过或者记大过处分;情节较重的,给予降级或者撤职处分;情节严重的,给予开除处分 | 第一百四十九条 |
| 药品监督管理人员滥用职权、徇私舞弊、玩忽职守的。 | 依法给予处分 | 《药品管理法》第一百五十条 |
| 查处假药、劣药违法行为有失职、渎职行为的 | 对药品监督管理部门直接负责的主管人员和其他直接责任人员依法从重给予处分 | |

## (七) 违反《药品管理法》其他有关规定应承担的法律责任

《药品管理法》规定了违反其他有关规定应承担的法律责任,见表 5-10。

表 5-10　违反《药品管理法》其他有关规定应承担的法律责任

| 违法行为 | 法律责任 | 法律、法规条款 |
|---|---|---|
| 除本法另有规定的情形外,药品上市许可持有人、药品生产企业、药品经营企业、药物非临床安全性评价研究机构、药物临床试验机构等未遵守《药品生产质量管理规范》《药品经营质量管理规范》《药物非临床研究质量管理规范》《药物临床试验质量管理规范》等的 | 责令限期改正,给予警告;逾期不改正的,处十万元以上五十万元以下的罚款;情节严重的,处五十万元以上二百万元以下的罚款,责令停产停业整顿直至吊销药品批准证明文件、"药品生产许可证"、"药品经营许可证" 等,药物非临床安全性评价研究机构、药物临床试验机构等五年内不得开展药物非临床安全性评价研究、药物临床试验,对法定代表人、主要负责人、直接负责的主管人员和其他责任人员,没收违法行为发生期间自本单位所获收入,并处所获收入百分之十以上百分之五十以下的罚款,十年直至终身禁止从事药品生产经营等活动 | 第一百二十六条 |

续表

| 违法行为 | 法律责任 | 法律、法规条款 |
|---|---|---|
| 违反本法规定,有下列行为之一的:<br>(1) 开展生物等效性试验未备案。<br>(2) 药物临床试验期间,发现存在安全性问题或者其他风险,临床试验申办者未及时调整临床试验方案、暂停或者终止临床试验,或者未向国务院药品监督管理部门报告。<br>(3) 未按照规定建立并实施药品追溯制度。<br>(4) 未按照规定提交年度报告。<br>(5) 未按照规定对药品生产过程中的变更进行备案或者报告。<br>(6) 未制订药品上市后风险管理计划。<br>(7) 未按照规定开展药品上市后研究或者上市后评价 | 责令限期改正,给予警告;逾期不改正的,处十万元以上五十万元以下的罚款 | 第一百二十七条 |
| 除依法应当按照假药、劣药处罚的外,药品包装未按照规定印有、贴有标签或者附有说明书,标签、说明书未按照规定注明相关信息或者印有规定标志的 | 责令改正,给予警告;情节严重的,吊销"药品注册证书" | 第一百二十八条 |
| 违反本法规定,药品上市许可持有人、药品生产企业、药品经营企业或者医疗机构未从药品上市许可持有人或者具有药品生产、经营资格的企业购进药品的 | 责令改正,没收违法购进的药品和违法所得,并处违法购进药品货值金额二倍以上十倍以下的罚款;情节严重的,并处货值金额十倍以上三十倍以下的罚款,吊销药品批准证明文件、"药品生产许可证"、"药品经营许可证"或者"医疗机构执业许可证";货值金额不足五万元的,按五万元计算 | 第一百二十九条 |
| 违反本法规定,药品经营企业购销药品未按照规定进行记录,零售药品未正确说明用法、用量等事项,或者未按照规定调配处方的 | 责令改正,给予警告;情节严重的,吊销"药品经营许可证" | 第一百三十条 |
| 违反本法规定,药品网络交易第三方平台提供者未履行资质审核、报告、停止提供网络交易平台服务等义务的 | 责令改正,没收违法所得,并处二十万元以上二百万元以下的罚款;情节严重的,责令停业整顿,并处二百万元以上五百万元以下的罚款 | 第一百三十一条 |
| 进口已获得"药品注册证书"的药品,未按照规定向允许药品进口的口岸所在地药品监督管理部门备案的 | 责令限期改正,给予警告;逾期不改正的,吊销"药品注册证书" | 第一百三十二条 |
| 违反本法规定,医疗机构将其配制的制剂在市场上销售的 | 责令改正,没收违法销售的制剂和违法所得,并处违法销售制剂货值金额二倍以上五倍以下的罚款;情节严重的,并处货值金额五倍以上十五倍以下的罚款;货值金额不足五万元的,按五万元计算 | 第一百三十三条 |

续表

| 违法行为 | 法律责任 | 法律、法规条款 |
|---|---|---|
| 药品上市许可持有人未按照规定开展药品不良反应监测或者报告疑似药品不良反应的 | 责令限期改正,给予警告;逾期不改正的,责令停产停业整顿,并处十万元以上一百万元以下的罚款。药品经营企业未按照规定报告疑似药品不良反应的,责令限期改正,给予警告;逾期不改正的,责令停产停业整顿,并处五万元以上五十万元以下的罚款。医疗机构未按照规定报告疑似药品不良反应的,责令限期改正,给予警告;逾期不改正的,处五万元以上五十万元以下的罚款 | 第一百三十四条 |
| 药品上市许可持有人在省、自治区、直辖市人民政府药品监督管理部门责令其召回后,拒不召回的 | 处应召回药品货值金额五倍以上十倍以下的罚款;货值金额不足十万元的,按十万元计算;情节严重的,吊销药品批准证明文件、"药品生产许可证"、"药品经营许可证",对法定代表人、主要负责人、直接负责的主管人员和其他责任人员,处二万元以上二十万元以下的罚款。药品生产企业、药品经营企业、医疗机构拒不配合召回的,处十万元以上五十万元以下的罚款 | 第一百三十五条 |
| 药品上市许可持有人为境外企业的 | 其指定的在中国境内的企业法人未依照本法规定履行相关义务的,适用本法有关药品上市许可持有人法律责任的规定 | 第一百三十六条 |
| 药品检验机构出具虚假检验报告的 | 责令改正,给予警告,对单位并处二十万元以上一百万元以下的罚款;对直接负责的主管人员和其他直接责任人员依法给予降级、撤职、开除处分,没收违法所得,并处五万元以下的罚款;情节严重的,撤销其检验资格。药品检验机构出具的检验结果不实,造成损失的,应当承担相应的赔偿责任 | 第一百三十八条 |
| 药品上市许可持有人、药品生产企业、药品经营企业或者医疗机构违反本法规定聘用人员的 | 由药品监督管理部门或者卫生健康主管部门责令解聘,处五万元以上二十万元以下的罚款 | 第一百四十条 |
| 违反本法规定,编造、散布虚假药品安全信息,构成违反治安管理行为的 | 由公安机关依法给予治安管理处罚 | 第一百四十三条 |
| 药品上市许可持有人、药品生产企业、药品经营企业或者医疗机构违反本法规定,给用药者造成损害的 | 依法承担赔偿责任。因药品质量问题受到损害的,受害人可以向药品上市许可持有人、药品生产企业请求赔偿损失,也可以向药品经营企业、医疗机构请求赔偿损失。接到受害人赔偿请求的,应当实行首负责任制,先行赔付;先行赔付后,可以依法追偿。生产假药、劣药或者明知是假药、劣药仍然销售、使用的,受害人或者其近亲属除请求赔偿损失外,还可以请求支付价款十倍或者损失三倍的赔偿金;增加赔偿的金额不足一千元的,为一千元 | 第一百四十四条 |

## 十二、附则

　　附则一般是指附在法律最后部分的说明性及补充性条文。包括法律中出现的主要用语的解释，授权有关机关或者部门制定法律的配套立法或实施细则，对不适用本法进行调整的例外说明，法律的施行时间，旧法律的废止等规定。附则是法律的重要组成部分，它与法律的其他部分在效力上是同等的。

　　《药品管理法》第十二章"附则"，共4条（第一百五十二至一百五十五条），主要包括有关管理办法制定的授权性规定、施行时间规定。

　　中药材种植、采集和饲养的管理，依照有关法律、法规的规定执行。（《药品管理法》第一百五十二条）

　　地区性民间习用药材的管理办法，由国务院药品监督管理部门会同国务院中医药主管部门制定。（《药品管理法》第一百五十三条）

　　中国人民解放军和中国人民武装警察部队执行本法的具体办法，由国务院、中央军事委员会依据本法制定。（《药品管理法》第一百五十四条）

　　本法自2019年12月1日起施行。（《药品管理法》第一百五十五条）

# 第三节　《疫苗管理法》主要内容

## 一、疫苗管理概述

　　疫苗作为用于健康人体预防和控制传染性疾病的预防性生物制品，其流通与预防接种的质量安全与维护公众健康和生命安全密切相关。为了加强疫苗管理、保证疫苗质量和供应、规范预防接种、促进疫苗行业发展、保障公众健康、维护公共卫生安全，国家颁布出台了《中华人民共和国疫苗管理法》，对疫苗实行更加严格的特殊管理。

### （一）疫苗的法制化管理

　　为了加强对疫苗流通和预防接种的管理，预防、控制传染病的发生、流行，保障人体健康和公共卫生，根据《药品管理法》和其他有关法律的规定，2005年3月24日国务院公布《疫苗流通和预防接种管理条例》（中华人民共和国国务院令第434号），该条例自2005年6月1日起施行。

　　2016年4月23日国务院公布《国务院关于修改〈疫苗流通和预防接种管理条例〉的决定》（中华人民共和国国务院令第668号），该决定自公布之日起施行。修订后的《疫苗流通和预防接种管理条例》（以下简称《条例》）共76条，包括总则、疫苗流通、疫苗接种、保障措施、预防接种异常反应的处理、监督管理、法律责任、附则共八章内容；适用于疫苗的流通、预防接种及其监督管理。

　　2017年2月7日，《国务院办公厅关于进一步加强疫苗流通和预防接种管理工作的意见》（国办发〔2017〕5号）发布,国务院进一步部署加强疫苗流通和预防接种管理工作,从完善机制、促进研发、加强管理、强化监督等方面提出具体要求。2017年12月15日,国家卫生和计划生育委员会、食品药品监管总局修订并发布《疫苗储存和运输管理规范(2017年版)》(国卫疾控发〔2017〕60号),该规范的主要内容包括:一是提出疫苗冷链储存运输实施分类管理。明确了疾控机构和接种单位在接收或购进疫苗时,核实本次疫苗运输温度记录与供应的疫苗产品有关资料。二是要求逐步提高冷链设备装备水平。提出疫苗储存、运输设施设备的管理和维护要求。三是要求提高冷链温度监测管理水平。对疫苗的储运和运输过程中的温度监测提出了相关要求。四是规范疫苗储存、运输中的管理工作。对冷链温度追溯管理程序和资料管理提出了具体要求,强调对于需报废疫苗的管理要求。五是加强疫苗储存运输中温度异常的管理。提出对疫苗储存运输过程中的温度异常问题的处理措施。

2019年6月29日,十三届全国人大常委会第十一次会议表决通过了《中华人民共和国疫苗管理法》(简称《疫苗管理法》),于2019年12月1日起施行。《疫苗管理法》在总结以往实践经验的基础上,针对疫苗监管的特殊性,举一反三、堵塞漏洞,特别系统制定了疫苗研制、生产、流通、预防接种等方面的管理制度,旨在进一步加强疫苗管理,保证疫苗质量和供应,规范预防接种,促进疫苗行业发展,保障公众健康,维护公共卫生安全。该法共分十一章100条,除总则和附则外,详细规定了疫苗研制和注册、疫苗生产和批签发、疫苗流通、预防接种、异常反应监测和处理、疫苗上市后管理、保障措施、监督管理和法律责任。在中华人民共和国境内从事疫苗研制、生产、流通和预防接种及其监督管理活动,适用该法律。国家对疫苗实行最严格的管理制度,坚持安全第一、风险管理、全程管控、科学监管、社会共治。国家坚持疫苗产品的战略性和公益性。

**(二) 疫苗的概念与分类**

**1. 疫苗的定义**　《疫苗管理法》中所称的疫苗,是指为预防、控制疾病的发生、流行,用于人体免疫接种的预防性生物制品。

**2. 疫苗的分类**　疫苗可有不同的分类。《疫苗管理法》规定,疫苗分为两类,即免疫规划疫苗和非免疫规划疫苗。

免疫规划疫苗是指居民应当按照政府的规定接种的疫苗,包括国家免疫规划确定的疫苗,省、自治区、直辖市人民政府在执行国家免疫规划时增加的疫苗,以及县级以上人民政府或者其卫生健康主管部门组织的应急接种或者群体性预防接种所使用的疫苗。居住在中国境内的居民,依法享有接种免疫规划疫苗的权利,履行接种免疫规划疫苗的义务。政府免费向居民提供免疫规划疫苗,接种单位接种免疫规划疫苗不得收取任何费用。

非免疫规划疫苗是指由居民自愿接种的其他疫苗。接种单位接种非免疫规划疫苗,除收取疫苗费用外,还可以收取接种服务费。接种服务费的收费标准由省、自治区、直辖市人民政府价格主管部门会同财政部门制定。

**3. 疫苗的包装标识**　国家食品药品监督管理局、卫生部于2005年6月6日发布《关于纳入国家免疫规划疫苗包装标注特殊标识的通知》(国食药监注〔2005〕257号),决定自2006年1月1日起,凡纳入国家免疫规划的疫苗制品的最小外包装上,须标明"免费"字样以及"免疫规划"专用标识。有关事项的具体要求如下。

(1) 目前国家免疫规划的疫苗包括麻疹疫苗、脊髓灰质炎疫苗、百白破联合疫苗、卡介苗、乙型肝炎疫苗(不包括成人预防用乙型肝炎疫苗),以及各省、自治区、直辖市人民政府增加的免费向公民提供的疫苗。

(2) "免费"字样应当标注在疫苗最小外包装的显著位置,字样颜色为红色,宋体字,大小可与疫苗通用名称相同。

(3) "免疫规划"专用标识应当印刷在疫苗最小外包装的顶面的正中处,标识样式如图5-2所示(颜色为宝石蓝色,见文末彩图)。

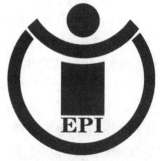

图5-2　"免疫规划"专用标识

（4）自2006年1月1日起上市的纳入国家免疫规划的疫苗，其包装必须标注"免费"字样以及"免疫规划"专用标识。

**药师考点**

1. 疫苗的界定分类。
2. 疫苗的包装标识。

**（三）管理部门及职责**

《疫苗管理法》规定，国家实行免疫规划制度。

1. 县级以上人民政府及其有关部门应当保障适龄儿童接种免疫规划疫苗。监护人应当依法保证适龄儿童按时接种免疫规划疫苗。

2. 县级以上人民政府应当将疫苗安全工作和预防接种工作纳入本级国民经济和社会发展规划，加强疫苗监督管理能力建设，建立健全疫苗监督管理工作机制。县级以上地方人民政府对本行政区域疫苗监督管理工作负责，统一领导、组织、协调本行政区域疫苗监督管理工作。

3. 国务院药品监督管理部门负责全国疫苗监督管理工作。国务院卫生健康主管部门负责全国预防接种监督管理工作。国务院其他有关部门在各自职责范围内负责与疫苗有关的监督管理工作。

4. 省、自治区、直辖市人民政府药品监督管理部门负责本行政区域疫苗监督管理工作。设区的市级、县级人民政府承担药品监督管理职责的部门（以下称药品监督管理部门）负责本行政区域疫苗监督管理工作。县级以上地方人民政府卫生健康主管部门负责本行政区域预防接种监督管理工作。县级以上地方人民政府其他有关部门在各自职责范围内负责与疫苗有关的监督管理工作。

## 二、疫苗研制、生产和批签发管理

**（一）疫苗上市许可和临床试验要求**

1. **疫苗上市许可**　国家根据疾病流行情况、人群免疫状况等因素，制定相关研制规划，安排必要资金，支持多联多价等新型疫苗的研制。国家组织疫苗上市许可持有人、科研单位、医疗卫生机构联合攻关，研制疾病预防、控制急需的疫苗。国家鼓励疫苗上市许可持有人加大研制和创新资金投入，优化生产工艺，提升质量控制水平，推动疫苗技术进步。

2. **疫苗临床试验要求**

（1）开展疫苗临床试验，应当经国务院药品监督管理部门依法批准。疫苗临床试验应当由符合国务院药品监督管理部门和国务院卫生健康主管部门规定条件的三级医疗机构或者省级以上疾病预防控制机构实施或者组织实施。国家鼓励符合条件的医疗机构、疾病预防控制机构等依法开展疫苗临床试验。

（2）疫苗临床试验申办者应当制订临床试验方案，建立临床试验安全监测与评价制度，谨慎选择受试者，合理设置受试者群体和年龄组，并根据风险程度采取有效措施，保护受试者合法权益。

（3）开展疫苗临床试验，应当取得受试者的书面知情同意；受试者为无民事行为能力人的，应当取得其监护人的书面知情同意；受试者为限制民事行为能力人的，应当取得本人及其监护人的书面知情同意。

（4）在中国境内上市的疫苗应当经国务院药品监督管理部门批准，取得"药品注册证书"；申请疫苗注册，应当提供真实、充分、可靠的数据、资料和样品。对疾病预防、控制急需的疫苗和创新疫苗，国务院药品监督管理部门应当予以优先审评审批。

（5）应对重大突发公共卫生事件急需的疫苗或者国务院卫生健康主管部门认定急需的其他疫苗，

经评估获益大于风险的,国务院药品监督管理部门可以附条件批准疫苗注册申请。出现特别重大突发公共卫生事件或者其他严重威胁公众健康的紧急事件,国务院卫生健康主管部门根据传染病预防、控制需要提出紧急使用疫苗的建议,经国务院药品监督管理部门组织论证同意后可以在一定范围和期限内紧急使用。

(6) 国务院药品监督管理部门在批准疫苗注册申请时,对疫苗的生产工艺、质量控制标准和说明书、标签予以核准。国务院药品监督管理部门应当在其网站上及时公布疫苗说明书、标签内容。

### (二) 疫苗生产和批签发管理要求

#### 1. 疫苗生产管理制度

(1) 国家对疫苗生产实行严格准入制度。从事疫苗生产活动,应当经省级以上人民政府药品监督管理部门批准,取得"药品生产许可证"。从事疫苗生产活动,除符合《中华人民共和国药品管理法》规定的从事药品生产活动的条件外,还应当具备下列条件:①具备适度规模和足够的产能储备;②具有保证生物安全的制度和设施、设备;③符合疾病预防、控制需要。

疫苗上市许可持有人应当具备疫苗生产能力;超出疫苗生产能力确需委托生产的,应当经国务院药品监督管理部门批准。接受委托生产的,应当遵守本法规定和国家有关规定,保证疫苗质量。

(2) 疫苗上市许可持有人的法定代表人、主要负责人应当具有良好的信用记录,生产管理负责人、质量管理负责人、质量受权人等关键岗位人员应当具有相关专业背景和从业经历。疫苗上市许可持有人应当加强对上述规定人员的培训和考核,及时将其任职和变更情况向省、自治区、直辖市人民政府药品监督管理部门报告。

(3) 疫苗应当按照经核准的生产工艺和质量控制标准进行生产和检验,生产全过程应当符合药品生产质量管理规范的要求。疫苗上市许可持有人应当按照规定对疫苗生产全过程和疫苗质量进行审核、检验。

(4) 疫苗上市许可持有人应当建立完整的生产质量管理体系,持续加强偏差管理,采用信息化手段如实记录生产、检验过程中形成的所有数据,确保生产全过程持续符合法定要求。

#### 2. 疫苗批签发制度

(1) 每批疫苗销售前或者进口时,应当经国务院药品监督管理部门指定的批签发机构按照相关技术要求进行审核、检验。符合要求的,发给批签发证明;不符合要求的,发给不予批签发通知书。

不予批签发的疫苗不得销售,并应当由省、自治区、直辖市人民政府药品监督管理部门监督销毁;不予批签发的进口疫苗应当由口岸所在地药品监督管理部门监督销毁或者依法进行其他处理。

国务院药品监督管理部门、批签发机构应当及时公布上市疫苗批签发结果,供公众查询。

(2) 申请疫苗批签发应当按照规定向批签发机构提供批生产及检验记录摘要等资料和同批号产品等样品。进口疫苗还应当提供原产地证明、批签发证明;在原产地免予批签发的,应当提供免予批签发证明。

(3) 预防、控制传染病疫情或者应对突发事件急需的疫苗,经国务院药品监督管理部门批准,免予批签发。

(4) 疫苗批签发应当逐批进行资料审核和抽样检验。疫苗批签发检验项目和检验频次应当根据疫苗质量风险评估情况进行动态调整。

对疫苗批签发申请资料或者样品的真实性有疑问,或者存在其他需要进一步核实的情况的,批签发机构应当予以核实,必要时应当采用现场抽样检验等方式组织开展现场核实。

(5) 批签发机构在批签发过程中发现疫苗存在重大质量风险的,应当及时向国务院药品监督管理部门和省、自治区、直辖市人民政府药品监督管理部门报告。

接到报告的部门应当立即对疫苗上市许可持有人进行现场检查,根据检查结果通知批签发机构对疫苗上市许可持有人的相关产品或者所有产品不予批签发或者暂停批签发,并责令疫苗上市许可持有人整改。疫苗上市许可持有人应当立即整改,并及时将整改情况向责令其整改的部门报告。

(6) 对生产工艺偏差、质量差异、生产过程中的故障和事故以及采取的措施,疫苗上市许可持有人应当如实记录,并在相应批产品申请批签发的文件中载明;可能影响疫苗质量的,疫苗上市许可持有人应当立即采取措施,并向省、自治区、直辖市人民政府药品监督管理部门报告。

> **药师考点**
>
> 1. 疫苗上市许可和临床试验要求。
> 2. 疫苗生产和批签发管理要求。

### 三、疫苗流通

#### (一) 疫苗采购规定

国家免疫规划疫苗由国务院卫生健康主管部门会同国务院财政部门等组织集中招标或者统一谈判,形成并公布中标价格或者成交价格,各省、自治区、直辖市实行统一采购。国家免疫规划疫苗以外的其他免疫规划疫苗、非免疫规划疫苗由各省、自治区、直辖市通过省级公共资源交易平台组织采购。

#### (二) 疫苗配送供应管理

1. 疫苗上市许可持有人应当按照采购合同约定,向疾病预防控制机构供应疫苗。疾病预防控制机构应当按照规定向接种单位供应疫苗。疾病预防控制机构以外的单位和个人不得向接种单位供应疫苗,接种单位不得接收该疫苗。

2. 疫苗上市许可持有人应当按照采购合同约定,向疾病预防控制机构或者疾病预防控制机构指定的接种单位配送疫苗。疫苗上市许可持有人、疾病预防控制机构可以自行配送疫苗,也可以委托符合条件的疫苗配送单位配送疫苗。疾病预防控制机构配送非免疫规划疫苗可以收取储存、运输费用,具体办法由国务院财政部门会同国务院价格主管部门制定,收费标准由省、自治区、直辖市人民政府价格主管部门会同财政部门制定。

#### (三) 疫苗销售证明文件及销售记录管理

1. 疫苗上市许可持有人在销售疫苗时,应当提供加盖其印章的批签发证明复印件或者电子文件;销售进口疫苗的,还应当提供加盖其印章的进口药品通关单复印件或者电子文件。疾病预防控制机构、接种单位在接收或者购进疫苗时,应当索取前款规定的证明文件,并保存至疫苗有效期满后不少于五年备查。

2. 疫苗上市许可持有人应当按照规定,建立真实、准确、完整的销售记录,并保存至疫苗有效期满后不少于五年备查。疾病预防控制机构、接种单位、疫苗配送单位应当按照规定,建立真实、准确、完整的接收、购进、储存、配送、供应记录,并保存至疫苗有效期满后不少于五年备查。疾病预防控制机构、接种单位接收或者购进疫苗时,应当索取本次运输、储存全过程温度监测记录,并保存至疫苗有效期满后不少于五年备查;对不能提供本次运输、储存全过程温度监测记录或者温度控制不符合要求的,不得接收或者购进,并应当立即向县级以上地方人民政府药品监督管理部门、卫生健康主管部门报告。

#### (四) 疾病预防控制机构、接种单位建立疫苗定期检查制度

疾病预防控制机构、接种单位应当建立疫苗定期检查制度,对存在包装无法识别、储存温度不符合要求、超过有效期等问题的疫苗,采取隔离存放、设置警示标志等措施,并按照国务院药品监督管理部门、卫生健康主管部门、生态环境主管部门的规定处置。疾病预防控制机构、接种单位应当如实记录处置情况,处置记录应当保存至疫苗有效期满后不少于五年备查。

**药师考点**

1. 疫苗采购和配送要求。
2. 疫苗上市后风险管理要求。
3. 疫苗全程冷链储运管理制度。

## 四、疫苗上市后管理

### (一)疫苗上市后风险管理要求

1. 疫苗上市许可持有人应当建立健全疫苗全生命周期质量管理体系,制订并实施疫苗上市后风险管理计划,开展疫苗上市后研究,对疫苗的安全性、有效性和质量可控性进行进一步确证。

对批准疫苗注册申请时提出进一步研究要求的疫苗,疫苗上市许可持有人应当在规定期限内完成研究;逾期未完成研究或者不能证明其获益大于风险的,国务院药品监督管理部门应当依法处理,直至注销该疫苗的"药品注册证书"。

2. 疫苗上市许可持有人应当对疫苗进行质量跟踪分析,持续提升质量控制标准,改进生产工艺,提高生产工艺稳定性。生产工艺、生产场地、关键设备等发生变更的,应当进行评估、验证,按照国务院药品监督管理部门有关变更管理的规定备案或者报告;变更可能影响疫苗安全性、有效性和质量可控性的,应当经国务院药品监督管理部门批准。

3. 疫苗上市许可持有人应当根据疫苗上市后研究、预防接种异常反应等情况持续更新说明书、标签,并按照规定申请核准或者备案。国务院药品监督管理部门应当在其网站上及时公布更新后的疫苗说明书、标签内容。

4. 疫苗上市许可持有人应当建立疫苗质量回顾分析和风险报告制度,每年将疫苗生产流通、上市后研究、风险管理等情况按照规定如实向国务院药品监督管理部门报告。

5. 国务院药品监督管理部门可以根据实际情况,责令疫苗上市许可持有人开展上市后评价或者直接组织开展上市后评价。对预防接种异常反应严重或者其他原因危害人体健康的疫苗,国务院药品监督管理部门应当注销该疫苗的"药品注册证书"。

6. 国务院药品监督管理部门可以根据疾病预防、控制需要和疫苗行业发展情况,组织对疫苗品种开展上市后评价,发现该疫苗品种的产品设计、生产工艺、安全性、有效性或者质量可控性明显劣于预防、控制同种疾病的其他疫苗品种的,应当注销该品种所有疫苗的"药品注册证书"并废止相应的国家药品标准。

### (二)疫苗全程信息化追溯制度

1. 疫苗上市许可持有人应当加强疫苗全生命周期质量管理,对疫苗的安全性、有效性和质量可控性负责。从事疫苗研制、生产、流通和预防接种活动的单位和个人,应当遵守法律、法规、章程、标准和规范,保证全过程信息真实、准确、完整和可追溯,依法承担责任,接受社会监督。

2. 国家实行疫苗全程电子追溯制度。国务院药品监督管理部门会同国务院卫生健康主管部门制定统一的疫苗追溯标准和规范,建立全国疫苗电子追溯协同平台,整合疫苗生产、流通和预防接种全过程追溯信息,实现疫苗可追溯。疫苗上市许可持有人应当建立疫苗电子追溯系统,与全国疫苗电子追溯协同平台相衔接,实现生产、流通和预防接种全过程最小包装单位疫苗可追溯、可核查。疾病预防控制机构、接种单位应当依法如实记录疫苗流通、预防接种等情况,并按照规定向全国疫苗电子追溯协同平台提供追溯信息。

### (三)疫苗全程冷链储运管理制度

冷链是指为保证疫苗从疫苗生产企业到接种单位运转过程中的质量而装备的储存、运输冷藏设施及设备。

《疫苗管理法》规定,疫苗上市许可持有人、疾病预防控制机构自行配送疫苗应当具备疫苗冷链储存、运输条件。疾病预防控制机构、接种单位、疫苗上市许可持有人、疫苗配送单位应当遵守疫苗储存、运输管理规范,保证疫苗质量。疫苗在储存、运输全过程中应当处于规定的温度环境,冷链储存、运输应当符合要求,并定时监测、记录温度。疫苗储存、运输管理规范由国务院药品监督管理部门、国务院卫生健康主管部门共同制定。

《疫苗储存和运输管理规范(2017 年版)》(国卫疾控发〔2017 〕60 号)规定,疾病预防控制机构、接种单位、疫苗生产企业、疫苗配送企业、疫苗仓储企业应当装备保障疫苗质量的储存、运输冷链设施设备。有条件的地区或单位应当建立自动温度监测系统。自动温度监测系统的测量范围、精度、误差等技术参数能够满足疫苗储存、运输管理需要,具有不间断监测、连续记录、数据存储、显示及报警功能。疾病预防控制机构、接种单位、疫苗生产企业、疫苗配送企业、疫苗仓储企业应当建立健全冷链设备档案,并对疫苗储存、运输设施设备运行状况进行记录。

1. 冷链设施设备的要求 省级疾病预防控制机构、疫苗生产企业、疫苗配送企业、疫苗仓储企业应当根据疫苗储存、运输的需要,配备普通冷库、低温冷库、冷藏车和自动温度监测器材或设备等。设区的市级、县级疾病预防控制机构应当配备普通冷库、冷藏车或疫苗运输车、低温冰箱、普通冰箱、冷藏箱(包)、冰排和温度监测器材或设备等。接种单位应当配备普通冰箱、冷藏箱(包)、冰排和温度监测器材或设备等。

2. 疾病预防控制机构、接种单位用于疫苗储存的冷库容积应当与储存需求相适应,应当配有自动监测、调控、显示、记录温度状况以及报警的设备,备用制冷机组、备用发电机组或安装双路电路。冷藏车能自动调控、显示和记录温度状况。冰箱的补充、更新应当选用具备医疗器械注册证的医用冰箱。冷藏车、冰箱、冷藏箱(包)在储存、运输疫苗前应当达到相应的温度要求。自动温度监测设备,温度测量精度要求在 ±0.5℃范围内;冰箱监测用温度计,温度测量精度要求在 ±1℃范围内。

3. 疫苗配送企业、疾病预防控制机构、接种单位应对疫苗运输过程进行温度监测,填写"疫苗运输温度记录表",记录内容包括疫苗运输工具、疫苗冷藏方式、疫苗名称、生产企业、规格、批号、有效期、数量、用途、启运和到达时间、启运和到达时的疫苗储存温度和环境温度、启运至到达行驶里程、送/收疫苗单位、送/收疫苗人签名。运输时间超过 6 小时,须记录途中温度。途中温度记录时间间隔不超过 6 小时。

4. 疾病预防控制机构、接种单位收货时应当核实疫苗运输的设备类型、运输过程的疫苗运输温度记录,对疫苗运输工具、疫苗冷藏方式、疫苗名称、生产企业、规格、批号、有效期、数量、用途、启运和到达时间、启运和到达时的疫苗储存温度和环境温度等内容进行核实并做好记录。①对于资料齐全、符合冷链运输温度要求的疫苗,方可接收。②对资料不全、符合冷链运输温度要求的疫苗,接收单位可暂存该疫苗。待补充资料,符合要求后办理接收入库手续。③对不能提供本次运输过程的疫苗运输温度记录或不符合冷链运输温度要求的疫苗,不得接收或购进。

5. 对于冷链运输时间长、需要配送至偏远地区的疫苗,省级疾病预防控制机构应当对疫苗生产企业提出加贴温度控制标签的要求并在招标文件中提出。疫苗生产企业应当根据疫苗的稳定性选用合适规格的温度控制标签。

6. 疫苗生产企业应当评估疫苗储存、运输过程中出入库、装卸等常规操作产生的温度偏差对疫苗质量的影响及可接收的条件。符合接收条件的,疫苗配送企业、疾病预防控制机构、接种单位应当接收疫苗。在特殊情况下,如停电、储存运输设备发生故障,造成温度异常的,须填写"疫苗储存和运输温度异常情况记录表"。疫苗生产企业应当及时启动重大偏差或次要偏差处理流程,评估其对产品质量的潜在影响,并将评估报告提交给相应单位。经评估对产品质量没有影响的,可继续使用。经评估对产品质量产生不良影响的,应当在当地卫生行政部门和药品监督管理部门的监督下销毁。

## 五、法律责任

《疫苗管理法》第十章"法律责任"部分,对违法行为实施严格的处罚,第七十九条明确规定,违反《疫苗管理法》规定,构成犯罪的,依法从重追究刑事责任,充分体现了国家打击疫苗违法行为的坚定决心。

《疫苗管理法》对生产、销售假劣疫苗违法行为及情节严重行为的处罚规定,见表5-11。

表5-11　对生产、销售假劣疫苗违法行为的处罚

| 违法行为 | 法律责任 |
| --- | --- |
| 生产、销售的疫苗属于假药的 | 由省级以上人民政府药品监督管理部门没收违法所得和违法生产、销售的疫苗以及专门用于违法生产疫苗的原料、辅料、包装材料、设备等物品,责令停产停业整顿,吊销"药品注册证书",直至吊销"药品生产许可证"等,并处违法生产、销售疫苗货值金额十五倍以上五十倍以下的罚款,货值金额不足五十万元的,按五十万元计算 |
| 生产、销售的疫苗属于劣药的 | 由省级以上人民政府药品监督管理部门没收违法所得和违法生产、销售的疫苗以及专门用于违法生产疫苗的原料、辅料、包装材料、设备等物品,责令停产停业整顿,并处违法生产、销售疫苗货值金额十倍以上三十倍以下的罚款,货值金额不足五十万元的,按五十万元计算;情节严重的,吊销"药品注册证书",直至吊销"药品生产许可证"等 |
| 生产、销售的疫苗属于假药,或者生产、销售的疫苗属于劣药且情节严重的 | 由省级以上人民政府药品监督管理部门对法定代表人、主要负责人、直接负责的主管人员和关键岗位人员以及其他责任人员,没收违法行为发生期间自本单位所获收入,并处所获收入一倍以上十倍以下的罚款,终身禁止从事药品生产经营活动,由公安机关处五日以上十五日以下拘留 |

# 本 章 小 结

本章论述了药品管理立法的含义及特征、药事管理法的渊源和法律关系,我国药品管理立法的发展,重点介绍了《药品管理法》和《疫苗管理法》。主要内容为:

1. 药品管理立法是指由特定的国家机关,依据法定的权限和程序,制定、认可、修订、补充和废除药品管理法律规范的活动。

2. 药事管理法是指由国家制定或认可,并由国家强制力保证实施,具有普遍效力和严格程序的行为规范体系,是调整与药事活动相关的行为和社会关系的法律规范的总和。

3. 我国药事管理法的渊源　①宪法;②药事管理法律;③药事管理行政法规;④药事管理地方性法规;⑤药事管理规章;⑥中国政府承认或加入的国际条约。

4. 《药品管理法》的立法目的是加强药品管理,保证药品质量,保障公众用药安全和合法权益,保护和促进公众健康;药品管理坚持以人民健康为中心,坚持风险管理、全程管控、社会共治的原则。

5. 《药品管理法》共十二章155条,包括总则、药品研制和注册、药品上市许可持有人、药品生产、药品经营、医疗机构药事管理、药品上市后管理、药品价格和广告、药品储备和供应、监督管理、法律责任和附则。

6. 《疫苗管理法》共十一章,包括疫苗的概念与分类,管理部门及职责,研制、生产和批签发管理,流通管理,疫苗上市后管理和法律责任等。

# 思 考 题

1. 简述药品管理立法和药事管理法的概念。
2. 我国药事管理法律规范的具体表现形式有哪些？
3. 简述《药品管理法》的立法宗旨、适用范围和药品管理的基本原则。
4. 简述药品上市许可持有人的含义与职责。
5. 简述从事药品生产活动和药品经营活动必须具备的条件。
6. 医疗机构用药应遵循哪些原则？
7. 简述医疗机构制剂的管理规定。
8. 简述《药品管理法》有关药品供应管理的规定。
9. 何为假药、劣药？ 生产、销售和使用假药、劣药应承担什么法律责任？
10. 《药品管理法》规定的行政处罚有哪几种？
11. 简述《疫苗管理法》规定的相关管理部门及其职责。

---

# 课 程 实 践

【实践名称】 吉林长春长生公司问题疫苗案件分析

【实践目的】 通过学习我国对问题疫苗案件的查处过程,体会相关部门贯彻药品安全"四个最严"要求,对药品违法行为"零容忍"的态度和决心。

【实践内容】 2018 年 7 月 15 日,国家药品监督管理局一纸通告,揭开了长春长生生物科技有限责任公司(简称长春长生)疫苗造假内幕。通告显示,长春长生在冻干人用狂犬病疫苗生产过程中存在记录造假等严重违反《药品生产质量管理规范》行为。国家药品监督管理局责成吉林省药品监督管理局收回长春长生相关"药品 GMP 证书"。7 月 16 日,李克强总理就疫苗事件作出批示:此次疫苗事件突破人的道德底线,必须给全国人民一个明明白白的交代。7 月 23 日,习近平总书记就疫苗事件作出批示,要求严肃查处、严肃问责。10 月 16 日,国家药品监督管理局和吉林省药品监督管理局对长春长生作出多项顶格行政处罚决定。对涉案的高×× 等 14 名直接负责的主管人员和其他直接责任人员,做出依法不得从事药品生产经营活动的行政处罚;涉嫌犯罪的,由司法机关依法追究刑事责任。针对长春长生在 2014 年 1 月至 2018 年 7 月期间违法生产销售冻干人用狂犬病疫苗(Vero 细胞)共计 748 批(含亚批)的违法事实,决定对长春长生予以没收违法生产的冻干人用狂犬病疫苗(Vero 细胞)779 万支,没收违法所得 18.9 亿元,处金额三倍罚款 72.12 亿元,罚没款共计 91 亿元。

【实践安排】

1. 学习相关法律原文　认真学习《药品管理法》有关假药和劣药的界定,针对本案中问题疫苗的违法事实,给出明确的认定结果。

2. 强化药品安全意识　疫苗作为高风险药品,加强其生产监管尤为关键。请阅读《药品管理法》和《疫苗管理法》的相关规定,就如何加强疫苗生产监管给出自己的对策建议。

3. 实践案例学习反思　强化药品安全、护佑人民健康,是医药行业永恒的主题。长春长生案件的教训异常深刻,此处进一步引导学生研讨该案例带给中国疫苗行业的反思和启示。

【实践测试】

1. 上述案例属于何种性质的案件？

2. 你认为上述违法行为适用《疫苗管理法》的哪些条款与规定？

3. 你认为对违法者的处罚,是如何体现党和国家"依法管药、标本兼治、惩防并举"原则的？

第五章
目标测试

（方 宇）

# 第六章

# 药品注册管理

## 学习目标

通过本章的学习,了解药物的研发过程及相关法规,掌握药品研发、注册申请、审评审批的规定、流程和要求,以满足当前及未来形势下药品研发注册的知识和能力需求。

1. **掌握** 药品注册的概念、分类;药物临床试验的分期和要求;药品上市许可的路径、审批程序,关联审评审批的要求;药品加快上市注册程序的适用范围和基本程序;药品批准文号格式;药品上市后研究、变更和再注册的要求。

2. **熟悉** 药品注册管理的原则、管理部门;我国药品注册管理的基本制度和要求;药品注册核查和药品注册检验的概念和要求。

3. **了解** 药物研发特点和管理要求;药品注册管理制度的发展;我国的药品注册管理制度;药品注册管理的监督管理和法律责任。

## 问题导入

随着我国药品审评审批制度改革的持续推进,我国医药创新蓬勃发展,申报上市以及申请临床的创新药数量逐年增加。据国家药品监督管理局药品审评中心数据统计,2021 年我国有 80 余个药品通过优先审评获准上市,其中 1 类创新药数量最多,达 21 个。但是,创新药研发也经常面临失败的高风险,如 2021 年某公司宣布旗下抗体药物偶联(antibody-drug conjugates,ADC)药物Ⅲ期临床主要疗效指标与对照组比较未达到预设的优效目标,决定终止该项目的临床试验,该项目累计研发投入 2 亿元以上;同年某公司核心产品海外Ⅲ期临床研究失败,一半以上的受试者治疗后较基线变化不显著,基于这一结果,该药全球临床研究项目全面暂停,其 5 年累计资本化支出约 14 亿元全部转入当期损益。

请思考并讨论:为什么创新药研发具有如此高的风险,医药企业仍不惜高额投入来研发新药?我国和其他国家药监部门鼓励新药研发的制度和措施有哪些?

## 第一节 药物研发与注册管理概述

### 一、药物研发特点和管理要求

人类社会在发展过程中,为了自身疾病诊断和治疗需要,不断研究开发新的药物品种。但是,不是所有具有诊断和防治疾病作用的物质都可以作为药品被人类使用,只有通过严格而全面的评价,确认其有效性、安全性的药物才能够获批上市。人类新药研发史上,不断出现的药害事件使人们付出生命和鲜血的惨痛代价,才认识到通过法律等强制性手段规范药品的研究过程,对药品进行注册监管的必要性。

### (一) 药物研究开发的概念和类型

**药物研发的类型(拓展阅读)**

药物研究开发(research and development,缩写 R&D)是一个漫长而复杂的过程,它包括了从药物的设计、筛选,到确定药物剂型、合成方法、药理毒理、质量标准,通过临床试验确证其安全性、有效性及用法用量,以及经过药品管理当局审查获得药品上市许可的全过程。

根据药物的不同种类,药物研发可分为化学药物研发、生物技术药物研发、天然药物研发、中药新处方制剂研发、新给药途径研发、新剂型研发、新复方制剂研发、新适应证研发、制药新工艺研发、新药用辅料研发等。根据药物的创新水平,药物研发又分为创新药研发、改良型新药研发和仿制药研发,具体又包括不同研发情形。

### (二) 药物研究开发的意义

药物的研究开发,尤其是新药研发,是人类与疾病持续斗争的重要武器。从远古时代"神农尝百草"发现和采集治疗疾病的天然药物,到公元 6 世纪通过炼金术炼制简单的化学药物,人类不断尝试探索新的药物治疗各种疾病。1805 年,德国药物化学家 F.W.A.Sertürner 从阿片中分离得到纯吗啡碱;1898 年,Hoffmann 发现乙酰水杨酸(阿司匹林)并将其用于解热镇痛;1910 年,Ehrlich 合成胂凡纳明(606)治疗梅毒;1926 年,Schulemann 发现扑疟奎;1928 年,英国细菌学家本·弗莱明发现青霉素并于 1940 年上市应用;德国拜尔的科学家于 1932 年合成了阿的平;1972 年,我国药学家屠呦呦发现并创制了新型抗疟药青蒿素,1973 年合成了双氢青蒿素;2013 年第一款癌症免疫药物伊匹单抗(Ipilimumab)上市用于治疗黑色素瘤,开创了癌症免疫疗法;同年,第一个直接抗病毒药物索非布韦(Sofosbuvir)上市,从而使丙肝成为可治愈的疾病。药物的研究开发和新药物的不断上市使人类克服一个又一个威胁人类生存的疾病,也使人类治疗疾病的方法和手段日新月异。

药物研发是促进医药科学技术发展的主要动力。21 世纪以来,随着分子水平药物筛选模型的建立,应运而生的高通量筛选的新技术,大大加快了先导化合物的寻找和发现,组合化学与高通量筛选的结合,使新药的种类和数量也在不断地增加。另一方面,随着新治疗靶点和新疗法的不断发现和应用,生物创新药物的研发和上市也为攻克疾病治疗难题提供新的方向和契机。人类科技新理论、新方法在药物研发的应用中不断改进和完善,并有力推动了新药研发和药品质量的提高;新药研发过程中不断产生对新技术和新方法的需求,也促进了医药科技水平的发展。

新药研发是现代制药企业发展的动力源泉。开发成功的创新药,在给人类防治疾病带来新手段的同时,也给创制的企业带来巨额利润。例如 2004 年专利药阿托伐他汀(Atorvastatin)上市以来,连续 6 年销售额在 100 亿美元以上,在专利保护期内销售额超千亿美元。2020 年全球销售额超过 10 亿美元的"重磅炸弹"药物共有 150 个,其中前 100 种药品全球销售总额达 3 545 亿美元,其中销售额超过 100 亿美元的药品有治疗类风湿关节炎、强直性脊柱炎的生物制剂阿达木单抗(198 亿美元),治疗黑色素瘤、非小细胞肺癌等的免疫检查点抑制剂(PD-1 抑制剂)帕博利珠单抗(143 亿美元),治疗多发性骨髓瘤、骨髓增生异常综合征的来那度胺(121 亿美元)等。创新药的巨额利润和世界市场占有率,使世界各大制药公司乐此不疲,持续不断地投入巨额资金研究开发新药。各国政府也普遍重视新药研发,视其为经济增长的驱动力。

### (三) 药物研究开发的风险

**1. 生命风险**　药物研发是一个将对人体作用未知的化合物质或天然物质,改造为可以用来防治和诊断疾病的药物的过程,这个过程本身就存在着巨大的风险。药物研发史上,由于人们对药物认识和评价水平的有限导致的药物危害,伴随着药物研发的整个历程。如 1937 年美国发生的磺胺酏剂事件,由于使用工业用二甘醇作为辅料,造成 107 人死亡。20 世纪 50 年代初,法国上市有机锡的胶囊剂 Stalinon,由于其中枢神经毒性,造成 217 人中毒、102 人死亡。1956 年上市的反应停(沙利度胺),由于动物实验口服给药时测不到致死量,人服用过量也不致昏迷,被认为是安全的镇静安眠药,可不经医师处方直接在药店销售。但随后 5 年时间里,因英国、日本等很多国家孕妇服用反应停,造成约 1.2 万名出生缺陷的婴儿,其中,有近 4 000 名患儿不到一岁就夭折了,成为 20 世纪人类重大灾难性事件之一,即"反应停"事件。

即使在药物研发水平和安全意识不断提高,药品注册管理法律体系日趋完善的今天,新药的安全风险依然存在。如 2001 年 8 月,由于降血脂药"拜斯亭"可引起严重的横纹肌溶解综合征,其所在公司在全球召回拜斯亭。2004 年,由于风湿性关节炎治疗药物罗非昔布可能会导致患心脏病和中风的概率升高,其所在公司全球召回该药品,并承担了因该药致死患者的数亿美元的赔偿。新药上市前,虽然经过了严密的临床试验研究确证其安全性和有效性,但由于试验环境的控制性和受试者的局限性,使考察范围受限。这就要求新药研发人员和审批机构在研发、审批药品时,必须具有高度的责任心、强烈的药品质量意识和药物评价的系统技能。

2. 投资风险 新药研发是一个高风险的工程,还体现在其高投入和低成功率上。相对于其他制造业,制药业是研发投入比最高的行业,一些大型国际制药企业往往将其销售收入的 15%~25% 投入到新药研发过程中。但现代全新的化学或生物药物研究开发难度日益增大。一方面目前已知的作用于人体靶点及其机理的化合物已经基本研究清楚并已有相应药物开发出来,而对于药物作用靶点并不清楚的疾病,还需要大量的基础研究才可了解其发生发展的过程及主要作用因子。另一方面,人们对自身健康、对患者的保护意识不断加强,药品注册审批日益严格,创新药的开发步履逐渐艰难。从国际新化学实体(new chemical entity, NCE)上市情况来看,20 世纪 60 年代平均每年 83.2 个,70 年代每年平均 62.6 个,80 年代年平均 48.5 个,90 年代年平均 40 个左右,2000—2008 年每年平均为 29.8 个。近年来,新药研究开发的时间和费用也越来越高,一个新化学实体药物的研发,往往需要 12~15 年的时间。1975 年一个处方药的研发费用约在 1.38 亿美元,1987 年达到 3.18 亿美元,2003 年达到 8.02 亿美元,到 2014 年已达 26 亿美元。而风险也日益增大,从合成的化合物筛选出来可以进入临床试验的淘汰率越来越高,平均 5 000 多种备选化合物才得到一个 NCE 药物;进入 II 期临床时还有 67% 的淘汰率;即使顺利上市,盈利的品种也仅为 3/10,其中能以高价独占市场的更少。

(四) 药品注册管理的必要性

1. 保证药品安全有效,维护人民健康 随着药物研发、筛选和评价技术水平迅速发展,新的药物品种和生产技术不断涌现,为人类抵抗疾病,保护健康和生命提供了重要的治疗和预防手段。但是,药物研发风险巨大,人类药物发展史上,不断出现的药害事件使人们付出惨痛代价,也让人们认识到只有通过严格系统的评价,确认真正安全、有效的药品才能够生产上市。因此,必须通过法律等强制性手段规范药品的研究过程,对药品进行注册监管。

2. 提高新药研发水平,提升医药科技竞争力 20 世纪以来,美国最先通过立法,制定和完善药品注册管理法律法规和技术标准,较早建立了 GLP 实验室认证制度。严格的药品注册制度提高了新药质量,为其争夺国际药品市场占有率提供了有力保证。20 世纪 60 年代以后,医药经济发达国家也纷纷制定了自己的药品注册管理办法和技术标准,并取得良好效果。欧美国家采用规范严格的药品注册法规和技术标准,提高了对上市药品的安全性和有效性的保障,增强了其上市产品的"品牌效益",在国际药品市场上形成了垄断优势。我国自 1985 年实施《新药审批办法》以来,药品质量亦有显著提高,但是在一些技术指标、质量保证体系方面差距还很明显,我国药物制剂还很难通过国际药品市场的法规和技术要求。通过与国际接轨的药品注册技术原则的指导和药品审批管理,可引导新药研发方向,提高药品生产质量,提升医药科技竞争力。

3. 规范药学科研行为,维护科研道德 新药上市带来的巨额利益是制药企业以无比热情投入药物研发的动力,药物研发的成果,也会给研究者带来名誉和金钱的收获。在制药企业追求利益最大化和研究者追求科研成就的过程中,往往会产生商业利益、个人利益和科研道德责任的失衡。在药物研发过程中弄虚作假,伪造数据;未取得知情同意擅自进行临床试验;在审评工作中把关不严,暗箱操作甚至泄漏信息等事件时有发生,这不仅增加了人民身体健康和生命安全的潜在危险,也损害了企业和消费者的公平权利和合法权益,破坏了社会经济秩序。药物研发过程中科研行为的规范和科研道德的维护,不仅取决于药物研发和相关人员的科学素养、知识水平及工作态度,更依赖于药品注册管理法律法规、相应质量管理规范和技术指导原则的严密规定、严格约束和对违法行为的严厉处罚。

## 二、药品注册管理制度的发展

### (一) 药品注册管理制度的产生

20 世纪上半叶,随着磺胺、青霉素先后问世,世界各国出现了研究开发化学药物的热潮,同时其他各类型药物的开发也十分火热。但是各国的药品管理立法还很薄弱,单行的药事法规主要是针对假药、毒药的销售控制和处罚。1906 年美国国会通过并颁布了第一部综合性药品管理法律《联邦食品、药品、化妆品法案》(Food, Drug and Cosmetic Act, FDCA),又称《纯净食品药品法案》(Pure Food and Drugs Act),也叫作"韦利法案"。主要是针对各州间药品贸易中禁止掺假和贴假标签的规定,而基本上没有药品注册管理的规定。这段时期出现了许多"药害"事件,如 20 世纪 20 年代广泛使用含砷化合物治疗梅毒导致很多人死亡,三氯甲烷用于分娩使许多产妇死亡,2,4- 二硝基酚用于减肥出现了白内障和目盲等。1937 年美国发生了磺胺酏剂事件,造成 107 人死亡,原因是所用辅料工业用二甘醇有毒。当时无明确的法律依据进行处理,只有依据"掺假和贴假标签"对药厂处以罚款。为此美国国会于 1938 年修订《联邦食品、药品、化妆品法案》,要求上市药品必须向 FDA 提供新药安全性证明。但未引起其他国家注意,"药害"事件仍层出不穷。

### (二) 各国药品注册法制化管理的发展和完善

1961 年发生的"反应停"事件震惊世界,促进各国政府对新药审批注册实行法制化管理,造成新药研究开发形势又一次世界性的大转折。1962 年,美国再次对《联邦食品、药品、化妆品法案》进行修订(Kefauver- Harris 修订案),规定任何一种药品上市前,除安全性证明外,还必须向 FDA 提供充分的有效性证明。其他各国政府也对新药审批注册实行了法制化管理。许多国家修订或制定了药品管理法律,有些还制定了有关新药注册的单行法律法规。有关新药注册法律、法规的内容主要有以下方面:①定义新药,明确药品注册范围;②明确新药注册集中于中央政府卫生行政部门(或有关部门)专门机构负责审批注册;③规定申请和审批程序,即申请进行临床试验的审批,申请注册新药上市的审批,以及上市后监测;④规定申请者必须提交的研究资料;⑤制定各项试验研究指南;⑥推行药物非临床研究质量管理规范和药物临床试验质量管理规范;⑦规定已在国外上市而未曾在本国上市的进口药品,按新药对待。各国新药审批注册法规内容大体一致,但在具体技术指标上有差别。

### (三) 药物研发质量规范和技术要求的国际化发展

1.《药物非临床研究质量管理规范》《药品非临床研究质量管理规范》的英文是"Good Laboratory Practice for Non-clinical Laboratory Studies"或"Non-clinical Good Laboratory Practice",简称 GLP。GLP 是为申请药品注册而进行的非临床研究必须遵守的规定。

20 世纪 70 年代初,美国 FDA 对制药公司、研究机构、大学中进行新药临床前毒性试验的情况进行全面深入的调查,发现存在许多缺陷,包括研究人员的问题、实验的问题、管理者的问题以及研究发起人的问题等。这些问题的严重后果和新药安全性的重要性引起了广泛重视,政府投资进行制定试验规范研究,随后 FDA 提出了 GLP 草案,国会举行多次听证会,1979 年美国国会通过 GLP,收载于联邦法规汇编。根据 GLP,FDA 负责对毒性试验研究实验机构进行认证,新药临床前毒性试验研究必须在经认证的 GLP 实验机构进行,否则不予受理审批申请。

美国颁布 GLP 后引起了许多国家的高度重视,为了确保新药的安全性,增强本国新药在药品国际贸易中的竞争力,加强新药研究开发方面的国际合作,北欧、西欧、日本及联合国的经济合作与发展组织(Organization for Economic Co-operation and Development, OECD),先后制定了该国或该组织的

GLP,如 OECD 的 GLP 于 1981 年 9 月发布,日本的 GLP 于 1982 年 3 月、瑞士的 GLP 于 1983 年 7 月、瑞典的 GLP 于 1985 年 12 月、挪威的 GLP 于 1988 年 9 月发布,欧共体于 1988 年发布了 GLP 法令。随着药物非临床研究领域新概念的发展和新技术的应用,各国和组织也对 GLP 进行了修订和更新,如美国于 1987 年发布了 GLP 修订版,2016 年提出了 GLP 的建议修订规则(proposed rule),OECD 于 1997 年发布了 GLP 修订版,欧盟于 2004 年修订了 GLP。

2.《药物临床试验质量管理规范》　《药物临床试验质量管理规范》的英文是 Good Clinical Practice,简称 GCP。是进行药物临床研究必须遵循的质量规范。

20 世纪 60 年代中期,一些发达国家开始注意到新药研发的临床试验管理中的一些问题,在 1964 年第 18 届世界医学协会(World Medical Association)大会上,发表了《世界医学协会赫尔辛基宣言》,该宣言声明医生的首要职责是保护受试者的生命和健康。宣言引起广泛注意,研究开发新药种类多的部分国家,对新药临床研究管理制定了指南或规范。1968 年,WHO 提出“药物临床评价原则”,1975 年又提出“人用药物评价的指导原则”。同时,美国 FDA 在发现了临床试验中欺骗行为的证据后,于 20 世纪 70 年代末颁布了 GCP。GCP 规定临床试验应取得伦理委员会的批准并获得受试者知情同意书。20 世纪 80 年代 FDA 又修订了新药审评规定,并以法律形式在美国加以实施。此后,欧共体亦在 1990 年制定了“医药产品的临床试验管理规范”。在随后的几年中,英国、法国、日本、加拿大、澳大利亚和韩国也先后制定并颁布了各自的 GCP。

3. 人用药品技术要求国际协调理事会　当代医药市场趋于全球化,但各国药品注册的技术要求不同,药品要在国际市场上市,需要分别在不同国家进行重复试验和重复申报,造成时间、资金和人力上的大量浪费,也不利于患者在药品的安全性、有效性和质量方面得到科学的保证,影响国际技术和贸易的交流。为便于药品在不同国家之间的注册与流通,协调不同国家之间人用药品注册技术规定方面的差异,1990 年,由欧共体(欧盟)、欧洲制药工会协会联合会、日本厚生省、日本制药工业协会、美国 FDA、美国药物研究和生产联合会共同发起建立了“人用药品注册技术要求国际协调会”(The International Conference on Harmonization of Technical Requirements for Registration of Pharmaceuticals for Human Use,简称 ICH)。WHO、加拿大卫生保健局、欧洲自由贸易区作为观察员与会,国际制药工业协会联合会(International Federation of Pharmaceutical Manufacture Associations,IFPMA)作为制药工业的保护伞组织参加该协调会议。ICH 总部设在日内瓦 IFPMA 总部。

> **知识链接**
>
> ### ICH 的职责
>
> 1. 对在欧盟、美国和日本注册产品的技术要求中存在的不同点,创造注册部门与制药部门对话的场所,以便更及时将新药推向市场,使患者得到及时治疗。
> 2. 监测和更新已协调一致的文件,使各国在最大程度上相互接受 ICH 成员国的研究开发数据。
> 3. 随着新技术进展和新治疗方法应用,选择一些课题及时协调,以避免今后技术文件产生分歧。
> 4. 推动新技术新方法替代现有文件的技术和方法,在不影响安全性的情况下,节省受试患者、动物和其他资源。
> 5. 鼓励已协调技术文件的分发、交流和应用,以达到共同标准的贯彻。

ICH 大多数指导文件已经作为共同的标准被美国、欧盟、日本等参与国家和组织采纳和执行,还有一些指导文件在修订和完善过程中。参加国采用统一技术文件(Common Technical Document,CTD)格式和技术要求提交注册申报资料,从而实现了将产品注册合理化、国际化的目标,推动了制药企业和监管机构之间更有效的沟通。目前ICH指导原则已被越来越多的ICH及非ICH成员国所采纳，ICH对规范新药研究开发行为，保证新药安全、有效，正发挥越来越重要的作用。

## 三、我国的药品注册管理制度

我国药品的注册管理经历了曲折发展的道路，从分散管理到集中管理，从粗放式的行政规定管理逐步过渡到科学化法制化管理。

### （一）我国药品注册管理法制化发展历程

中华人民共和国成立后，国家开始建设药政法规体系，药品审评制度作为药品管理的重要内容很受重视。1965年卫生部、化工部发布的《药品新产品管理暂行办法（草案）》是我国第一个单行的新药管理规章。1978年的国务院批转的《药政管理条例》中对药品审评作了明确规定，同年卫生部和国家医药管理总局联合发布《新药管理办法（试行）》，对新药的定义、分类、研究、临床、鉴定、审批、生产和管理作了全面规定。在这一时期，新药基本上由各省卫生厅（局）审批，仅有麻醉药品、放射性药品、避孕药、中药人工合成品等少数新药由卫生部审批。

1984年颁布的我国第一部《药品管理法》中，首次以法律的形式确认了药品审批制度。1985年7月卫生部发布《新药审批办法》《新生物制品审批办法》《进口药品管理办法》。按照《药品管理法》及《新药审批办法》等规定，进口药品、新药由卫生部审批，已有药品标准的药品由各省级卫生行政部门审批，并规定了相应的药品批准文号。卫生部和各省级卫生行政部门负责拟定和修订国家药品标准和各省、自治区、直辖市药品标准。

1998年药品监督管理工作划归国家药品监督管理局主管，1999年国家药品监督管理局陆续修订发布《新药审批办法》等一系列药品注册及管理的法律法规，如《新生物制品审批办法》《新药保护和技术转让的规定》《进口药品管理办法》《仿制药品审批办法》《药品研究和申报注册违规处理办法（试行）》《药物非临床研究质量管理规范》《药物临床试验质量管理规范》《药品研究机构登记备案管理办法》《药品研究实验记录暂行规定》《国家药品审评专家管理办法（试行）》《药品注册工作程序（试行）》《关于国外药品在中国注册及临床试验的规定》《关于审批国外药品临床试验的规定》等，明确药品的注册审批集中由国家药品监督管理局统一管理，我国药品注册管理的法规体系日益健全并与国际接轨。国家药品监督管理局还制定了20多个类别药物临床研究指导原则、40多个中医病症临床研究指导原则等一系列技术指标，建立了一批临床药理基地，组建了药品审评委员会。

2001年12月我国正式加入世界贸易组织，根据世界贸易组织协议之一《与贸易有关的知识产权协定》（Agreement on Trade Related Aspects of Intellectual Property Rights，TRIPS）的宗旨、准则和有关具体规定，2002年10月，国家药品监督管理部门发布了《药品注册管理办法》（试行）及其附件。在新的药品注册管理规定中，新药概念定位为"未曾在中国境内上市销售的药品"，缩小了原新药管理办法中新药概念的范围；取消了与《中华人民共和国专利法》不接轨的原行政保护；增加了按TRIPS有关条文制定的对含有新化合物的药品的未披露数据的保护，和基于保护公众健康而设置的监护期等；增加了对执法主体执法程序和时限的要求。

针对《药品注册管理办法》在实施过程中暴露出的一些薄弱环节，如药品注册与监督管理脱节、监督措施不到位、审评审批标准偏低、鼓励创新不够、监督制约不到位、审评审批权力配置不合理、程序不够严密、过程不够透明等问题，经反复调研论证和公开征求意见，2005年4月国家食品药品监督管理局发布《药品注册管理办法》并相继发布《药品注册现场核查管理规定》《新药注册特殊审批管理规定》《药品技术转让注册管理规定》等一系列规定。

### （二）药品注册管理制度的改革与发展

中华人民共和国成立以来，我国药品注册管理的模式经历了从分散审批到集中审批，从审评审批一体化到受理、审评、审批三分离的过程，药品注册工作在改革与发展中不断完善。但多年来由于药品注册审评机制的不健全,一度暴露出很多突出问题,如对原始资料的审查、生产现场的检查、产品质量的检验等监督措施不到位,申报单位的研究资料不规范,甚至弄虚作假,药品的安全性难以保证;药品审评审批标准偏低,导致企业创制新药的积极性不强,造成简单改剂型品种和仿制品种申报数量急剧增多,低水平重复现象严重等。

为解决药品注册管理工作存在的突出问题,2007 年 8 月至 2008 年年底,国家食品药品监督管理局开展了药品研制环节的专项整治工作。通过对 3.3 万个药品开展注册现场核查,撤回了 7 999 个药品注册申请;通过开展药品批准文号清查,注销了 4 337 个批准文号;通过开展过渡期品种集中审评,处理了 2.5 万个积压品种,其中不批准 1.5 万个品种,不批准率达 61%,较大程度上规范了药品注册秩序,净化了药品研发环境。2007 年 10 月 1 日修订的《药品注册管理办法》以科学监管理念为指导,通过整合药品注册管理资源,深化注册审评机制改革,严格注册审批程序,并建立了权威的专家技术资源,实现了依法科学审评审批,逐步建立起统一高效、运行顺畅的药品注册管理体系。

随着我国医药产业快速发展,药品质量和标准不断提高,但由于历史原因,药品审评审批中存在的问题也日益突出,比如注册申请资料质量不高,审评过程中需要多次补充完善,严重影响审评审批效率;仿制药重复建设、重复申请,市场恶性竞争,部分仿制药质量与国际先进水平存在较大差距;临床急需新药的上市审批时间过长,药品研发机构和科研人员不能申请药品注册,影响药品创新的积极性等。针对这些问题,2015 年 8 月 18 日,国务院发布《国务院关于改革药品医疗器械审评审批制度的意见》(国发〔2015〕44 号),提出提高审评审批质量、提高仿制药质量、鼓励研究和创制新药、提高审评审批透明度等一系列改革目标,以及提高药品审批标准、推进仿制药质量一致性评价等主要改革任务,推动我国药品注册审评审批机制进入高效实质的改革阶段。

2017 年 6 月,国家药品监督管理局正式加入 ICH,成为全球第 8 个监管机构成员。这意味着我国药品监管部门、制药行业和研发机构将逐步转化和实施国际最高技术标准和指南,并积极参与规则制定,从而提升国内制药产业创新能力和国际竞争力。为促进药品医疗器械产业结构调整和技术创新、提高产业竞争力、满足公众临床需要,2017 年 10 月 8 日,中共中央办公厅、国务院办公厅印发《关于深化审评审批制度改革鼓励药品医疗器械创新的意见》,进一步明确提出改革临床试验管理,加快上市审评审批,促进药品创新和仿制药发展,加强药品医疗器械全生命周期管理,提升技术支撑能力的具体意见和措施要求。

2019 年 6 月和 8 月,全国人大常委会先后审议通过《疫苗管理法》和《药品管理法》,以法律形式明确建立了药物临床试验默示许可、附条件批准、优先审评审批、上市后变更分类管理等一系列管理制度。根据《药品管理法》《中医药法》《疫苗管理法》《行政许可法》《药品管理法实施条例》等法律、行政法规,以及中共中央、国务院的药品审评审批机制改革相关意见,2020 年 1 月 22 日,国家市场监督管理总局修订并印发《药品注册管理办法》。新的《药品注册管理办法》吸纳药品审评审批制度改革成果,引入药品全生命周期管理理念,围绕药品注册管理工作的基本要求,对药品注册的基本制度、基本原则、基本程序和各方主要责任义务等作出了全面的规定。

根据新修订的《药品注册管理办法》,国家药品监督管理局和药品审评中心以配套文件、技术指导原则等形式陆续发布药品注册管理中的具体程序规定和技术要求,同时持续推进审评审批制度改革,不断优化审评审批流程,提高审评审批效率,逐步建立和完善以审评为主导,检验、核查、监测与评价等为支撑的药品注册管理体系。

### (三) 我国目前药品注册管理制度体系

1.《药品管理法》和《疫苗管理法》　作为我国药品注册管理制度建立的法律依据,《药品管理法》第二章"药品研制和注册"、《疫苗管理法》第二章"疫苗研制和注册"中明确了我国药品和疫苗上市许可的审批制度;在中国境内上市的药品和疫苗,应当经国务院药品监督管理部门批准,取得"药品注册证书"。并规定了从事药品研制活动,应当遵守药物非临床研究质量管理规范、药物临床试验质量管理规范,保证药品研制全过程持续符合法定要求。

2.《药品注册管理办法》等行政规章及配套规范性文件　依据《药品管理法》《疫苗管理法》,国家市场监督管理总局发布的《药品注册管理办法》(2020 年修订),对药品注册管理的基本制度、要求和程序做了较全面的原则性规定,在中华人民共和国境内以药品上市为目的,从事药品研制、注册及监督管理活动,均适用本办法。

围绕药品注册管理的具体程序,以及不同时期的工作重点和具体要求,国家药品监督管理部门制定发布了一系列规章和配套规范性文件,如《药物非临床研究质量管理规范》(2017 年国家食品药品监督管理总局令第 34 号)、《药物临床试验质量管理规范》(国家药品监督管理局和国家卫生健康委员会共同颁布,2020 年第 57 号)、生物制品、化学药、中药注册分类及申报资料要求(国家药品监督管理局,2020 年第 43 号、44 号、68 号)、《突破性治疗药物审评工作程序(试行)》、《药品附条件批准上市申请审评审批工作程序(试行)》、《药品上市许可优先审评审批工作程序(试行)》(国家药品监督管理局,2020 年第 82 号)等。国家药监局药品审评中心、食品药品审核查验中心还先后发布了具体工作规章,用以规范和指导药品注册审评程序、提高药品注册审评效率,《药品审评中心技术审评报告公开工作规范(试行)》《药品注册核查工作程序(试行)》等。

我国药品注册管理规范性文件(拓展阅读)

3. 指导原则　围绕药品研发注册审评的具体技术要求,国家药品监督管理局药品审评中心陆续发布各类药物研究指导原则,并在其官方网站建立了指导原则数据库,数据库由国内指导原则、ICH 指导原则以及国外指导原则译文三部分组成,可通过关键词、适用范围、专业分类、发布时间进行检索。

国内指导原则包括中药、化学药、生物制品的药学、临床、非临床、临床药理、生物统计、多学科等各具体方面的技术指导原则,其中《药品注册管理办法》配套指导原则(截至 2021 年年底)见表 6-1。ICH 指导原则包括质量指导原则(Quality Guidelines)、安全性指导原则(Safety Guidelines)、有效性指导原则(Efficacy Guidelines)、多学科指导原则(Multidisciplinary Guidelines)及相关概念文件、规范性文件、问答文件等。国外参考指导原则包括世界卫生组织(WHO)、美国食品药品管理局(FDA)以及欧洲药品管理局(EMA)等发布的各类技术指南。

表 6-1 《药品注册管理办法》配套指导原则

| 序号 | 指导原则名称 | 发布时间 |
| --- | --- | --- |
| 1 | 《已上市生物制品药学变更研究技术指导原则(试行)》 | 2021-06-25 |
| 2 | 《已上市中药药学变更研究技术指导原则(试行)》 | 2021-04-02 |
| 3 | 《创新药(化学药)临床试验期间药学变更技术指导原则(试行)》 | 2021-03-12 |
| 4 | 《境外已上市境内未上市化学药品药学研究与评价技术要求(试行)》 | 2021-03-08 |
| 5 | 《已上市化学药品药学变更研究技术指导原则(试行)》 | 2021-02-10 |
| 6 | 《已上市化学药品和生物制品临床变更技术指导原则》 | 2021-02-10 |
| 7 | 《化学药品改良型新药临床试验技术指导原则》 | 2020-12-31 |
| 8 | 《药品附条件批准上市技术指导原则(试行)》 | 2020-11-19 |
| 9 | 《境外已上市境内未上市药品临床技术要求》 | 2020-10-12 |

**课程思政讨论**

目前全球和我国创新药物研发和注册上市的形势是怎样的?如何正确认识这一形势?

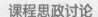

## 第二节　药品注册管理的基本制度和要求

### 一、药品注册的概念与分类

#### (一) 药品注册

药品注册(registration of drug)是指药品注册申请人(以下简称申请人)依照法定程序和相关要求提出药物临床试验、药品上市许可、再注册等申请以及补充申请,药品监督管理部门基于法律法规和现有科学认知进行安全性、有效性和质量可控性等审查,决定是否同意其申请的活动。

药品注册是世界各国通用的药品管理模式之一,它是对药品市场准入进行的一种前置性管理,是各国控制药品在本国上市的重要审批程序。尽管各国由于社会、经济制度不同,药品注册管理模式不尽相同,但是其管理的出发点与核心是一致的,即采用规范的法定程序和严格的技术标准控制药品的市场准入,从而保障上市药品的安全性、有效性和质量可控性。

在我国,药品注册是药品管理领域重要的行政许可事项之一,具体表现为审批发给"药品注册证书"。申请人取得"药品注册证书"后,即成为药品上市许可持有人(以下简称持有人)。"药品注册证书"有效期为五年,有效期内持有人应当持续保证上市药品的安全性、有效性和质量可控性,并在有效期届满前六个月申请药品再注册。

#### (二) 药品注册分类

药品注册按照中药、化学药和生物制品等进行分类注册管理。中药、化学药和生物制品等药品的细化分类和相应的申报资料要求,由国家药品监督管理局根据注册药品的产品特性、创新程度和审评管理需要组织制定。2020年6月,国家药品监督管理局先后发布了《中药注册分类及申报资料要求》《化学药品注册分类及申报资料要求》和《生物制品注册分类及申报资料要求》,明确了各类药品注册的具体情形和要求。

根据《药品注册管理办法》及《中药注册分类及申报资料要求》,中药注册按照中药创新药、中药改良型新药、古代经典名方中药复方制剂、同名同方药等进行分类。1类为中药创新药,是指处方未在国家药品标准、药品注册标准及国家中医药主管部门发布的《古代经典名方目录》中收载,具有临床价值,且未在境外上市的中药新处方制剂,具体包括三种分类情形。2类为中药改良型新药,是指改变已上市中药的给药途径、剂型,且具有临床应用优势和特点,或增加功能主治等的制剂,具体包括四种分类情形。3类为古代经典名方中药复方制剂,指来源于古代经典名方的中药复方制剂。古代经典名方是指符合《中华人民共和国中医药法》规定,至今仍广泛应用、疗效确切、具有明显特色与优势的古代中医典籍所记载的方剂。4类为同名同方药,是指通用名称、处方、剂型、功能主治、用法及日用饮片量与已上市中药相同,且在安全性、有效性、质量可控性方面不低于该已上市中药的制剂。

根据《药品注册管理办法》及《化学药品注册分类及申报资料要求》,化学药注册按照化学药创新药、化学药改良型新药、仿制药等进行分类。1类为境内外均未上市的创新药,即含有新的结构明确的、具有药理作用的化合物,且具有临床价值的药品。2类为境内外均未上市的改良型新药,是指在已知活性成分的基础上,对其结构、剂型、处方工艺、给药途径、适应证等进行优化,且具有明显临床优势的药品,具体包括四种情形。3-4类为仿制药,具体包括3类,即境内申请人仿制境外上市但境内未上市原研药品的药品,该类药品应与参比制剂的质量和疗效一致;4类,即境内申请人仿制已在境内上市原研药品的药品。该类药品应与参比制剂的质量和疗效一致。5类,即境外上市的药品申请在境内上市,包括境外原研药或改良药在境内上市,及境外仿制药在境内上市两种情形。

根据《药品注册管理办法》及《生物制品注册分类及申报资料要求》,生物制品注册按照生物制品创新药、生物制品改良型新药、已上市生物制品(含生物类似药)等进行分类,具体又分别按照预防用生物制品和治疗用生物制品进行注册管理。预防用生物制品即用于人体免疫接种的疫苗,包括免疫规划疫苗和非免疫规划疫苗;治疗用生物制品即用于人类疾病治疗的生物制品,如采用不同表达系统的工程细胞所制备的蛋白质、多肽及其衍生物,细胞治疗和基因治疗产品、变态反应原制品,微生态制品,人或动物的组织或者体液提取或者通过发酵制备的具有生物活性的制品等。生物制品类体内诊断试剂按照治疗用生物制品管理。1类为境内外均未上市的创新型疫苗或创新性治疗用生物制品。2类为改良型疫苗或改良型生物制品,即对境内或境外已上市疫苗产品或生物制品进行改良,使新产品的安全性、有效性、质量可控性有改进,且具有明显优势的疫苗或生物制品。3类为境内或境外已上市的疫苗或生物制品。

**药师考点**

药品注册与药品注册类型。

## 二、药品注册管理部门和管理原则

（一）药品注册管理部门和机构

1. 国家药品监督管理局　国家药品监督管理局主管全国药品注册管理工作,负责建立药品注册管理工作体系和制度,制定药品注册管理规范,依法组织药品注册审评审批以及相关的监督管理工作。

2. 药品审评中心　国家药品监督管理局药品审评中心(以下简称药品审评中心)负责药物临床试验申请、药品上市许可申请、补充申请和境外生产药品再注册申请等的审评。

3. 其他药品专业技术机构　中国食品药品检定研究院(以下简称中检院)、国家药典委员会(以下简称药典委)、国家药品监督管理局食品药品审核查验中心(以下简称药品核查中心)、国家药品监督管理局药品评价中心(以下简称药品评价中心)、国家药品监督管理局行政事项受理服务和投诉举报中心、国家药品监督管理局信息中心(以下简称信息中心)等药品专业技术机构,承担依法实施药品注册管理所需的药品注册检验、通用名称核准、核查、监测与评价、制证送达以及相应的信息化建设与管理等相关工作。

4. 省级药品监督管理部门　省级药品监督管理部门负责本行政区域内以下药品注册相关管理工作,包括境内生产药品再注册申请的受理、审查和审批,药品上市后变更的备案、报告事项管理,组织对药物非临床安全性评价研究机构、药物临床试验机构的日常监管及违法行为的查处,参与国家药品监督管理局组织的药品注册核查、检验等工作,以及国家药品监督管理局委托实施的药品注册相关事项。

省级药品监督管理部门设置或者指定的药品专业技术机构,承担依法实施药品监督管理所需的审评、检验、核查、监测与评价等工作。

（二）药品注册管理的原则

药品注册管理遵循公开、公平、公正原则,以临床价值为导向,鼓励研究和创制新药,积极推动仿制药发展。

国家药品监督管理局持续推进审评审批制度改革,优化审评审批程序,提高审评审批效率,建立以审评为主导,检验、核查、监测与评价等为支撑的药品注册管理体系。

**药师考点**

药品注册管理机构和事权划分。

### 三、药物研制和药品注册活动要求

#### (一) 药物研制和注册活动应遵守的原则

从事药物研制和药品注册活动,应当遵守有关法律、法规、规章、标准和规范;参照相关技术指导原则,采用其他评价方法和技术的,应当证明其科学性、适用性;应当保证全过程信息真实、准确、完整和可追溯。

药品应当符合国家药品标准和经国家药品监督管理局核准的药品质量标准。经国家药品监督管理局核准的药品质量标准,为药品注册标准。药品注册标准应当符合《中国药典》通用技术要求,不得低于《中国药典》的规定。申报注册品种的检测项目或者指标不适用《中国药典》的,申请人应当提供充分的支持性数据。

#### (二) 申请人资质要求

药品注册申请人应当是能够承担相应法律责任的企业或者药品研制机构等。境外申请人应当指定中国境内的企业法人办理相关药品注册事项。

#### (三) 药品上市注册或申请前的研究要求

申请人在申请药品上市注册前,应当完成药学、药理毒理学和药物临床试验等相关研究工作。

药物非临床安全性评价研究应当在经过药物非临床研究质量管理规范认证的机构开展,并遵守药物非临床研究质量管理规范。药物临床试验应当经批准,其中生物等效性试验应当备案;药物临床试验应当在符合相关规定的药物临床试验机构开展,并遵守药物临床试验质量管理规范。

药物非临床研究质量管理规范(拓展阅读)

申请药品注册,应当提供真实、充分、可靠的数据、资料和样品,证明药品的安全性、有效性和质量可控性。使用境外研究资料和数据支持药品注册的,其来源、研究机构或者实验室条件、质量体系要求及其他管理条件等应当符合 ICH 通行原则,并符合我国药品注册管理的相关要求。

药物临床试验质量管理规范(拓展阅读)

变更原药品注册批准证明文件及其附件所载明的事项或者内容的,申请人应当按照规定,参照相关技术指导原则,对药品变更进行充分研究和验证,充分评估变更可能对药品安全性、有效性和质量可控性的影响,按照变更程序提出补充申请、备案或者报告。

> **药师考点**
>
> 1. 药物非临床研究的主要内容和质量管理要求。
> 2. 药物临床试验的规定和质量管理要求。

### 四、药品注册的基本制度

#### (一) 药品加快上市注册制度

国家药品监督管理局建立药品加快上市注册制度,支持以临床价值为导向的药物创新。对符合条件的药品注册申请,申请人可以申请适用突破性治疗药物、附条件批准、优先审评审批及特别审批程序。在药品研制和注册过程中,药品监督管理部门及其专业技术机构给予必要的技术指导、沟通交流、优先配置资源、缩短审评时限等政策和技术支持。具体加快审批程序详见本章第四节。

#### (二) 关联审批制度

国家药品监督管理局建立化学原料药、辅料及直接接触药品的包装材料和容器关联审评审批制度。在审批药品制剂时,对化学原料药一并审评审批,对相关辅料、直接接触药品的包装材料和容器一并审评。药品审评中心建立化学原料药、辅料及直接接触药品的包装材料和容器信息登记平台,对相关登记信息进行公示,供相关申请人或者持有人选择,并在相关药品制剂注册申请审评时关联审评。具体要求详见本章第三节。

**(三) 处方药和非处方药分类注册和转换管理制度**

处方药和非处方药实行分类注册和转换管理。药品审评中心根据非处方药的特点,制定非处方药上市注册相关技术指导原则和程序,并向社会公布。药品评价中心制定处方药和非处方药上市后转换相关技术要求和程序,并向社会公布。

**(四) 关键沟通交流和专家咨询制度**

申请人在药物临床试验申请前、药物临床试验过程中以及药品上市许可申请前等关键阶段,可以就重大问题与药品审评中心等专业技术机构进行沟通交流。药品注册过程中,药品审评中心等专业技术机构可以根据工作需要组织与申请人进行沟通交流。沟通交流的程序、要求和时限,由药品审评中心等专业技术机构依照职能分别制定,并向社会公布。

药品审评中心等专业技术机构根据工作需要建立专家咨询制度,成立专家咨询委员会,在审评、核查、检验、通用名称核准等过程中就重大问题听取专家意见,充分发挥专家的技术支撑作用。

**(五) 建立化学药品目录集制度**

国家药品监督管理局建立收载新批准上市以及通过仿制药质量和疗效一致性评价的化学药品目录集,载明药品名称、活性成分、剂型、规格、是否为参比制剂、持有人等相关信息,及时更新并向社会公开。化学药品目录集收载程序和要求,由药品审评中心制定,并向社会公布。

**(六) 支持中药传承和创新制度**

国家药品监督管理局支持中药传承和创新,建立和完善符合中药特点的注册管理制度和技术评价体系,鼓励运用现代科学技术和传统研究方法研制中药,加强中药质量控制,提高中药临床试验水平。中药注册申请,申请人应当进行临床价值和资源评估,突出以临床价值为导向,促进资源可持续利用。

---

**药师考点**

药品注册管理的基本制度和要求。

---

## 第三节　药品上市注册

### 一、药物临床试验

**(一) 药物临床试验的概念和分期**

**1. 药物临床试验**　药物临床试验是指以药品上市注册为目的,为确定药物安全性与有效性在人体开展的药物研究。

**2. 药物临床试验分期**　药物临床试验分为 I 期临床试验、II 期临床试验、III 期临床试验、IV 期临床试验以及生物等效性试验。根据药物特点和研究目的,研究内容包括临床药理学研究、探索性临床试验、确证性临床试验和上市后研究。

I 期临床试验:初步的临床药理学及人体安全性评价试验。观察人体对于新药的耐受程度和药代动力学,为制订给药方案提供依据。

Ⅱ期临床试验:治疗作用初步评价阶段。其目的是初步评价药物对目标适应证患者的治疗作用和安全性,也包括为Ⅲ期临床试验研究设计和给药剂量方案的确定提供依据。此阶段的研究设计可以根据具体的研究目的,采用多种形式,包括随机盲法对照临床试验。

Ⅲ期临床试验:治疗作用确证阶段。其目的是进一步验证药物对目标适应证患者的治疗作用和安全性,评价利益与风险关系,最终为药物注册申请的审查提供充分的依据。试验一般应为具有足够样本量的随机盲法对照试验。

Ⅳ期临床试验:新药上市后由申请人进行的应用研究阶段。其目的是考察在广泛使用条件下的药物的疗效和不良反应、评价在普通或者特殊人群中使用的利益与风险关系以及改进给药剂量等。

生物等效性试验:用生物利用度研究的方法,以药代动力学参数为指标,比较同一种药物的相同或者不同剂型的制剂,在相同的试验条件下,其活性成分吸收程度和速度有无统计学差异的人体试验。生物利用度试验的病例数为 18~24 例。

为明确药物临床试验研究中相关技术要求,指导药物临床试验设计,药品审评中心陆续制定发布了药物临床试验相关指导原则。其中包括通用技术指导原则,如《药物临床试验中心化监查统计指导原则(试行)》《药物临床试验随机分配指导原则(试行)》《药物临床试验数据管理与统计分析计划指导原则》《药物临床试验亚组分析指导原则(试行)》《药物临床试验适应性设计指导原则(试行)》《药物临床试验非劣效设计指导原则》《药物临床试验数据递交指导原则(试行)》等;也包括个药临床试验设计指导原则,如《治疗动脉性肺动脉高压药物临床试验技术指导原则》《慢性丙型病毒性肝炎直接抗病毒药物临床试验技术指导原则》等。

药物临床试验的研究内容(拓展阅读)

(二)药物临床试验场所

药物临床试验应当在具备相应条件并按规定备案的药物临床试验机构开展。其中,疫苗临床试验应当由符合国家药品监督管理局和国家卫生健康委员会规定条件的三级医疗机构或者省级以上疾病预防控制机构实施或者组织实施。

根据《药品管理法》《疫苗管理法》等法规,以及中共中央办公厅、国务院办公厅《关于深化审评审批制度改革鼓励药品医疗器械创新的意见》,2019 年 11 月国家药品监督管理局会同国家卫生健康委员会制定发布了《药物临床试验机构管理规定》(简称《规定》)。根据《规定》,药物临床试验机构是指具备相应条件,按照《药物临床试验质量管理规范》(GCP)和药物临床试验相关技术指导原则等要求,开展药物临床试验的机构。药物临床试验机构应当符合规定条件,实行备案管理,但仅开展与药物临床试验相关的生物样本等分析的机构无须备案。

国家药品监督管理部门负责建立"药物临床试验机构备案管理信息平台"(简称备案平台),用于药物临床试验机构登记备案和运行管理,以及药品监督管理部门和卫生健康主管部门监督检查的信息录入、共享和公开。药物临床试验机构备案后,应当按照相关法律法规和《药物临床试验质量管理规范》要求,在备案地址和相应专业内开展药物临床试验,确保研究的科学性,符合伦理,确保研究资料的真实性、准确性、完整性,确保研究过程可追溯性,并承担相应法律责任。

(三)药物临床试验的申请和审批

1. 药物临床试验的申请　申请人完成支持药物临床试验的药学、药理毒理学等研究后,提出药物临床试验申请,按照申报资料要求提交相关研究资料。此阶段的申请通常称为研究中新药(investigated new drug,IND)的申请。经形式审查,申报资料符合要求的,予以受理。

获准开展药物临床试验的药物拟增加适应证(或者功能主治)以及增加与其他药物联合用药的,申请人应当提出新的药物临床试验申请,经批准后方可开展新的药物临床试验。获准上市的药品增加适应证(或者功能主治)需要开展药物临床试验的,应当提出新的药物临床试验申请。

2. 药物临床试验审批的默示许可　药品审评中心应当组织药学、医学和其他技术人员对已受理的药物临床试验申请进行审评。对药物临床试验申请应当自受理之日起 60 日内决定是否同意开展，并通过药品审评中心网站通知申请人审批结果；逾期未通知的，视为同意（即默示许可），申请人可以按照提交的方案开展药物临床试验。

临床试验审批的默示许可是国家药监局近年为调整优化药物临床试验审评审批程序，加快临床试验进程而采取的药品审评审批制度改革的重要举措之一。2018 年 7 月，国家药品监督管理局发布《关于调整药物临床试验审评审批程序的公告》，开始就药物临床试验审评审批做出调整：在我国申报药物临床试验的，自申请受理并缴费之日起 60 日内，申请人未收到药品审评中心否定或质疑意见的，可按照提交的方案开展药物临床试验。药品审评中心网站上在信息公开的栏目下对"临床试验默示许可"的动态进行发布。

3. 生物等效性试验的备案　申请人拟开展生物等效性试验的，应当按照要求在药品审评中心网站完成生物等效性试验备案后，按照备案的方案开展相关研究工作。

（四）药物临床试验要求

1. 伦理审查　开展药物临床试验，应当经伦理委员会审查同意。药物临床试验用药品的管理应当符合药物临床试验质量管理规范的有关要求。

获准开展药物临床试验的，申办者在开展后续分期药物临床试验前，应当制订相应的药物临床试验方案，经伦理委员会审查同意后开展，并在药品审评中心网站提交相应的药物临床试验方案和支持性资料。

2. 药物临床试验实施时间及信息登记　药物临床试验应当在批准后三年内实施。药物临床试验申请自获准之日起，三年内未有受试者签署知情同意书的，该药物临床试验许可自行失效。仍需实施药物临床试验的，应当重新申请。

申办者应当在开展药物临床试验前在药物临床试验登记与信息公示平台登记药物临床试验方案等信息。药物临床试验期间，申办者应当持续更新登记信息，并在药物临床试验结束后登记药物临床试验结果等信息。登记信息在平台进行公示，申办者对药物临床试验登记信息的真实性负责。

3. 药物临床试验的过程管理和风险管理　申办者应当定期在药品审评中心网站提交研发期间安全性更新报告。研发期间安全性更新报告应当每年提交一次，于药物临床试验获准后每满一年后的两个月内提交。药品审评中心可以根据审查情况，要求申办者调整报告周期。

药物临床试验期间，发现存在安全性问题或者其他风险的，申办者应当及时调整临床试验方案、暂停或者终止临床试验，并向药品审评中心报告。

对于药物临床试验期间出现的可疑且非预期严重不良反应和其他潜在的严重安全性风险信息，申办者应当按照相关要求及时向药品审评中心报告。根据安全性风险严重程度，可以要求申办者采取调整药物临床试验方案、知情同意书、研究者手册等加强风险控制的措施，必要时可以要求申办者暂停或者终止药物临床试验。

（五）临床试验的变更、暂停和终止

1. 临床试验中的变更　药物临床试验期间，发生药物临床试验方案变更、非临床或者药学的变化或者有新发现的，申办者应当按照规定，参照相关技术指导原则，充分评估对受试者安全的影响。申办者评估认为不影响受试者安全的，可以直接实施并在研发期间安全性更新报告中报告。可能增加受试者安全性风险的，应当提出补充申请。对补充申请应当自受理之日起 60 日内决定是否同意，并通过药品审评中心网站通知申请人审批结果；逾期未通知的，视为同意。申办者发生变更的，由变更后的申办者承担药物临床试验的相关责任和义务。

2. 临床试验的暂停或终止　有下列情形之一的，可以要求申办者调整药物临床试验方案、暂停或者终止药物临床试验：①伦理委员会未履行职责的；②不能有效保证受试者安全的；③申办者未按照要求提交研发期间安全性更新报告的；④申办者未及时处置并报告可疑且非预期严重不良反应的；

⑤有证据证明研究药物无效的;⑥临床试验用药品出现质量问题的;⑦药物临床试验过程中弄虚作假的;⑧其他违反药物临床试验质量管理规范的情形。

药物临床试验中出现大范围、非预期的严重不良反应,或者有证据证明临床试验用药品存在严重质量问题时,申办者和药物临床试验机构应当立即停止药物临床试验。药品监督管理部门依职责可以责令调整临床试验方案、暂停或者终止药物临床试验。

药物临床试验被责令暂停后,申办者拟继续开展药物临床试验的,应当在完成整改后提出恢复药物临床试验的补充申请,经审查同意后方可继续开展药物临床试验。药物临床试验暂停时间满三年且未申请并获准恢复药物临床试验的,该药物临床试验许可自行失效。药物临床试验终止后,拟继续开展药物临床试验的,应当重新提出药物临床试验申请。

药物临床试验默示许可公示信息（拓展阅读）

> **药师考点**
>
> *药物临床试验审批管理。*

## 二、药品上市许可

### (一) 药品上市申请路径

**1. 药品上市申请的完整路径** 申请人在完成支持药品上市注册的药学、药理毒理学和药物临床试验等研究,确定质量标准,完成商业规模生产工艺验证,并做好接受药品注册核查检验的准备后,提出药品上市许可申请,按照申报资料要求提交相关研究资料。药品上市申请的完整路径主要适用于新药,以及其他不适于直接申报上市的情形,因此,又常称为新药申请(new drug application,NDA)路径。

申请药品上市许可时,申请人和生产企业应当已取得相应的"药品生产许可证"。

**2. 直接申请上市路径** 仿制药、按照药品管理的体外诊断试剂以及其他符合条件的情形,经申请人评估,认为无须或者不能开展药物临床试验,符合豁免药物临床试验条件的,申请人可以直接提出药品上市许可申请。直接申报上市路径又常称为简略申请(abbreviated new drug application,ANDA)路径。

**3. 非处方药申请上市路径** 符合以下情形之一的,可以直接提出非处方药上市许可申请:①境内已有相同活性成分、适应证(或者功能主治)、剂型、规格的非处方药上市的药品;②经国家药品监督管理局确定的非处方药改变剂型或者规格,但不改变适应证(或者功能主治)、给药剂量以及给药途径的药品;③使用国家药品监督管理局确定的非处方药的活性成分组成的新的复方制剂;④其他直接申报非处方药上市许可的情形。针对非处方药上市许可申请的技术要求、一般原则和标准,药品审评中心分别组织制定了化学药品、中成药等非处方药上市注册的指导原则。

### (二) 受理、撤回申请及补充资料

药品监督管理部门收到药品注册申请后进行形式审查,并根据具体情形作出是否受理的决定。申请事项属于本部门职权范围,申报资料齐全、符合法定形式,或者申请人按照要求提交全部补正资料的,应当受理药品注册申请。

药品注册申请受理后,有药品安全性新发现的,申请人应当及时报告并补充相关资料。药品注册申请受理后,需要申请人在原申报资料基础上补充新的技术资料的,药品审评中心原则上提出一次补充资料要求,列明全部问题后,以书面方式通知申请人在 60 日内补充提交资料。申请人应当一次性按要求提交全部补充资料。药品审评中心收到申请人全部补充资料后启动审评。

药物临床试验申请、药物临床试验期间的补充申请,在审评期间,不得补充新的技术资料;如需要

开展新的研究,申请人可以在撤回后重新提出申请。

药品注册申请受理后,申请人可以提出撤回申请。同意撤回申请的,药品审评中心或者省级药品监督管理部门终止其注册程序,并告知药品注册核查、检验等技术机构。审评、核查和检验过程中发现涉嫌存在隐瞒真实情况或者提供虚假信息等违法行为的,依法处理,申请人不得撤回药品注册申请。

### (三) 药品上市的审评与批准

药品审评中心组织药学、医学和其他技术人员,按要求对已受理的药品上市许可申请进行审评。根据药品注册申报资料、核查结果、检验结果等,对药品的安全性、有效性和质量可控性等进行综合审评,非处方药还应当转药品评价中心进行非处方药适宜性审查。

审评过程中基于风险启动药品注册核查、检验,相关技术机构应当在规定时限内完成核查、检验工作,详见本节第四部分。

综合审评结论通过的,批准药品上市,颁发"药品注册证书"。综合审评结论不通过的,作出不予批准决定。"药品注册证书"载明药品批准文号、持有人、生产企业等信息。非处方药的"药品注册证书"还应当注明非处方药类别。

经核准的药品生产工艺、质量标准、说明书和标签作为"药品注册证书"的附件一并发给申请人,必要时还应当附药品上市后研究要求。上述信息纳入药品品种档案,并根据上市后变更情况及时更新。

药品上市申请与审批总的流程见图6-1。

### (四) 药品批准文号

境内生产药品批准文号格式为:国药准字 H(Z、S)+ 四位年号 + 四位顺序号。中国香港、澳门和台湾地区生产药品批准文号格式为:国药准字 H(Z、S)C+ 四位年号 + 四位顺序号。境外生产药品批准文号格式为:国药准字 H(Z、S)J+ 四位年号 + 四位顺序号。其中,H 代表化学药,Z 代表中药,S 代表生物制品。药品批准文号不因上市后的注册事项的变更而改变。

### (五) 药品上市许可审评期间的变更

药品上市许可申请审评期间,发生可能影响药品安全性、有效性和质量可控性的重大变更的,申请人应当撤回原注册申请,补充研究后重新申报。申请人名称变更、注册地址名称变更等不涉及技术审评内容的,应当及时书面告知药品审评中心并提交相关证明性资料。

### (六) 药品注册审批时限

《药品注册管理办法》规定了药品注册受理、审评、核查、检验、审批等各种具体情形的工作时限。其中药物临床试验申请、药物临床试验期间补充申请的审评审批时限为 60 日。药品上市许可申请审评时限为 200 日,其中优先审评审批程序的审评时限为 130 日,临床急需境外已上市罕见病用药优先审评审批程序的审评时限为 70 日。审批类变更的补充申请审评时限为 60 日,补充申请合并申报事项的,审评时限根据规定。关联审评时限与其关联药品制剂的审评时限一致。药品再注册审查审批时限为 120 日。优先审评审批程序相关工作时限,按优先审评审批相关规定执行。申请人补充资料、核查后整改、核对信息等,以及因申请人原因延迟核查、检验、召开专家咨询会等的时间,不计入相关工作时限。

---

**药师考点**

1. 药品上市许可路径和程序。
2. 药品批准文号。

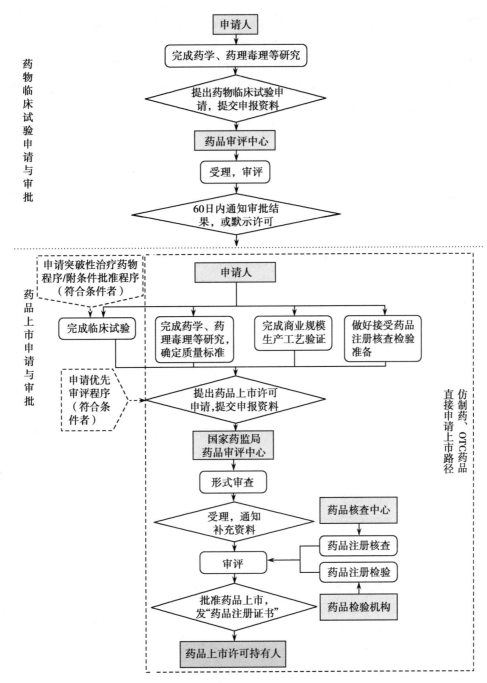

**图 6-1　药品上市申请与审批完整路径的示意图**
(注：虚线方框内为直接申请上市路径)

## 三、关联审评审批

### (一) 关联审评审批制度

原料药、药用辅料和药包材与药物制剂关联审评是国际惯例，如美国药品上市申请递交资料的主文件制度 (Drug Master File，DMF) 中就包括了原料药、药用辅料、药包材资料，ICH 要求上市申请药品提交的通用技术文件 (Common Technical Document，CTD) 中也包括原料药、药用辅料、药包材申报资料等。

我国基于国情，一直以来对直接接触药品的包装材料和容器 (简称药包材)、药用辅料和药物制剂实行分别单独审批。为落实国务院《关于改革药品医疗器械审评审批制度的意见》(国发〔2015〕

44 号),简化药品审批程序,加强药品风险管理,同时适应药品上市许可持有人制度实施的需要,我国国家食品药品监督管理总局先后于 2016 年、2017 年发布了《关于药包材药用辅料与药品关联审评审批有关事项的公告》和《关于调整原料药、药用辅料和药包材审评审批事项的公告》,取消了辅料及直接接触药品的包装材料和容器的单独审评审批事项,将药包材和药用辅料单独审批改为在审批药品注册申请时一并审评审批。2019 年,国家药品监督管理局发布《关于进一步完善药品关联审评审批和监管工作有关事宜的公告》,进一步明确原料药、药用辅料、直接接触药品的包装材料和容器(以下简称原辅包)与药品制剂关联审评审批。

2020 年修订发布的《药品注册管理办法》中,对关联审评审批制度做出了具体规定和要求。关联审评审批制度的建立,在减少审批事项、提高审评审批效率的同时,更加突出了药品制剂持有人对辅料及直接接触药品的包装材料和容器的管理责任和主体地位。

(二)关联审评审批的范围和内容

药品审评中心在审评药品制剂注册申请时,对药品制剂选用的化学原料药、辅料及直接接触药品的包装材料和容器进行关联审评。

化学原料药、辅料及直接接触药品的包装材料和容器生产企业应当按照关联审评审批制度要求,在化学原料药、辅料及直接接触药品的包装材料和容器登记平台登记产品信息和研究资料。药品审评中心向社会公示登记号、产品名称、企业名称、生产地址等基本信息,供药品制剂注册申请人选择。

(三)关联审评审批的程序和要求

1. 药品注册申请时的关联申报　药品制剂申请人提出药品注册申请,可以直接选用已登记的化学原料药、辅料及直接接触药品的包装材料和容器。选用未登记的化学原料药、辅料及直接接触药品的包装材料和容器的,相关研究资料应当随药品制剂注册申请一并申报。

2. 关联审评　药品审评中心在审评药品制剂注册申请时,对药品制剂选用的化学原料药、辅料及直接接触药品的包装材料和容器进行关联审评,需补充资料的,按照补充资料程序要求药品制剂申请人或者化学原料药、辅料及直接接触药品的包装材料和容器登记企业补充资料,可以基于风险提出对化学原料药、辅料及直接接触药品的包装材料和容器企业进行延伸检查。

仿制境内已上市药品所用的化学原料药的,可以申请单独审评审批。

3. 审批与登记公示　化学原料药、辅料及直接接触药品的包装材料和容器关联审评通过的或者单独审评审批通过的,药品审评中心在化学原料药、辅料及直接接触药品的包装材料和容器登记平台更新登记状态标识,向社会公示相关信息。其中,化学原料药同时发给化学原料药批准通知书及核准后的生产工艺、质量标准和标签,化学原料药批准通知书中载明登记号;不予批准的,发给化学原料药不予批准通知书。

原辅包登记
信息公示
(拓展阅读)

未通过关联审评审批的,化学原料药、辅料及直接接触药品的包装材料和容器产品的登记状态维持不变,相关药品制剂申请不予批准。

## 四、药品注册核查和药品注册检验

(一)药品注册核查

1. 概念和相关制度　药品注册核查是指为核实申报资料的真实性、一致性以及药品上市商业化生产条件,检查药品研制的合规性、数据可靠性等,对研制现场和生产现场开展的核查活动,以及必要时对药品注册申请所涉及的化学原料药、辅料及直接接触药品的包装材料和容器生产企业、供应商或者其他受托机构开展的延伸检查活动。注册核查分为药品注册研制现场核查和药品注册生产现场核查。

为明确药品注册核查实施的原则、程序、时限和要求,规范药品注册生产现场核查和上市前药品生产质量管理规范检查衔接工作,2021 年 12 月,国家药品监督管理局食品药品审核查验中心组织制定并发布了《药品注册核查工作程序(试行)》《药品注册核查要点与判定原则(药理毒理学研究)(试行)》《药品注册核查要点与判定原则(药物临床试验)(试行)》《药品注册核查要点与判定原则(药学研制和生产现场)(试行)》及《药品注册生产现场核查和上市前药品生产质量管理规范检查衔接工作程序(试行)》,自 2022 年 1 月 1 日起施行。

2. **药品注册研制现场核查**　研制现场核查是通过对药品研制合规性、数据可靠性进行检查,对药品注册申请的研制情况进行核实,对原始记录和数据进行审查,确认申报资料真实性、一致性的过程。研制现场核查包括药学研制现场核查、药理毒理学研究现场核查和药物临床试验现场核查等。

药品审评中心根据药物创新程度、药物研究机构既往接受核查情况等,基于风险决定是否开展药品注册研制现场核查。药品审评中心决定启动药品注册研制现场核查的,通知药品核查中心在审评期间组织实施核查,同时告知申请人。药品核查中心应当在规定时限内完成现场核查,并将核查情况、核查结论等相关材料反馈药品审评中心进行综合审评。

3. **药品注册生产现场核查**　生产现场核查是对药品注册申请的商业规模生产工艺验证、样品生产过程等进行核实,对其是否与申报的或者核定的原辅料及包装材料来源、处方、生产工艺、检验方法和质量标准、稳定性研究等相符合,相关商业规模生产过程的数据可靠性以及是否具备商业化生产条件进行确认的过程。

药品审评中心根据申报注册的品种、工艺、设施、既往接受核查情况等因素,基于风险决定是否启动药品注册生产现场核查。对于创新药、改良型新药以及生物制品等,应当进行药品注册生产现场核查和上市前药品生产质量管理规范检查。对于仿制药等,根据是否已获得相应生产范围药品生产许可证且已有同剂型品种上市等情况,基于风险进行药品注册生产现场核查、上市前药品生产质量管理规范检查。

4. **有因检查**　药品审评中心在审评过程中,发现申报资料真实性存疑或者有明确线索举报等,需要现场检查核实的,应当启动有因检查,必要时进行抽样检验。

(二) 药品注册检验

1. **药品注册检验的内容**　药品注册检验包括标准复核和样品检验。标准复核,是指对申请人申报药品标准中设定项目的科学性、检验方法的可行性、质控指标的合理性等进行的实验室评估。样品检验,是指按照申请人申报或者药品审评中心核定的药品质量标准对样品进行的实验室检验。

与国家药品标准收载的同品种药品使用的检验项目和检验方法一致的,可以不进行标准复核,只进行样品检验。其他情形应当进行标准复核和样品检验。

在药品审评、核查过程中,发现申报资料真实性存疑或者有明确线索举报,或者认为有必要进行样品检验的,可抽取样品进行样品检验。审评过程中,药品审评中心可以基于风险提出质量标准单项复核。

2. **药品注册检验的启动和程序**　药品注册检验启动的原则、程序、时限等要求由药品审评中心组织制定公布。药品注册申请受理前提出药品注册检验的具体工作程序和要求以及药品注册检验技术要求和规范,由中检院制定公布。

申请人完成支持药品上市的药学相关研究,确定质量标准,并完成商业规模生产工艺验证后,可以在药品注册申请受理前向中检院或者省级药品监督管理部门提出药品注册检验;申请人未在药品注册申请受理前提出药品注册检验的,在药品注册申请受理后 40 日内由药品审评中心启动药品注册检验。

3. **药品注册检验的机构**　中检院或者经国家药品监督管理局指定的药品检验机构承担以下药品注册检验:①创新药;②改良型新药(中药除外);③生物制品、放射性药品和按照药品管理的体外诊断试剂;④国家药品监督管理局规定的其他药品。境外生产药品的药品注册检验由中检院组织口岸药品检验机构实施。其他药品的注册检验,由申请人或者生产企业所在地省级药品检验机构承担。

## 第四节　药品加快注册上市程序

为鼓励药物研制和创新,提高药品可及性,根据《药品管理法》及《关于深化审评审批制度改革鼓励药品医疗器械创新的意见》,结合我国医药产业发展和临床治疗需求实际,参考国际经验,《药品注册管理办法》中明确规定,设立突破性治疗药物、附条件批准、优先审评审批、特别审批四个加快通道。2020 年 7 月,国家药品监督管理局组织制定发布了《突破性治疗药物审评工作程序(试行)》《药品附条件批准上市申请审评审批工作程序(试行)》《药品上市许可优先审评审批工作程序(试行)》,明确了每个通道的纳入范围、程序、支持政策等要求。

### 一、突破性治疗药物的程序

#### (一) 适用范围

药物临床试验期间,用于防治严重危及生命或者严重影响生存质量的疾病,且尚无有效防治手段或者与现有治疗手段相比有足够证据表明具有明显临床优势的创新药或者改良型新药等,申请人可以在 Ⅰ 期、Ⅱ 期临床试验阶段,通常不晚于 Ⅲ 期临床试验开展前申请适用突破性治疗药物程序。

#### (二) 适用条件

药物临床试验期间,申请适用突破性治疗药物程序的,应当同时满足以下条件。

1. 用于防治严重危及生命或者严重影响生存质量的疾病。严重危及生命是指病情严重、不可治愈或者发展不可逆,显著缩短生命或者导致患者死亡的情形;严重影响生存质量是指病情发展严重影响日常生理功能,如果得不到有效治疗将会导致残疾、重要生理和社会功能缺失等情形。

2. 对于尚无有效防治手段的,该药物可以提供有效防治手段;或者与现有治疗手段相比,该药物具有明显临床优势,即单用或者与一种或者多种其他药物联用,在一个或者多个具有临床意义的终点上有显著改善。

现有治疗手段是指在境内已批准用于治疗相同疾病的药品,或者标准治疗方法(药械组合治疗等)。通常这些治疗手段应为当前标准治疗。附条件批准上市的药品,在临床获益未经证实前不作为现有治疗手段。

#### (三) 申请、审核与公示

药物临床试验期间,申请人在提出适用突破性治疗药物程序前,应当充分评估该药物的适用范围和适用条件,可以通过国家药品监督管理局药品审评中心网站向药品审评中心提出突破性治疗药物程序的申请,说明品种信息及纳入的理由。如同一药物开展了多个适应证(或者功能主治)的药物临床试验,申请人应当按不同适应证分别提交相应的突破性治疗药物程序申请。

药品审评中心根据该品种拟定的适应证(或者功能主治),对申请人提交的突破性治疗药物程序申请进行审核,必要时,可以组织召开专家咨询委员会论证。药品审评中心应当在接到申请后 45 日内将审核结果反馈申请人。

药品审评中心对拟纳入突破性治疗药物程序的品种具体信息和理由予以公示,包括药物名称、申请人、拟定适应证(或者功能主治)、申请日期、拟纳入理由等。公示 5 日内无异议的即纳入突破性治疗药物程序。在纳入突破性治疗药物程序前,申请人可以提出撤回申请,并书面说明理由。

#### (四) 支持措施

《药品注册管理办法》对纳入突破性治疗药物程序的药物临床试验,给予以下政策支持:①申请人可以在药物临床试验的关键阶段向药品审评中心提出沟通交流申请,药品审评中心安排审评人员进行沟通交流。②申请人可以将阶段性研究资料提交药品审评中心,药品审评中心基于已有研究资料,对下一步研究方案提出意见或者建议,并反馈给申请人。

药品审评中心对纳入突破性治疗药物程序的药物优先配置资源进行沟通交流,加强指导并促进药物研发。申请人做好准备工作后提出与药品审评中心进行沟通交流的申请。药物临床试验期间的沟通交流包括首次沟通交流、因重大安全性问题/重大技术问题而召开的会议、药物临床试验关键阶段会议以及一般性技术问题咨询等,药品审评中心予以优先处理。

（五）终止程序

对纳入突破性治疗药物程序的药物临床试验,申请人发现不再符合纳入条件时,应当及时向药品审评中心提出终止程序。药品审评中心发现不再符合纳入条件的,应当告知申请人,申请人可以在10日内向药品审评中心提交书面说明,药品审评中心按程序组织论证并做出是否终止的决定。

药品审评中心突破性治疗信息公示（拓展阅读）

发现以下任一情形,药品审评中心将终止突破性治疗药物程序:①新的临床试验数据不再显示比现有治疗手段具有明显临床优势;②因相关重大安全性问题等原因,药物临床试验已终止的;③其他应当终止程序的情形。

药品审评中心公开纳入突破性治疗药物程序的品种清单,更新品种状态信息(包括纳入和终止信息),及时收录新纳入程序的品种,对终止程序的品种进行标识。

## 二、附条件批准程序

（一）适用范围

药物临床试验期间,符合以下情形的药品,可以申请附条件批准。

1. 治疗严重危及生命且尚无有效治疗手段的疾病的药品,药物临床试验已有数据证实疗效并能预测其临床价值的。

2. 公共卫生方面急需的药品,药物临床试验已有数据显示疗效并能预测其临床价值的。

3. 应对重大突发公共卫生事件急需的疫苗或者国家卫生健康委员会认定急需的其他疫苗,经评估获益大于风险的。

（二）申请和沟通交流

1. 申请时机和申请部门　符合药品附条件批准上市技术指导原则中规定的附条件批准的情形和条件的药品,申请人可以在药物临床试验期间,向药品审评中心提出附条件批准申请。其中,公共卫生方面急需的药品由国家卫生健康主管部门等有关部门提出;重大突发公共卫生事件急需的疫苗应为按照《突发公共卫生事件应急条例》《国家突发公共卫生事件应急预案》等认定的重大突发公共卫生事件（Ⅱ级）或者特别重大突发公共卫生事件（Ⅰ级）相关疾病的预防用疫苗。

2. 沟通交流　申请附条件批准的,申请人应当就附条件批准上市的条件和上市后继续完成的研究工作等与药品审评中心沟通交流,经沟通交流确认后提出药品上市许可申请。

（1）早期沟通交流申请:鼓励申请人在药物临床试验期间,经充分评估后,按照相关技术指导原则的要求就附条件批准的临床研究计划、关键临床试验设计及疗效指标选择、其他附条件批准的前提条件、上市后临床试验的设计和实施计划等与药品审评中心进行沟通。

（2）上市申请前的沟通交流申请:拟申请附条件批准上市的,药品上市许可申请递交前,申请人应当就附条件批准上市的条件和上市后继续完成的研究工作等与药品审评中心沟通交流,拟申请优先审评审批的,可一并提出进行沟通交流。

（3）提交附条件批准上市申请:经沟通交流评估确认初步符合附条件批准要求的,申请人可以在提出药品上市许可申请的同时,向药品审评中心提出药品附条件批准上市申请,并按相关技术指导原则要求提交支持性资料。申请优先审评审批的,可一并提出申请。

（三）审评审批

审评通过,附条件批准药品上市的,发给"药品注册证书",并载明附条件批准"药品注册证书"的有效期、上市后需要继续完成的研究工作及完成时限等相关事项。"药品注册证书"有效期由药品审评中心在审评中与申请人沟通交流后根据上市后研究工作的完成时限确定。

基于申请人提交的全部申报资料，经技术审评发现不满足附条件批准上市要求的，药品审评中心应当终止该药品附条件批准上市申请审评审批程序，作出附条件批准上市申请不通过的审评结论，并通过药品审评中心网站申请人之窗告知申请人，说明理由。申请人可以在完成相应研究后按正常程序重新申报。

### （四）上市后要求

附条件批准上市的药品，药品上市许可持有人应当在药品上市后采取相应的风险管理措施，并在规定期限内按照要求完成药物临床试验等相关研究，以补充申请方式申报。

药品上市许可持有人提交的上市后研究证明其获益大于风险，审评通过的，换发有效期为 5 年的"药品注册证书"，证书有效期从上市申请批准之日起算。药品上市许可持有人提交的上市后研究不能证明其获益大于风险的，药品审评中心作出不通过的审评结论，由国家药品监督管理局按程序注销其"药品注册证书"。药品上市许可持有人逾期未按照要求完成研究并提交补充申请的，由国家药品监督管理局按程序注销其"药品注册证书"。

## 三、优先审评审批程序

### （一）适用范围

药品上市许可申请时，以下具有明显临床价值的药品，可以申请适用优先审评审批程序。

1. 临床急需的短缺药品、防治重大传染病和罕见病等疾病的创新药和改良型新药。
2. 符合儿童生理特征的儿童用药新品种、剂型和规格。
3. 疾病预防、控制急需的疫苗和创新疫苗。
4. 纳入突破性治疗药物程序的药品。
5. 符合附条件批准的药品。
6. 国家药品监督管理局规定其他优先审评审批的情形。

### （二）适用条件

申请适用优先审评审批程序的，应具有明显临床价值，参照《突破性治疗药物审评工作程序（试行）》关于临床优势的适用条件。同时，以下列出的适用范围应满足相关条件。

1. 临床急需的短缺药品。临床急需的短缺药品应列入国家卫生健康委员会等部门发布的《国家短缺药品清单》，并经国家药品监督管理局组织确定。

对临床急需的短缺药品的仿制药申请，自首家纳入优先审评审批程序之日起，不再接受活性成分和给药途径相同的新申报品种优先审评审批申请。

2. 防治重大传染病和罕见病等疾病的创新药和改良型新药。重大传染病应由国家卫生健康委员会认定，罕见病应列入国家卫生健康委员会等部门联合发布的罕见病目录，且该药物应具有明显临床价值。

3. 符合儿童生理特征的儿童药品新品种、剂型和规格，应分别满足相应条件。此外根据国家卫生健康委员会等部门公布的《鼓励研发申报儿童药品清单》等文件，对于明确为市场短缺且鼓励研发申报的儿童药品实行优先审评审批。

4. 疾病预防、控制急需的疫苗和创新疫苗。疾病预防、控制急需的疫苗具体清单由国家卫生健康委员会和工业和信息化部提出，并经国家药品监督管理局组织确定。

5. 国家药品监督管理局规定其他优先审评审批的情形，另行公布。其中，对于列入国家药品监督管理局《临床急需境外新药名单》临床急需境外已上市境内未上市的罕见病药品，申请人可以在提出药品上市许可申请时按照"适用范围 6"提出优先审评审批申请。

（三）申报与审核

1. 申报前沟通交流　申请人在提出药品上市许可申请前,应当与药品审评中心进行沟通交流,探讨现有研究数据是否满足药品上市许可审查要求以及是否符合优先审评审批程序纳入条件等,对于初步评估认为符合优先审评审批纳入条件的,应当在会议纪要中予以明确。

2. 申报与提出申请　经沟通交流确认后,申请人应当在提出药品上市许可申请的同时,通过药品审评中心网站提出优先审评审批申请,并提交相关支持性资料。

3. 审核　药品审评中心应当在接到申请后 5 日内对提交的优先审评审批申请进行审核,并将审核结果反馈申请人。拟纳入优先审评审批程序的,应当按要求在药品审评中心网站对外公示。对于列入国家药品监督管理局《临床急需境外新药名单》的临床急需境外已上市境内未上市的罕见病药品,药品审评中心受理后直接纳入优先审评审批程序,不再对外公示。

4. 公示纳入　药品审评中心对拟纳入优先审评审批程序的品种具体信息和理由予以公示,包括药物名称、申请人、拟定适应证(或功能主治)、申请日期、拟纳入理由等。公示 5 日内无异议的即纳入优先审评审批程序,并通知各相关方。

5. 终止程序　对纳入优先审评审批程序的品种,申请人发现不再符合纳入条件时,应当及时向药品审评中心提出终止优先审评审批程序;药品审评中心发现不再符合纳入条件的,应当告知申请人,申请人 10 日内提交说明,药品审评中心按程序组织论证并做出是否终止的决定。

药品审评中心公开纳入优先审评审批程序的品种清单,更新品种状态信息(包括纳入和终止信息),及时收录新纳入程序的品种,对终止程序的品种进行标识。

（四）技术审评和审批

药品审评中心对纳入优先审评审批程序的药品上市许可申请,按注册申请受理时间顺序优先配置资源进行审评。对纳入优先审评审批程序的药品上市许可申请,审评时限为 130 日,其中临床急需的境外已上市境内未上市的罕见病药品审评时限为 70 日。

药品审评中心在审评中发现需要与申请人进行沟通交流的,可根据具体情况优先安排。对纳入优先审评审批程序的药品上市许可申请,在审评过程中,申请人可以通过药品审评中心网站提出补充提交技术资料的沟通交流申请。经沟通交流确认,申请人可以按要求提交相应技术资料,审评时限不延长。申请人未按要求提交的,药品审评中心依据现有审评资料作出审评结论。

药品审评中心优先审评信息公示
（拓展阅读）

药品审评中心在收到核查结果、检验结果等相关材料后在审评时限内完成综合审评。行政审批决定在 10 日内作出。

## 四、特别审批程序

（一）药品特别审批程序的概念

药品特别审批程序是指存在发生突发公共卫生事件的威胁时以及突发公共卫生事件发生后,为使突发公共卫生事件应急所需防治药品尽快获得批准,国家药品监督管理局按照统一指挥、早期介入、快速高效、科学审批的原则,对突发公共卫生事件应急处理所需药品进行特别审批的程序和要求。

为有效预防、及时控制和消除突发公共卫生事件的危害,保障公众身体健康与生命安全,根据有关法律、法规规定,2005 年 11 月 18 日,国家食品药品监督管理局发布了《药品特别审批程序》。2020年《药品注册管理办法》第 72 条进一步明确在发生突发公共卫生事件的威胁时以及突发公共卫生事件发生后,国家药品监督管理局可以依法决定对突发公共卫生事件应急所需防治药品实行特别审批。

药品特别审批为突发公共卫生事件应急所需防治药品尽快获得批准提供了制度上的保障,在特殊时期能够发挥重要作用。据《2021 年度药品审评报告》显示,2021 年药品审评中心为抗击新冠肺炎疫情,按程序将 81 件中药、化学药、生物制品注册申请纳入特别审批程序,其中,批准新冠病毒疫苗

IND 12 件,建议批准新冠病毒疫苗 NDA 5 件(均为附条件批准上市),批准新冠病毒治疗药物 IND 15 件;建议批准新冠病毒治疗药物 NDA 5 件;批准涉及新冠病毒相关补充申请 44 件。

**(二) 药品特别审批程序的适用范围**

根据规定,当存在以下情形时,国家药品监督管理局可以依法决定按照《药品特别审批程序》对突发公共卫生事件应急所需防治药品实行特别审批。

1. 中华人民共和国主席宣布进入紧急状态或者国务院决定省、自治区、直辖市的范围内部分地区进入紧急状态时。

2. 突发公共卫生事件应急处理程序依法启动时。

3. 国务院药品储备部门和卫生行政主管部门提出对已有国家标准药品实行特别审批的建议时。

4. 其他需要实行特别审批的情形。

美国 FDA 新药特别审批通道(拓展阅读)

**(三) 药品特别审批程序和规定**

对实施特别审批的药品注册申请,国家药品监督管理局按照统一指挥、早期介入、快速高效、科学审批的原则,组织加快并同步开展药品注册受理、审评、核查、检验工作。特别审批的情形、程序、时限、要求等按照药品特别审批程序规定执行。

对纳入特别审批程序的药品,可以根据疾病防控的特定需要,限定其在一定期限和范围内使用。对纳入特别审批程序的药品,发现其不再符合纳入条件的,应当终止该药品的特别审批程序,并告知申请人。

# 第五节　药品上市后变更和再注册

## 一、药品上市后研究和变更

**(一) 药品上市后研究和信息更新**

药品获准上市并不是药品注册管理的终点。尤其在我国当前实施的药品上市许可持有人制度下,持有人对药品的非临床研究、临床试验、生产经营、上市后研究、不良反应监测及报告与处理等承担责任,因此,持有人应当主动开展药品上市后研究,对药品的安全性、有效性和质量可控性进行进一步确证,加强对已上市药品的持续管理。

"药品注册证书"及附件要求持有人在药品上市后开展相关研究工作的,持有人应当在规定时限内完成并按照要求提出补充申请、备案或者报告。

药品批准上市后,持有人应当持续开展药品安全性和有效性研究,根据有关数据及时备案或者提出修订说明书的补充申请,不断更新完善说明书和标签。药品监督管理部门依职责可以根据药品不良反应监测和药品上市后评价结果等,要求持有人对说明书和标签进行修订。

**(二) 药品上市后变更的分类管理**

药品上市后的变更,按照其对药品安全性、有效性和质量可控性的风险和产生影响的程度,实行分类管理,分为审批类变更、备案类变更和报告类变更。

持有人应当按照相关规定,参照相关技术指导原则,全面评估、验证变更事项对药品安全性、有效性和质量可控性的影响,进行相应的研究工作。

1. **审批类变更**　以下变更,持有人应当以补充申请方式申报,经批准后实施:①药品生产过程中的重大变更;②药品说明书中涉及有效性内容以及增加安全性风险的其他内容的变更;③持有人转让药品上市许可;④国家药品监督管理局规定需要审批的其他变更。药品上市后提出的补充申请,需要核查、检验的,参照有关药品注册核查、检验程序进行。

2. **备案类变更**　以下变更,持有人应当在变更实施前,报所在地省级药品监督管理部门备案:

①药品生产过程中的中等变更;②药品包装标签内容的变更;③药品分包装;④国家药品监督管理局规定需要备案的其他变更。境外生产药品发生上述变更的,应当在变更实施前报药品审评中心备案。

3. 报告类变更　以下变更,持有人应当在年度报告中报告:①药品生产过程中的微小变更;②国家药品监督管理局规定需要报告的其他变更。

### 二、药品再注册

#### (一) 再注册程序和管理部门

持有人应当在"药品注册证书"有效期届满前六个月申请再注册。境内生产药品再注册申请由持有人向其所在地省级药品监督管理部门提出,境外生产药品再注册申请由持有人向药品审评中心提出。

#### (二) 再注册审查内容

药品再注册申请受理后,省级药品监督管理部门或者药品审评中心对持有人开展药品上市后评价和不良反应监测情况,按照药品批准证明文件和药品监督管理部门要求开展相关工作情况,以及药品批准证明文件载明信息变化情况等进行审查,符合规定的,予以再注册,发给药品再注册批准通知书。不符合规定的,不予再注册,并报请国家药品监督管理局注销"药品注册证书"。

#### (三) 不予再注册的情形

有下列情形之一的,不予再注册:①有效期届满未提出再注册申请的;②"药品注册证书"有效期内持有人不能履行持续考察药品质量、疗效和不良反应责任的;③未在规定时限内完成药品批准证明文件和药品监督管理部门要求的研究工作且无合理理由的;④经上市后评价,属于疗效不确切、不良反应大或者因其他原因危害人体健康的;⑤法律、行政法规规定的其他不予再注册情形。对不予再注册的药品,"药品注册证书"有效期届满时予以注销。

---

**药师考点**

1. 药品上市后研究和变更。
2. 药品再注册。

---

## 第六节　监督管理与法律责任

### 一、监督管理

#### (一) 药品注册监督管理部门和职责

国家药品监督管理局负责对药品审评中心等相关专业技术机构及省级药品监督管理部门承担药品注册管理相关工作的监督管理、考核评价与指导。

药品监督管理部门应当依照法律、法规的规定对药品研制活动进行监督检查,必要时可以对为药品研制提供产品或者服务的单位和个人进行延伸检查,有关单位和个人应当予以配合,不得拒绝和隐瞒。

省级药品监督管理部门应当组织对辖区内药物非临床安全性评价研究机构、药物临床试验机构等遵守药物非临床研究质量管理规范、药物临床试验质量管理规范等情况进行日常监督检查,监督其持续符合法定要求。国家药品监督管理局根据需要进行药物非临床安全性评价研究机构、药物临床试验机构等研究机构的监督检查。

#### (二) 信息档案和信用管理制度

1. 药品品种档案管理　信息中心负责建立药品品种档案,对药品实行编码管理,汇集药品注册申报、临床试验期间安全性相关报告、审评、核查、检验、审批以及药品上市后变更的审批、备案、报告等信息,并持续更新。药品品种档案和编码管理的相关制度,由信息中心制定公布。

2. 药品安全信用管理制度　国家药品监督管理局建立药品安全信用管理制度,药品核查中心负责建立药物非临床安全性评价研究机构、药物临床试验机构药品安全信用档案,记录许可颁发、日常监督检查结果、违法行为查处等情况,依法向社会公布并及时更新。药品监督管理部门对有不良信用记录的,可增加监督检查频次,并可以按照国家规定实施联合惩戒。药物非临床安全性评价研究机构、药物临床试验机构药品安全信用档案的相关制度,由药品核查中心制定公布。

3. 药品注册信息公开与保密　国家药品监督管理局依法向社会公布药品注册审批事项清单及法律依据、审批要求和办理时限,向申请人公开药品注册进度,向社会公开批准上市药品的审评结论和依据以及监督检查发现的违法违规行为,接受社会监督。批准上市药品的说明书应当向社会公开并及时更新。其中,疫苗还应当公开标签内容并及时更新。

未经申请人同意,药品监督管理部门、专业技术机构及其工作人员、参与专家评审等的人员不得披露申请人提交的商业秘密、未披露信息或者保密商务信息,法律另有规定或者涉及国家安全、重大社会公共利益的除外。

### (三)注销注册的情形

具有下列情形之一的,由国家药品监督管理局注销"药品注册证书",并予以公布:①持有人自行提出注销"药品注册证书"的;②按照本办法规定不予再注册的;③持有人"药品注册证书""药品生产许可证"等行政许可被依法吊销或者撤销的;④按照《药品管理法》第八十三条的规定,疗效不确切、不良反应大或者因其他原因危害人体健康的;⑤按照《疫苗管理法》第六十一条的规定,经上市后评价,预防接种异常反应严重或者其他原因危害人体健康的;⑥按照《疫苗管理法》第六十二条的规定,经上市后评价发现该疫苗品种的产品设计、生产工艺、安全性、有效性或者质量可控性明显劣于预防、控制同种疾病的其他疫苗品种的;⑦违反法律、行政法规规定,未按照药品批准证明文件要求或者药品监督管理部门要求在规定时限内完成相应研究工作且无合理理由的;⑧其他依法应当注销"药品注册证书"的情形。

## 二、法律责任

《药品注册管理办法》对各种违法行为应承担的法律责任做了具体规定并明确了法律适用。详见表6-2。

表6-2　《药品注册管理办法》规定的法律责任

| 违法行为 | 具体情形 | 法律责任 |
| --- | --- | --- |
| 弄虚作假骗取许可的法律责任 | 在药品注册过程中,提供虚假的证明、数据、资料、样品或者采取其他手段骗取临床试验许可或者药品注册等许可的 | 按照《药品管理法》第一百二十三条处理 |
| | 申请疫苗临床试验、注册提供虚假数据、资料、样品或者有其他欺骗行为的 | 按照《疫苗管理法》第八十一条进行处理 |
| 未遵守GLP、GCP的法律责任 | 在药品注册过程中,药物非临床安全性评价研究机构、药物临床试验机构等,未按照规定遵守药物非临床研究质量管理规范、药物临床试验质量管理规范等的 | 按照《药品管理法》第一百二十六条处理 |
| 未经批准开展药物临床试验或未备案的法律责任 | 未经批准开展药物临床试验的 | 按照《药品管理法》第一百二十五条处理 |
| | 开展生物等效性试验未备案的 | 按照《药品管理法》第一百二十七条处理 |
| 存在安全性问题未及时处置或报告的法律责任 | 药物临床试验期间,发现存在安全性问题或者其他风险,临床试验申办者未及时调整临床试验方案、暂停或者终止临床试验,或者未向国家药品监督管理局报告的 | 按照《药品管理法》第一百二十七条处理 |

续表

| 违法行为 | 具体情形 | 法律责任 |
|---|---|---|
| 其他情形 | (1) 开展药物临床试验前未按规定在药物临床试验登记与信息公示平台进行登记。<br>(2) 未按规定提交研发期间安全性更新报告。<br>(3) 药物临床试验结束后未登记临床试验结果等信息 | 责令限期改正；逾期不改正的，处一万元以上三万元以下罚款 |
| 监督部门或机构违法的法律责任 | 药品检验机构在承担药品注册所需要的检验工作时，出具虚假检验报告的 | 按照《药品管理法》第一百三十八条处理 |
| | 对不符合条件而批准进行药物临床试验、不符合条件的药品颁发"药品注册证书"的 | 按照《药品管理法》第一百四十七条处理 |
| | 药品监督管理部门及其工作人员在药品注册管理过程中有违法违规行为的 | 按照相关法律法规处理 |

**课程思政讨论**

　　我国药品注册管理制度和具体规定中，哪些方面体现了把生命安全放在首位、尊重患者、敬佑生命的医学精神和价值理念？

**知识链接**

**"年度药品审评报告"简介**

　　2012年起，药品审评中心每年发布年度药品审评报告，对上年度药品注册申请受理情况、药品注册申请审评审批情况、重点治疗领域品种、重点工作进展情况等进行全面的统计分析和数据呈现，并以附件形式将上年度审评通过的创新药、境外原研药、通过一致性评价的仿制药等，以及将药品审评中心发布的指导原则进行汇总，是了解药品研发和注册管理状况的重要信息资源。

　　"年度药品审评报告"发布在药品审评中心网站的信息公开栏目下的"重点工作"中。

年度药品审评报告(拓展阅读)

# 本 章 小 结

　　本章介绍了药物研发特点和管理要求，药品注册管理的发展，我国药品审评审批机制改革的趋势，我国目前的药品注册管理制度体系，以及最新版《药品注册管理办法》中的对药品注册概念、分类，药品注册管理的基本制度和要求，药品上市注册的主要程序和要求，药品加快上市注册程序，药品上市后变更和再注册等的管理规定。主要内容为：

　　1. 我国目前药品注册管理制度体系以《药品管理办法》和《疫苗管理法》中的法律规定作为依据，《药品注册管理办法》、GLP、GCP等行政规章及配套规范性文件为主要内容，各类药物具体技术要求和指导原则为主要指南。

　　2. 药品注册是药品注册申请人依照法定程序和相关要求提出药物临床试验、药品上市许可、再注册等申请以及补充申请，药品监督管理部门基于法律法规和现有科学认知进行安全性、有效性和质量可控性等审查，决定是否同意其申请的活动。药品注册是我国药品管理领域重要的行政许可事项之一，表现形式为发放"药品注册证书"，并获得相应的药品批准文号。

3. 药品注册按照中药、化学药、生物制品进行分类注册管理。其中中药注册按照中药创新药、中药改良型新药、古代经典名方中药复方制剂、同名同方药等进行分类。化学药注册按照化学药创新药、化学药改良型新药、仿制药等进行分类。生物制品注册按照生物制品创新药、生物制品改良型新药、已上市生物制品(含生物类似药)等进行分类。

4. 药品注册管理遵循公开、公平、公正原则,以临床价值为导向,鼓励研究和创制新药,积极推动仿制药发展。

5. 我国药品注册管理基本制度中,体现了近年药品审评审批制度改革和药品监管新理念的制度有药物临床试验默示许可制度、原辅包和制剂关联审批制度、加快上市注册制度、关键沟通交流和专家咨询制度、支持中药传承和创新制度等。

6. 药物临床试验是指以药品上市注册为目的,为确定药物安全性与有效性在人体开展的药物研究。药物临床试验分为Ⅰ期临床试验、Ⅱ期临床试验、Ⅲ期临床试验、Ⅳ期临床试验以及生物等效性试验。药物临床试验应在具备相应条件并按规定备案的药物临床试验机构开展。药物临床试验申请应自受理之日起60日内决定是否同意开展,逾期未通知的,视为同意(即默示许可),申请人可以按照提交的方案开展药物临床试验。

7. 药品上市申请包括以新药申请(NDA)为主的完整路径,和以仿制药等为主的直接提出药品上市许可申请的简略药品申请路径(ANDA)。完整路径是完成支持药品上市注册的药学、药理毒理学和药物临床试验等研究,确定质量标准,完成商业规模生产工艺验证,并做好接受药品注册核查检验的准备后,提出药品上市许可申请,按照申报资料要求提交相关研究资料。仿制药、按照药品管理的体外诊断试剂以及其他符合条件的情形,经申请人评估认为无须或者不能开展药物临床试验,符合豁免药物临床试验条件的,申请人可以直接提出药品上市许可申请。

8. 药品审评中心在审评药品制剂注册申请时,对药品制剂选用的化学原料药、辅料及直接接触药品的包装材料和容器进行关联审评。

9. 为鼓励药物研制和创新,提高药品可及性,我国设立突破性治疗药物、附条件批准、优先审评审批、特别审批四个加快通道,并明确了每个通道的纳入范围、程序和支持政策。

10. 药品上市后的变更,按照其对药品安全性、有效性和质量可控性的风险和产生影响的程度,实行分类管理,分为审批类变更、备案类变更和报告类变更。

## 思　考　题

1. 简述药物研发的意义和药品注册管理的必要性。
2. 简述药物临床试验的分期和要求。
3. 简述药品上市注册从申请到审评审批的程序。
4. 简述药品关联审评审批的具体要求和内容。
5. 比较四种药品加快注册程序的异同。

第六章
目标测试

(胡　明)

# 第七章

# 药品上市后再评价与安全性监测管理

第七章
教学课件

## 学习目标

通过本章的学习,学生能够熟悉药品上市后再评价及安全性监督管理的概念、制度和主要规定。

1. **掌握** 药品上市后再评价、药物警戒、药品不良反应的相关基本概念;药品上市许可持有人和申办者的药物警戒体系构成、质量管理的要求和药品风险识别、评估与控制的主要内容;药品不良反应的报告范围、程序、评价和控制的内容。

2. **熟悉** 药品上市后再评价的内容及我国药品上市后再评价制度;药物警戒体系与监测制度;上市后药品安全性信号监测与检测方法;药品召回的界定、分级和程序。

3. **了解** 药品上市后再评价意义与药物警戒和药品不良反应监测管理制度的发展历程。

## 问题导入

### 为什么要对酮康唑口服制剂进行上市后再评价?

2011 年,我国的警戒快讯第 9 期报道,法国卫生安全和健康产品委员会(AFSSAPS)发布信息,通知医疗专业人员及消费者,由于使用酮康唑片剂(200mg)进行抗真菌治疗的患者具有发生潜在的不可逆的和致命性的严重肝损伤的风险,决定自 2011 年 7 月 11 日起暂停酮康唑片剂的上市许可和销售一年。2013 年,欧盟、美国和加拿大在对该品种进行重新评估的基础上,对酮康唑口服制剂分别采取了撤市及限制性使用等措施。2015 年,经国家食品药品监督管理总局组织再评价,认为酮康唑口服制剂存在严重肝毒性不良反应,使用风险大于收益,决定自发布之日起停止酮康唑口服制剂在我国的生产、销售和使用,撤销药品批准文号。已上市销售的酮康唑口服制剂由生产企业负责召回,召回工作于 2015 年 7 月 30 日前全部完成,召回产品在企业所在地食品药品监督管理部门监督下销毁。

请阅读以上材料,思考并讨论

(1) 什么是药品再评价的内容?

(2) 药品监督管理部门依据药品不良反应评价结果可采取哪些控制处理措施?

(3) 药品生产企业如何召回药品?

## 第一节 药品上市后再评价

药品是人们预防和治疗疾病的重要物质,但它在发挥防治疾病作用的同时,也具有一定的不确定性与风险性,如不可预知或不可避免的不良反应等。20 世纪 60 年代,反应停致畸形"海豹儿"的药害事件,使人们认识到上市前药品临床试验的局限性。上市前的临床试验很难发现低频次发生的药品不良反应、新药长期使用的影响和高危人群。因此,建立药品上市后再评价体系成为药品监督管理结构中不可或缺的重要组成部分。自"反应停"事件后,各国政府和国际组织意识到加强药品上市后再评价的必要性和迫切性,不断完善药品上市后的监测管理制度。

## 一、药品上市后再评价的概念和意义

### (一) 药品上市后再评价的概念

药品上市后再评价(post-marketing reevaluation of drugs)是利用最新医药科技水平,从药学、临床医学、药物流行病学、药物经济学及药物政策等方面,对已批准上市的药品在社会人群中的有效性、安全性、质量可控性、经济合理性进行的系统科学评价。它是药品上市前研究的延续,通过充分评价上市后药品在广泛人群使用过程中出现的低频药品不良反应、严重的或新的不良反应、药物相互作用、高危的使用人群、长期使用的效果、新的适应证等信息,再次对药品的收益 - 风险进行评估,为政府机构制定合理的医药政策提供依据。

### (二) 药品上市后再评价的意义

1. 确保公众安全、有效,提高合理用药水平    由于药品上市前临床研究的局限性,其评价结果只能作为是否达到获准上市所要求的相对安全性、有效性的依据,而不能充分反映在更广泛人群、更长时间中临床使用的实际效果。通过药品上市后的再评价,可发现药品上市前未发现的新的风险因素,如药品禁忌、合并用药、特殊人群用药安全、长期用药安全性;通过评价获得的更为客观的药物治疗风险收益比,可有助于调整药物治疗方案,进一步明确药物的适用人群和更佳使用方法和方式,优化治疗效果;与此同时,通过再评价发现的存在风险的药品,可迅速采取相应的风险控制措施,向公众发布药品不良反应或不良事件的信息,修改药品说明书,增加"使用注意事项""黑框警告"等安全信息,召回或暂停销售药品,甚至是淘汰药品,以保护患者免受药品风险的损害。药品上市后的目标适应证人群和禁忌、药物相互作用以及用药方法与剂量等,也需通过药品上市后持续的再评价工作加以确认和调整,以最大化药品的治疗价值和最小化药品的风险,促进人群合理用药。

2. 完善我国药品监督管理过程,促进管理决策的科学化    药品从实验室到患者手中,经历了药品的研发、生产、供应和使用的多个环节,在任何一个环节出现药品质量风险控制的缺失都会导致药品的使用安全问题,从而危害人群健康。上市后的药品再评价涉及药品生产、供应和使用环节的药品安全性和有效性信息的收集、确认、监测和评价。建立上市前和上市后的药品再评价体系,是实现我国有效药品监督管理的前提。通过药品上市后的再评价,对药品实施主动的上市后监测,用于更新药品的安全信息,了解药品更多的风险和治疗价值,为《国家基本药物目录》《非处方药目录》和《国家基本医疗保险药品目录》的遴选、中药保护品种的调整、药品的再注册、药品质量标准的修订、最小化药品风险干预措施的制定、药品撤市的决定和法律责任的裁量等管理过程提供科学化的决策依据。

3. 规范我国的药品市场秩序,促进药品开发    药品上市后的再评价工作通过药品不良反应监测、药物流行病学调查和临床试验等方法,对药品在使用过程中的疗效、不良反应、相互作用以及在特殊高危人群的使用情况做出收益 - 风险再评价,也是一个对上市药品的市场价值进行重新定位的过程。依据药品再评价结果,一方面用来预警和控制药品的风险,甚至是撤市淘汰市场上疗效不确切、不良反应大或者其他原因危害人体健康的药品;另一方面也可能发现药品新的利用信息、新的适应证人群、新的治疗指征、新的使用途径或是新的治疗机制等,为制药企业开发药品的新市场提供新的思路。

## 二、药品上市后再评价的内容与相关制度

2007 年,国务院发布的《国家食品药品安全"十一五"规划》中就指出要制定实施《药品再评价管理办法》,制定配套的技术规范与指南,对已上市药品分期分批开展再评价研究,并建立药品上市

后再评价重点工程。2012 年,《国家药品安全"十二五"规划》进一步要求健全我国的药品上市后再评价制度,重点加强基本药物、中药注射剂、高风险药品的安全性评价。经再评价认定疗效不确切、存在严重不良反应、风险大于临床效益危及公众健康的药品,一律注销药品批准证明文件。2017 年,《"十三五"国家药品安全规划》提出,要全面落实药物警戒和上市后研究的企业主体责任,生产企业对上市产品开展风险因素分析和风险效益评价,及时形成产品质量分析报告并于每年 1 月底前报送国家药品监督管理局。根据上市后再评价结果,对需要提示患者和医生安全性信息的,及时组织修改标签说明书。淘汰长期不生产、临床价值小、有更好替代品种的产品,以及疗效不确切、安全风险大、获益不再大于风险的品种。2019 年我国新修订的《药品管理法》第八十三条明确指出:"药品上市许可持有人应当对已上市药品的安全性、有效性和质量可控性定期开展上市后评价。必要时,国务院药品监督管理部门可以责令药品上市许可持有人开展上市后评价或者直接组织开展上市后评价。"目前,国内外药品上市后再评价的内容主要包括四个方面,即药品的安全性评价、有效性评价、质量评价和经济性评价。

### (一) 药品安全性评价

由于药品上市前临床研究的局限性,药品不良反应无法被完全检出。上市后的药品安全性评价旨在进一步提炼、确认或否认在更广泛人群使用后出现的药品安全问题,如少见的、新的、严重的不良反应和特殊的风险因素(如剂量、给药方法、药物相互作用、高危人群等),为预防或降低用药风险,制定针对性药品安全性控制措施,提高公众用药安全性提供依据。

药品上市后安全性评价是目前很多国家开展药品上市后再评价的主要工作,如美国药品上市后的评价一般在药品审批上市后 18 个月或是使用人数超过一万人后启动,主要用以确定上市后的药物是否存在研发阶段未发现的新的严重的不良反应,或出现非寻常的已知副作用或是在广泛人群中使用后发现潜在的新的安全问题。2001 年 11 月,药品上市后安全性研究(Post Authorisation Safety Study,PASS)被欧洲议会和理事会 2001/83/EC 指令第 1(15) 条(Article 1(15) of Directive 2001/83/EC)定义为在药品获得上市授权后进行的研究,旨在识别、定性或量化药品安全隐患,确认药品安全性的水平或衡量风险管理措施的有效性,又称为"上市后监测研究"或"Ⅳ期试验"。PASS 一般采取临床试验或来自真实世界数据的观察性研究。欧洲药品管理局的药物警戒风险评估委员会(PRAC)负责评估实施的上市后安全研究方案和其结果。

我国对中药注射液、基本药物、高风险药品等重点品种开展了一系列的药品安全性再评价工作。2009 年,国家药品监督管理部门发布《中药注射剂安全性再评价工作方案》。2017 年《"十三五"国家药品安全规划》强调应开展化学药品、新型生物制品、毒性中药材、疫苗、新型药物和特殊药物剂型的安全性、有效性评价技术研究。对安全性高的处方药还可以经过上市后再评价转换为非处方药。我国相继发布《关于开展处方药与非处方药转换评价工作的通知》(国食药监安〔2004〕101 号)和《关于做好处方药转换为非处方药有关事宜的通知》(食药监办注〔2010〕64 号),明确处方药转换为非处方药的范围、转换评价的程序和申请资料的要求。

### (二) 药品上市后临床有效性评价

药品临床有效性评价是判断药物上市后在真实世界的临床使用环节是否发生临床收益变化,从而引发药品收益 / 风险比的变化。上市前的药品临床试验由于存在受试患者群的规模较小、年龄范围窄,药品疗效的观察期较短、使用条件控制较严和疗效评价指标较单一的局限性,通常无法提供足够的关于特殊群体使用的数据。因此,需要在药品上市后开展临床有效性评价研究,在更广泛人群临床使用中,获得实际的临床患者治疗的有效率(如药品缓解症状或改善基本身体状况的程度)、长期的治疗效应(如生存时长和生命质量)、意想不到的收益和新的适应证等,并确认影响药品临床疗效的各种因素(如治疗方案、准确的剂量、患者使用的年龄、病理生理状况、合并用药、与食物的作用等),以便根据实际情况采取相应临床合理用药的措施。上市后的临床有效性评价可充分补充上市前研究的不足,更全面地认识药物的性质,掌握真实状态下患者的应用规律。

1968 年,美国 FDA 启动"实施药物疗效研究"的行政程序(Drug Efficacy Study Implementation, DESI),授权美国国家科学院 / 国家研究委员会(NAS/NRC)对 1938 年至 1962 年间仅审查药品安全性而上市的 3 400 多种药品的有效性进行再评估。如果 FDA 最终的 DESI 确定将药品归类为对其一种或多种标记适应证有效,则该药品可以针对这些适应证上市。我国国家卫生健康委员会 2019 年首次发布《关于开展药品使用监测和临床综合评价工作的通知》(国卫药政函〔2019〕80 号),要求加强临床用药的使用监测,建立药品临床综合评价标准规范和工作机制。

### (三)药品上市后质量评价

从实验室研制、试生产到注册批准后的工业化大生产,药品的生产工艺、原辅料、设备、人员、环境和生产过程质量管理等方面可能会出现变更,与此同时,随着科技的进步,越来越多的新技术、设备和新科技成果应用在药品生产领域,由此带来的药品生产过程中的变更将成为一种必然趋势。通过药品上市后质量再评价工作能有助于及时发现生产环节的变更对药品质量产生的影响,以便采取有效的变更控制措施保证上市后的药品质量。2019 年新修订的《药品管理法》和国家药品监督管理局 2021 年发布《药品上市后变更管理办法(试行)》都对药品生产过程中的变更提出质量再评价要求。属于重大变更的,应当经国家药品监督管理部门的批准。药品上市许可持有人应当按照国家药品监督管理部门的规定,全面评估、验证变更事项对药品安全性、有效性和质量可控性的影响。

对于仿制药,除了要符合国家药品标准的质量要求,还要与原研药质量和疗效一致,如果仿制药和原研药的质量不一致,国际上称为"仿制药欺诈"。1988 年 9 月,美国 FDA 建立治疗不等效行动协调委员会(Therapeutic Inequivalence Action Coordinating Committee,TIACC),专门评估一种药品与另一种类似药品不等效而导致的治疗失败和毒性问题。1997 年日本启动"品质再评价"制度并发布《仿制药生物等效性研究指南》,2012 年 6 月实施,对 1995 年 3 月前审批的处方药进行品质再评价工作。日本的仿制药生产企业如果无法证实其药品的溶出度与原研药的相似性,则必须进行生物等效性试验,否则将被取缔生产资格。2013 年,我国国家食品药品监督管理局发布了《关于开展仿制药质量一致性评价工作的通知》,启动了仿制药质量一致性评价工作。2016 年,国务院又印发了《关于开展仿制药质量和疗效一致性评价的意见》,要求化学药新注册分类实施前批准上市的仿制药,凡未按照与原研药品质量和疗效一致原则审批的,均须开展一致性评价。截至 2022 年 8 月,我国通过质量和疗效一致性评价的药品注册证号达到 2 455 个。

### (四)药品上市后经济性评价

面对持续上涨的药品花费,如何降低药品的价格,如何降低患者的药品支出,如何遴选最具成本 - 收益的药品,这些都是药品上市后需要考虑的经济学问题。药物经济学从社会角度出发,运用药物经济学的理论与方法通过对不同药品或治疗方案的成本和相应效益两个方面进行比较,选择出最佳的药物治疗方案。2009 年 3 月,《中共中央国务院关于深化医药卫生体制改革的意见》提出改革药品价格形成机制,对新药和专利药品逐步实行定价前药物经济性评价制度。2015 年 2 月,国家卫生健康委员会颁布的《国家基本药物目录管理办法》中提出《国家基本药物目录》中品种和数量的调整应结合已上市药品药物经济学评价结果来确定。2016 年国务院发布的《"十三五"深化医药卫生体制改革规划》明确指出将药物经济学评价作为药品价格谈判的重要内容之一。2017 年,国家医疗保障局首次在国家基本医疗保险药品目录药品的准入谈判中采用药物经济学证据,评价谈判药品的临床应用价值。2019 年《国家医保药品目录调整工作方案》中要求对同类药品按照药物经济学原则进行比较,优先选择有充分证据证明其临床必需、安全有效、价格合理的品种。2020 年《基本医疗保险用药管理暂行办法》指出,综合考虑临床价值、不良反应、药物经济性等因素,经评估认为风险大于收益的药品,可以直接调出《基本医疗保险药品目录》。国家卫生健康委员会发布的《药品临床综合评价管理指南(2021年版试行)》将药物的经济学评价作为药品临床综合评价指标之一。目前我国的药物经济性评价已广泛应用在药品上市后的价格制定、《国家基本药物目录》的调整、国家基本医疗保险药品目录药品的遴选和促进临床合理用药领域。药品上市后经济学评价方法与国际知名评价机构介绍见"拓展阅读"。

药品上市后经济学评价方法与国际知名评价机构介绍(拓展阅读)

### 三、药品上市后再评价与监测管理

药品上市后再评价是对已上市药品进行系统评估的科学过程,这一过程一方面需要根据医药最新科技水平开展有针对性的专项评价项目;另一方面,需要基于上市后再评价工作系统获得药品长期的有效性、安全性和质量的监测数据,以便及时发现上市后药品的新价值或安全隐患,为药品风险和收益的再评价提供评价依据。2019年修订的《药品管理法》增加"第七章药品上市后管理"。其中的第八十三条要求,药品上市许可持有人应当对已上市药品的安全性、有效性和质量可控性定期开展上市后评价。必要时,国务院药品监督管理部门可以责令药品上市许可持有人开展上市后评价或者直接组织开展上市后评价。因此,实施药品上市后监测管理是保障药品上市后再评价工作顺利开展的重要手段之一。从药品上市后再评价的主要内容出发,目前我国开展的药品上市后监测管理工作主要包括如下方面。

#### (一) 药品Ⅳ期临床试验

根据《药品注册管理办法》(2020年),药品的临床试验分为四期。Ⅳ期临床试验属于药品上市后的研究范畴。药品上市许可持有人应当主动开展药品上市后研究,对药品的安全性、有效性和质量可控性进行进一步确证,加强对已上市药品的持续管理。2017年的《药物临床试验的一般考虑指导原则》中指出药品上市后研究一般可以分为两类。第一类为应监管部门要求开展的临床试验,用以描述所有依据法规等提出上市后研究的要求,包括必须进行的上市后安全性研究和注册批件中要求完成的研究内容;第二类为自主实施的临床试验,为药品申请人或第三方承诺或自行实施的研究。上市后研究范围常包括附加的药物间相互作用、长期或大样本安全性、药物经济学,以及进一步支持药品用于许可的适应证的终点事件研究等。

#### (二) 药品上市后的安全性监测

1.《药品不良反应报告和监测管理办法》(2011年中华人民共和国卫生部令第81号)　该办法以加强药品的上市后监管,规范药品不良反应报告和监测,及时、有效控制药品风险,保障公众用药安全为宗旨,对上市后的药品实行药品不良反应的报告、监测以及监督管理。药品不良反应报告制度是药品上市后安全监测的主要内容。通过药品不良反应技术监测机构的评估,以便及时发现和控制药品的不良反应。

2.《关于药品上市许可持有人直接报告不良反应事宜的公告》(2018年国家药品监督管理局第66号公告)　该公告首次明确了药品上市许可持有人(以下简称"持有人")是药品安全责任的主体。强调持有人应当指定药品不良反应监测负责人,设立专门机构,配备专职人员,建立健全相关管理制度,并按照可疑即报原则直接报告药品不良反应,定期全面评价药品的安全性,持续开展药品风险获益评估,采取有效的风险控制措施。其中,直接报告范围包括患者使用药品出现的与用药目的无关且无法排除与药品存在相关性的所有有害反应,其中包括因药品质量问题引起的或者可能与超适应证用药、超剂量用药、禁忌证用药等相关的有害反应。持有人应当根据药品安全性的再评价结果,主动采取有效的药品风险控制措施,例如修改药品的说明书和标签,制订并实施药品的风险控制计划,限制药品的使用,暂停药品生产、销售、使用或者召回药品,主动申请注销"药品注册证书"等。

3.《药品管理法》(2019年第十三届全国人民代表大会常务委员会修订并发布)《药品管理法》第七十七条、第八十条分别规定药品上市许可持有人应当制订药品上市后风险管理计划,主动开展药品上市后研究和药品上市后不良反应监测工作。第八十一条要求药品上市许可持有人、药品生产企业、药品经营企业和医疗机构应当经常考察本单位所生产、经营、使用的药品质量、疗效和不良反应。发现疑似不良反应的,应当及时向药品监督管理部门和卫生健康主管部门报告。第八十二条规定药品上市许可持有人对药品存在质量问题或者其他安全隐患的应当采取的控制措施。第八十一条、第八十二条对已确认发生严重不良反应的药品或药品上市许可持有人依法应当召回药品而未召回的情形明确规定了各级药品监督管理部门应承担的行政处理责任。(详见本书第五章)

4.《药物警戒质量管理规范》(2021年国家药品监督管理局第65号公告)　药物警戒活动是指对药品不良反应及其他与用药有关的有害反应进行监测、识别、评估和控制的活动。持有人和获准开展药物临床试验的药品注册申请人(以下简称"申办者")开展药物警戒活动。持有人和申办者应当建立药物警戒体系,通过体系的有效运行和维护,监测、识别、评估和控制药品不良反应及其他与用药有关的有害反应。(具体内容见本章第二节第二部分)

(三) 药品上市后的质量监测

1. 药品质量检验与公告　我国对药品质量监测实行质量抽查检验与公告制度。药品质量抽查检验是对上市后药品监管的技术手段。《药品管理法》的第一百条及第一百零一条和2019年国家药品监督管理局发布的《药品质量抽查检验管理》都明确规定药品监督管理部门对上市后药品质量抽查检验的监督职能和信息公开的职能。国家药品监督管理局负责组织实施国家药品质量抽查检验工作,在全国范围内对生产、经营、使用环节的药品质量开展抽查检验,并对地方药品质量抽查检验工作进行指导。省级药品监督管理部门负责对本行政区域内生产环节以及批发、零售连锁总部和互联网销售第三方平台的药品质量开展抽查检验,组织市县级人民政府负责药品监督管理的部门对行政区域内零售和使用环节的药品质量进行抽查检验,承担上级药品监督管理部门部署的药品质量抽查检验任务。组织抽查检验的国家药品监督管理局和省级药品监督管理部门应当按照有关规定公开药品质量抽查检验结果。从2005年第一期国家质量公告发布,到2015年9月,国家食品药品监督管理总局共发布36期药品质量公告,涉及上市药品1 640多种。2015年10月到2021年9月,国家药品监督管理局发布上市药品质量专项监督抽验结果和抽检药品不合格的通告共计100期。2013年到2021年9月,省级和新疆生产建设兵团药品监督管理局共发布1 382期地方药品质量公告或药品质量抽查检验结果通告。

2. 对药品生产过程中的变更管理　根据《药品管理法》的第七十九条规定,对药品生产过程中的变更,按照其对药品安全性、有效性和质量可控性的风险和产生影响的程度,实行分类管理。属于重大变更的,应当经国务院药品监督管理部门批准,其他变更应当按照国务院药品监督管理部门的规定备案或者报告。药品上市许可持有人应当按照国务院药品监督管理部门的规定,全面评估、验证变更事项对药品安全性、有效性和质量可控性的影响。

2021年1月,国家药品监督管理局发布《药品上市后变更管理办法(试行)》(2021年第8号),指出持有人应当主动开展药品上市后研究,实现药品全生命周期管理。药品上市后变更不得对药品的安全性、有效性和质量可控性产生不良影响。生产设备、原辅料及包材来源和种类、生产环节技术参数、质量标准等生产过程变更的,持有人应当充分评估该变更可能对药品安全性、有效性和质量可控性影响的风险程度,确定变更管理类别,按照有关技术指导原则和药品生产质量管理规范进行充分研究、评估和必要的验证,经批准、备案后实施或报告。

3.《药品检查管理办法(试行)》(国药监药管〔2021〕31号)　为了保障药品生产、经营及使用环节的过程质量,2021年我国实施《药品检查管理办法(试行)》,以规范药品监督管理部门的药品检查行为。药品检查是药品监督管理部门对药品生产、经营、使用环节相关单位遵守法律法规、执行相关质量管理规范和药品标准等情况进行检查的行为,如检查、调查、取证、处置等行为,以督促药品上市许可持有人、经营和使用环节相关单位建立和完善药品质量保证体系。(详见本书第十二章)

**知识链接**

### 美国 FDA 药品上市后的监测项目

由于药品所有可能的副作用无法根据上市前仅涉及几百到几千例患者的临床试验研究来预测，因此 FDA 建立了一个药品上市后监测和风险评估项目系统，以识别在药品审批过程中未发现的不良事件。为确保上市药品的持续安全性和有效性，美国 FDA 采取了以下上市后药品监测项目。

（1）FDA 不良事件报告系统（FDA Adverse Event Reporting System，FAERS）：是一个计算机化的信息数据库，旨在支持 FDA 实施对所有批准的药品和治疗性生物制品的上市后的安全监测计划。通过提供用于存储和分析安全报告的最佳可用工具来改善公共卫生。FAERS 中的报告由多学科科学家进行评估，以检测安全信号并监测药品安全性。FDA 可以根据评估结果采取相应监管措施，如更新产品的标签信息，给医疗保健专业人员发送信函或重新评估药品的审批决定。

（2）FDA 药品不良事件观察自愿报告项目（FDA MedWatch）：是 FDA 为医疗专业人员、患者和消费者提供的医疗产品安全报告项目。FDA MedWatch 网站接收来自公众的自愿报告，并在适当时间发布 FDA 监管产品的安全警报。MedWatch 报告系统表单上的所有数据都进入 FAERS 数据库。

（3）FDA 的处方药促销监测：FDA 处方药促销办公室（The Office of Prescription Drug Promotion，OPDP）采取全面的监督、合规和教育计划，以及促进与医疗服务提供者和消费者更好地沟通药品标签和促销信息来实现处方药促销的真实、平衡和准确。OPDP 审查员有责任审查处方药广告和促销标签，以确保这些促销材料中包含的信息不存在虚假或误导性。审查员主要的监测活动包括向药品赞助商提供药品宣传材料书面意见，审查有关涉嫌促销违规的投诉，对虚假或具有误导性的宣传材料采取合规行动，一致和公平地比较各种密切相关产品的产品标签和宣传材料，前往主要的医学会议和制药大会监督促销展览和活动等。

（4）制药企业监测项目：在药品获得批准和上市后，FDA 使用不同的机制来确保制药企业遵守申请中描述的批准条款和条件，并以一致和监控的方式生产合格的药品。FDA 通过派出实地调查员和分析人员对药品生产和控制设施进行定期、突击检查来完成。处方药的制药企业按法律要求应向 FDA 提交不良事件报告。MedWatch 网站为制药企业提供强制报告的填报系统。此外，当出现生产过程与现行《药品生产质量管理规范》的规定有偏差时，制药企业必须提交错误和事故报告或药品质量报告。

（5）FDA 用药差错报告项目：FDA 接收有关已上市人用药品和非疫苗生物产品以及设备的用药差错报告。这些用药差错事件可能与专业操作、药学服务产品、程序和系统有关，如处方、订单流程、产品标签、包装和命名法、药品混合、调剂和行政管理等问题。FDA 药物评价与研究中心（Center for Drug Evaluation and Research，CDER）和药物差错预防和风险管理办公室（Office of Medication Error Prevention and Risk Management，OMEPRM）负责监测和防止药品和生物制品的命名、标签、包装和设计相关的用药错误。CDER 审查用药差错报告，评估因果关系，分析数据并反馈信息。OMEPRM 与其他相关组织以及研究人员合作，了解用药差错的原因，确定干预预防措施的有效性,解决导致用药差错的更广泛的安全问题。

(6) 药品短缺监测项目:FDA 政策规定应阻止或减轻医疗必需药品的短缺。药品短缺可能有不同的原因,如原材料或包装成分、营销决策或执行问题。CDER 的药品短缺工作组建立并维护一个指定联系人网络,以全面和主动地解决药品供应问题,包括监控药品的供需,充当制药企业、其他 FDA 中心和其他政府组织的联络人,从其他来源接收和评估有关潜在或实际药品短缺的信息,在药品短缺网站上发布确认存在的药品短缺信息。

(7) 药品治疗不等效报告项目:在过去的 10 年中,FDA 的 CDER 收到了越来越多关于药品根本没有效果或是有毒性的患者用药报告。这些问题通常归因于患者更换了药品品牌。因此,1988 年 9 月 FDA 在 CDER 中成立了治疗不等效行动协调委员会(TIACC),以识别和评估两个药品治疗不等效和毒性的报告。

## 第二节 药物警戒与药品不良反应监测管理

### 一、药物警戒与药品不良反应

#### (一) 药物警戒概述

1. 药物警戒的定义与范围　1960 年代后期,"药物警戒"(Pharmacovigilance)一词首次出现在法语中,当时被用于"集中的药物警戒"和"自愿的药物警戒"词义的对比。1973 年,法国建立药物警戒系统,包括 31 个区域药物警戒中心。1994 年,法国药物流行病学家 B.Bégaud 认为药物警戒代表了用于检测、评价、通知和预防药品不良反应的所有活动和方法,主要涉及药品上市后阶段。1996 年,WHO 在日内瓦召开"药物警戒中心的设置与运行专题研讨会",药物警戒概念在全球开始推广。2002 年,WHO 将药物警戒定义为发现、评价、认识和预防药品不良反应或其他任何与药物相关问题的科学和活动。同时,将药物警戒的关注范围扩大到草药、传统药品和辅助用药、血液制品、生物制品、医疗器械和疫苗。与药物警戒相关问题不仅涉及药品的不良反应或事件,还包括不合格药品、用药错误、缺乏药效、使用没有充分科学依据或未被批准适应证的药品、急慢性中毒的病例报告、与药品相关的病死率的评价、药品的滥用和错用以及药品与化学药品、其他药品和食品的不良相互作用。药物警戒的特定目的一般包括六个方面:①改进因使用药品和进行所有的医疗与辅助治疗相关的患者服务与安全性;②提高与用药有关的公众健康和安全;③发现与用药相关的问题并及时公布结果;④致力于药品的效益、危害、有效性和风险的评估,从而预防危害和最大化收益;⑤鼓励安全、合理和更有效(包括具有成本效益)地用药;⑥促进对药物警戒的认识、教育和临床训练以及与公众有效的交流。

2. 国际药物警戒体系

(1) 美国的药物警戒体系:美国食品药品管理局(FDA)下属的药物评价与研究中心(CDER)设有监测和流行病学办公室(Office of Surveillance and Epidemiology,OSE)。OSE 负责使用各种工具和学科在药品的整个生命周期中监测和评估药品的安全性。OSE 拥有一套上市后监督和风险评估计划,以识别在药物开发过程中未出现的不良事件。OSE 每年评估来自 FDA MedWatch 项目中收集的不良事件报告超过 200 万份。OSE 由两个办公室和六个部门组成,分别为药物警戒与流行病学办公室(药物警戒 I 处、II 处和流行病学 I 处、II 处)和药物错误预防与风险管理办公室(用药错误预防与分析处、风险管理处)。其中,药物警戒处的核心职能是评估药物和治疗性生物制品的安全性,监测/监视药品安全信号,分析安全信号,建议监管行动和发布相关的药品安全信息。必须向 FDA 上报的上市后药品的安全报告,根据美国联邦法典 21CFR 314.80 的要求,在美国本土或国外发生的严重和意外的药品不良事件,不迟于申请人最初收到信息后的 15 天警报报告;不属于 15 天警报报告类型的不良事件实行定期报告制度,前 3 年为每季度报告一次,此后为每年报告一次。

(2) 欧盟的药物警戒体系:1995 年欧盟成立欧洲药品管理局(EMA)。EMA 按照严格的科学标准集中评估药品,向合作组织和利益相关方提供独立的、基于科学的药物信息,在欧盟成员国和全球范围内开展工作,以保护公众健康和促进药物开发的研究和创新。2001 年 12 月,EMA 建立 EudraVigilance 系统,是一种数据处理网络和管理系统,以促进在欧盟范围内上市药品有关药品不良反应信息的收集。2012 年,EMA 药物警戒风险评估委员会(Pharmacovigilance Risk Assessment Committee,PRAC)成立,负责评估和监测人用药品的安全性。PRAC 由来自欧盟成员国监管机构的药品安全专家以及欧盟委员会提名的科学专家和患者及医疗服务专业人员的代表组成,在欧洲药品安全监测方面发挥重要作用。PRAC 评估来自 EudraVigilance 的安全信号,并依据评估结果推荐下一步药品应采取的风险控制监督管理行动。欧盟药品上市后的药物警戒管理规范指南包括 12 个方面,分别为药品不良反应的 EudraVigilance 收集系统、欧洲风险管理战略(European Risk Management Strategy)、药物警戒质量管理规范(Good Pharmacovigilance Practice)、事故管理计划(Incident Management Plan)、医学文献监测(Medical Literature Monitoring)、用药错误监测(medication error)、需额外监测的药物管理(Medicine Under Additional Monitoring)、定期安全更新报告(Periodic Safety Update Report)、药物警戒系统(Pharmacovigilance System)、上市后安全研究(PASS)、监管和程序指南(Regulatory and Procedural Guidance)和安全信号管理(Signal Management)。

(3) WHO 推荐的药物警戒体系:WHO 于 2010 年推荐的国家药物警戒体系主要由五个部分构成。①建立国家药物警戒中心,并配备指定的工作人员(至少一名全职)、稳定的基本经费、明确的工作任务、明确的结构和作用,并与 WHO 国际药物监测项目合作;②建立国家药物不良反应的自愿报告系统和统一的个人病例安全性报告(Individual Case Safety Report,ICSR),如个例药品不良反应报告表;③具有收集和管理药品不良反应报告的专门国家数据库或系统;④具有国家药品不良反应或药物警戒咨询委员会,能提供药品不良反应的因果关系评估、风险评估、风险管理、事件调查和危机沟通等方面的技术支持;⑤建立清晰的沟通策略,以便开展日常沟通和危机沟通。在药物警戒体系中,药物警戒活动围绕药品质量问题、药品不良反应和用药差错等风险因素展开,相关的参与人员和组织机构的职责和结构关系,见图 7-1。

### (二) 药品不良反应概述

#### 1. 药品不良反应(adverse drug reaction,ADR)的定义

(1) 世界卫生组织药品不良反应的定义:为一种有害的和非预期的反应,这种反应是在人类预防、诊断或治疗疾病,或为了改变生理功能而正常使用药物剂量时发生的。

(2) 我国药品不良反应的定义:是指合格药品在正常用法用量下出现的与用药目的无关的有害反应。药品不良反应是药品固有特性所引起的,任何药品都有可能引起不良反应。

#### 2. 药品不良反应相关概念

(1) 新的药品不良反应:是指药品说明书中未载明的不良反应。说明书中已有描述,但不良反应发生的性质、程度、后果或者频率与说明书描述不一致或者更严重的,按照新的药品不良反应处理。

(2) 严重药品不良反应:是指因使用药品引起以下损害情形之一的反应。①导致死亡;②危及生命;③致癌、致畸、致出生缺陷;④导致显著的或者永久的人体伤残或者器官功能的损伤;⑤导致住院或者住院时间延长;⑥导致其他重要医学事件,如不进行治疗可能出现上述所列情况的。

(3) 药品群体不良事件:是指同一药品在使用过程中,在相对集中的时间、区域内,对一定数量人群的身体健康或者生命安全造成损害或者威胁,需要予以紧急处置的事件。

(4) 药品不良反应聚集性事件:是指同一批号(或相邻批号)的同一药品在短期内集中出现多

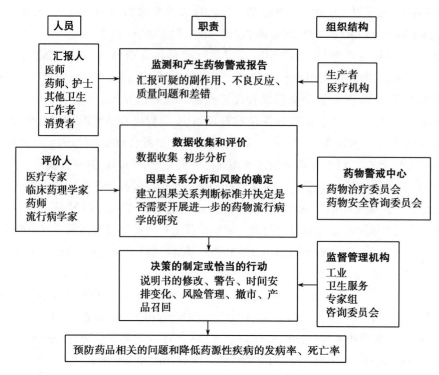

图 7-1    WHO 推荐的药物警戒体系框架图

例临床表现相似的疑似不良反应,呈现聚集性特点,且怀疑与质量相关或可能存在其他安全风险的事件。

（5）用药差错(medication error):是指在药品治疗过程中导致或可能导致对患者造成伤害的任何可预防或避免的错误,包括处方、转录、配药、给药和监测等环节。

（6）药源性疾病(drug induced disease,DID):是指药品毒性作用所致人体组织器官功能性或器质性损害及由此产生的系列症状或体征。DID 亦包括因超剂量用药、误用或错服药品所致疾病。

（7）药品不良反应报告和监测:是指药品不良反应的发现、报告、评价和控制的过程。

**药师考点**

1. 药物警戒的定义。
2. 药品不良反应、新的和严重不良反应的定义。
3. 用药差错的定义和常见类型。

（三）上市后药品安全性信号监测与检测方法

1. 上市后药品安全性信号　药品安全性信号(drug safety signal)是指来自一个或多个来源的(包括观察和实验性研究),提示药品与不良事件之间可能存在新的关联性或已知关联性出现变化,且有必要开展进一步评估的信息。一个信号是一种需要进一步调查来进行评价的关联,如新确定的高危人群、新的未见报道的不良事件、已知不良反应增加发生频率和新的药品相互作用等信息的关联验证。

2. 上市后药品安全性信号的监测方法　包括药品安全性信号的发现方法和信号验证的评价方法。目前国际上常采用药品不良反应的被动监测、主动监测和上市后安全性研究方法。

（1）被动监测:一般指各个国家政府建立的药品不良反应的自愿呈报系统(spontaneous reporting

system,SRS)、病例系列报告以及来自科学文献出版物上的药品不良事件的案例报道。美国医疗专业人员和制药企业自愿向 FDA 提交药品不良事件病例报告的系统 FAERS 和 MedWatch，英国的黄卡系统（Yellow Cards System）和我国的药品不良反应报告系统均为自愿呈报系统。

（2）主动监测：与被动监测相反，是按照设计好的程序，对已确定的使用特定药品治疗的患者，无论是否是可疑的不良事件，应尽可能报告所有的事件。主动监测通过对使用特定药品治疗的患者进行随访，得到单个不良反应报告的完整数据，如美国的药物性肝损伤监测网络（Drug-Induced Liver Injury Network，DILIN）、哨点监测系统、英国的处方事件监测系统（Prescription Event Monitoring）等。2016 年，我国国家药品不良反应监测中心探索开展主动监测模式，启动了国家药品不良反应监测哨点工作，建立中国医院药物警戒系统（China Hospital Pharmacovigilance System，CHPS）。中国医院药物警戒系统是帮助监测哨点发现、报告、评价药品不良反应事件、开展重点监测和再评价、获取药品警戒信息的信息化系统。

（3）药品上市后安全性研究：常采用对真实世界数据的观察性研究和随机对照临床试验（randomized clinical trials，RCTs）来发现药品的不良事件或是证明"因果关系的假设检验"是否合理。对于药品安全性的信息不仅可以来自自愿报告，还可以来自大型患者数据库的信息，如自动化医疗服务数据库。这类数据库记录与一组患者医疗服务有关的所有事件或链接特定药品使用的所有情况的数据库，反映临床实践正常条件下药品使用所发生的所有情况。对于来自文献报道的数据，可采用循证医学的 Meta 分析来发现和确认药品的安全性信号。在美国，根据 2008 年的哨点倡议（sentinel initiative），2016 年 FDA 正式启动一个基于多站点分布式数据库的新的哨点国家电子系统，建立多中心和多源数据库（如电子健康记录系统、行政和医疗保险索赔数据库等），应用人工智能等数据科学新技术和信息提取与构建的新方法，以更快地发现医疗产品所有可能的安全问题。国际主要药品不良反应监测方法见"拓展阅读"。

国际主要药品不良反应监测方法介绍（拓展阅读）

3. **药品安全性信号的检测方法**　大型的药品不良反应自愿呈报数据库中存在大量看起来并不完全相似的重复病例报告。这些重复的病例报告会导致药品不良反应诊断判别结果的假阳性率增高，从而使不良反应发生率的统计结果发生误差。因此，需要采取适当的数据清理方法来保证自愿呈报数据的质量，并通过建立信号检测方法在大型数据库中快速有效地发现有价值的药品安全性信号，及时、准确地发现严重危害人群健康的风险药品。目前常用的信号检测方法包括频数法和贝叶斯法，通过相应的计算公式和评价标准判断信号是否为可疑信号。其中，频数法包括报告比数比法（reporting odds ratio，ROR）、比例报告比值比法（proportional reporting ratio，PRR）、综合标准法（approach of medicines and healthcare products regulatory agency，MHRA）。欧洲药品管理局和英国药品和医疗用品监管机构（MHRA）的信号检测常采用 PRR 和 PRR 与卡方值相结合的 MHRA 综合标准法。代表性的贝叶斯法包括贝叶斯判别可信区间递进神经网络法（Bayesian confidence propagation neural network，BCPNN）和多项伽马 - 泊松缩量估计法（multi-item gamma passion shrinker，MGPS）。自 1998 年以来，BCPNN 方法已被用于筛选 WHO 的 ADR 数据库，并作为常规信号检测过程的一部分，目前我国也采用了这一方法，美国 FDA 则常采用 MGPS 的检测方法。

---

**药师考点**

1. 药品安全性信号的定义。
2. 常用的上市后药品安全性信号的监测方法。

### 知识链接

#### 国际社会药品警戒系统中常见的 ADR 监测与检测方法

| 监管机构 / 国家 | 药物警戒中心 | ADR 报告系统（ADR 报告来源） | ADR 监测系统（方法） |
|---|---|---|---|
| 世界卫生组织 | 乌普萨拉监测中心（Uppsala Monitoring Centre, UMC） | 来自 WHO 国际药物监测计划成员国报告的个例药品不良反应 | BCPNN |
| 欧盟 | 欧洲药品管理局（EMA） | 自愿报告制度与强制性报告制度相结合 | PRR |
| 美国 | 美国食品药品管理局（FDA） | 药品制造商强制性报告制度 自愿报告制度 - 卫生专业人员和个人通过 MedWatch 网上系统报告 | MGPS 哨点监测 美国观察性医疗结果合作组织监测 |
| 中国 | 国家药品监督管理局（NMPA） | 自愿报告制度 药品上市许可持有人直接报告系统 | BCPNN 中国医院药物警戒系统 |

**4. 药品不良事件因果关系的评价标准**　药品不良反应因果关系评价标准是判断药品与可疑不良事件之间关联的规则。该标准评价药品治疗与不良事件发生之间的关系，以确定或否定相同的关系。药品不良事件因果关系评价标准是专门用来识别药品不良事件而设计的一种算法规则。目前世界卫生组织推荐的算法包括 WHO-UMC 算法和 Naranjo 算法。我国基于 WHO 算法建立了药品不良事件因果关系的关联性评价方法，将药品不良反应因果关系评价分为肯定、很可能、可能、可能无关、待评价、无法评价六个级别，见表 7-1。

表 7-1　我国药品不良事件关联性评价表

| 因果关系 | 时间相关性 | 是否已知 | 去激发 | 再激发 | 其他解释 |
|---|---|---|---|---|---|
| 肯定 | + | + | + | + | − |
| 很可能 | + | + | + | ? | − |
| 可能 | + | ± | ± ? | ? | ± ? |
| 可能无关 | − | − | ± ? | ? | ± ? |
| 待评价 | 需要补充材料才能评价 | | | | |
| 无法评价 | 评价的必须资料无法获得 | | | | |

注：+ 表示肯定；− 表示否定；± 表示难以肯定或否定；? 表示不明。①肯定：用药及反应发生时间顺序合理；停药以后反应停止或迅速减轻或好转（根据机体免疫状态，某些 ADR 可出现在停药数天以后）；再次使用，反应再现，并可能明显加重（即激发试验阳性）；同时有文献资料佐证；并已排除原患疾病等其他混杂因素影响。②很可能：无重复用药史，余同"肯定"，或虽然有合并用药，但基本可排除合并用药导致反应发生的可能性。③可能：用药与反应发生时间关系密切，同时有文献资料佐证；但引发 ADR 的药品不止一种，或原患疾病病情进展因素不能除外。④可能无关：ADR 与用药时间相关性不密切，反应表现与已知该 ADR 不相吻合，原患疾病发展同样可能有类似的临床表现。⑤待评价：报表内容填写不齐全，等待补充后再评价，或因果关系难以定论，缺乏文献资料佐证。⑥无法评价：报表缺项太多，因果关系难以定论，资料又无法补充。

## 二、药物警戒质量管理规范

### （一）国内外药物警戒管理制度的发展历程

2002 年，世界卫生组织（WHO）首次界定药物警戒的涵义，提出加强药品安全性监测应重视药物警戒系统的建设（The importance of pharmacovigilance：safety monitoring of medicinal products）；

2004 年,WHO 发布药物警戒系统中草药安全监测指南(*WHO guidelines on safety monitoring of herbal medicines in pharmacovigilance systems*);2006 年,WHO 又指出在公共卫生计划中保证药物的安全性,药物警戒是必不可少的工具。2007—2013 年,为了保障患者用药安全,WHO 分别发布针对抗疟药、抗结核药和抗逆转录病毒药品的药物警戒实用手册。2014 年,为加强国家药物警戒中心识别、分析和发布指导的能力,以防止或尽量减少损害患者的药物错误,WHO 发布《用药差错报告和学习系统:药物警戒中心的作用》(*Reporting and learning systems for medication errors:the role of pharmacovigilance centres*)。2015 年,WHO 又发布了《药物警戒指标体系:评估药物警戒系统的实用手册》(*WHO pharmacovigilance indicators:A practical manual for the assessment of pharmacovigilance systems*)。

1999 年 5 月,美国 FDA 出台药品风险管理的框架(Management the Risks from Medical Product Use,Creating A Risk Management Framework)。2003—2005 年,FDA 连续出台三部药品风险管理工业指南,分别为《上市前风险评估指南》(Premarketing Risk Assessment)、《风险最小化计划的制订与应用指南》(Development and Use of Risk Minimization Action Plans,RiskMAPs)、《药品警戒质量管理规范与药品流行病学评价指南》(Good Pharmacovigilance Practices and Pharmacoepidemiologic Assessment)。美国的《药物警戒质量管理规范》定义上市后的药品警戒活动是与发现、评估、确认药品不良影响有关的所有安全性数据的收集活动。该规范还明确了安全报告推荐的格式和规范,安全信号异常药品的警戒计划的制定流程和药品安全信号的获得方式。

2004 年 11 月,ICH 发布 E2E 药物警戒计划(E2E Pharmacovigilance planning)。该计划为药物警戒活动提供指导,特别针对新药上市后的早期准备。在新药上市早期的准备阶段就应制订警戒计划,药品注册申请时应有安全性的详细说明。药品上市后的警戒计划应包括如新适应证或新的安全性问题,并形成药品上市后的安全性详细说明。该计划将药物警戒的内容从最初的药品上市后的不良反应被动监测,发展为主动地、系统地、持续地进行风险管理的一种活动和理念,即在产品生命周期的全过程中,主动地综合运用科学手段来发现、评估、沟通风险信息,实现药品风险最小化,并通过广泛的社会合作和恰当的沟通,将药品安全信息正确地传播给公众。

在欧盟国家,据 EMA 的统计,药物不良反应每年造成约 197 000 人死亡。2005 年,欧盟委员会(European Commission,EC)开始对上市后的药品开展安全性审查和研究,并在 2006 年和 2007 年进行广泛的公众咨询,2008 年提出建立欧盟新的药物警戒法律系统。2010 年 12 月,欧洲议会和部长理事通过了一项指令(Directive 2010/84/EU)和条例[Regulation(EU)NO 1235/2010],建立欧盟新的药物警戒法律。新法修订了旧的指令和条例[Directive 2001/83/EC 和 Regulation(EC)NO.726/2004]中关于药物警戒管理规定。同时,2012 年 6 月 EC 公布的一项具有法律约束力的药物警戒法律实施条例[Commission Implementing Regulation(EU)NO 520/2012]。新立法主要的政策亮点包括成立新的科学委员会 PRAC,明确所有参与欧洲药品安全性和有效性监测的参与者的作用、责任和协调措施,患者和医疗服务专业人员参与监管过程,改进药物关键信号的收集方法和建立更高透明度和更好公众沟通方式。药物警戒质量管理规范(Good Pharmacovigilance Practice,GVP)是 2010 年欧盟药物警戒立法的一项重要成果,每章和修订版均由来自 EMA 和欧盟成员国的专家组成的团队开发。GVP 指南是为促进欧盟药物警戒系统的绩效而制定的一套实践操作措施。GVP 适用于药品上市许可持有人、欧洲药物管理局和欧盟成员国的药物监管机构,涵盖通过该机构集中审批的药物以及国家一级审批上市的药物。欧盟的 GVP 分为两类系列指南,第一类指南主要覆盖药物的 12 个警戒环节,包括药物警戒系统及其质量系统、药物警戒系统主文件、药物警戒检查、药物警戒审计、风险管理系统、收集、管理和提交疑似药品不良反应报告、定期安全更新报告、授权后安全性研究、信号管理、额外监测、安全交流、风险最小化措施;第二类指南是对特定产品类型或使用药物的特定人群实施的药物警戒规范,包括针对预防传染病的疫苗、生物医药产品和儿科人群。

　　2017年5月和2018年6月,我国国家药品监督管理局先后成为ICH成员和ICH管理委员会成员,自此药品监管模式开始融入国际药品监管体系。国家药品监督管理局承诺在中国转化实施ICH的指导原则,其中包括实施药物警戒系列指导原则。为加快我国制药企业更好地适应国际规则和实践药物警戒制度,提高我国医药产业国际竞争力,2018年7月《药品上市许可持有人直接报告不良反应事宜的公告》发布。2019年新修订的《药品管理法》第十二条首次提出我国建立药物警戒制度,对药品不良反应及其他与用药有关的有害反应进行监测、识别、评估和控制。为进一步规范和指导药品上市许可持有人和药品注册申请人的药物警戒活动,国家药品监督管理局组织制定了《药物警戒质量管理规范》(GVP),于2021年5月发布,2021年12月1日起施行。我国的药物警戒工作也从过去单纯监测药品不良反应扩展到与用药有关的所有有害反应,从关注药品上市前的安全性到药品全生命周期的安全风险,从自愿报告药品不良反应到明确药品上市许可持有人的安全主体责任,建立药品不良反应的直报系统,促进与国际监管模式的接轨,实现我国高效和有效的药品安全监督管理。

### (二) 我国《药物警戒质量管理规范》的主要内容

　　1. 《药物警戒质量管理规范》的构成框架　我国的《药物警戒质量管理规范》共9章134条,分别从药物警戒体系建设和药品风险管理两条主线,要求药品上市许可持有人建立、运行和维护药物警戒体系,在药品全生命周期开展风险监测、识别、评估和控制的警戒活动。具体内容框架见图7-2。

　　2. 基本原则　从第一条到第五条主要明确了药物警戒活动的定义和适用范围。我国的GVP适用于药品上市许可持有人(简称持有人)和临床试验申办者(简称申办者)开展药物警戒活动,不包括药物警戒其他相关方,如药品的行政监督管理部门、技术监测机构和医疗机构、药品经营企业等其他不良反应报告单位。

　　药物警戒活动是指对药品不良反应及其他与用药有关的有害反应进行监测、识别、评估和控制的活动。

　　持有人和申办者应当建立药物警戒体系,通过体系的有效运行和维护,监测、识别、评估和控制药品不良反应及其他与用药有关的有害反应;应当基于药品安全性特征开展药物警戒活动,最大限度地降低药品安全风险,保护和促进公众健康;应当与医疗机构、药品生产企业、药品经营企业、药物临床试验机构等协同开展药物警戒活动。鼓励持有人和申办者与科研院所、行业协会等相关方合作,推动药物警戒活动深入开展。

　　3. 质量管理　从第六条到第十八条共13条,包括基本要求、内部审核和委托管理三节的内容。

　　(1) 基本要求:主要规定质量目标、质量保证系统、质量控制指标和国家药品不良反应监测系统直报系统注册的要求。药物警戒体系包括与药物警戒活动相关的机构、人员、制度、资源等要素,并应与持有人的类型、规模、持有品种的数量及安全性特征等相适应。

　　持有人应当制定并适时更新药物警戒质量控制指标,控制指标应当贯穿到药物警戒的关键活动中,并分解落实到具体部门和人员。这些指标至少包括药品不良反应报告合规性、定期安全性更新报告合规性、信号检测和评价的及时性、药物警戒体系主文件更新的及时性、药物警戒计划的制订、执行情况和人员培训计划的制订及执行情况。

　　(2) 内部审核:主要规定定期内审、制订审核方案、报告以及纠正和预防措施的要求。持有人应当定期开展内部审核(简称内审),审核各项制度、规程及其执行情况,评估药物警戒体系的适宜性、充分性、有效性。当药物警戒体系出现重大变化时,应当及时开展内审。内审应当有记录,包括审核的基本情况、内容和结果等,并形成书面报告。针对内审发现的问题,持有人应当调查问题产生的原因,采取相应的纠正和预防措施,并对纠正和预防措施进行跟踪和评估。

　　(3) 委托管理:主要规定委托责任主体的确定、委托协议、考察、遴选和审计受托方的要求。持有

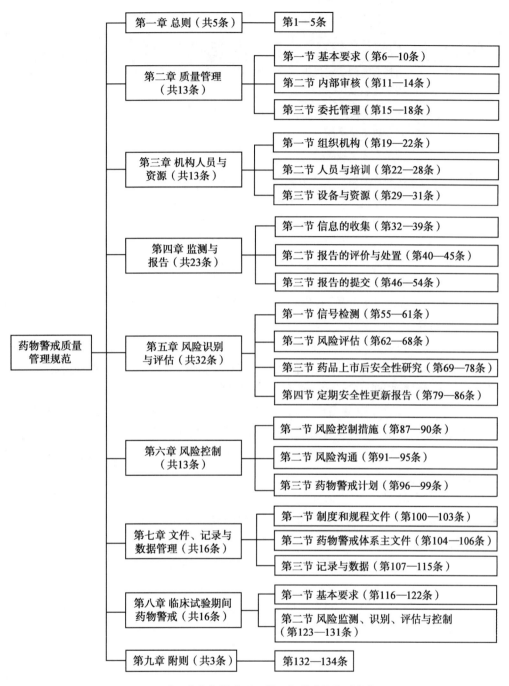

图 7-2　我国《药物警戒质量管理规范》的构成框架图

人是药物警戒的责任主体,根据工作需要委托开展药物警戒相关工作的,相应法律责任由持有人承担。受托方应当是具备保障相关药物警戒工作有效运行的中国境内企业法人,具备相应的工作能力,具有可承担药物警戒受托事项的专业人员、管理制度、设备资源等工作条件,应当配合持有人接受药品监督管理部门的延伸检查。

4. **机构人员与资源**　从第十九条到第三十一条共 13 条,包括组织机构、人员与培训和设备与资源三节的内容。这里主要介绍持有人和申办者药物警戒组织机构的建设要求。

持有人和申办者应当建立药品安全委员会,设置专门的药物警戒部门,明确药物警戒部门与其他相关部门的职责,建立良好的沟通和协调机制,保障药物警戒活动的顺利开展。药物警戒机构的构成、要求和主要的职责见表 7-2。

表 7-2　药物警戒机构的构成、要求和主要的职责

| 机构 | 主要职责 |
| --- | --- |
| 药品安全委员会 | 由持有人的法定代表人或主要负责人、药物警戒负责人、药物警戒部门及相关部门负责人等组成 |
| | 建立相关的工作机制和工作程序 |
| | 负责重大风险研判、重大或紧急药品事件处置、风险控制决策以及其他与药物警戒有关的重大事项 |
| 药物警戒部门 | 配备足够数量并具备适当资质的专职人员 |
| | 履行疑似药品不良反应信息的收集、处置与报告等职责 |
| 持有人的法定代表人或主要负责人 | 应当是具备一定职务的管理人员,应当具有符合要求的专业背景、学历、能力和工作经历 |
| | 对药物警戒活动全面负责,应当指定药物警戒负责人 |

5. 监测与报告　从第三十二条到第五十四条共 22 条,包括信息的收集、报告的评价与处置和报告的提交三节的内容。

(1) 信息的收集:强调持有人应当主动开展药品上市后监测,建立并不断完善信息收集途径,主动、全面、有效地收集药品使用过程中的疑似药品不良反应信息,包括来源于自愿报告、上市后相关研究及其他有组织的数据收集项目、学术文献和相关网站等涉及的信息。

对于创新药、改良型新药、省级及以上药品监督管理部门或药品不良反应监测机构要求关注的品种,持有人应当根据品种安全性特征加强药品上市后监测,在上市早期通过在药品说明书、包装、标签中进行标识等药物警戒活动,强化医疗机构、药品生产企业、药品经营企业和患者对疑似药品不良反应信息的报告意识。

(2) 报告的评价与处置:主要包括首次获知疑似药品不良反应信息的收集过程与内容的要求、原始记录的内部传递要求、信息的真实性和准确性的核实与缺失的信息随访要求、药品不良反应的预期性与严重性评价和药品不良反应关联性评价的规定。

(3) 报告的提交:主要包括报告标准、报告范围、填写要求、报告时限、文献、境外、上市后研究的不良反应报告提交的规定。

持有人向国家药品不良反应监测系统提交的个例药品不良反应报告,应当至少包含可识别的患者、可识别的报告者、怀疑药品和药品不良反应的相关信息。同时,还应当报告患者使用药品出现的怀疑与药品存在相关性的有害反应,其中包括可能因药品质量问题引起的或可能与超适应症用药、超剂量用药等相关的有害反应。

下面三种情形被首次确定为持有人按照个例药品不良反应报告提交:①文献报道的不良反应涉及的可疑药品为持有人产品的;②境外发生严重不良反应的药品;③药品上市后相关研究或有组织的数据收集项目发现的疑似不良反应与持有人药品存在关联性的。

个例药品不良反应报告应当按规定时限要求提交。未按照个例药品不良反应报告提交的疑似药品不良反应信息,持有人应当记录不提交的原因,并保存原始记录,不得随意删除。严重不良反应尽快报告,不迟于获知信息后的 15 日,非严重不良反应不迟于获知信息后的 30 日。

6. 风险识别与评估　从第五十五条到第八十六条共 32 条,包括信号检测、风险评估、药品上市后安全性研究和定期安全性更新报告四节的内容。

(1) 信号检测:主要包括信号收集、检测方法、检测频率、优先级判定、新的药品安全风险的判断和需采取调查药品类型的规定。

持有人应当对各种途径收集的疑似药品不良反应信息开展信号检测,及时发现新的药品安全风

险。对于新上市的创新药、改良型新药、省级及以上药品监督管理部门或药品不良反应监测机构要求关注的其他品种等,应当增加信号检测频率。

(2) 风险评估:主要包括评估类型、原因或影响因素、风险特征、风险类型、获益 - 风险平衡、记录或报告和风险管理措施方面的规定。

持有人应当及时对新的药品安全风险开展评估。持有人应当根据风险评估结果,对已识别风险、潜在风险等采取适当的风险管理措施。

(3) 药品上市后安全性研究:主要包括药品上市后安全性研究范畴、研究方法、主动研究、研究的目的、伦理、数据类型、研究方案、新信息评估和患者风险控制管理方面的规定。

持有人应当根据药品风险情况主动开展药品上市后安全性研究,或按照省级及以上药品监督管理部门的要求开展。药品上市后安全性研究及其活动不得以产品推广为目的。

(4) 定期安全性更新报告:主要包括报告撰写、提交时间、数据汇总时间、提交方式、审核意见、代替情形、药品适应证和不需要提交报告药品类型的规定。

创新药和改良型新药应当自取得批准证明文件之日起每满 1 年提交一次定期安全性更新报告,直至首次再注册,之后每 5 年报告一次。其他类别的药品,一般应当自取得批准证明文件之日起每 5 年报告一次。

除药品监督管理部门另有要求外,原料药、体外诊断试剂、中药材、中药饮片不需要提交定期安全性更新报告。

7. 风险控制　第八十七条到第九十九条共 13 条,包括风险控制措施、风险沟通和药物警戒计划三节的内容。

(1) 风险控制措施:主要包括对已识别安全风险的药品和出现聚集性不良反应事件的药品应采取的风险控制措施。

对于已识别的安全风险,属于常规风险的控制措施包括修订药品说明书、标签、包装,改变药品包装规格,改变药品管理状态等;属于特殊风险的控制措施包括开展医务人员和患者的沟通和教育、药品使用环节的限制、患者登记等;属于需要紧急控制的风险,可采取暂停药品生产、销售及召回产品等措施。当评估认为药品风险大于获益的,持有人应当主动申请注销“药品注册证书”。

持有人发现或获知药品不良反应聚集性事件的,应当立即组织开展调查和处置,必要时应当采取有效的风险控制措施,并将相关情况向所在地省级药品监督管理部门报告。有重要进展应当跟踪报告,采取暂停生产、销售及召回产品等风险控制措施的应当立即报告。

(2) 风险沟通:主要包括沟通对象、沟通内容、沟通方式、开展紧急沟通工作情形的规定。持有人应当向医务人员、患者、公众传递药品安全性信息,沟通药品风险。沟通方式包括发送致医务人员的函、患者安全用药提示以及发布公告、召开发布会等。

(3) 药物警戒计划:首次明确了药物警戒计划的概念、对象、内容和审核的要求。药物警戒计划作为药品上市后风险管理计划的一部分,是描述上市后药品安全性特征以及如何管理药品安全风险的书面文件。对发现存在重要风险的已上市药品,持有人应当制订并实施药物警戒计划,并根据风险认知的变化及时更新。药物警戒计划包括药品安全性概述、药物警戒活动,并对拟采取的风险控制措施、实施时间周期等进行描述。药物警戒计划应当报持有人药品安全委员会审核。

8. 临床试验期间药物警戒　第一百一十六条到第一百三十一条共 16 条,包括基本要求和风险监测、识别、评估与控制两节的内容。这是我国首次提出对临床试验期间药物警戒管理要求。

(1) 基本要求:包括临床试验期间申办者的安全风险管理主体责任、安全性问题的风险控制措施报告、安全信息监测和严重不良事件的报告管理、数据监查委员会和受试者保护原则等方面的内容。

注册相关的药物临床试验期间,申办者应当积极与临床试验机构等相关方合作,严格落实安全风险管理的主体责任。

对于药物临床试验期间出现的安全性问题,申办者应当及时将相关风险及风险控制措施报告国家药品审评机构。

申办者为临床试验期间药物警戒责任主体,根据工作需要委托受托方开展药物警戒活动的,相应法律责任由申办者承担。

(2) 风险监测、识别、评估与控制:主要包括临床试验期间药品不良反应个例报告的类型与时限、快速报告的情形、个例安全性报告内容、严重安全性风险信息判断、安全风险的识别与评估、安全性更新报告和临床试验方案修改管理方面的规定。

申办者和研究者在不良事件与药物因果关系判断中不能达成一致时,其中任一方判断不能排除与试验药物相关的,都应当进行快速报告。

申办者应按照经评估认为临床试验存在的安全风险的差异,采取相应的风险控制措施,甚至主动终止临床试验。

---

**药师考点**

1. 药物警戒质量控制指标。
2. 药品上市许可持有人开展的药品上市后监测的类型。
3. 药品上市许可持有人对上市后药品采取的风险识别与评估流程。

---

## 三、药品不良反应监测与管理制度

### (一) 国内外的药品不良反应监测与管理制度

1963 年,第 16 届世界卫生大会通过了一项决议(WHA16.36),要求加快药品不良反应信息的传递,建立一个国际监测体系用于收集各国监管机构上报的药品不良反应报告。同年,英国成立药品安全委员会(U.K. Committee of Drug Safety)。1964 年,英国实行药物不良反应监测的自愿报告黄卡系统(Yellow Card System)。1965 年,欧盟出台与医药产品相关的法律、法规或行政行为的指令(EC Directive 65/65),该指令旨在成员国之间建立协调一致的药品审批标准,如建立五年一度的药品上市再评审制度,如果该药品被证明是在正常使用条件下对人体有害,或缺乏治疗效果,或定性和定量成分是不清楚的,各成员国主管当局有权暂停或撤销已授权上市的药品。

1968 年,WHO 建立国际药品监测计划(International Drug Monitoring Programme),1970 年在日内瓦成立 WHO 药品监测中心(Drug Monitoring Centre)。之后,1978 年该中心迁至瑞典的乌普萨拉,更名为世界卫生组织国际药品监测合作中心(Collaborating Centre for International Drug Monitoring),又称为瑞典乌普萨拉监测中心(Uppsala Monitoring Centre,UMC)。UMC 主要职能是管理来自各国国家中心 ADR 报告的国际数据库。UMC 建立了所有国家中心的标准化报告,促进了国家之间的沟通与信号的快速识别。目前,WHO 国际药品监测计划有 4 个正式的合作中心,除乌普萨拉中心外,还包括 WHO 加强药物警戒实践合作中心(摩洛哥)、WHO 公共卫生计划和监管服务药物警戒合作中心(印度)、WHO 药物统计方法学合作中心(挪威)。我国在 1998 年成为 WHO 国际药品监测计划的正式成员国。截至 2020 年 7 月,WHO 国际药品监测计划已从最初的 10 个成员国发展到 140 个正式成员国和 31 个准成员国。

1988 年,我国启动药品不良反应报告的试点工作,1989 年组建卫生部国家药品不良反应监察中心。1999 年 11 月,国家药品监督管理局和卫生部联合颁布了《药品不良反应监测管理办法(试行)》。2001 年版的《药品管理法》中明确规定,我国实施药品不良反应报告制度。2011 年 5 月,卫生部再次修订并发布现行的《药品不良反应报告和监测管理办法》。2012 年 12 月,我国建成药品不良反应监测信息网络系统,包括 34 个省级药品不良反应监测中心和 333 个地市级药品不良反应监测中心。

2020年,全国366家三级医疗机构还建立了药品不良反应监测哨点。截至2021年,全国98.0%的县级地区报告了药品不良反应/事件。药品不良反应监测网络累计收到《药品不良反应/事件报告表》1883万份。

国际药品不良反应数据库介绍(拓展阅读)

### (二)我国的《药品不良反应报告和监测管理办法》

《药品不良反应报告和监测管理办法》由卫生部于2011年5月4日发布,自2011年7月1日起施行。截至2021年,我国每百万人口平均药品不良反应报告数达到1392份。该管理办法包括总则、职责、药品不良反应报告与处置、药品重点监测、评价与控制、信息管理、法律责任和附则,共八章67条。

**1. 我国药品不良反应的监测机构与主要职责**　国家药品监督管理局主管全国药品不良反应报告和监测管理工作。其主要职责如下:①与卫生行政部门共同制定药品不良反应报告和监测的管理规定和政策,并监督实施;②与卫生行政部门联合组织开展全国范围内影响较大并造成严重后果的药品群体不良事件的调查和处理,并发布相关信息;③对已确认发生严重药品不良反应或者药品群体不良事件的药品依法采取紧急控制措施,作出行政处理决定,并向社会公布;④通报全国药品不良反应报告和监测情况;⑤组织检查药品生产、经营企业的药品不良反应报告和监测工作的开展情况,并与卫生行政部门联合组织检查医疗机构的药品不良反应报告和监测工作的开展情况。地方各级药品监督管理部门主管本行政区域内的药品不良反应报告和监测管理工作。

国家药品不良反应监测中心负责全国药品不良反应报告和监测的技术工作。其主要职责如下:①承担国家药品不良反应报告和监测资料的收集、评价、反馈和上报,以及全国药品不良反应监测信息网络的建设和维护;②制定药品不良反应报告和监测的技术标准和规范,对地方各级药品不良反应监测机构进行技术指导;③组织开展严重药品不良反应的调查和评价,协助有关部门开展药品群体不良事件的调查;④发布药品不良反应警示信息;⑤承担药品不良反应报告和监测的宣传、培训、研究和国际交流工作。地方各级药品监督管理部门应当建立健全药品不良反应监测机构,负责本行政区域内药品不良反应报告和监测的技术工作。

各级卫生行政部门负责本行政区域内医疗机构与实施药品不良反应报告制度有关的管理工作。县级以上卫生行政部门负责加强对医疗机构临床用药的监督管理,在职责范围内依法对已确认的严重药品不良反应或者药品群体不良事件采取相关的紧急控制措施。

**2. 我国药品不良反应报告的主体及类型**　药品生产、经营企业和医疗机构应当建立药品不良反应报告和监测管理制度。药品生产企业应当设立专门机构并配备专职人员,药品经营企业和医疗机构应当设立或者指定机构并配备专(兼)职人员,承担本单位的药品不良反应报告和监测工作(见图7-3)。

药品生产、经营企业和医疗机构获知或者发现可能与用药有关的不良反应,应当通过国家药品不良反应监测信息网络报告;不具备在线报告条件的,应当通过纸质报表报所在地药品不良反应监测机构,由所在地药品不良反应监测机构代为在线报告。

药品不良反应应当真实、完整、准确。药品生产、经营企业和医疗机构应当建立并保存药品不良反应报告和监测档案。

---

**药师考点**

1. 我国药品不良反应监测的主管机构与技术监测机构。
2. 我国药品不良反应报告的主体。

---

**3. 药品不良反应报告与处置**

(1)个例药品不良反应报告与处置

1)报告的时限:药品生产、经营企业和医疗机构发现或者获知新的、严重的药品不良反应应当在

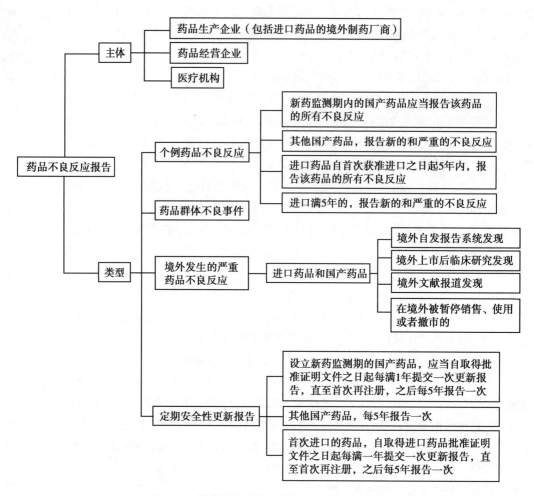

图 7-3　我国药品不良反应报告的主体及类型

15 日内报告,其中死亡病例须立即报告;其他药品不良反应应当在 30 日内报告。有随访信息的,应当及时报告(见图 7-4)。

2) 报告的内容:药品生产、经营企业和医疗机构应当主动收集药品不良反应,获知或者发现药品不良反应后应当详细记录、分析和处理,填写"药品不良反应 / 事件报告表"并报告。

个人发现新的或者严重的药品不良反应,可以向经治医师报告,也可以向药品生产、经营企业或者当地的药品不良反应监测机构报告,必要时提供相关的病历资料。

3) 报告的处置:设区的市级、县级药品不良反应监测机构应当对收到的药品不良反应报告的真实性、完整性和准确性进行审核。严重药品不良反应报告的审核和评价应当自收到报告之日起 3 个工作日内完成,其他报告的审核和评价应当在 15 个工作日内完成。

省级药品不良反应监测机构应当在收到下一级药品不良反应监测机构提交的严重药品不良反应评价意见之日起 7 个工作日内完成评价工作。

4) 对死亡病例的调查与处置:药品生产企业应当对获知的死亡病例进行调查,详细了解死亡病例的基本信息、药品使用情况、不良反应发生及诊治情况等,并在 15 日内完成调查报告,报药品生产企业所在地的省级药品不良反应监测机构。

设区的市级、县级药品不良反应监测机构应当对死亡病例进行调查,详细了解死亡病例的基本信息、药品使用情况、不良反应发生及诊治情况等,自收到报告之日起 15 个工作日内完成调查报告,报同级药品监督管理部门和卫生行政部门,以及上一级药品不良反应监测机构。

　　对死亡病例,事件发生地和药品生产企业所在地的省级药品不良反应监测机构均应当及时根据调查报告进行分析、评价,必要时进行现场调查,并将评价结果报省级药品监督管理部门和卫生行政部门,以及国家药品不良反应监测中心。

　　国家药品不良反应监测中心应当及时对死亡病例进行分析、评价,并将评价结果报国家药品监督管理局与国家卫生健康委员会。

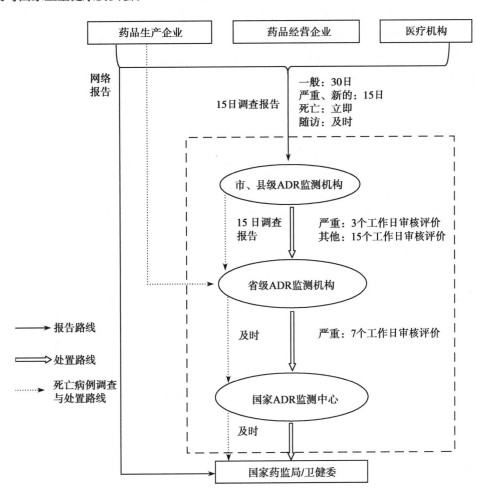

图 7-4　个例药品不良反应的报告与处置流程图

　　(2) 药品群体不良事件报告与处置

　　1) 报告的方式与内容:药品生产、经营企业和医疗机构获知或者发现药品群体不良事件后,应当立即通过电话或者传真等方式报所在地的县级药品监督管理部门、卫生行政部门和药品不良反应监测机构,必要时可以越级报告;同时填写"药品群体不良事件基本信息表",对每一病例还应当及时填写"药品不良反应/事件报告表",通过国家药品不良反应监测信息网络报告(见图 7-5)。

　　2) 对药品群体不良事件的调查:设区的市级、县级药品监督管理部门获知药品群体不良事件后,应当立即与同级卫生行政部门联合组织开展现场调查,并及时将调查结果逐级报至省级药品监督管理部门和卫生行政部门。

　　省级药品监督管理部门与同级卫生行政部门联合对设区的市级、县级的调查进行督促、指导,对药品群体不良事件进行分析、评价,对本行政区域内发生的影响较大的药品群体不良事件,还应当组织现场调查,评价和调查结果应当及时报国家药品监督管理局与卫生健康委员会。

　　对全国范围内影响较大并造成严重后果的药品群体不良事件,国家药品监督管理局应当与卫生健康部门联合开展相关调查工作。

　　药品生产企业获知药品群体不良事件后应当立即开展调查,详细了解药品群体不良事件的发生、药品使用、患者诊治以及药品生产、储存、流通、既往类似不良事件等情况,在 7 日内完成调查报告,报所在地省级药品监督管理部门和药品不良反应监测机构;药品经营企业发现药品群体不良事件应当立即告知药品生产企业,同时迅速开展自查。

　　3)对药品群体不良事件的处置:药品生产企业应迅速开展自查,分析事件发生的原因,必要时应当暂停生产、销售、使用和召回相关药品,并报所在地省级药品监督管理部门。药品经营企业应迅速开展自查,必要时应当暂停药品的销售,并协助药品生产企业采取相关控制措施。

　　医疗机构发现药品群体不良事件后应当积极救治患者,迅速开展临床调查,分析事件发生的原因,必要时可采取暂停药品的使用等紧急措施。

　　药品监督管理部门可以采取暂停生产、销售、使用或者召回药品等控制措施。卫生行政部门应当采取措施积极组织救治患者。

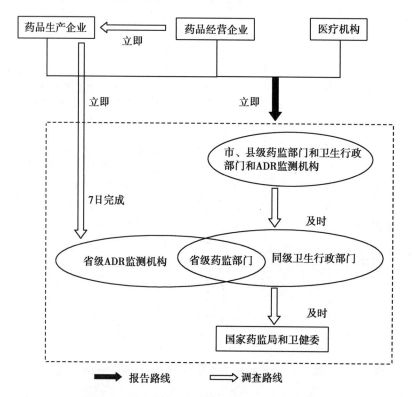

图 7-5　群体药品不良事件的报告及调查流程图

**药师考点**

　　1. 个例药品不良反应报告的范围、时限。
　　2. 药品群体不良事件的调查流程。

　　(3)境外发生的严重药品不良反应报告与处置

　　1)报告的内容与时限:进口药品和国产药品在境外发生的严重药品不良反应,药品生产企业应当填写"境外发生的药品不良反应/事件报告表",自获知之日起 30 日内报送国家药品不良反应监测中心。国家药品不良反应监测中心要求提供原始报表及相关信息的,药品生产企业应当在 5 日内提交。

　　进口药品和国产药品在境外因药品不良反应被暂停销售、使用或者撤市的,药品生产企业应当在获知后 24 小时内书面报国家药品监督管理局和国家药品不良反应监测中心。

2）报告的处置：国家药品不良反应监测中心应当对收到的药品不良反应报告进行分析、评价，每半年向国家药品监督管理局与卫生健康委员会报告，发现提示药品可能存在安全隐患的信息应当及时报告。

（4）定期安全性更新报告与处置

1）报告的内容：药品生产企业应当对本企业生产药品的不良反应报告和监测资料进行定期汇总分析，汇总国内外安全性信息，进行风险和收益评估，撰写定期安全性更新报告。定期安全性更新报告的撰写规范由国家药品不良反应监测中心负责制定。

2）报告的提交：国产药品的定期安全性更新报告向药品生产企业所在地省级药品不良反应监测机构提交。进口药品（包括进口分包装药品）的定期安全性更新报告向国家药品不良反应监测中心提交。

3）报告的处置：省级药品不良反应监测机构应当对收到的定期安全性更新报告进行汇总、分析和评价，于每年 4 月 1 日前将上一年度定期安全性更新报告统计情况和分析评价结果报省级药品监督管理部门和国家药品不良反应监测中心。

国家药品不良反应监测中心应当对收到的定期安全性更新报告进行汇总、分析和评价，于每年 7 月 1 日前将上一年度国产药品和进口药品的定期安全性更新报告统计情况和分析评价结果报国家药品监督管理局与卫生健康委员会。

> **药师考点**
>
> 1. 境外发生的严重药品不良反应报告的上报时限。
> 2. 药品不良反应监测机构对定期安全性更新报告的评价与处置流程。

**4. 药品重点监测**

（1）药品重点监测的概念：药品重点监测是指为进一步了解药品的临床使用和不良反应发生情况，研究不良反应的发生特征、严重程度、发生率等，开展的药品安全性监测活动。

（2）药品重点监测的对象：药品生产企业应当经常考察本企业生产药品的安全性，对新药监测期内的药品和首次进口 5 年内的药品，应当开展重点监测，并按要求对监测数据进行汇总、分析、评价和报告；对本企业生产的其他药品，应当根据安全性情况主动开展重点监测；省级以上药品监督管理部门根据药品临床使用和不良反应监测情况，要求药品生产企业重点监测的特定药品。

（3）药品重点监测的管理：省级以上药品监督管理部门可以直接组织药品不良反应监测机构、医疗机构和科研单位开展药品重点监测，也可以联合同级卫生行政部门指定医疗机构作为监测点，承担药品重点监测工作。省级以上药品不良反应监测机构负责对药品生产企业开展的重点监测进行监督、检查，并对监测报告进行技术评价。

> **药师考点**
>
> 药品重点监测的概念和范围。

**5. 药品不良反应的评价与控制** 管理办法从药品不良反应报告的主体和技术监测机构以及行政监管机构三大方面对发生药品不良反应后组织应采取的评价程序和控制措施进行了规定，具体见表 7-3。

表 7-3    关于药品不良反应的评价与控制措施的规定

| 主体 | 采取的评价与控制措施 |
| --- | --- |
| 药品生产企业 | 对收集到的药品不良反应报告和监测资料进行分析、评价,并主动开展药品安全性研究 |
| | 对已确认发生严重不良反应的药品,应当通过各种有效途径将药品不良反应、合理用药信息及时告知医务人员、患者和公众;采取修改标签和说明书,暂停生产、销售、使用和召回等措施,减少和防止药品不良反应的重复发生 |
| | 对不良反应大的药品,应当主动申请注销其批准证明文件。药品生产企业应当将药品安全性信息及采取的措施报所在地省级药品监督管理局和国家药品监督管理局 |
| 药品经营企业、医疗机构 | 对收集到的药品不良反应报告和监测资料进行分析和评价,并采取有效措施减少和防止药品不良反应的重复发生 |
| 省级药品不良反应监测机构 | 每季度对收到的药品不良反应报告进行综合分析,提取需要关注的安全性信息,并进行评价,提出风险管理建议,及时报省级药品监督管理部门、卫生行政部门和国家药品不良反应监测中心 |
| 国家药品不良反应监测中心 | 每季度对收到的严重药品不良反应报告进行综合分析,提取需要关注的安全性信息,并进行评价,提出风险管理建议,及时报国家药品监督管理局与卫生健康委员会 |
| 省级药品监督管理部门 | 根据分析评价结果,可以采取暂停生产、销售、使用和召回药品等措施,并监督检查,同时将采取的措施通报同级卫生行政部门 |
| 国家药品监督管理局 | 根据药品分析评价结果,可以要求企业开展药品安全性、有效性相关研究。必要时,应当采取责令修改药品说明书,暂停生产、销售、使用和召回药品等措施,对不良反应大的药品,应当撤销药品批准证明文件,并将有关措施及时通报卫生健康委员会 |

## 知识链接

### 我国国家药品监督管理局采取撤市决定的药品

2000—2020 年,国家药品监督管理局依据药品不良反应风险评价结果对 28 个药品采取停止生产、销售、使用和撤销药品批准证明文件的处理决定。这 28 个药品分别为:苯丙醇胺(PPA)的药品制剂、乙双吗啉、盐酸芬氟拉明的药品制剂及原料药、西布曲明的药品制剂及原料药、甲磺酸培高利特、阿米三嗪萝巴新片、复方阿米三嗪片、盐酸克仑特罗片剂、含右丙氧芬的药品制剂、丁咯地尔原料药、含丁咯地尔的药物、甲丙氨酯制剂、酮康唑口服制剂、苯乙双胍、氯美扎酮、特酚伪麻片、特洛伪麻胶囊、吡硫醇注射剂、呋喃唑酮复方制剂、磺胺二甲嘧啶制剂、羟布宗片、安乃近注射液、安乃近氯丙嗪注射液、小儿安乃近灌肠液、安乃近滴剂、安乃近滴鼻液、滴鼻用安乃近溶液片、小儿解热栓。

## 药师考点

1. 药品生产企业对药品不良反应的评价与控制。
2. 国家药品监督管理局对药品不良反应可以采取哪些控制措施?

## 课程思政讨论

谈一谈作为药师应怎么去发现、评价和控制新药的风险,怎么"以患者健康为中心"为患者提供高质量的药学服务。

### 6. 药品不良反应信息的管理

(1) 信息反馈的要求:各级药品不良反应监测机构应当对收到的药品不良反应报告和监测资料进行统计和分析,并以适当形式反馈。国家药品不良反应监测中心应当根据对药品不良反应报告和监测资料的综合分析和评价结果,及时发布药品不良反应警示信息。

(2) 信息发布的要求:省级以上药品监督管理部门应当定期发布药品不良反应报告和监测情况。影响较大并造成严重后果的药品群体不良事件或其他重要的药品不良反应信息和认为需要统一发布的信息,由国家食品药品监督管理部门和卫生行政部门统一发布。

(3) 信息利用的要求:在药品不良反应报告和监测过程中获取的商业秘密、个人隐私、患者和报告者信息应当予以保密。鼓励医疗机构、药品生产企业、药品经营企业之间共享药品不良反应信息。药品不良反应报告的内容和统计资料是加强药品监督管理、指导合理用药的依据。

---

**知识链接**

#### 我国药品安全警示信息公告

根据《药品管理法》和《药品不良反应报告和监测管理办法》规定,国务院药品监督管理部门每年向公众发布我国药品安全警示信息公告,包括国家药品不良反应信息通报,药物警戒快讯和药物滥用监测信息简报。

2001 年 11 月至 2017 年 12 月,国家药品不良反应监测中心发布《药品不良反应信息通报》76 期,主要报道我国发生的严重和新的药品不良反应的具体案例;2005 年 3 月,国家食品药品监督管理局发布《药物警戒快讯》第 1 期,截至 2021 年累计发布 223 期,主要报道在国外发生的药品不良事件的监测信息和再评价处理结果,起到对我国安全用药的预警作用。

---

### 7. 法律责任

(1) 为了保证药品不良反应的报告与监测管理,第五十八条、第五十九条、第六十条分别规定了药品生产、经营企业和医疗机构违反本办法应该承担的行政责任(见表 7-4)。第六十二条明确民事责任,即药品生产、经营企业和医疗机构违反相关规定,给药品使用者造成损害的,依法承担赔偿责任。第六十一条规定各级药品监督管理部门、卫生行政部门和药品不良反应监测机构及其有关工作人员在药品不良反应报告和监测管理工作中违反本办法,造成严重后果的,依照有关规定给予行政处分。

(2) 2019 年新修订的《药品管理法》第一百三十四条对药品上市许可持有人未按照规定开展药品不良反应监测或者报告疑似药品不良反应的,药品经营企业和医疗机构未按照规定报告疑似药品不良反应的违法行为明确了法律责任,具体内容见本书第五章。

表 7-4　我国药品生产、经营和使用单位违反本办法应承担的行政责任

| 机构 | 违法情形 | 行政责任 |
| --- | --- | --- |
| 药品生产企业 | (1) 未按照规定建立药品不良反应报告和监测管理制度,或者无专门机构、专职人员负责本单位药品不良反应报告和监测工作的。<br>(2) 未建立和保存药品不良反应监测档案的。<br>(3) 未按照要求开展药品不良反应或者群体不良事件报告、调查、评价和处理的。<br>(4) 未按照要求提交定期安全性更新报告的。<br>(5) 未按照要求开展重点监测的。<br>(6) 不配合严重药品不良反应或者群体不良事件相关调查工作的。<br>(7) 其他违反本办法规定的 | 由所在地药品监督管理部门给予警告,责令限期改正,可以并处五千元以上三万元以下的罚款。<br>药品生产企业有前款规定第(4)项、第(5)项情形之一的,按照《药品注册管理办法》的规定对相应药品不予再注册 |

续表

| 机构 | 违法情形 | 行政责任 |
|---|---|---|
| 药品经营企业 | (1) 无专职或者兼职人员负责本单位药品不良反应监测工作的。<br>(2) 未按照要求开展药品不良反应或者群体不良事件报告、调查、评价和处理的。<br>(3) 不配合严重药品不良反应或者群体不良事件相关调查工作的 | 由所在地药品监督管理部门给予警告,责令限期改正;逾期不改的,处三万元以下的罚款 |
| 医疗机构 | (1) 无专职或者兼职人员负责本单位药品不良反应监测工作的。<br>(2) 未按照要求开展药品不良反应或者群体不良事件报告、调查、评价和处理的。<br>(3) 不配合严重药品不良反应和群体不良事件相关调查工作的 | 由所在地卫生行政部门给予警告,责令限期改正;逾期不改的,处三万元以下的罚款。情节严重并造成严重后果的,给予相关责任人给予行政处分。<br>药品监督管理部门发现医疗机构有前款规定行为之一的,应当移交同级卫生行政部门处理。卫生行政部门对医疗机构作出行政处罚决定的,应当及时通报同级药品监督管理部门 |

**药师考点**

药品生产、经营和使用单位违反药品不良反应报告和监测管理相关规定的行政法律责任。

# 第三节　药品召回管理

国外药品召回制度介绍(拓展阅读)

对上市后存在缺陷的药品实行召回制度,是国际上为保障公众用药安全而常采取的一种药品监管措施。2007 年 7 月,我国国务院出台《关于加强食品等安全监督管理的特别规定》,要求生产企业发现其产品存在安全隐患的应主动召回。2007 年 12 月 10 日国家食品药品监督管理局发布《药品召回管理办法》,以防止有安全隐患药品危害的进一步扩大,督促药品生产、经营和使用单位履行机构的社会责任、保护公众安全。2022 年 10 月 24 日,国家药品监督管理局发布经修订的《药品召回管理办法》(2022 年第 92 号),自 2022 年 11 月 1 日起施行。

## 一、药品召回的定义与分类

### (一) 药品召回的定义

药品召回(drug recall)是指药品上市许可持有人(以下简称为持有人)按照规定的程序收回已上市的存在质量问题或者其他安全隐患药品,并采取相应措施,及时控制风险、消除隐患的活动。

质量问题或者其他安全隐患,是指由于研制、生产、储运、标识等原因导致药品不符合法定要求,或者其他可能使药品具有的危及人体健康和生命安全的不合理危险。

《药品召回管理办法》适用于中华人民共和国境内生产和上市药品的召回及其监督管理,包括疫苗的召回程序和中药饮片、中药配方颗粒生产企业的召回管理。

### (二) 药品召回的分类

1. **药品召回的类型**　分为主动召回与责令召回两类。

（1）主动召回：持有人经调查评估后，确定药品存在质量问题或者其他安全隐患的，应当立即决定并实施主动召回。

（2）责令召回：药品监督管理部门经过调查评估，认为持有人应当召回药品而未召回的或者经对持有人主动召回结果审查，认为持有人召回药品不彻底的，省、自治区、直辖市人民政府（以下简称为省级）药品监督管理部门应当责令持有人召回药品。

2. 药品召回的级别　根据药品质量问题或者其他安全隐患的严重程度，药品召回分为三级。

（1）一级召回：使用该药品可能或者已经引起严重健康危害的。

（2）二级召回：使用该药品可能或者已经引起暂时或者可逆的健康危害的。

（3）三级召回：使用该药品一般不会引起健康危害，但由于其他原因需要收回的。

---

**药师考点**

1. 药品召回和药品安全隐患的界定。
2. 药品召回的类型和级别。

---

## 二、药品召回管理制度

### （一）药品召回的组织机构

1. 监督管理机构与职责　国家药品监督管理局负责指导全国药品召回的管理工作。省级药品监督管理部门负责本行政区域内药品召回的监督管理工作。市县级地方人民政府药品监督管理部门负责配合、协助做好药品召回的有关工作，负责行政区域内药品经营企业、药品使用单位协助召回情况的监督管理工作。

国家药品监督管理局和省级药品监督管理部门应当按照药品信息公开有关制度，采取有效途径向社会公布存在质量问题或者其他安全隐患的药品信息和召回信息，必要时向同级卫生健康主管部门通报相关信息。

2. 实施机构与职责　持有人是控制药品风险和消除隐患的责任主体。持有人和药品生产企业、药品经营企业、药品使用单位在药品召回过程中应承担的主要职责见表7-5。

表7-5　药品上市许可持有人和生产、经营企业及使用单位的召回职责

| 持有人的主要职责 | 药品生产、经营企业和使用单位的主要职责 |
| --- | --- |
| 1. 建立并完善药品召回制度。<br>2. 对可能存在的质量问题或者其他安全隐患进行调查、评估。<br>3. 及时召回存在质量问题或者其他安全隐患的药品。<br>4. 建立并实施药品追溯制度，保存完整的购销记录。<br>5. 制定药品召回信息公开制度，主动公布药品召回信息 | 1. 积极协助持有人对可能存在安全隐患的药品进行调查、评估。<br>2. 主动配合持有人履行召回义务。<br>3. 按照召回计划及时传达、反馈药品召回信息。<br>4. 控制和收回存在质量问题或者其他安全隐患的药品。<br>5. 发现其生产、销售或者使用的药品可能存在安全隐患的，应当及时通知持有人，必要时应当暂停生产、放行、销售、使用，并向所在地省级药品监督管理部门报告。<br>6. 建立并实施药品追溯制度，保存完整的购销记录 |

### （二）药品安全隐患的调查与评估

持有人应当主动收集、记录药品的质量问题、药品不良反应／事件、其他安全风险信息，对可能存在的质量问题或者其他安全隐患进行调查和评估。

药品生产企业、药品经营企业、药品使用单位应当配合持有人对有关药品质量问题或者其他安全隐患进行调查,并提供有关资料。药品安全隐患调查与评估的主要内容,见表7-6。持有人应当根据调查和评估结果和药品召回等级,形成调查评估报告,科学制订召回计划,见表7-7。

表7-6　药品安全隐患调查与评估的主要内容

| 调查的内容 | 评估的内容 |
| --- | --- |
| 1. 已发生药品不良反应/事件的种类、范围及原因。<br>2. 药品处方、生产工艺等是否符合相应药品标准、核准的生产工艺要求。<br>3. 药品生产过程是否符合药品生产质量管理规范;生产过程中的变更是否符合药品注册管理和相关变更技术指导原则等规定。<br>4. 药品储存、运输等是否符合药品经营质量管理规范。<br>5. 药品使用是否符合药品临床应用指导原则、临床诊疗指南和药品说明书、标签规定等。<br>6. 药品主要使用人群的构成及比例。<br>7. 可能存在质量问题或者其他安全隐患的药品批次、数量及流通区域和范围。<br>8. 其他可能影响药品质量和安全的因素 | 1. 该药品引发危害的可能性,以及是否已经对人体健康造成了危害。<br>2. 对主要使用人群的危害影响。<br>3. 对特殊人群,尤其是高危人群的危害影响,如老年人、儿童、孕妇、肝肾功能不全者、外科手术患者等。<br>4. 危害的严重与紧急程度。<br>5. 危害导致的后果 |

表7-7　药品调查评估报告与召回计划的主要内容

| 调查评估报告的内容 | 召回计划的内容 |
| --- | --- |
| 1. 召回药品的具体情况,包括名称、规格、批次等基本信息。<br>2. 实施召回的原因。<br>3. 调查评估结果。<br>4. 召回等级 | 1. 药品生产销售情况及拟召回的数量。<br>2. 召回措施具体内容,包括实施的组织、范围和时限等。<br>3. 召回信息的公布途径和范围。<br>4. 召回的预期效果。<br>5. 药品召回后的处理措施。<br>6. 联系人的姓名及联系方式 |

### (三)药品主动召回与责令召回管理

1. 主动召回管理　持有人经调查评估后,确定药品存在质量问题或者其他安全隐患的,应当立即决定并实施召回,同时通过企业官方网站或者药品相关行业媒体向社会发布召回信息。实施一级、二级召回的,持有人还应当申请在所在地省级药品监督管理部门网站依法发布召回信息。省级药品监督管理部门网站发布的药品召回信息应当与国家药品监督管理局网站链接。

持有人在作出药品召回决定后,实施三级主动召回过程中应按时间要求采取召回措施,见表7-8。持有人发布的药品召回信息和召回通知的主要内容见表7-9。

在召回过程中,持有人应当及时评估召回效果,发现召回不彻底的,应当变更召回计划,扩大召回范围或者重新召回。变更召回计划的,应当及时向所在地省级药品监督管理部门备案。

表7-8　药品上市许可持有人三级主动召回措施与召回时间表

| 药品上市许可持有人 | 一级召回 | 二级召回 | 三级召回 |
| --- | --- | --- | --- |
| 发出召回通知,通知到药品生产企业、药品经营企业、药品使用单位等,同时向所在地省级药品监督管理部门备案调查评估报告、召回计划和召回通知 | 1 日 | 3 日 | 7 日 |
| 向所在地省级药品监督管理部门报告药品召回进展情况 | 1 日 | 3 日 | 7 日 |

表 7-9　药品上市许可持有人发布的药品召回信息和召回通知

| 召回信息 | 召回通知 |
| --- | --- |
| 1. 药品名称 | 1. 召回药品的具体情况,包括名称、规格、批次等基本信息。 |
| 2. 药品规格 | 2. 召回的原因。 |
| 3. 药品批次 | 3. 召回等级。 |
| 4. 持有人 | 4. 召回要求,如立即暂停生产、放行、销售、使用;转发召回通知等。 |
| 5. 药品生产企业 | 5. 召回处理措施;如召回药品外包装标识、隔离存放措施、储运条件、监督销毁等 |
| 6. 召回原因 | |
| 7. 召回等级 | |

持有人应当明确召回药品的标识及存放要求,召回药品的外包装标识、隔离存放措施等,应当与正常药品明显区别,防止差错、混淆。对需要特殊储存条件的,在其储存和转运过程中,应当保证储存条件符合规定。

召回药品需要销毁的,应当在持有人、药品生产企业或者储存召回药品所在地县级以上药品监督管理部门或者公证机构监督下销毁。

对通过更换标签、修改并完善说明书、重新外包装等方式能够消除隐患的,或者对不符合药品标准但尚不影响安全性、有效性的中药饮片,且能够通过返工等方式解决该问题的,可以适当处理后再上市。相关处理操作应当符合相应药品质量管理规范等要求,不得延长药品有效期或者保质期。

持有人对召回药品的处理应当有详细的记录,记录应当保存 5 年且不得少于药品有效期后 1 年。

持有人应当按照《药品管理法》第八十二条规定,在召回完成后 10 个工作日内,将药品召回和处理情况向所在地省级药品监督管理部门和卫生健康主管部门报告。持有人应当在药品年度报告中说明报告期内药品召回情况。

2. 责令召回管理　省级药品监督管理部门责令召回药品的,应当向社会公布责令召回药品信息,要求持有人、药品生产企业、药品经营企业和药品使用单位停止生产、放行、销售、使用。

省级药品监督管理部门作出责令召回决定,应当将责令召回通知书送达持有人。责令召回通知书应当包括以下内容:①召回药品的具体情况,包括名称、规格、批次等基本信息;②实施召回的原因;③审查评价和 / 或调查评估结果;④召回等级;⑤召回要求,包括范围和时限等。

省级药品监督管理部门应当自收到总结报告之日起 10 个工作日内进行审查,并对召回效果进行评价,必要时组织专家进行审查和评价。认为召回尚未有效控制风险或者消除隐患的,应当书面要求持有人重新召回。

持有人应当按照责令召回要求实施召回,并向社会发布药品召回信息。

持有人在收到责令召回通知书后,应当通知药品生产企业、药品经营企业和药品使用单位,制定、备案召回计划,并组织实施。

持有人在实施召回过程中,应当向所在地省级药品监督管理部门报告药品召回进展情况,做好后续处理和记录,并在完成召回和处理后 10 个工作日内向所在地省级药品监督管理部门和卫生健康主管部门提交药品召回的总结报告。

3. 境外持有人药品主动召回责任　境外生产药品涉及在境内实施召回的,境外持有人指定的在中国境内履行持有人义务的企业法人(以下简称为境内代理人)应当按照本办法组织实施召回,并向其所在地省级药品监督管理部门和卫生健康主管部门报告药品召回和处理情况。

境外持有人在境外实施药品召回,经综合评估认为属于下列情形的,其境内代理人应当于境外召回启动后 10 个工作日内,向所在地省级药品监督管理部门报告召回药品的名称、规格、批次、召回原因等信息:①与境内上市药品为同一品种,但不涉及境内药品规格、批次或者剂型的;②与境内上市药品共用生产线的;③其他需要向药品监督管理部门报告的。

境外持有人应当综合研判境外实施召回情况,如需要在中国境内召回的,应当组织实施召回。

---

**药师考点**

1. 药品安全隐患调查与评估的主要内容。
2. 药品上市许可持有人在主动召回过程中应采取的措施。
3. 药品上市许可持有人在责令召回过程中应采取的措施。

---

## 三、法律责任

1. 对持有人违反本办法规定,在其所在地省级药品监督管理部门责令其召回后而拒不召回的,药品生产企业、药品经营企业、药品使用单位不配合召回的,相应省级药品监督管理部门应当按照《药品管理法》第一百三十五条的规定进行查处。

2. 《药品管理法》第一百三十五条规定,药品上市许可持有人在省级药品监督管理部门责令其召回后,拒不召回的,应处召回药品货值金额 5 倍以上 10 倍以下的罚款;货值金额不足 10 万元的,按 10 万元计算;情节严重的,吊销药品批准证明文件、"药品生产许可证"及"药品经营许可证",对法定代表人、主要负责人、直接负责的主管人员和其他责任人员,处 2 万元以上 20 万元以下的罚款。药品生产企业、药品经营企业、医疗机构拒不配合召回的,处 10 万元以上 50 万元以下的罚款。

---

**药师考点**

药品上市许可持有人不履行与召回相关义务的法律责任。

---

**课程思政讨论**

习近平总书记曾指出:"药品安全责任重于泰山。保障药品安全是技术问题、管理工作,也是道德问题、民心工程。""监管工作一定要跟上。""要下更大力气抓好食品药品安全"。请你结合习近平总书记对新时代药品安全监管工作的重要指示,分析我国目前药品安全监督管理工作的先进之处和不足之处,并提出改进意见。

---

## 本 章 小 结

本章介绍了药品上市后再评价、药物警戒、药品不良反应的相关基本概念;《药物警戒质量管理规范》《药品不良反应报告和监测管理办法》《药品召回管理办法》的主要内容。知识要点具体如下:

1. 药品上市后再评价是根据医药最新科技水平,从药学、临床医学、药物流行病学、药物经济学及药物政策等方面,对已批准上市的药品的有效性、安全性、质量可控性、经济性以及使用合理性等进行系统评估的科学过程。

2. 药品上市后再评价的内容主要围绕药品安全性评价、药品质量评价、临床有效性评价和经济性评价四个方面展开。

3. 保障我国药品上市后再评价的监测管理制度主要包括新药Ⅳ期临床试验管理制度、上市后的药品安全性管理制度、上市后的药品质量管理制度。

4. 药物警戒是发现、评价、认识和预防药品不良反应或其他任何与药物相关问题的科学和活动。药物警戒的工作内容为主动地、系统地、持续地进行风险管理的一种活动和理念,即在产品生命周期的全过程中,主动地综合运用科学手段来发现、评估、沟通风险信息,实现药品风险最小化,并通过广泛的社会合作和恰当的沟通,将药品安全信息正确地传播给公众。

5. 严重药品不良反应是指因使用药品引起以下损害情形之一的反应:①导致死亡;②危及生命;③致癌、致畸、致出生缺陷;④导致显著的或者永久的人体伤残或者器官功能的损伤;⑤导致住院或者住院时间延长;⑥导致其他重要医学事件,如不进行治疗可能出现上述所列情况的。

6. 药品上市许可持有人采取不良反应直接报告规定,即直接通过国家药品不良反应监测系统报告发现或获知的所有药品不良反应。直接报告范围包括患者使用药品出现的与用药目的无关且无法排除与药品存在相关性的所有有害反应,其中包括因药品质量问题引起的或者可能与超适应证用药、超剂量用药、禁忌证用药等相关的有害反应。

7. 我国的药物警戒活动是指对药品不良反应及其他与用药有关的有害反应进行监测、识别、评估和控制的活动。

8. 上市后药品安全性信号的监测方法被动监测、主动监测和上市后安全性研究方法。①被动监测如药品不良反应的自愿呈报系统、病例系列报告以及来自科学文献出版物上的药品不良事件的案例报道;②主动监测通过风险管理计划对使用特定药物治疗的患者进行随访,能得到单个不良反应报告的完整数据,如特定药品不良事件的监测网络、哨点倡议系统或处方事件监测系统;③药品上市后安全性研究,对真实世界数据的观察性研究方法和针对性随机对照临床试验来发现药品的不良事件或是证明因果关系的假设检验是否合理,常采用队列研究、病例对照研究和病例队列研究或 Meta 分析等来发现和确认药品的安全性信号。

9. 药品安全性信号的检测方法包括:①报告比数比法(ROR);②比例报告比值比法(PRR);③综合标准法(MHRA 或 MCA);④贝叶斯判别可信区间递进神经网络法(BCPNN);⑤多项伽马 - 泊松缩量估计法(MGPS)。

10. 我国的《药物警戒质量管理规范》适用于药品上市许可持有人和临床试验申办者开展药物警戒活动,不包括药物警戒其他相关方,如药品的行政监督管理部门、技术监测机构和医疗机构、药品经营企业等其他不良反应报告单位。

11. 药品上市许可持有人制定的药物警戒质量控制指标,至少包括药品不良反应报告合规性、定期安全性更新报告合规性、信号检测和评价的及时性、药物警戒体系主文件更新的及时性、药物警戒计划的制订和执行情况以及人员培训计划的制订和执行情况。

12. 药品上市许可持有人应当主动开展药品上市后监测,建立并不断完善信息收集途径,主动、全面、有效地收集药品使用过程中的疑似药品不良反应信息;对于创新药、改良型新药、省级及以上药品监督管理部门或药品不良反应监测机构要求关注的品种,持有人应当根据品种安全性特征加强药品上市后监测;持有人应当对药品不良反应监测机构反馈的疑似不良反应报告进行分析评价,并按要求上报。个例药品不良反应报告应当按规定时限要求提交,严重不良反应尽快报告,不迟于获知信息后的 15 日,非严重不良反应不迟于获知信息后的 30 日。

13. 新药监测期内的国产药品应当报告该药品的所有不良反应;其他国产药品,报告新的和严重的不良反应。进口药品自首次获准进口之日起 5 年内,报告该进口药品的所有不良反应;满 5 年的,报告新的和严重的不良反应。

14. 我国的药品不良反应报告与处置程序包括四个类型,分别为个例药品不良反应、药品群体不良事件、境外发生的严重药品不良反应和定期安全性更新报告与处置。

15. 药品召回是指药品生产企业按照规定的程序收回已上市销售的存在安全隐患的药品。药品召回分为主动召回与责令召回两类。

## 思 考 题

1. 简述实施药品上市后再评价的意义。
2. 简述上市后药品安全性信号的主要监测方法。
3. 简述我国对药品上市许可持有人直接报告不良反应的要求。
4. 依据《药物警戒质量管理规范》的规定,药物警戒计划包括哪些内容?
5. 药品生产企业如何处置药品群体不良事件?
6. 药品监督管理部门根据药品不良反应的评价结果可采取哪些控制措施?
7. 什么是我国药品召回的含义及级别分类?
8. 主动召回和责令召回中药品生产企业的责任分别是什么?

## 课 程 实 践

【实践名称】 参观当地一家大型公立医院药学部门。

【实践目的】 确定一个当地能参观、见习的公立医院药学部门,根据本章第二节中介绍的"我国的《药品不良反应报告和监测管理办法》"内容,考察医院药学部门实施《药品不良反应报告和监测管理办法》的情况。

【实践内容】 检索、查阅相关网站、杂志、报刊,收集我国医院药学部门《药品不良反应报告和监测管理办法》实施现状和在实施过程中遇到的问题。通过实践,具体了解选定医院药学部门的药品不良反应监测机构的职责、人员组成、ADR 的收集流程、不同 ADR 报表格式、药品与 ADR 因果关系的判断与评价过程,医院药学部门采取的风险控制措施等内容。依据实践内容拟定实地参观、见习的主题,参观、见习的方案(参观项目、参观方式等),参观、见习的步骤,实施与小结。

【实践安排】

1. 查阅相关文献、杂志及报刊,收集资料,讨论拟定参观或见习的主题、具体项目、获取主题信息的方式、具体活动步骤和时间安排。

2. 集中进行参观、见习。

3. 绘制医院药学部门的药品不良反应报告与评价流程图。

4. 撰写见习报告,包括医院药学部门的药品不良反应报告流程、药品安全风险信号判断方法和采取的风险控制措施,对医院药学部门 ADR 监测管理现状的利弊进行分析,并提出个人的实习体会和总结。

【实践测试】 教师批阅见习报告之后,根据报告的内容予以点评。

第七章
目标测试

（龚时薇）

# 第八章

# 药品生产监督管理

## 学习目标

通过本章的学习,学生能够理解药品生产环节管理、保证药品质量的重要性,从而在药品生产过程中自觉遵守 GMP 规定。

1. **掌握**　药品生产及药品生产管理的特点;GMP 的主要内容及特点;药品生产的相关规定及"药品生产许可证"管理。
2. **熟悉**　药品生产监督检查内容。
3. **了解**　国内外药品生产管理的概况;质量管理的概念、原则。

## 问题导入

### 违规生产亮菌甲素注射液案

2006 年 6 月至 7 月,青海省西宁市部分患者使用 ×× 药业有限公司生产的克林霉素磷酸酯葡萄糖注射液后,出现胸闷、心悸、心慌等临床症状,随后,广西、浙江、黑龙江、山东等地药监局也分别报告,有患者在使用该注射液后出现相似临床症状。经查,该企业生产的克林霉素磷酸酯葡萄糖注射液未按批准的工艺参数进行灭菌——降低灭菌温度、缩短灭菌时间、增加灭菌柜装载量,从而影响了灭菌效果。经对相关样品进行检验,结果表明,无菌检查和热原检查不符合规定。截至案发共生产该产品 3 701 120 瓶,售出 3 186 192 瓶,流向全国 26 个地区。

请阅读以上材料,思考并讨论:

(1) 上述案件如何定性?

(2) 案件中 ×× 药业有限公司的生产负责人和质量负责人应承担哪些责任?

(3) 针对上述案件讨论,如何在药品生产环节体现"先做人,再制药;真正做好药,做良心药"的思想?

## 第一节　药品生产管理与质量管理

### 一、生产管理与质量管理

#### (一) 生产

在企业管理学中,生产是企业多种职能中的一种。在生产企业管理学中,生产这个术语有狭义和广义的解释,狭义的生产是指材料的加工和处理,有产生、开发的意思,也可以使用制造或加工这些概念;广义的生产可以这样解释,生产是为了形成其他的物品和服务而有控制地投入物品和服务。这里除了工业产品和手工业产品加工外,还包括各种服务,比如银行、保险企业、审计提供的服务等。用生产理论的语言来描述就是:生产要素的投入及其组合形成产出(有形的、无形的物品及服务)。广义的概念常与创造成果相提并论,既指物质的创造,又指价值的创造。与其相对的概念是消费。概括起来,生产可以理解为材料的工业化加工和处理,以及服务的施行。

### (二) 生产管理

生产管理是指以工厂生产系统对对象的管理,即从生产要素准备和输入开始,经过设计、制造、检验、包装等生产转换系统,直至产品、服务输出、收集产品信息等一系列管理工作。

生产管理主要研究以下方面的问题:①生产过程组织,包括生产过程和生产类型、生产过程的空间组织和时间组织、生产方式等;②生产计划,包括生产技术准备计划、生产计划与作业计划;③生产控制,主要是生产进度和质量控制;④人、机器及环境的管理系统。

### (三) 质量管理的概念、原则

#### 1. 质量管理相关概念

(1) 质量:质量(quality)是指"一组固有特性满足要求的程度"。即:质量是指"一组固有的可区分的特征满足明示的、通常隐含的或必须履行的需求或期望的程度"。质量不仅是指产品质量,也可以是某项活动或过程的工作质量,还可以是质量管理体系运行的质量。定义中"要求"的覆盖范围扩大,对质量的要求除考虑满足顾客的需要外,还应当考虑组织自身利益,提供原材料等的供方利益和社会利益等多种需求,例如需考虑安全性、环保要求、节能要求等外部强制要求。定义提出"固有特性"概念,说明固有特性是产品、过程、体系的一部分,如药品的有效性、安全性。而人为赋予的特性,如产品的价格、产品的所有者,不是固有特性,不反映在产品质量范畴中,使质量概念更明确。

(2) 质量管理:质量管理(quality management)是指"在质量方面指挥和控制组织的协调活动"。质量管理是管理的一部分。与产品、过程或体系质量有关的活动都是质量管理的内容,它包括制定组织的质量方针,确定在质量方面所追求的目标,进行质量策划、质量控制、质量保证和质量改进。

(3) 质量控制:质量控制(quality control)是"质量管理的一部分,致力于满足质量要求"。质量控制出于组织的自身要求,是质量管理最起码的作业活动。质量控制首先应明确质量要求,产品、过程和质量体系的要求,质量控制就从制定质量要求开始。质量控制既没有一致的方法,也没有一成不变的方法,采用"过程方法"是致力于达到质量要求的总原则,每一过程都应明确输入和输出,才能确定恰当的控制方法。一般来说,质量控制的方法偏重于技术性活动。例如,药品生产过程的质量控制,通常采用对原材料、中间品、产品的检验。质量控制的一般顺序是:①明确质量要求;②编制作业规范或控制计划以及判断标准;③实施规范或控制计划;④按判断标准进行监督和评价。

(4) 质量保证:质量保证(quality assurance)是"质量管理的一部分,致力于提供质量要求会得到满足的信任"。其关键是提供信任,即向顾客和其他相关方提供能够被确信组织有能力达到质量要求。当然,只有质量要求可全面反映顾客和相关方的要求,才能为顾客和相关方提供足够的信任。质量保证是有计划的系统活动,有一套足以让顾客任何时候都能够被证实且放心的运行机制,建立并实施质量管理体系,并促进其有效运作。一般来说,质量保证的方法有:质量保证计划,产品的质量审核、质量管理体系认证,由国家认可的检测机构提供产品合格的证据,质量控制活动的验证等。在《药品生产质量管理规范》(2010 年修订)中指出,质量保证是质量管理体系的一部分,企业必须建立质量保证系统,同时建立完整的文件体系,以保证系统有效运行。质量保证系统应当确保:①药品的设计与研发体现 GMP 的要求;②生产管理和质量控制活动符合 GMP 的要求;③管理职责明确;④采购和使用的原辅料和包装材料正确无误;⑤中间产品得到有效控制;⑥确认、验证的实施;⑦严格按照规程进行生产、检查、检验和复核;⑧每批产品经质量受权人批准后方可放行;⑨在贮存、发运和随后的各种操作过程中有保证药品质量的适当措施;⑩按照自检操作规程,定期检查评估质量保证系统的有效性和适用性。

**知识链接**

### 《药品生产质量管理规范》(2010年修订)中质量控制的基本要求

《药品生产质量管理规范》(2010年修订)规定,质量控制包括相应的组织机构、文件系统以及取样、检验等环节,其基本要求为:①应当配备适当的设施、设备、仪器和经过培训的人员,有效、可靠地完成所有质量控制的相关活动;②应当有批准的操作规程,用于原辅料、包装材料、中间产品、待包装产品和成品的取样、检查、检验以及产品的稳定性考察,必要时进行环境监测,以确保符合GMP的要求;③由经授权的人员按照规定的方法对原辅料、包装材料、中间产品、待包装产品和成品取样;④检验方法应当经过验证或确认;⑤取样、检查、检验应当有记录,偏差应当经过调查并记录;⑥物料、中间产品、待包装产品和成品必须按照质量标准进行检查和检验,并有记录;⑦物料和最终包装的成品应当有足够的留样,以备必要的检查或检验,除最终包装容器过大的成品外,成品的留样包装应当与最终包装相同。

**2. 质量管理原则** ISO9000:2000质量管理体系提出八项质量管理原则,这些原则是从获得成功的组织的质量管理中总结出来的,与全面质量管理所公认的原则很相似。八项原则给质量管理提供了正确的观念,使之产生正确的方法。八项原则也是重要的质量意识。质量管理原则超越了标准的界限,对一个组织的高层管理者而言,原则比标准还要重要,管理人员层次越高则依靠原则来进行管理越显得重要。

我国加入世界贸易组织(World Trade Organization,WTO)后,药品市场与世界市场融为一体,药品生产企业也与世界各国的企业站在同一"跑道"上参与全球药品市场的激烈竞争。加强质量管理工作,全面实施《药品生产质量管理规范》(GMP),是我国药品生产企业增强市场竞争力的关键。因此,药品生产企业各层次管理人员学习掌握ISO9000:2000提出的八项质量管理原则,并在实践中应用,其重要性日益明确。ISO9000:2000提出的八项质量管理原则是①以顾客为关注焦点:组织应当理解顾客当前和未来的需求,满足顾客要求并争取超越顾客期望;②领导作用:领导者确立组织统一的宗旨及方向,他们应当创造并保持可使员工能从充分参与实现组织目标的内部环境;③全员参与:各级人员都是组织之本,只有他们充分参与,才能使他们的才干为组织带来收益;④过程方法:将活动和相关资源作为过程进行管理,可以更高效地得到期望的结果;⑤管理的系统方法:将相互关联的过程作为系统加以识别、理解和管理,有助于组织提高实现目标的有效性和效率;⑥持续改进:持续改进总体业绩应当是组织的一个永恒目标;⑦基于事实的决策方法:有效决策是建立在数据和信息分析的基础上;⑧与供方互利的关系:组织与供方是相互依存的,互利的关系可增强双方创造价值的能力。

为了成功地领导和运作一个组织,需要采用一种系统和透明的方式进行管理。针对所有相关方的要求,实施并保持持续改进其业绩的管理体系,可使组织获得成功。质量管理是组织各项管理的内容之一。八项质量管理原则已得到确认,最高管理者可运用这些原则,领导组织进行业绩改进。

## 二、药品生产管理

### (一) 药品生产

药品生产(produce drug)是指将原料加工制备成能供医疗用的药品的过程。药品生产的全过程可分为原料药生产阶段和将原料药制成一定剂型(供临床使用的制剂)的制剂生产阶段。

现代制药工业开始于19世纪,当时陆续发现了一些有特效的药物,并可以大规模制造,从而使过去严重危害人类健康的许多疾病,如恶性贫血、风湿热、伤寒、大叶肺炎、梅毒、结核病等的发生率和危害性大大下降。制药工业的研究也有力地促进了医学的发展。

**1. 原料药的生产** 原料药有植物、动物或其他生物产品,无机元素、无机化合物和有机化合物。

原料药的生产根据原材料性质的不同、加工制造方法不同,大体可分为以下几种。

(1) 生药的加工制造:生药一般是指来自植物和动物的生物药材,通常为植物或动物机体、器官或其分泌物。主要经过干燥加工处理,我国传统用中药的加工处理称为炮制,中药材必须经过蒸、炒、炙、锻等炮制操作制成中药饮片。

(2) 药用无机元素和无机化合物的加工制造:主要采用无机化工方法,但因药品质量要求严格,其生产方法与同品种化工产品并不完全相同。

(3) 药用有机化合物的加工制造:①从天然物分离提取制备,从天然物质制取的药品类别繁多,制备方法各异,主要包括有以植物为原料的药品的分离提取和以动物为原料的药品的分离提取。②用化学合成法制备药品,随着科学技术和生产水平的不断提高,许多早年以天然物质为来源的药品,已逐渐改用合成法或半合成法进行生产,如维生素、甾体、激素等。因为化学合成法所得产品往往价格低廉、纯度高、质量好,且原料易得,生产操作也便于掌握。③用生物技术从生物材料中获得的生物制品,生物技术包括普通的或基因工程、细胞工程、蛋白质工程、发酵工程等,生物材料有微生物、细胞、各种动物和人的细胞及体液等。

2. 药物制剂的生产    由不同方法制得的原料药需进一步制成适合于医疗或预防用的形式,即药物制剂(或称药物剂型),才能用于患者。各种不同的剂型有不同的加工制造方法。

## (二) 药品生产的特点

药品生产属于工业生产,具有一般工业生产的共性。由于药品品种很多,产品质量要求高,法律控制严格,因此药品生产具有以下特点。

1. 产品的种类和规格多、消耗大    无论是中药、化学药或生物制品,投入的原料、辅料的种类数大大超过其他轻化工产品的生产,生产出的成品种类、剂型繁多,其范围从无机物到有机物,从植物、动物到矿物,几乎是无所不及。此外,一些药品所用原料、辅料的消耗很大。

2. 机械化、自动化程度要求高    现代药品生产企业运用电力、蒸汽、压缩空气等为动力,一般都拥有成套的生产设备、动力设备、动力传导装置,各种仪表、仪器、电子技术、生物技术和自动控制设备在药品生产中的运用越来越多,科学技术的作用更加明显。药品生产中所运用的机器体系与其他化工工业有很多不同之处,因为药品品种多,生产工艺各不相同,产品质量要求很高,而产量与一般化工产品相比却少得多。因此,要求所使用的生产设备要便于清洗,其材料对药品不产生化学或者物理的变化,密封性能好以防止污染或变质等。

3. 生产过程卫生要求严格    生产车间的卫生洁净程度及厂区的卫生状况都会对药品质量产生较大影响,不同品种或同一品种的不同批次的药品之间都互为污染源。因此,药品生产对生产环境的卫生要求十分严格,厂区、路面及运输等不得对药品的生产造成污染,生产人员、设备及药品的包装物等均不得对药品造成污染。

4. 产品质量基线要求高    由于药品与人们生命安危、健康长寿有着密切的关系,国家对药品的质量要求特别严格。药品不允许有"等外品""处理品"等,必须是符合药品标准的合格品,且产品一旦出现质量问题,通常不能"返修"。世界各国政府都制定了本国生产的每一种药品的质量标准,以及管理药品质量的制度和方法,使药品生产企业的生产经营活动置于国家的严格监督管理之下。

5. 生产质量管理法制化    由于药品与人们的健康和生命息息相关,制药企业推行全面质量管理,保证药品质量,政府制定法律法规加强药品质量监督管理。政府颁布的《药品生产质量管理规范》对药品生产系统各环节的质量保证和质量控制作了明确、严格的规定,药品生产置于法制化管理之下。药品生产必须依法管理,违反者将承担法律责任。

## (三) 药品生产企业管理

药品生产企业(drug manufacturer)是实现药品生产管理的必要条件,是药品生产管理的载体。它是指生产药品的专营企业或者兼营企业。药品生产企业是应用现代科学技术,自主地进行药品的生产经营活动,实行独立核算,自负盈亏,具有法人资格的基本经济组织。

药品生产企业按经济所有制类型不同可分为全民所有制、集体所有制、私营企业、股份公司、中外合资、外资企业等;按企业规模可分为大型企业、中型企业和小型企业;按所生产的产品大致可分为化学药生产企业(包括原料和制剂)、中药制剂生产企业、生化制药企业、中药饮片生产企业、医用卫生材料生产企业和生物制品生产企业等。药品生产企业具有以下几方面特征。

1. **药品生产企业属知识技术密集型企业**　由于药品品种众多,品种更新换代快,新药研究开发科学技术难度大,市场竞争激烈,对企业经营管理人员及生产技术人员的文化、专业知识要求高。药品生产各要素密集度相比,知识技术密集度被放在首位。

据研究表明,药品生产企业中生产技术人员和管理人员会占一定的比例。如研究开发人员占从业人员比例最高的为荷兰(23.6%)和瑞士(20.06%)。美国制药工业从业人员中从事管理的占11.28%,物流人员占4.1%,生产的占42.5%,研究开发的占17.87%,营业的占24.28%。日本制药工业从业人员中,从事管理的占13.1%,生产的占37.7%,研究开发的占15.4%,营业的占34.5%。

2. **药品生产企业同时也是资本密集型企业**　药品生产企业研究开发新药投资很高。此外,为了保证药品质量,各国政府对开办药品生产企业普遍实行了许可证制度,要求其必须具备政府要求的硬件、软件条件,才能获得药品生产许可。20世纪70年代后,各国政府或区域联盟普遍要求药品生产企业实施GMP,GMP成为国际药品贸易的基础。药品生产企业的营销费用也比较高。在激烈的药品市场竞争中,资本不足的中小企业纷纷倒闭。要办药厂必须有足够的资本投入,而且要不断筹资、融资开发新药和开发市场,才能生存下去。

3. **药品生产企业是多品种分批次的生产**　为了满足医疗保健的需要,增强市场竞争力,药品生产企业普遍生产多个品种。大型制药公司常设多个分厂,把同类型品种集中在一个分厂生产,这样可以大大提高劳动生产率、降低成本。在开辟国际市场时,则采用按地域办厂的办法,在各国GMP条文中均做了相应规定。

4. **药品生产过程的组织是以流水线为基础的小组生产**　按照药品的生产工艺流程特点,药品生产时设置生产小组,生产小组下有工段、岗位,有条不紊地组织生产。随着机械化、自动化程度的不断提高,很多药品生产企业采用计算机软件来控制生产,但是软件编制的基础仍是流水线生产或小组生产。一些原料药生产企业为了解决多品种小批量的问题,会采用机群式的生产。

### 三、现代制药工业的现状与发展

现代制药工业起步于19世纪后期。20世纪前期出现了一批较大型的骨干制药公司。20世纪50—70年代,美国、欧洲国家、日本等国的制药工业以较高速度发展。制药工业被国际公认是"十五大产业"之一,也是世界众多工业部门中发展最快的"五大工业"之一。

现代制药工业不仅在经济上持续发展,成为"永不衰落"的行业,而且对卫生保健事业也作出了巨大贡献。20世纪50年代以来,许多创新药都是由跨国制药公司有计划研制成功的,制药工业担起了药物治疗革命的重担。

#### (一) 世界制药工业的现状与发展

有资料报道,20世纪80年代中期,世界制药企业有1万家左右。1984年,主要工业国家拥有制药企业数及人员数是:美国933家,从业人员16.23万人;日本1 252家,从业人员17.62万人;欧洲8个国家(英国、德国、法国、瑞士、意大利、比利时、荷兰、丹麦)共有制药企业2 705家,从业人员数34.84万人。医药行业一直处在兼并与扩展之中,主要工业国家的制药企业数逐渐减少,规模越来越大。例如,美国的制药企业在20世纪80年代有900多家,20世纪90年代减至600多家,到21世纪,企业数继续减少,而企业的规模日益增大。

在全球制药企业中,少数跨国制药公司的药品销售额占世界药品市场的比重不断增长。1984年,前25位跨国制药企业药品销售额达411.32亿美元,占世界药品销售额的41.1%。20世纪90年代后,制药企业兼并浪潮的爆发使居世界前10位的制药企业的市场占有率大幅提升。据统计,2021年全球医药市场规模达到13 934亿美元,2016年至2021年间的复合增长率约为3.9%。

2021年8月2日,《财富》杂志发布了2021年《财富》最新全球500强排行榜,34家医药相关公司上榜,制药行业共19家企业上榜。具体情况见表8-1。

表8-1　2021年《财富》世界500强中制药行业统计表

| 排名 | 公司名称 | 收入/(百万美元) | 利润/(百万美元) | 国家 |
|---|---|---|---|---|
| 69 | 华润(集团)有限公司 | 99 437.6 | 4 330.2 | 中国 |
| 94 | 强生公司 | 82 584 | 14 714 | 美国 |
| 109 | 中国医药集团有限公司 | 77 278.2 | 1 258.7 | 中国 |
| 147 | 瑞士罗氏公司 | 64 285 | 15 228.8 | 瑞士 |
| 218 | 诺华集团 | 49 898 | 8 072 | 瑞士 |
| 227 | 拜耳集团 | 48 483.6 | −11 958.5 | 德国 |
| 232 | 默沙东 | 47 994 | 7 067 | 美国 |
| 247 | 艾伯维 | 45 804 | 4 616 | 美国 |
| 264 | 葛兰素史克 | 43 731.8 | 7 373.1 | 英国 |
| 276 | 赛诺菲 | 42 580.1 | 14 031.2 | 法国 |
| 278 | 百时美施贵宝公司 | 42 518 | -9 015 | 美国 |
| 281 | 辉瑞制药有限公司 | 41 908 | 9 616 | 美国 |
| 409 | 武田制药 | 30 165.7 | 3 546.9 | 日本 |
| 462 | 阿斯利康 | 26 617 | 3 196 | 英国 |
| 464 | 勃林格殷格翰 | 26 496.8 | 3 489 | 德国 |
| 468 | 广州医药集团有限公司 | 26 070.1 | 299 | 中国 |
| 476 | 安进公司 | 25 424 | 7 264 | 美国 |
| 489 | 吉利德科学公司 | 24 689 | 123 | 美国 |
| 495 | 美国礼来公司 | 24 539.8 | 6 193.7 | 美国 |

数据来源:《财富》中文网(www.fortunechina.com)。

**知识链接**

**2018—2020年全球排名前十位制药企业排名变化情况(表8-2)**

表8-2　2018—2020年全球排名前十位制药企业排名变化情况

| 排名 | 2018年 | | 2019年 | | | 2020年 | | |
|---|---|---|---|---|---|---|---|---|
| | 公司名称 | 收入/(百万美元) | 公司名称 | 收入/(百万美元) | 相较2018年 | 公司名称 | 收入/(百万美元) | 相较2019年 |
| 1 | 辉瑞 | 53 647 | 辉瑞 | 49 697 | — | 罗氏 | 50 040 | ↑1 |
| 2 | 诺华 | 51 900 | 罗氏 | 49 403 | ↑1 | 诺华 | 48 659 | ↑1 |
| 3 | 罗氏 | 43 967 | 诺华 | 47 445 | ↓1 | 艾伯维 | 45 804 | ↑4 |
| 4 | 强生 | 40 734 | 强生 | 42 198 | — | 强生 | 45 572 | — |
| 5 | 赛诺菲 | 39 030 | 默沙东 | 41 751 | ↑1 | 默沙东 | 43 021 | — |

续表

| 排名 | 2018 年 | | 2019 年 | | | 2020 年 | | |
| --- | --- | --- | --- | --- | --- | --- | --- | --- |
| | 公司名称 | 收入 /（百万美元） | 公司名称 | 收入 /（百万美元） | 相较 2018 年 | 公司名称 | 收入 /（百万美元） | 相较 2019 年 |
| 6 | 默沙东 | 37 689 | 赛诺菲 | 39 124 | ↓1 | 百时美施贵宝 | 42 518 | ↑3 |
| 7 | 艾伯维 | 32 733 | 艾伯维 | 33 266 | — | 辉瑞 | 41 908 | ↓6 |
| 8 | 葛兰素史克 | 30 025 | 葛兰素史克 | 32 237 | — | 赛诺菲 | 38 381 | ↓2 |
| 9 | 礼来公司 | 24 556 | 百时美施贵宝 | 26 145 | ↑ | 葛兰素史克 | 33 187 | ↓1 |
| 10 | 安进公司 | 23 747 | 阿斯利康 | 24 384 | ↑ | 阿斯利康 | 26 617 | — |

注:↑表示名次上升;↓表示名次下降;—表示名次无变化。

2021 年,全球销量额排前 10 位的药品共创造了近 966 亿美元的市场价值,生物类药的崛起已经显现。具体见表 8-3。

表 8-3　2021 年全球销售额最高的 10 个药物　　　　单位:亿美元

| 序号 | 药品名称 | 公司名称 | 2021 年销售额 |
| --- | --- | --- | --- |
| 1 | Comirnaty | 强生 /BioNTech | 367.81 |
| 2 | Humira | 艾伯维 / 卫材 | 208.37 |
| 3 | Spikevax | Moderna | 176.75 |
| 4 | Keytruda | 默沙东 | 171.86 |
| 5 | Eylea | 再生元 / 拜耳 | 128.39 |
| 6 | Revlimid | BMS | 128.21 |
| 7 | Eliquis | BMS | 107.62 |
| 8 | Imbruvica | 强生 / 艾伯维 | 97.77 |
| 9 | REGEN-COV/Ronapreve | 再生元 / 罗氏 | 93.58 |
| 10 | Stelara | 强生 / 田边三菱 | 95.72 |

数据来源:药智网(https://www.yaozhi.com)。

**(二) 我国制药工业的现状与发展**

中华人民共和国成立以来,我国制药工业从无到有,迅速发展,形成了门类齐全的药品生产体系。20 世纪 80 年代后,在改革开放的方针指导下,制药工业一直保持着较快的发展速度,1995—2013 年,我国制药工业总产值以年均 20% 以上高速度增长的态势,成为国民经济中发展最快的行业之一。

随着全球经济逐步复苏、人口总量的增长以及创新药、动物保健品的持续研发创新和推广,全球医药市场保持良好的增长态势。2018 年全球医药市场规模达到 12 706 亿美元,2014—2018 年的复合增长率约为 5.07%。2019—2022 年复合增长率保持在近 6% 的水平。见图 8-1。

**1. 我国制药工业总产值及增幅**　"十三五"期间,我国规模以上医药工业增加值年均增长 9.5%,高出工业整体增速 4.2 个百分点,占全部工业增加值的比重从 3.0% 提高至 3.9%;规模以上企业营业收入、利润总额年均增长 9.9% 和 13.8%,增速居各工业行业前列。龙头企业规模壮大,产业集中度提升。2021 年,医药工业增加值累计同比增长 23.1%,增速较上年同期提升 15.3 个百分点,高于全部工业整体增速 13.5 个百分点。医药工业增加值占全部工业增加值比重持续上升,占比达到 4.1%。实现营业收入 33 707.5 亿元,累计同比增长 18.7%,较上年同期提升 11.4 个百分点,实现利润总额 7 087.5 亿元,累计同比增长 67.3%。

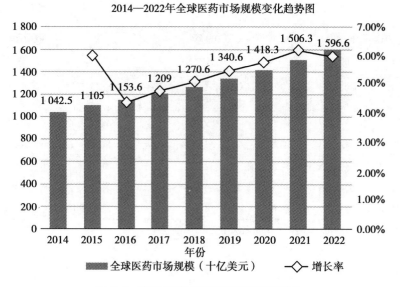

图 8-1　近年全球医药市场规模变化趋势

　　根据国家统计局的数据显示,2019 年,我国化学药品原料药产量达到 276.9 万吨,同比增长 20.2%;2020 年,产量为 273.4 万吨,同比上升 2.7%;2021 年我国化学药品原药产量累计值达 308.6 万吨,期末产量比上年累计增长 8.8%。

　　我国生物医药行业起步较晚但发展迅速。从 20 世纪 80 年代开始起步发展,经历 2005—2015 年的快速发展阶段后,从 2015 年开始进入爆发增长阶段。国内生物医药已从最初的行业整体规模偏小、研发力量薄弱发展到如今海外资本涌入、人才大批回归、科研创新成果频出。2021 年,生物药品制造、基因工程药物和疫苗制造等子行业实现营业收入 5 918 亿元,同比增长 113.8%;实现利润在医药工业利润总额中的比重达 41.7%,成为工业增长的主要力量。

　　2. 我国医药制造业发展现状　根据中国医药工业信息中心的统计和分析,受多项政策落地实施的影响,2021 年中国医药制造业营业收入为 29 288.5 亿元,同比增长 17.83%,随着营业收入的增加,盈利能力的不断提升,2021 年中国医药制造业利润总额增幅明显,2021 年中国医药制造业利润总额达 6 271.4 亿元,较 2020 年增加了 2 764.70 亿元,同比增长 78.84%。

---

**课程思政讨论**

　　从我国当前医药产业发展现状出发,讨论今后如何进一步使国内医药企业做大做强、走向世界,从而促进国家的民主与富强。

---

　　据国家统计局数据显示,截至 2021 年年底,我国医药制造业企业单位数为 8 337 家,生产同一类产品的企业数量众多,企业间竞争激烈,市场化程度高。2021 年,全国规模以上工业企业实现利润总额 87 092.1 亿元,比上年增长 34.3%(按可比口径计算)。随着创新药相关政策利好、医药企业研发支出增加、创新药投资热度增加等,创新药市场仍会实现较快增长,且未来在中国医药市场的占比将进一步提高。

　　中国目前已经是全球最大的原料药生产国和出口国——中国可生产全球 2 000 多种化学原料药中的 1 600 种,占全球超过 20% 的市场份额,居世界第一位。其中仿制药、原料药的市场份额高达近 40%,产能超过 200 万吨,占全球产量的 1/5 以上。我国化学原料药出口至 189 个国家和地区,获欧洲药典适用性认证(certificate of suitability,CoS)数量达 278 个,在美国 FDA 登记的药品主文件(drug master file,DMF)数超过 740 个。

## 第二节　药品生产监督管理

为了确保药品质量,国家药品监督管理局自 1998 年成立之日起就将保证产品质量放在首位,并出台了一系列行之有效的相关措施。为了加强药品生产环节的监督管理,对《药品管理法》中有关药品生产相关内容做了进一步的细化与具体化,2020 年 1 月 15 日经国家市场监督管理总局 2020 年第 1 次局务会议审议通过,并以第 28 号国家市场监督管理总局令发布了《药品生产监督管理办法》,自 2020 年 7 月 1 日起施行。《药品生产监督管理办法》从生产许可、生产管理、监督检查、法律责任四个角度对从事药品生产应符合的条件以及需提交的申报材料,"药品生产许可证"的有效期限、载明事项、变更要求,药品上市许可持有人及药品生产企业的法定代表人、主要负责人应履行的职责,药品生产监督检查的主要内容等方面进行了规范化的规定。

### 一、药品生产许可管理

1. 从事药品生产的申请与审批　《药品生产监督管理办法》第七至十条规定,从事制剂、原料药、中药饮片生产活动,申请人应当按照规定向所在地省、自治区、直辖市药品监督管理部门提出申请。委托他人生产制剂的药品上市许可持有人,应当在具备相应条件的基础上与药品生产企业签订委托协议和质量协议,并将申请资料提交至药品上市许可持有人所在地省、自治区、直辖市药品监督管理部门。省级药品监督管理部门收到申请后,应当及时作出处理,自受理之日起三十日内,作出决定。经审查符合规定的,予以批准,并自书面批准决定作出之日起十日内颁发"药品生产许可证";不符合规定的,作出不予批准的书面决定,并说明理由。

> **知识链接**
>
> #### 省级药品监督管理部门对药品生产申请的处理种类
>
> (1) 申请事项不属于本部门职权范围的,应即时作出不予受理的决定,并告知申请人向有关行政机关申请。
>
> (2) 申请事项不需要取得行政许可的,应即时告知申请人不受理。
>
> (3) 申请材料存在可当场更正的错误,应允许申请人当场更正。
>
> (4) 申请材料不齐全或不符合形式审查要求,应当场或在五日内发给申请人补正材料通知书,一次性告知申请人需要补正的全部内容,逾期不告知的,自收到申请材料之日起即为受理。
>
> (5) 申请材料齐全、符合形式审查要求,或申请人按照要求提交全部补正材料的,予以受理。

2. 从事药品生产应当符合的条件　从事药品生产活动,应当遵守法律、法规、规章、标准和规范,并保证全过程信息真实、准确、完整和可追溯。其应具备的条件是:①有依法经过资格认定的药学技术人员、工程技术人员及相应的技术工人,法定代表人、企业负责人、生产管理负责人(以下称生产负责人)、质量管理负责人(以下称质量负责人)、质量受权人及其他相关人员符合《药品管理法》《疫苗管理法》规定的条件;②有与药品生产相适应的厂房、设施、设备和卫生环境;③有能对所生产药品进行质量管理和质量检验的机构、人员;④有能对所生产药品进行质量管理和质量检验的必要的仪器设备;⑤有保证药品质量的规章制度,并符合药品生产质量管理规范要求。

从事疫苗生产活动的,还应当具备:①具备适度规模和足够的产能储备;②具有保证生物安全的制度和设施、设备;③符合疾病预防、控制需要。

3. 药品生产管理　从事药品生产活动,应当经所在地省、自治区、直辖市药品监督管理部门批准,依法取得"药品生产许可证",严格遵守药品生产质量管理规范,确保生产过程持续符合法定要求。药品上市许可持有人应当建立药品质量保证体系,履行药品上市放行责任,对其取得"药品注册证书"的药品质量负责。中药饮片生产企业应当履行药品上市许可持有人的相关义务,确保中药饮片生产过程持续符合法定要求。原料药生产企业应当按照核准的生产工艺组织生产,严格遵守药品生产质量管理规范,确保生产过程持续符合法定要求。经关联审评的辅料、直接接触药品的包装材料和容器的生产企业以及其他从事与药品相关生产活动的单位和个人依法承担相应责任。

4. "药品生产许可证"管理

(1) "药品生产许可证"的内容

1) 有效期限:"药品生产许可证"有效期为五年,分为正本和副本。样式由国家药品监督管理局统一制定。"药品生产许可证"电子证书与纸质证书具有同等法律效力。

2) 载明的内容:"药品生产许可证"应当载明许可证编号、分类码、企业名称、统一社会信用代码、住所(经营场所)、法定代表人、企业负责人、生产负责人、质量负责人、质量受权人、生产地址和生产范围、发证机关、发证日期、有效期限等项目。企业名称、统一社会信用代码、住所(经营场所)、法定代表人等项目应当与市场监督管理部门核发的营业执照中载明的相关内容一致。

3) 许可事项和登记事项的规定:"药品生产许可证"载明事项分为许可事项和登记事项。许可事项是指生产地址和生产范围等;登记事项是指企业名称、住所(经营场所)、法定代表人、企业负责人、生产负责人、质量负责人、质量受权人等。

(2) "药品生产许可证"的变更

1) 变更分类:"药品生产许可证"变更分为许可事项变更和登记事项变更。

2) 许可事项变更:变更"药品生产许可证"许可事项的,向原发证机关提出"药品生产许可证"变更申请。未经批准,不得擅自变更许可事项。原发证机关应当自收到企业变更申请之日起十五日内作出是否准予变更的决定。不予变更的,应当书面说明理由,并告知申请人享有依法申请行政复议或者提起行政诉讼的权利。

变更生产地址或者生产范围,药品生产企业应当按照规定及相关变更技术要求,提交涉及变更内容的有关材料,并报经所在地省、自治区、直辖市药品监督管理部门审查决定。

原址或者异地新建、改建、扩建车间或者生产线的,应当符合相关规定和技术要求,提交涉及变更内容的有关材料,并报经所在地省、自治区、直辖市药品监督管理部门进行药品生产质量管理规范符合性检查,检查结果应当通知企业。检查结果符合规定,产品符合放行要求的可以上市销售。有关变更情况,应当在"药品生产许可证"副本中载明。

上述变更事项涉及"药品注册证书"及其附件载明内容的,由省、自治区、直辖市药品监督管理部门批准后,报国家药品监督管理局药品审评中心更新"药品注册证书"及其附件相关内容。

3) 登记事项变更:变更"药品生产许可证"登记事项的,应当在市场监督管理部门核准变更或者企业完成变更后三十日内,向原发证机关申请"药品生产许可证"变更登记。原发证机关应当自收到企业变更申请之日起十日内办理变更手续。

"药品生产许可证"变更后,原发证机关应当在"药品生产许可证"副本上记录变更的内容和时间,并按照变更后的内容重新核发"药品生产许可证"正本,收回原"药品生产许可证"正本,变更后的"药品生产许可证"终止期限不变。

(3) "药品生产许可证"换发、注销及遗失

1) "药品生产许可证"换发:"药品生产许可证"有效期届满,需要继续生产药品的,应当在有效期届满前六个月,向原发证机关申请重新发放"药品生产许可证"。

原发证机关结合企业遵守药品管理法律法规、药品生产质量管理规范和质量体系运行情况,根据风险管理原则进行审查,在"药品生产许可证"有效期届满前作出是否准予其重新发证的决定。符合

规定准予重新发证的,收回原证,重新发证;不符合规定的,作出不予重新发证的书面决定,并说明理由,同时告知申请人享有依法申请行政复议或者提起行政诉讼的权利;逾期未作出决定的,视为同意重新发证,并予补办相应手续。

2)"药品生产许可证"注销:药品生产企业有下列情形之一的,"药品生产许可证"由原发证机关注销,并予以公告。①主动申请注销"药品生产许可证"的;②"药品生产许可证"有效期届满未重新发证的;③营业执照依法被吊销或者注销的;④"药品生产许可证"依法被吊销或者撤销的;⑤法律、法规规定应当注销行政许可的其他情形。

3)"药品生产许可证"遗失:"药品生产许可证"遗失的,药品上市许可持有人、药品生产企业应当向原发证机关申请补发,原发证机关按照原核准事项在十日内补发"药品生产许可证"。许可证编号、有效期等与原许可证一致。任何单位或者个人不得伪造、变造、出租、出借、买卖"药品生产许可证"。

此外,省级药品监督管理部门应当将"药品生产许可证"核发、重新发证、变更、补发、吊销、撤销、注销等办理情况,在办理工作完成后十日内在药品安全信用档案中更新。

> **药师考点**
>
> 1. 从事药品生产应具备的条件。
> 2. 药品生产许可的申请。
> 3. 药品生产许可的审批。
> 4. "药品生产许可证"管理。

## 二、药品生产管理

### (一) 从事药品生产活动的要求

(1) 从事药品生产活动应遵循各项规定:应当遵守药品生产质量管理规范,按照国家药品标准、经药品监督管理部门核准的药品注册标准和生产工艺进行生产,按照规定提交并持续更新场地管理文件,对质量体系运行过程进行风险评估和持续改进,保证药品生产全过程持续符合法定要求。

(2) 建立健全药品生产质量管理体系:该体系涵盖影响药品质量的所有因素,保证药品生产全过程持续符合法定要求;应当对使用的原料药、辅料、直接接触药品的包装材料和容器等相关物料供应商或者生产企业进行审核,保证购进、使用符合法规要求;生产、检验等记录应当完整准确,不得编造和篡改。

(3) 生产药品所需的原料、辅料应符合药用要求:直接接触药品的包装材料和容器,应当符合药用要求,符合保障人体健康、安全的标准。经批准或者通过关联审评审批的原料药、辅料、直接接触药品的包装材料和容器的生产企业,应当遵守国家药品监督管理局制定的质量管理规范以及关联审评审批有关要求,确保质量保证体系持续合规,接受药品上市许可持有人的质量审核,接受药品监督管理部门的监督检查或者延伸检查。

(4) 药品上市许可持有人应建立药品质量保证体系:配备专门人员独立负责药品质量管理,对受托药品生产企业、药品经营企业的质量管理体系进行定期审核,监督其持续具备质量保证和控制能力。疫苗上市许可持有人应当具备疫苗生产、检验必需的厂房设施设备,配备具有资质的管理人员,建立完善质量管理体系,具备生产出符合注册要求疫苗的能力,超出疫苗生产能力确需委托生产的,应当经国家药品监督管理局批准。

### (二) 药品生产企业、药品上市许可持有人的法定代表人及主要负责人履行的职责

药品生产企业、药品上市许可持有人的法定代表人及主要负责人应履行的职责具体见表8-4。

### (三) 药品生产企业及药品上市许可持有人的要求

(1) 药品上市许可持有人、药品生产企业应当每年对直接接触药品的工作人员进行健康检查并建

表 8-4　药品生产企业、药品上市许可持有人的负责人职责

| 人员 | 职责 |
| --- | --- |
| 药品上市许可持有人的法定代表人及主要负责人 | 应当对药品质量全面负责,具体职责包括:①配备专门质量负责人独立负责药品质量管理;②配备专门质量受权人独立履行药品上市放行责任;③监督质量管理体系正常运行;④对药品生产企业、供应商等相关方与药品生产相关的活动定期开展质量体系审核,保证持续合规;⑤按照变更技术要求,履行变更管理责任;⑥对委托经营企业进行质量评估,与使用单位等进行信息沟通;⑦配合药品监督管理部门对药品上市许可持有人及相关方的延伸检查;⑧发生与药品质量有关的重大安全事件,应当及时报告并按持有人制订的风险管理计划开展风险处置,确保风险得到及时控制;⑨其他法律法规规定的责任 |
| 药品生产企业的法定代表人及主要负责人 | 应当对本企业的药品生产活动全面负责,履行以下职责:①配备专门质量负责人独立负责药品质量管理,监督质量管理规范执行,确保适当的生产过程控制和质量控制,保证药品符合国家药品标准和药品注册标准;②配备专门质量受权人履行药品出厂放行责任;③监督质量管理体系正常运行,保证药品生产过程控制、质量控制以及记录和数据真实性;④发生与药品质量有关的重大安全事件,应当及时报告并按企业制订的风险管理计划开展风险处置,确保风险得到及时控制;⑤其他法律法规规定的责任 |

立健康档案,避免患有传染病或者其他可能污染药品疾病的人员从事直接接触药品的生产活动。开展风险评估、控制、验证、沟通、审核等质量管理活动,对已识别的风险及时采取有效的风险控制措施,以保证产品质量。每年进行自检,监控药品生产质量管理规范的实施情况,评估企业是否符合相关法规要求,并提出必要的纠正和预防措施。经常考察本单位的药品质量、疗效和不良反应。发现疑似不良反应的,应当及时按照要求报告。每年对所生产的药品按照品种进行产品质量回顾分析、记录,以确认工艺稳定可靠,以及原料、辅料、成品现行质量标准的适用性。

(2) 药品生产企业应进行的确认与验证:药品生产企业应按照确认与验证计划进行实施,定期对设施、设备、生产工艺及清洁方法进行评估,确认其持续保持验证状态。采取防止污染、交叉污染、混淆和差错的控制措施,定期检查评估控制措施的适用性和有效性,以确保药品达到规定的国家药品标准和药品注册标准,并符合药品生产质量管理规范要求。

(3) 药品上市许可持有人和药品生产企业在药品生产厂房的禁止性规定:药品上市许可持有人和药品生产企业不得生产对药品质量有不利影响的其他产品,药品包装操作应当采取降低混淆和差错风险的措施,药品包装应当确保有效期内的药品储存运输过程中不受污染。药品说明书和标签中的表述应当科学、规范、准确,文字应当清晰易辨,不得以粘贴、剪切、涂改等方式进行修改或者补充。

(4) 药品生产企业出厂放行规定:药品生产企业应建立药品出厂放行规程,明确出厂放行的标准、条件,并对药品质量检验结果、关键生产记录和偏差控制情况进行审核,对药品进行质量检验。符合标准、条件的,经质量受权人签字后方可出厂放行。药品上市许可持有人应建立药品上市放行规程,对药品生产企业出厂放行的药品检验结果和放行文件进行审核,经质量受权人签字后方可上市放行。中药饮片符合国家药品标准或者省、自治区、直辖市药品监督管理部门制定的炮制规范的,方可出厂、销售。

(5) 药品上市许可持有人应建立年度报告制度:按照国家药品监督管理局规定每年向省、自治区、直辖市药品监督管理部门报告药品生产销售、上市后研究、风险管理等情况。持续开展药品风险获益评估和控制,制订上市后药品风险管理计划,主动开展上市后研究,对药品的安全性、有效性和质量可控性进行进一步确认,加强对已上市药品的持续管理。建立药物警戒体系,按照国家药品监督管理局制定的药物警戒质量管理规范开展药物警戒工作。

(四) 药品委托生产的要求

药品上市许可持有人委托符合条件的药品生产企业生产药品的,应当对受托方的质量保证能力和

风险管理能力进行评估,根据国家药品监督管理局制定的药品委托生产质量协议指南要求,与其签订质量协议以及委托协议,监督受托方履行有关协议约定的义务。受托方不得将接受委托生产的药品再次委托第三方生产。经批准或者通过关联审评审批的原料药应当自行生产,不得再行委托他人生产。

### (五) 药品生产变更及停产

药品上市许可持有人、药品生产企业的质量管理体系相关的组织机构、企业负责人、生产负责人、质量负责人、质量受权人发生变更的,应当自发生变更之日起三十日内,完成登记手续。疫苗上市许可持有人应自发生变更之日起十五日内,向所在地省、自治区、直辖市药品监督管理部门报告生产负责人、质量负责人、质量受权人等关键岗位人员的变更情况。

列入国家实施停产报告的短缺药品清单的药品,药品上市许可持有人停止生产的,应当在计划停产实施六个月前向所在地省、自治区、直辖市药品监督管理部门报告;发生非预期停产的,在三日内报告所在地省、自治区、直辖市药品监督管理部门。必要时,向国家药品监督管理局报告。

药品监督管理部门接到报告后,应当及时通报同级短缺药品供应保障工作会商联动机制牵头单位。

## 三、药品生产监督检查

省级药品监督管理部门负责对本行政区域内药品上市许可持有人,制剂、化学原料药、中药饮片生产企业的监督管理。对原料、辅料、直接接触药品的包装材料和容器等供应商、生产企业开展日常监督检查,必要时开展延伸检查。

药品上市许可持有人和受托生产企业不在同一省、自治区、直辖市的,由药品上市许可持有人所在地省、自治区、直辖市药品监督管理部门负责对药品上市许可持有人的监督管理,受托生产企业所在地省级药品监督管理部门负责对受托生产企业的监督管理。省级药品监督管理部门应当加强监督检查信息互相通报,及时将监督检查信息更新到药品安全信用档案中,可以根据通报情况和药品安全信用档案中监管信息更新情况开展调查,对药品上市许可持有人或者受托生产企业依法作出行政处理,必要时可以开展联合检查。

药品监督管理部门应当建立健全职业化、专业化检查员制度,明确检查员的资格标准、检查职责、分级管理、能力培训、行为规范、绩效评价和退出程序等规定,提升检查员的专业素质和工作水平。检查员应当熟悉药品法律法规,具备药品专业知识。

药品监督管理部门应当根据监管事权、药品产业规模及检查任务等,配备充足的检查员队伍,保障检查工作需要。有疫苗等高风险药品生产企业的地区,还应当配备相应数量的具有疫苗等高风险药品检查技能和经验的药品检查员。

### (一) 上市前的 GMP 符合性检查

省级药品监督管理部门根据监管需要,对持有"药品生产许可证"的药品上市许可申请人及其受托生产企业,按以下要求进行上市前的药品生产质量管理规范符合性检查:①未通过与生产该药品的生产条件相适应的药品生产质量管理规范符合性检查的品种,应当进行上市前的药品生产质量管理规范符合性检查。其中,拟生产药品需要进行药品注册现场核查的,国家药品监督管理局药品审评中心通知核查中心,告知相关省、自治区、直辖市药品监督管理部门和申请人。核查中心协调相关省、自治区、直辖市药品监督管理部门,同步开展药品注册现场核查和上市前的药品生产质量管理规范符合性检查。②拟生产药品不需要进行药品注册现场核查的,国家药品监督管理局药品审评中心告知生产场地所在地省、自治区、直辖市药品监督管理部门和申请人,相关省、自治区、直辖市药品监督管理部门自行开展上市前的药品生产质量管理规范符合性检查。③已通过与生产该药品的生产条件相适应的药品生产质量管理规范符合性检查的品种,相关省、自治区、直辖市药品监督管理部门根据风险管理原则决定是否开展上市前的药品生产质量管理规范符合性检查。

开展上市前的药品生产质量管理规范符合性检查的,在检查结束后,应当将检查情况、检查结果等形成书面报告,作为对药品上市监管的重要依据。上市前的药品生产质量管理规范符合性检查涉及"药品生产许可证"事项变更的,由原发证的省、自治区、直辖市药品监督管理部门依变更程序作出决定。通过相应上市前的药品生产质量管理规范符合性检查的商业规模批次,在取得"药品注册证书"后,符合产品放行要求的可以上市销售。

### (二) 药品生产监督检查

(1) 检查内容:药品生产监督检查包括许可检查、常规检查、有因检查和其他检查。省级药品监督管理部门应当坚持风险管理、全程管控原则,根据风险研判情况,制订年度检查计划并开展监督检查。年度检查计划至少包括检查范围、内容、方式、重点、要求、时限、承担检查的机构等。药品生产监督检查的主要内容包括:①药品上市许可持有人、药品生产企业执行有关法律、法规及实施药品生产质量管理规范、药物警戒质量管理规范以及有关技术规范等情况;②药品生产活动是否与药品品种档案载明的相关内容一致;③疫苗储存、运输管理规范执行情况;④药品委托生产质量协议及委托协议;⑤风险管理计划实施情况;⑥变更管理情况。

(2) 检查频次:省级药品监督管理部门应当根据药品品种、剂型、管制类别等特点,结合国家药品安全总体情况、药安全风险警示信息、重大药品安全事件及其调查处理信息等,以及既往检查、检验、不良反应监测、投诉举报等情况确定检查频次;省级药品监督管理部门可以结合本行政区域内药品生产监管工作实际情况,调整检查频次。具体情况见表8-5。

表 8-5　省级药监部门开展药品生产监督检查频次要求

| 类别 | 检查频次要求 |
| --- | --- |
| 对麻醉药品、第一类精神药品、药品类易制毒化学品生产企业 | 每季度检查不少于一次 |
| 对疫苗、血液制品、放射性药品、医疗用毒性药品、无菌药品等高风险药品生产企业 | 每年不少于一次药品生产质量管理规范符合性检查 |
| 对上述产品之外的药品生产企业 | 每年抽取一定比例开展监督检查,但应当在三年内对本行政区域内企业全部进行检查 |
| 对原料、辅料、直接接触药品的包装材料和容器等供应商、生产企业 | 每年抽取一定比例开展监督检查,五年内对本行政区域内企业全部进行检查 |

(3) 现场检查要求:国家药品监督管理局和省级药品监督管理部门组织监督检查时,应当制订检查方案,明确检查标准,如实记录现场检查情况,需要抽样检验或者研究的,按照有关规定执行。检查结论应当清晰明确,检查发现的问题应当以书面形式告知被检查单位。需要整改的,应当提出整改内容及整改期限,必要时对整改后情况实施检查。在进行监督检查时,药品监督管理部门应当指派两名以上检查人员实施监督检查,检查人员应当向被检查单位出示执法证件。药品监督管理部门工作人员对知悉的商业秘密应当保密。

### 知识链接

#### 药品上市许可持有人和药品生产企业接受现场检查时需提供的材料

(1) 药品生产场地管理文件以及变更材料。
(2) 药品生产企业接受监督检查及整改落实情况。
(3) 药品质量不合格的处理情况。
(4) 药物警戒机构、人员、制度制定情况以及疑似药品不良反应监测、识别、评估、控制情况。
(5) 实施附条件批准的品种,开展上市后研究的材料。
(6) 需要审查的其他必要材料。

现场检查结束后,应当对现场检查情况进行分析汇总,并客观、公平、公正地对检查中发现的缺陷进行风险评定并作出现场检查结论。派出单位负责对现场检查结论进行综合研判。

(4) 检查结果处理:国家药品监督管理局和省级药品监督管理部门通过监督检查发现药品生产管理或者疫苗储存、运输管理存在缺陷,有证据证明可能存在安全隐患的,应当依法采取相应措施。①基本符合药品生产质量管理规范要求,需要整改的,应当发出告诫信并依据风险相应采取告诫、约谈、限期整改等措施;②药品存在质量问题或者其他安全隐患的,药品监督管理部门根据监督检查情况,应当发出告诫信,并依据风险相应采取暂停生产、销售、使用、进口等控制措施。

药品存在质量问题或者其他安全隐患的,药品上市许可持有人应当依法召回药品,而未召回的,省、自治区、直辖市药品监督管理部门应当责令其召回。风险消除后,采取控制措施的药品监督管理部门应当解除控制措施。

开展药品生产监督检查过程中,发现存在药品质量安全风险的,应当及时向派出单位报告。药品监督管理部门经研判属于重大药品质量安全风险的,应当及时向上一级药品监督管理部门和同级地方人民政府报告。发现存在涉嫌违反药品法律、法规、规章的行为,应当及时采取现场控制措施,按照规定做好证据收集工作。药品监督管理部门应当按照职责和权限依法查处,涉嫌犯罪的移送公安机关处理。省级药品监督管理部门应当依法将行政区域内药品上市许可持有人和药品生产企业的监管信息归入到药品安全信用档案管理,并保持相关数据的动态更新。监管信息包括药品生产许可、日常监督检查结果、违法行为查处、药品质量抽查检验、不良行为记录和投诉举报等内容。

国家药品监督管理局和省级药品监督管理部门在生产监督管理工作中,不得妨碍药品上市许可持有人、药品生产企业的正常生产活动,不得索取或者收受财物,不得谋取其他利益。

个人和组织发现药品上市许可持有人或者药品生产企业进行违法生产活动的,有权向药品监督管理部门举报,药品监督管理部门应当按照有关规定及时核实、处理。

发生与药品质量有关的重大安全事件,药品上市许可持有人应当立即对有关药品及其原料、辅料以及直接接触药品的包装材料和容器、相关生产线等采取封存等控制措施,并立即报告所在地省、自治区、直辖市药品监督管理部门和有关部门,省、自治区、直辖市药品监督管理部门应当在二十四小时内报告省级人民政府,同时报告国家药品监督管理局。

省、自治区、直辖市药品监督管理部门对有不良信用记录的药品上市许可持有人、药品生产企业,应当增加监督检查频次,并可以按照国家规定实施联合惩戒。

省、自治区、直辖市药品监督管理部门未及时发现生产环节药品安全系统性风险,未及时消除监督管理区域内药品安全隐患的,或者省级人民政府未履行药品安全职责,未及时消除区域性重大药品安全隐患的,国家药品监督管理局应当对其主要负责人进行约谈。被约谈的省级药品监督管理部门和地方人民政府应当立即采取措施,对药品监督管理工作进行整改。约谈情况和整改情况应当纳入省级药品监督管理部门和地方人民政府药品监督管理工作评议、考核记录。

## 第三节 药品生产质量管理规范

### 一、GMP 制度的概述

《药品生产质量管理规范》即药品 GMP,其中,GMP 是英文名 Good Manufacturing Practice 的缩写。GMP 是世界各国对药品生产全过程监督管理普遍采用的法定技术规范。

为了进一步规范药品生产领域的生产行为,用科学、合理、规范化的条件和方法保证所生产的药品质量,尽量减少人为因素对产品质量的影响,GMP 应运而生。它在国际上已被大多数政府、制药企业及专家一致认为是制药企业进行质量管理的优良的、必备的制度。其作为质量管理体系的一部分,是药品生产管理和质量控制的基本要求,旨在最大限度地降低药品生产过程中污染、交叉污染以及混淆、差错等风险,确保持续稳定地生产出符合预定用途和注册要求的药品。按照 GMP 要求进行药品生产及质量管理已成为必然趋势。尽管不同国家和地区的 GMP 在具体的规定和要求方面各具特色,但基本内容基本一致。

> **知识链接**
>
> ### 美国、日本 GMP 概况
>
> 美国是现代质量管理的发源地。早在 20 世纪 60 年代初期,美国就曾占世界药品生产总量的 50% 左右,占国际药品贸易的 1/3。美国是世界上最早制定与实施 GMP 并最早实现 GMP 法制化的国家,其药品生产管理模式与方法成效显著。
>
> 日本从 1973 年开始制定与实施 GMP,比英国、法国、德国、瑞士等国均晚。尽管如此,日本却是世界上第二个实现了 GMP 法制化的国家。日本的 GMP 从制定、实施到实现法制化共用了 8 年时间。在相当长的一段时期内,药品生产管理一直是日本所关注的焦点和主要问题,日本的药品生产管理水平得到了持续的提高。

我国提出在制药企业中推行 GMP 是在 20 世纪 80 年代初。1982 年,中国医药工业公司参照一些先进国家的 GMP 制定了《药品生产管理规范》(试行稿),并开始在一些制药企业试行。1988 年,根据《药品管理法》,卫生部颁布了我国第一部《药品生产质量管理规范》(1988 年版),作为正式法规执行。1992 年,卫生部又对其进行修订,颁布了《药品生产质量管理规范》(1992 年修订)。1998 年,国家药品监督管理局总结实施 GMP 的情况,再次启动修订工作,于 1999 年 6 月 18 日颁布了《药品生产质量管理规范》(1998 年修订),1999 年 8 月 1 日起施行。

1999 年年底,我国血液制品生产企业全部通过药品 GMP 认证;2000 年年底,粉针剂、大容量注射剂实现全部在符合药品 GMP 的条件下生产;2002 年年底,小容量注射剂药品实现全部在符合药品 GMP 的条件下生产。

《药品生产质量管理规范(2010 年修订)》的主要特点(拓展阅读)

经过一系列强有力的监督管理措施,从 2004 年 7 月 1 日起,我国实现了所有的药品制剂和原料药均必须在符合 GMP 的条件下生产的目标,未通过认证的企业全部停产。

2011 年 1 月 17 日,为了进一步强化药品生产企业的质量意识,建立药品质量管理体系,卫生部以第 79 号令发布了《药品生产质量管理规范(2010 年修订)》(以下简称现行 GMP),并自 2011 年 3 月 1 日起施行。与之相配套的《现行 GMP 附录》也于 2011 年 2 月 24 日以"国家食品药品监督管理局第 16 号公告"发布。

通过实施药品 GMP,我国药品生产企业的生产环境和生产条件发生了根本性转变,制药工业总体水平显著提高。药品生产秩序逐步规范,从源头上提高了药品质量,有力地保证了人民群众用药的安全有效,同时也提高了我国制药企业及药品监督管理部门的国际声誉。

## 二、GMP 的主导思想和特点

### (一) GMP 的主导思想

药品质量至关重要,药品质量形成于生产过程,且药品的质量检验具有破坏性(经检验的药品不再具有使用价值、发挥其应有的作用),实现药品在生产过程中的质量控制与保证的关键在于有效的预防。因此,在药品生产过程中,要有效控制所有可能影响药品质量的因素,保证所生产的药品不混杂、无污染、均匀一致,再经取样检验分析合格。这样的药品其质量才有真正、切实的保证。

### (二) GMP 的特点

GMP 是药品生产过程质量管理实践中总结、抽象、升华出来的规范化的条款,它的目的是指导药品生产企业克服不良生产导致劣质药品产生,保证生产优质合格药品。它的覆盖面是所有药品、所有药品生产企业。因此,GMP 一般具有以下特点。

1. GMP 的条款仅指明要求的目标　在 GMP 的条款中没有列出如何达到这些目标的解决办法,而只是提出了相应的目标。因此,各企业应结合本厂生产实际制定各种文件化程序,才能保证贯彻实施。

2. GMP 的条款是有时效性的　由于 GMP 条款只能依据该国、该地区现有一般水平来制定,采用目前可行的、有实际意义的方面做出规定。GMP 条款均需定期或不定期修订,这与制订药品标准类似,对目前有法律效力或约束力的 GMP,称为现行 GMP,或者现版 GMP。新版 GMP 颁发后,前版 GMP 即废止。

3. GMP 强调药品生产和质量管理法律责任　凡开办药品生产企业,必须向药品监督管理部门履行审批手续,其产品质量严格按 GMP 的要求,接受药品监督管理部门的监督。

4. GMP 强调生产过程的全面质量管理　对凡能影响药品质量的因素,均须严格管理,强调生产流程的检查与防范紧密结合,且以防范为主要手段。

5. GMP 重视为用户提供全方位、及时的服务　按有关部门的要求均建立相关档案,并对用户的信息反馈加以重视,及时解决。

GMP 的内容很广泛,可从不同角度来概括其内容。因为 GMP 的中心指导思想是:任何药品的质量是生产出来的,而不是检验出来的。因此,必须对影响药品生产质量的因素加强管理。

从专业性管理的角度,可以把 GMP 分为两大方面。一方面,是对原材料、中间品、产品的系统质量控制,主要办法是对这些物质的质量进行检验,并随之产生了一系列工作质量管理。另一方面,是对影响药品质量的、生产过程中易产生的人为差错和污物异物引入进行系统严格管理,以保证生产合格药品。前者被称为质量控制,后者被称为质量保证。

从系统的角度,可以将 GMP 分为硬件系统和软件系统。硬件系统主要包括人员、厂房、设施、设备等的目标要求,这部分涉及必需的人、财、物的投入,以及标准化管理。软件系统主要包括组织机构、组织工作、生产工艺、记录、标准操作规程、培训等,可概括为以智力为主的投入产出。在实践中硬件部分必然需要较多的经费,涉及该国、该企业的经济能力;软件通常反映出管理和技术水平问题。因此,用硬件和软件来划分 GMP 内容,有利于 GMP 的实施。

从不同的角度来讨论 GMP 的内容,可以加深对 GMP 的理解。具体内容应以所执行的 GMP 条款为依据。

---

**知识链接**

### GMP 的分类

1. 按适用范围分类　①适用于多个国家或地区的 GMP,如世界卫生组织(WHO)的 GMP、欧洲自由贸易联盟制定的 GMP、东南亚国家联盟的 GMP 等;②国家权力机构制定的、适用于某个国家的 GMP,如美国 FDA(食品药品管理局)、英国卫生和社会保险部等制定的 GMP;③工业组织制定的、仅适用于行业或组织内部的 GMP,如美国制药工业联合会、中国医药工业公司、瑞典工业协会等制定的 GMP。

GMP 的适用范围不同,其有关条款和规定的严格程度也就不同,适用范围越小其各项条款和规定的严格程度越高。

2. 按性质分类　①作为法律规定、具有法律效应的 GMP,如美国、日本等国家制定的 GMP;②作为建议性的规定、不具有法律效应的 GMP,如我国医药工业公司于 1982 年制定的 GMP。

随着对 GMP 重要作用的认识的不断加深,世界上已有越来越多的国家将 GMP 法制化,赋予其法律效力。

### 三、我国 GMP 的主要内容

我国现行 GMP 包括总则、质量管理、机构与人员、厂房与设施、设备、物料与产品、确认与验证、文件管理、生产管理、质量控制与质量保证、委托生产与委托检验、产品发运与召回、自检及附则,共计十四章,313 条。作为现行 GMP 配套文件,现行 GMP 附录包括无菌药品、原料药、生物制品、血液制品及中药制剂等 5 个方面的内容。它们对药品生产过程所涉及的各个方面作出了明确的规定,现概要介绍如下。

#### (一) 规范出台目的

总则部分明确指出,本规范作为质量管理体系的一部分,是药品生产管理和质量控制的基本要求,旨在最大限度地降低药品生产过程中污染、交叉污染以及混淆、差错等风险,确保持续稳定地生产出符合预定用途和注册要求的药品。

#### (二) 质量风险管理

第二章中强调质量保证、质量控制及质量风险管理的重要性,其中明确指出质量保证是质量管理体系的一部分,企业必须建立质量保证系统,同时建立完整的文件体系,以保证系统有效运行。此外还指出质量控制包括相应的组织机构、文件系统以及取样、检验等,确保物料或产品在放行前完成必要的检验,确认其质量符合要求。特别明确指出质量风险管理是在整个产品生命周期中采用前瞻或回顾的方式,对质量风险进行评估、控制、沟通、审核的系统过程。其应当根据科学知识及经验对质量风险进行评估,以保证产品质量。质量风险管理过程所采用的方法、措施、形式及形成的文件应当与存在风险的级别相适应。

#### (三) 机构与人员要求

第三章对企业建立的组织机构及从事药品生产的各级人员提出了相关的要求,并指出各级人员均应按该规范的要求进行培训和考核。

1. 组织机构　企业应当建立与药品生产相适应的管理机构,并有组织机构图。企业应当设立独立的质量管理部门,履行质量保证和质量控制的职责。质量管理部门可以分别设立质量保证部门和质量控制部门。质量管理部门应当参与所有与质量有关的活动,负责审核所有与本规范有关的文件。

2. 关键人员　关键人员应当为企业的全职人员,至少应当包括企业负责人、生产管理负责人、质量管理负责人和质量受权人。质量管理负责人和生产管理负责人不得互相兼任,质量管理负责人和质量受权人可以兼任。应当制定操作规程确保质量受权人独立履行职责,不受企业负责人和其他人员的干扰。

关键人员资质及主要职责见表 8-6。

表 8-6　企业关键人员资质、主要职责表

| 类别 | 资质 | 主要职责 |
| --- | --- | --- |
| 企业负责人 | | 是药品质量的主要责任人,全面负责企业日常管理。包括提供必要的资源,合理计划、组织和协调,保证质量管理部门独立履行其职责 |
| 生产管理负责人 | 具有药学或相关专业本科学历(或中级技术职称或执业药师资格),具有≥3 年的从事药品生产和质量管理的实践经验,其中至少有 1 年药品生产管理经验,接受过与所生产产品相关的专业培训 | 1. 确保药品按照批准的工艺规程生产、贮存,以保证药品质量。<br>2. 确保严格执行与生产操作相关的各种操作规程。<br>3. 确保批生产记录和批包装记录经过指定人员审核并送交质量管理部门。<br>4. 确保厂房和设备的维护保养,以保持其良好的运行状态。<br>5. 确保完成各种必要的验证工作。<br>6. 确保生产相关人员经过必要的上岗前培训和继续培训,并根据实际需要调整培训内容 |

续表

| 类别 | 资质 | 主要职责 |
|---|---|---|
| 质量管理负责人 | 具有药学或相关专业本科学历(或中级技术职称或执业药师资格),具有≥5年的从事药品生产和质量管理的实践经验,其中至少1年的药品质量管理经验,接受过与所生产产品相关的专业培训 | 1. 确保原辅料、包装材料、中间产品、待包装产品和成品符合经注册批准的要求和质量标准。<br>2. 确保在产品放行前完成对批记录的审核。<br>3. 确保完成所有必要的检验。<br>4. 批准质量标准、取样方法、检验方法和其他质量管理的操作规程。<br>5. 审核和批准所有与质量有关的变更。<br>6. 确保所有重大偏差和检验结果超标已经过调查并得到及时处理。<br>7. 批准并监督委托检验。<br>8. 监督厂房和设备的维护,以保持其良好的运行状态。<br>9. 确保完成各种必要的确认或验证工作,审核和批准确认或验证方案和报告。<br>10. 确保完成自检。<br>11. 评估和批准物料供应商。<br>12. 确保所有与产品质量有关的投诉已经过调查,并得到及时、正确的处理。<br>13. 确保完成产品的持续稳定性考察计划,提供稳定性考察的数据。<br>14. 确保完成产品质量回顾分析。<br>15. 确保质量控制和质量保证人员都已经过必要的上岗前培训和继续培训,并根据实际需要调整培训内容 |
| 质量受权人 | 具有药学或相关专业本科学历(或中级技术职称或执业药师资格),具有≥5年的从事药品生产和质量管理的实践经验,从事过药品生产过程控制和质量检验工作。具有专业理论知识,并经过与产品放行有关的培训 | 1. 参与企业质量体系建立、内部自检、外部质量审计、验证以及药品不良反应报告、产品召回等质量管理活动。<br>2. 承担产品放行的职责,确保每批已放行产品的生产、检验均符合相关法规、药品注册要求和质量标准。<br>3. 在产品放行前,质量受权人必须出具产品放行审核记录,并纳入批记录 |

**(四) 厂房设施及设备的要求**

第四章和第五章对药品生产厂房、生产区、仓储区、质量控制区及生产设备作出如下规定。

1. **厂房的要求**　厂房的选址、设计、布局、建造、改造和维护必须符合药品生产要求,应当能够最大限度地避免污染、交叉污染、混淆和差错,便于清洁、操作和维护。应当根据厂房及生产防护措施综合考虑选址,厂房所处的环境应当能够最大限度地降低物料或产品遭受污染的风险。企业应当有整洁的生产环境;厂区的地面、路面及运输等不应当对药品的生产造成污染;生产、行政、生活和辅助区的总体布局应当合理,不得互相妨碍;厂区和厂房内的人、物流走向应当合理。洁净厂房的设计,应当尽可能避免管理或监控人员不必要的进入。B级洁净区的设计应当能够使管理或监控人员从外部观察到内部的操作。厂房还应有适当的照明、温度、湿度和通风,确保生产和贮存的产品质量以及相关设备性能不会直接或间接地受到影响。厂房、设施的设计和安装应能够有效防止昆虫或其他动物进入。

2. **生产区的要求**　为降低污染和交叉污染的风险,厂房、生产设施和设备应当根据所生产药品的特性、工艺流程及相应洁净度级别要求合理设计、布局和使用,并应综合考虑药品的特性、工艺和预定用途等因素,确定厂房、生产设施和设备多产品共用的可行性,并有相应评估报告。生产区和贮存区应当有足够的空间,确保有序地存放设备、物料、中间产品、待包装产品和成品,避免不同产品或物料的混淆、交叉污染,避免生产或质量控制操作发生遗漏或差错。洁净区与非洁净区之间、不同级别洁净区之间的压差应当不低于10Pa。必要时,相同洁净度级别的不同功能区域(操作间)之间也应当保持适当的压差梯度。洁净区的内表面(墙壁、地面、天棚)应当平整光滑、无裂缝、接口严密、无颗粒物脱落,避免积尘,便于有效清洁,必要时应当进行消毒。

3. **生产特殊性质药品的要求** 高致敏性药品(如青霉素类)或生物制品(如卡介苗或其他用活性微生物制备而成的药品),必须采用专用和独立的厂房、生产设施和设备。青霉素类药品产尘量大的操作区域应当保持相对负压,排至室外的废气应当经过净化处理并符合要求,排风口应当远离其他空气净化系统的进风口;生产内酰胺结构类药品、性激素类避孕药品必须使用专用设施(如独立的空气净化系统)和设备,并与其他药品生产区严格分开;生产某些激素类、细胞毒性类、高活性化学药品应当使用专用设施(如独立的空气净化系统)和设备;特殊情况下,如采取特别防护措施并经过必要的验证,上述药品制剂则可通过阶段性生产方式共用同一生产设施和设备;上述空气净化系统,其排风应当经过净化处理。

4. **仓储区的要求** 仓储区应当有足够的空间,确保有序存放待验、合格、不合格、退货或召回的原辅料、包装材料、中间产品、待包装产品和成品等各类物料和产品。其设计和建造应当确保良好的仓储条件,并有通风和照明设施。应当能够满足物料或产品的贮存条件(如温湿度、避光)和安全贮存的要求,并进行检查和监控。高活性的物料或产品以及印刷包装材料应当贮存于安全的区域。接收、发放和发运区域应当能够保护物料、产品免受外界天气(如雨雪天气)的影响。接收区的布局和设施应当能够确保到货物料在进入仓储区前可对外包装进行必要的清洁。应当有单独的物料取样区,其空气洁净度级别应当与生产要求一致。

5. **质量控制区的要求** 质量控制实验室通常应当与生产区分开。生物检定、微生物和放射性同位素的实验室还应当彼此分开。实验室的设计应当确保其适用于预定的用途,并能够避免混淆和交叉污染,应当有足够的区域用于样品处置、留样和稳定性考察样品的存放以及记录的保存。实验动物房应当与其他区域严格分开,其设计、建造应当符合国家有关规定,并设有独立的空气处理设施以及动物的专用通道。

6. **设备的要求** 设备的设计、选型、安装、改造和维护必须符合预定用途,应当尽可能降低产生污染、交叉污染、混淆和差错的风险,便于操作、清洁、维护,以及必要时进行的消毒或灭菌。生产设备不得对药品质量产生任何不利影响。与药品直接接触的生产设备表面应当平整、光洁、易清洗或消毒、耐腐蚀,不得与药品发生化学反应、吸附药品或向药品中释放物质。应当选择适当的清洗、清洁设备,并防止这类设备成为污染源。主要生产和检验设备都应当有明确的操作规程。生产设备应当在确认的参数范围内使用。已清洁的生产设备应当在清洁、干燥的条件下存放。

制药用水应当适合其用途,并符合《中国药典》(2020年版)的质量标准及相关要求。制药用水应当至少采用饮用水。纯化水、注射用水储罐和输送管道所用材料应当无毒、耐腐蚀;储罐的通气口应当安装不脱落纤维的疏水性除菌滤器;管道的设计和安装应当避免死角、盲管。纯化水、注射用水的制备、贮存和分配应当能够防止微生物的滋生。纯化水可采用循环,注射用水可采用70℃以上保温循环。应当对制药用水及原水的水质进行定期监测,并有相应的记录。

(五) 洁净区级别要求

洁净区可分为以下4个级别:

A级,也称高风险操作区,如灌装区、放置胶塞桶和与无菌制剂直接接触的敞口包装容器的区域及无菌装配或连接操作的区域,应当用单向流操作台(罩)维持该区的环境状态。

B级,指无菌配制和灌装等高风险操作A级洁净区所处的背景区域。

C级和D级,指无菌药品生产过程中重要程度较低操作步骤的洁净区。

各洁净级别对空气中悬浮粒子及微生物数目均有一定要求,具体见表 8-7 和表 8-8。

表 8-7 各级别空气悬浮粒子的标准规定表

| 洁净度级别 | 悬浮粒子最大允许数 /m³ | | | |
| --- | --- | --- | --- | --- |
| | 静态 | | 动态 | |
| | ≥0.5μm | ≥5.0μm | ≥0.5μm | ≥5.0μm |
| A 级 | 3 520 | 20 | 3 520 | 20 |
| B 级 | 3 520 | 29 | 352 000 | 2 900 |
| C 级 | 352 000 | 2 900 | 3 520 000 | 29 000 |
| D 级 | 3 520 000 | 29 000 | 不作规定 | 不作规定 |

表 8-8 洁净区微生物监测的动态标准

| 洁净度级别 | 浮游菌 /(cfu/m³) | 沉降菌 (φ90mm)/(cfu/4h) | 表面微生物 | |
| --- | --- | --- | --- | --- |
| | | | 接触 (φ55mm)/(cfu/碟) | 5 指手套 /(cfu/ 手套) |
| A 级 | <1 | <1 | <1 | <1 |
| B 级 | 10 | 5 | 5 | 5 |
| C 级 | 100 | 50 | 25 | — |
| D 级 | 200 | 100 | 50 | |

不同的洁净区域适合不同的操作,具体情况见表 8-9。

表 8-9 不同洁净度级别适合的生产操作示例

| 洁净度级别 | 生产操作 |
| --- | --- |
| 非最终灭菌产品的无菌生产操作: | |
| B 级背景下的 A 级 | 1. 处于未完全密封状态下产品的操作和转运,如灌封、分装、压塞、轧盖等。<br>2. 灌装前无法除菌过滤的药液或产品的配制。<br>3. 直接接触药品的包装材料、器具灭菌后的装配及处于未完全密封状态下的转运和存放。<br>4. 无菌原料药的粉碎、过筛、混合、分装 |
| B 级 | 1. 处于未完全密封状态下的产品置于完全密封容器内的转运。<br>2. 直接接触药品的包装材料、器具灭菌后处于密闭容器内的转运和存放 |
| C 级 | 1. 灌装前可除菌过滤的药液或产品的配制。<br>2. 产品的过滤 |
| D 级 | 直接接触药品的包装材料、器具的最终清洗、装配或包装、灭菌 |
| 最终灭菌产品生产操作: | |
| C 级背景下的局部 A 级 | 高污染风险产品灌装(或灌封) |
| C 级 | 1. 产品灌装(或灌封)。<br>2. 高污染风险产品配制和过滤。<br>3. 眼用制剂、无菌软膏剂、无菌混悬剂等的配制、灌装(或灌封)。<br>4. 直接接触药品的包装材料和器具最终清洗后的处理 |
| D 级 | 1. 轧盖。<br>2. 灌装前物料的准备。<br>3. 产品配制和过滤直接接触药品的包装材料和器具的最终清洗 |

续表

| 洁净度级别 | 生产操作 |
| --- | --- |
| 非灭菌原料药生产操作： | |
| D 级 | 精制、干燥、粉碎、包装等生产操作的暴露环境 |
| 生物制品生产操作： | |
| C 级 | 体外免疫诊断试剂的阳性血清的分装、抗原与抗体的分装 |
| D 级 | 1. 原料血浆的合并、组分分离、分装前的巴氏消毒。<br>2. 口服制剂其发酵培养密闭系统环境（暴露部分需无菌操作）。<br>3. 酶联免疫吸附试剂等体外免疫试剂的配液、分装、干燥、内包装 |

**课程思政讨论**

　　根据 GMP 的主要内容（如不同洁净级别的划分和要求、关键岗位人员资质及职责等）讨论药品生产企业应如何坚持质量第一、诚实守信的原则开展药品生产活动。

（六）物料与产品的要求

　　药品生产所用的原辅料、与药品直接接触的包装材料应当符合相应的质量标准，应当尽可能减少物料的微生物污染程度。必要时，物料的质量标准中应当包括微生物限度、细菌内毒素或热原检查项目。药品上直接印字所用油墨应当符合食用标准要求。进口原辅料应当符合国家相关的进口管理规定。应当建立物料和产品的操作规程，确保物料和产品的正确接收、贮存、发放、使用和运输，防止污染、交叉污染、混淆和差错。物料和产品的处理应当按照操作规程或工艺规程执行，并有记录。

　　原辅料、与药品直接接触的包装材料和印刷包装材料的接收应当有操作规程，所有到货物料均应当检查，以确保与订单一致，并确认供应商已经得到质量管理部门批准。物料的外包装应当有标签，并注明规定的信息。每次接收均应当有记录，内容包括：①交货单和包装容器上所注物料的名称；②企业内部所用物料名称和／或代码；③接收日期；④供应商和生产商（如不同）的名称；⑤供应商和生产商（如不同）标识的批号；⑥接收总量和包装容器数量；⑦接收后企业指定的批号或流水号；⑧有关说明（如包装状况）。

（七）文件管理的要求

　　文件是质量保证系统的基本要素。企业必须有内容正确的书面质量标准、生产处方和工艺规程、操作规程以及记录等文件。企业应当建立文件管理的操作规程，系统地设计、制定、审核、批准和发放文件。与本规范有关的文件应当经质量管理部门的审核。文件的内容应当与药品生产许可、药品注册等相关要求一致，并有助于追溯每批产品的历史情况。文件的起草、修订、审核、批准、替换或撤销、复制、保管和销毁等应当按照操作规程管理，并有相应的文件分发、撤销、复制、销毁记录。同时由适当的人员签名并注明日期。

　　文件应当分类存放、条理分明，便于查阅。复制原版文件时，不得产生任何差错；复制的文件应当清晰可辨。

　　上述所有活动均应当有记录，以保证可以追溯产品生产、质量控制和质量保证等活动。记录应当留有填写数据的足够空格。记录应当及时填写，内容真实，字迹清晰、易读，不易擦除。记录填写的任何更改都应当签注姓名和日期，并使原有信息仍清晰可辨。应当尽可能采用生产和检验设备自动打印的记录、图谱和曲线图等，并标明产品或样品的名称、批号和记录设备的信息，操作人应当签注姓名和日期。

每批药品应当有批记录,包括批生产记录、批包装记录、批检验记录和药品放行审核记录等与本批产品有关的记录。批记录应当由质量管理部门负责管理,至少保存至药品有效期后1年。质量标准、工艺规程、操作规程、稳定性考察、确认、验证、变更等其他重要文件应当长期保存。

(八) 生产管理的要求

所有药品的生产和包装均应当按照批准的工艺规程和操作规程进行操作并有相关记录,以确保药品达到规定的质量标准,并符合药品生产许可和注册批准的要求。应当建立划分产品生产批次的操作规程,生产批次的划分应当能够确保同一批次产品质量和特性的均一性。每批药品均应当编制唯一的批号。除另有法定要求外,生产日期不得迟于产品成型或灌装(封)前经最后混合的操作开始日期,不得以产品包装日期作为生产日期。不得在同一生产操作间同时进行不同品种和规格药品的生产操作,除非没有发生混淆或交叉污染的可能。在生产的每一阶段,应当保护产品和物料免受微生物和其他污染。生产期间使用的所有物料、中间产品或待包装产品的容器及主要设备、必要的操作室应当贴签标识或以其他方式标明生产中的产品或物料名称、规格和批号,如有必要,还应当标明生产工序。每次生产结束后应当进行清场,确保设备和工作场所没有遗留与本次生产有关的物料、产品和文件。下次生产开始前,应当对前次清场情况进行确认。应当尽可能避免出现任何偏离工艺规程或操作规程的偏差。一旦出现偏差,应当按照偏差处理操作规程执行。

知识链接

**生产中为防止污染和交叉污染所采取的措施**

①在分隔的区域内生产不同品种的药品;②采用阶段性生产方式;③设置必要的气锁间和排风,空气洁净度级别不同的区域应当有压差控制;④应当降低未经处理或未经充分处理的空气再次进入生产区导致污染的风险;⑤在易产生交叉污染的生产区内,操作人员应当穿戴该区域专用的防护服;⑥采用经过验证或已知有效的清洁和去污染操作规程进行设备清洁,必要时,应当对与物料直接接触的设备表面的残留物进行检测;⑦采用密闭系统生产;⑧干燥设备的进风应当有空气过滤器,排风应当有防止空气倒流装置;⑨生产和清洁过程中应当避免使用易碎、易脱屑、易发霉器具,使用筛网时,应当有防止因筛网断裂而造成污染的措施;⑩液体制剂的配制、过滤、灌封、灭菌等工序应当在规定时间内完成,软膏剂、乳膏剂、凝胶剂等半固体制剂以及栓剂的中间产品应当规定贮存期和贮存条件。

(九) 质量控制与质量保证要求

质量控制实验室的人员、设施、设备应当与产品性质和生产规模相适应。质量控制负责人应当具有足够的管理实验室的资质和经验,可以管理同一企业的一个或多个实验室。质量控制实验室的检验人员至少应当具有相关专业中专或高中以上学历,并经过与所从事的检验操作相关的实践培训且通过考核。质量控制实验室应配备《中国药典》、标准图谱等必要的工具书,以及标准品或对照品等相关的标准物质。应当分别建立物料和产品批准放行的操作规程,明确批准放行的标准、职责,并有相应的记录。

持续稳定性考察的目的是在有效期内监控已上市药品的质量,以发现药品与生产相关的稳定性问题(如杂质含量或溶出度特性的变化),并确定药品能够在标示的贮存条件下,符合质量标准的各项要求。其主要针对市售包装药品,但也需兼顾待包装产品。持续稳定性考察应当有考察方案,结果应当有报告。其时间应当涵盖药品有效期。持续稳定性考察方案内容包括:①每种规格、每个生产批量药品的考察批次数;②相关的物理、化学、微生物和生物学检验方法;③检验方法依据;④合格标准;⑤容器密封系统的描述;⑥试验间隔时间(测试时间点);⑦贮存条件;⑧检验项目,如检验项目少于成品质量标准所包含的项目,应当说明理由。

质量管理部门应当对所有生产用物料的供应商进行质量评估,会同有关部门对主要物料供应商(尤其是生产商)的质量体系进行现场质量审计,并对质量评估不符合要求的供应商行使否决权。

应当按照操作规程,每年对所有生产的药品按品种进行产品质量回顾分析,以确认工艺稳定可靠,以及原辅料、成品现行质量标准的适用性,及时发现不良趋势,确定产品及工艺改进的方向。应当考虑以往回顾分析的历史数据,还应当对产品质量回顾分析的有效性进行自检。

应当建立药品不良反应报告和监测管理制度,设立专门机构并配备专职人员负责管理。应当主动收集药品不良反应,对不良反应应详细记录、评价、调查和处理,及时采取措施控制可能存在的风险,并按照要求向药品监督管理部门报告;应当有专人及足够的辅助人员负责进行质量投诉的调查和处理,所有投诉、调查的信息应当向质量受权人通报。所有投诉都应当登记与审核,与产品质量缺陷有关的投诉,应当详细记录投诉的各个细节,并进行调查。

### (十)无菌药品灭菌方式及要求

无菌药品应当尽可能采用加热方式进行最终灭菌,可采用湿热、干热、离子辐射、环氧乙烷或过滤除菌的方式进行灭菌。每一种灭菌方式都有其特定的适用范围,灭菌工艺必须与注册批准的要求相一致,且应当经过验证。

热力灭菌通常有湿热灭菌和干热灭菌,应当符合以下要求:①在验证和生产过程中,用于监测或记录的温度探头与用于控制的温度探头应当分别设置,设置的位置应当通过验证确定。每次灭菌均应记录灭菌过程的时间温度曲线。采用自控和监测系统的,应当经过验证,保证符合关键工艺的要求。自控和监测系统应当能够记录系统以及工艺运行过程中出现的故障,并有操作人员监控。应当定期将独立的温度显示器的读数与灭菌过程中记录获得的图谱进行对照。②可使用化学或生物指示剂监控灭菌工艺,但不得替代物理测试。③应当监测每种装载方式所需升温时间,且从所有被灭菌产品或物品达到设定的灭菌温度后开始计算灭菌时间。④应当有措施防止已灭菌产品或物品在冷却过程中被污染。除非能证明生产过程中可剔除任何渗漏的产品或物品,任何与产品或物品相接触的冷却用介质(液体或气体)都应当经过灭菌或除菌处理。

辐射灭菌与环氧乙烷灭菌具体要求见表8-10。

表8-10　辐射灭菌与环氧乙烷灭菌要求

| 灭菌种类 | 辐射灭菌 | 环氧乙烷灭菌 |
| --- | --- | --- |
| 具体要求 | ①经证明对产品质量没有不利影响的,方可采用辐射灭菌。辐射灭菌应当符合《中国药典》和注册批准的相关要求。②辐射灭菌工艺应当经过验证。验证方案应当包括辐射剂量、辐射时间、包装材质、装载方式,并考察包装密度变化对灭菌效果的影响。③辐射灭菌过程中,应当采用剂量指示剂测定辐射剂量。④生物指示剂可作为一种附加的监控手段。⑤应当有措施防止已辐射物品与未辐射物品的混淆。在每个包装上均应有辐射后能产生颜色变化的辐射指示片。⑥应当在规定的时间内达到总辐射剂量标准。⑦辐射灭菌应当有记录 | ①环氧乙烷灭菌应当符合《中国药典》和注册批准的相关要求。②灭菌工艺验证应当能够证明环氧乙烷对产品不会造成破坏性影响,且针对不同产品或物料所设定的排气条件和时间,能够保证所有残留气体及反应产物降至设定的合格限度。③应当采取措施避免微生物被包藏在晶体或干燥的蛋白质内,保证灭菌气体与微生物直接接触。应当确认被灭菌物品的包装材料的性质和数量对灭菌效果的影响。④被灭菌物品达到灭菌工艺所规定的温度、湿度条件后,应当尽快通入灭菌气体,保证灭菌效果。⑤每次灭菌时,应当将适当的、一定数量的生物指示剂放置在被灭菌物品的不同部位,监测灭菌效果,监测结果应当纳入相应的批记录。⑥每次灭菌记录的内容应当包括完成整个灭菌过程的时间、灭菌过程中腔室的压力、温度和湿度、环氧乙烷的浓度及总消耗量。应当记录整个灭菌过程的压力和温度,灭菌曲线应当纳入相应的批记录。⑦灭菌后的物品应当存放在受控的通风环境中,以便将残留的气体及反应产物降至规定的限度内 |

**（十一）药品批次划分原则**

无菌药品和原料药品批次的划分依据不同的标准,具体情况如下:①大(小)容量注射剂以同一配液罐最终一次配制的药液所生产的均质产品为一批;同一批产品如用不同的灭菌设备或同一灭菌设备分次灭菌的,应当可以追溯。②粉针剂以一批无菌原料药在同一连续生产周期内生产的均质产品为一批。③冻干产品以同一批配制的药液使用同一台冻干设备在同一生产周期内生产的均质产品为一批。④眼用制剂、软膏剂、乳剂和混悬剂等以同一配制罐最终一次配制所生产的均质产品为一批。⑤连续生产的原料药,在一定时间间隔内生产的在规定限度内的均质产品为一批。⑥间歇生产的原料药,可由一定数量的产品经最后混合所得的在规定限度内的均质产品为一批。

**（十二）术语的解释**

规范附则部分对一些用语的含义作出界定与解释。①物料:指原料、辅料和包装材料等。原辅料则指除包装材料之外,药品生产中使用的任何物料。②文件:包括质量标准、工艺规程、操作规程、记录、报告等。③批记录:用于记述每批药品生产、质量检验和放行审核的所有文件和记录,可追溯所有与成品质量有关的历史信息。④批:经一个或若干加工过程生产的、具有预期均一质量和特性的一定数量的原辅料、包装材料或成品。为完成某些生产操作步骤,可能有必要将一批产品分成若干亚批,最终合并成为一个均一的批。在连续生产情况下,批必须与生产中具有预期均一特性的确定数量的产品相对应,批量可以是固定数量或固定时间段内生产的产品量,如口服或外用的固体、半固体制剂在成型或分装前使用同一台混合设备一次混合所生产的均质产品为一批;口服或外用的液体制剂以灌装(封)前经最后混合的药液所生产的均质产品为一批。⑤洁净区:需要对环境中尘粒及微生物数量进行控制的房间(区域),其建筑结构、装备及其使用应当能够减少该区域内污染物的引入、产生和滞留。⑥操作规程:经批准用来指导设备操作、维护与清洁、验证、环境控制、取样和检验等药品生产活动的通用性文件,也称标准操作规程。⑦验证:证明任何操作规程(或方法)、生产工艺或系统能够达到预期结果的一系列活动。

---

**知识链接**

### GMP 与 ISO9000 族标准的比较

1. GMP 与 ISO9000 族标准的共性

(1) 目的一致:GMP 与 ISO9000 族标准的最终目的都是保证产品质量,确保产品质量持续、稳定地符合一定的要求。

(2) 特点相同:两者都强调"预防为主";都强调质量及质量管理应持续改进,不断修订和完善相应的质量标准和要求。

(3) 检查方相同:都强调由有资格的第三方对质量体系进行认证,并接受认证机构的监督检查。

2. GMP 与 ISO9000 族标准的区别

(1) 性质不同:绝大多数国家或地区的 GMP 都具有法律效应,强制企业实行;而 ISO9000 族标准则是推荐性的技术标准,不具有强制企业实行的效力。

(2) 适用范围不同:ISO9000 族标准适用于各类产品和各行业,不是专门为某一具体的工业行业或经济部门制订的,具有较强的通用性;GMP 则只适用于药品生产企业,是专门为药品生产企业制定的,对药品生产过程中的质量管理和质量保证的指导具有较强的针对性、专用性和可操作性。

---

**药师考点**

药品生产质量管理规范与要求。

## 本 章 小 结

本章对从事药品生产、药品生产许可、现行 GMP 和附录的重要内容作了详细介绍,现将本章内容小结如下:

1. 质量管理是指在质量方面指挥和控制组织的协调活动。

2. 药品生产是指将原料加工制备成能供医疗用的药品的过程。其特点有:①产品的种类和规格多、消耗大;②机械化、自动化程度要求高;③生产过程卫生要求严格;④产品质量基线要求高;⑤生产质量管理法制化。

3. 药品生产企业是指生产药品的专营企业或者兼营企业。其具有以下几方面特征:①药品生产企业属知识技术密集型企业;②药品生产企业同时也是资本密集型企业;③药品生产企业是多品种分批次的生产;④药品生产过程的组织是以流水线为基础的小组生产。

4. 药品上市许可持有人的法定代表人及主要负责人应当对药品质量全面负责并履行相应职责;药品生产企业法定代表人及主要负责人应当对本企业的药品生产活动全面负责并履行相应职责。

5. "药品生产许可证"分正本和副本,其内容有许可事项和登记事项两类。

6. 我国现行的《药品生产质量管理规范》(2010 年修订)包括总则、质量管理、机构与人员、厂房与设施、设备、物料与产品、确认与验证、文件管理、生产管理、质量控制与质量保证、委托生产与委托检验、产品发运与召回、自检及附则,共计十四章,313 条。

## 思 考 题

1. 药品生产有何特点? 药品生产企业具有什么特征?

2. 从事药品生产的要求有哪些?

3. GMP 有何特点? 我国现行 GMP 中对人员有何要求?

4. 简述现行 GMP 对生产区和质量控制区的规定。

5. 变更"药品生产许可证"许可事项有何规定?

6. 简述药品生产企业、药品上市许可持有人的法定代表人及主要负责人应的职责。

7. 简述"药品生产许可证"的管理要点。

8. 我国现行 GMP 的主要内容有哪些?

9. 我国现行 GMP 中的洁净区域是如何划分的?

## 课 程 实 践

【实践名称】 参观符合 GMP 要求的药品生产车间。

【实践目的】 根据本章第三节中"药品 GMP 的主要内容"确定一个实地参观、见习的企业,通过收集、整理该制药公司药品生产管理相关资料,实地参观该企业药品生产过程,总结药品生产过程中 GMP 的相关要求。

【实践内容】 检索、查阅相关网站、杂志、报刊,收集所需信息,初步了解选定的制药企业药品生产管理的概况,拟定实地参观、见习的主题,参观、见习方案(参观项目、参观方式等),参观、见习步骤,实施与小结。

【实践安排】

1. 查阅相关文献、期刊及报纸,收集资料,讨论拟定选题及方案。

2. 集中进行参观、见习。

3. 绘制参观企业一种产品(或剂型)的生产流程图。

4. 撰写见习报告,将参观企业生产环节与 GMP 相应条款进行比较分析。

【实践测试】　教师批阅见习报告之后,根据报告的内容予以点评。

第八章
目标测试

（冯变玲）

# 第九章

# 药品经营监督管理

第九章
教学课件

0901

### 学习目标

通过本章的学习,学生可了解药品经营管理的主要内容与重要性,熟悉药品经营许可管理、药品流通监督管理、药品经营质量管理、互联网药品交易管理等方面的规定,能够自觉遵守经营管理的法规,并在实际学习工作中加以应用。

1. **掌握**　药品经营许可管理;药品经营质量管理;药品流通监督管理的主要规定。
2. **熟悉**　互联网药品交易管理。
3. **了解**　申领"药品经营许可证"的程序;药品批发与药品零售企业的管理区别;电子商务的含义及交易模式。

### 问题导入

**黄某违法经营药品案**

　　被告人黄某为牟取非法利益,在未取得"药品经营许可证"等相关证照的情况下,以××市××区××新城××栋××室为经营场所,通过物流快递的方式从其"上线"马某等人处购进"脑心通胶囊"等药品,再以"医药保健商行"名义或者个人的名义,通过物流公司将药品销往各地的药房。被告人黄某非法购进药品金额共计人民币 486.38 万元(含公安机关扣押的尚未销售的价值人民币 15.30 万元的药品),其中已非法销售的药品金额共计人民币 514.91 万元,非法获利共计 43.82 万元。

　　请阅读以上材料,思考并讨论:

(1) 此案是否属于药监部门的查处范围?

(2) 黄某经营药品的行为违反了《药品管理法》的哪些规定? 应如何处罚?

## 第一节　药品经营管理概述

　　由于药品的特殊性,药品经营管理既有普通商品经营管理活动规律的共性,又独具特征。从其本质来看,药品经营管理既是药品服务具体化过程也是质量管理具体化过程。国际社会和各国政府十分重视药品的经营活动,对药品经营进行了严格的监督管理,积极倡导经营者应遵循药品管理的各项规定,以保障人们用药安全、有效、经济和适当。

### 一、药品销售渠道概述

　　市场是商品交易的场所,又称销售渠道或流通渠道。是实质性的商品交易活动发生地,它使商品交易成为可能。药品销售渠道包括药品批发企业(商)、零售药房、医院药房等。

（一）药品销售渠道的概念与类型

药品销售渠道又称为药品流通渠道,是指药品从生产者转移到消费者手中所经过的途径。在商品生产条件下,药品生产企业生产的药品,不是为了自己消费,而是为了满足健康、医疗市场的需要。只有通过流通过程使商品被消费者接受,才能实现产品价值,从而保证药品生产企业的生产过程顺利进行。由于现代化社会商品经济的发展,药品销售渠道已成为沟通生产者和消费者必不可少的纽带。

药品销售渠道由一系列销售机构组成,这些销售机构通过分工协作,完成各自的任务,最终在满足用户需要的同时各得其所。药品销售渠道有四种类型:第一种是药品生产企业自己的销售体系,它们在法律上和经济上并不独立,财务和组织受企业控制,并且只能经销本企业生产的药品,不得销售其他企业的药品,不得从事药品批发业务;第二种是独立的销售系统,它们在法律上和经济上都是独立的具有独立法人资格的经济组织,必须首先以自己的资金购买药品,取得药品的所有权,然后才能出售,医药批发公司和社会药房便是这种机构;第三种是没有独立法人资格,经济上由医疗机构统一管理的医疗机构药房,它们以自己的资金购买药品,取得药品的所有权,然后凭医师处方分发出售给患者,如医院药房、初级医疗卫生保健机构的药房或调配室等;第四种是受企业约束的销售系统,它们在法律上是独立的,但经济上通过合同形式受企业约束,如医药代理商等。随着电子商务的不断成熟,我国互联网药品交易发展迅速,网上药店作为一种新型的药品销售渠道,逐渐走入大众的生活。在我国,网上售药必须具有药品监管部门核发的"互联网药品交易服务资格证"。凡是向个人消费者零售药品的,首先应当是实体药品零售连锁企业,符合自建网站审批管理规定。取得在网上售药资质的企业,都应该在自己网站的醒目位置上标注资格证书编号,供消费者查询核实。由于药品本身的特殊性以及相关政策条件的限制约束,医药电商的门槛较高。我国网上药店仍处于起步摸索阶段,有许多方面仍需不断发展和完善。

（二）药品销售渠道的构成与特点

1. 药品销售渠道的构成　药品从生产企业到消费者,企业可以有多种途径选择。但是由于受法律、医疗保障制度、药品类型、购买对象不同的限制,药品销售渠道的构成及特点也有差别。药品销售渠道最基本的构成有两种形式,即直接销售和间接销售。

（1）直接销售:是指药品生产企业不经流通领域等中间环节,直接将药品销售给消费者——患者。法律规定可以直接销售的药品仅限于该企业生产的非处方药,其形式主要是通过该企业的门市部销售。直接销售的另一种形式,是在城乡集贸市场上药民可以直接销售自采自种的中药材。还有一种形式是医疗机构配制的医疗机构制剂由医疗机构直接销售给患者。

（2）间接销售:是指生产企业通过流通领域的中间环节,如药品批发商和零售商、医疗机构等把药品销售给消费者——患者。间接销售是药品销售中普遍采用的形式。

目前,间接销售的主要形式是药品招标。药品招标是指招标采购机构发出药品招标通知,说明采购的药品名称、规格、数量及其他条件,邀请药品投标人（卖方）在规定的时间、地点按照一定的程序进行投标的一种交易行为。招标的药品一定要先按照国家有关规定履行项目审批手续,取得批准招标,在一定范围内公开采购药品的条件和要求,邀请众多投标人参加投标,并按照规定程序从中选择交易对象。

药品招标程序、药品招标方式等内容见本书"第十章　医疗机构药事管理"。

2. 药品销售渠道的特点　首先,药品销售受严格的法律控制。根据药事法律和法规的规定,处方药只能由执业医师根据病情开具处方,由药师调配分发销售给患者。处方药和甲类非处方药,均须由持有"药品经营许可证"的销售机构才能调配、销售给患者。乙类非处方药可以在零售药房和经批准的普通商店销售。另外,一些国家的医疗保障制度中还规定了可以报销药品的销售渠道。其次,药品销售渠道较其他商品复杂得多,从渠道构成来看,药品销售渠道较长,处方药销售还必须经过医

**"两票制"实施范围与相关管理规定(拓展阅读)**

师这一环节。最后,药品生产企业与中间商(批发商和零售商)的关系密切。因为药品销售过程是药品服务具体化过程,药品信息与药品密不可分,而药品信息的流通是双向的,从而使得企业与中间商的关系非常密切。

## 二、药品经营企业的经营方式和范围

### (一) 经营方式

目前,我国药品监督管理部门核准的药品经营方式有批发、零售连锁、零售三种。

1. **药品批发经营**    是指将购进的药品销售给药品生产企业、药品经营企业、医疗机构的经营行为。

2. **药品零售连锁经营**    是指经营同类药品、使用统一商号的若干门店,在同一总部的管理下,采取统一采购配送、统一质量标准、采购同销售分离、实行规模化管理经营的一种组织形式。

3. **药品零售经营**    是指将购进的药品直接销售给最终消费者的经营行为。

### (二) 经营范围

《药品经营许可证管理办法》规定药品经营企业的经营范围包括:麻醉药品、精神药品、医疗用毒性药品;生物制品;中药材、中药饮片、中成药、化学原料药及其制剂、抗生素原料药及其制剂、生化药品。

从事药品零售的,应先核定经营类别,确定申办人经营处方药或非处方药、乙类非处方药的资格,并在经营范围中予以明确,再核定具体经营范围。

麻醉药品、精神药品、医疗用毒性药品、放射性药品和预防性生物制品的核定按照国家特殊药品管理和预防性生物制品管理的有关规定执行。

## 三、药品流通概述

### (一) 药品流通的概念和特点

1. **药品流通的概念**    药品流通(drugs distribution)是从整体来看药品从生产者转移到患者的活动、体系和过程,包括了药品流、货币流、药品所有权流和药品信息流。药品流通的概念不同于药品买卖、药品市场营销,属于宏观经济范畴。

2. **药品流通的特点**    与其他商品流通相比,药品流通具有很多特点,主要体现在以下几方面。

(1) 要求严格保证药品质量:在药品流通过程中有关药品质量的最低要求是禁止假劣药品流通,始终保持药品质量符合国家药品标准,始终保持药品包装、标识物(标签、说明书)符合法定要求。

(2) 药品品种、规格、批次很多:这对流通过程中药品分类储存的准确无误与及时分发,都造成更大的难度。

(3) 对销售人员和销售机构的要求高:药品与其他消费品不同,其专业技术性很强,从采购到分发都必须有执业药师参与管理、指导,有的关键环节执业药师将直接操作。处方药还必须根据执业医师处方调配销售。在流通全过程所提供的药学服务,只有合格的药师才能完成。

(4) 药品定价和价格控制难度大:生产经营企业期望获得高利润,患者期望获得质高价廉的药品,国家能承担的补助只能与经济水平相适应。还有一些人企图介入药品流通领域牟取非法暴利。诸多社会因素致使药品价格主要通过市场形成的同时,还必须有政府的宏观调控与监管。

(5) 药品广告宣传内容要求高:虚假、误导的药品广告将产生影响人们生命健康的严重后果,因此,药品广告的要求远远高于其他商品广告。

### (二) 药品流通监督管理的历史发展

药品流通的监督管理是指政府有关部门根据国家药事法规、标准、制度,对药品流通这一环节的药品质量、药学服务质量、药品销售机构的质量保证体系及药品广告、药品价格进行监督管理活动的总称。

据史料记载,我国对药品监督管理的法律法规、制度、标准,最早都源于对药品市售交易的管理。我国古代,自唐宋以来药业兴旺,药品市场交易日益活跃。公元 659 年唐朝政府组织编修的《新修本草》,被规定为医师必修书目,成为药材买卖时判断药品真伪优劣的依据,实质上发挥了国家药品标准的作用,被后人誉为世界最早的国家药典。公元 976—982 年,宋朝对进口药品贸易作了多项规定,如"诸蕃国香药珍宝,不得私相市易"。公元 982 年宣布解除香木等 37 种药材进口禁令,并公布乳香等 8 种药材由国家专卖。公元 1076 年,宋朝举办"卖药所",开创了官办药品销售机构的先河。历代的刑律中多有禁止销售毒药、禁止游医沿街售药的规定,以及误用药、卖错药致人死亡判刑的规定。

从世界医药历史来看,最早的医药分业始于药业发达的意大利,当时的药业主要是药品贸易业,即医药商业。13 世纪后欧洲的社会药房逐渐发展起来,政府为了管理药房颁布了《药师法》,其主要内容规定了受过什么训练的人才可以经营管理药房,以及销售药品的规则。至近代,药品贸易日益发达,有关药品流通监督管理的立法也越来越多。1906 年美国政府为了解决各州间药品贸易问题,国会通过并颁布了《联邦食品、药品法》,这是世界上最早的一部药品监督管理综合性法律。20 世纪 50 年代,美国为解决药品贸易中的分类管理问题,通过并颁布了《DurhamHumphrey 修正案》,开始了零售药品按处方药与非处方药分类管理的制度。20 世纪各国制定颁布的药品法、药事法中还普遍规定了经营药品的许可证制度。

自从磺胺、青霉素问世,化学药物治疗得到发展,大批新化学药品研制成功,药品企业迅速发展。这些企业以营利为基础的运行机制,导致药品流通秩序混乱问题日益增多,决定了国家与有关部门需要有一套监管方法,制止可能发生的越轨行为。各国政府通过制定修订法律、法规,加强行业管理,以及政府行政干预等多种办法加强药品流通过程及体系的监督管理。1988 年世界卫生大会通过《药品推销的道德准则》,1994 年世界卫生大会通过"阻止不道德的药品促销和加强确保获得安全、有效、经济药品的努力"的决议,反映了建立药品流通秩序是药品行业全球化的一个目标。

### (三) 我国药品流通领域的现状

自 20 世纪 90 年代起,我国药品监督管理体制发生了一系列深刻变化,购销政策放开,企业自主权扩大,逐步形成了一个开放式、多渠道、少环节和跨地区、跨层次收购供应的市场格局,促使药品流通领域的企业迅速增加,同时无序竞争和过度竞争的加剧也使整个医药行业面临困境。

2000 年以后,药品流通领域的市场化进程加快,为了保证人民用药安全、及时、有效,国家进一步深化药品流通领域改革,组建医药集团公司,推动企业联合,大力推行总经销和总代理,加快城乡网点建设、切实把农村用药纳入国有主渠道的供应范围,零售药店实行规模化、连锁化经营等。

商务部发布《2021 年药品流通行业运行统计分析报告》显示:截至 2021 年年底,全国共有"药品经营许可证"持证企业 60.97 万家。其中,批发企业 1.34 万家。零售连锁总部 6 596 家、下辖门店33.74 万家,零售单体药店 25.23 万家。

截至 2021 年年底,全国药店总数为 58.97 万家,连锁率达 57.21%。我国头部连锁药房市场占有率逐年提升,排名前十的连锁企业市场占有率从 2015 年的 13.56% 提升至 2020 年的 26.97%。

药品零售行业市场规模增速放缓、利润下滑。2021 年,全国药品零售市场规模 4 696 亿元,增速为 3.21%。

### 药师考点

1. 药品的经营方式、经营类别范围。
2. 药品的销售渠道及其构成。
3. 药品流通的监督管理的概念

## 第二节 药品经营与流通监督管理

### 一、药品经营许可管理

#### (一) 药品经营许可管理概述

我国对药品经营实行许可证制度。《中华人民共和国药品管理法》(以下简称《药品管理法》)规定,开办药品经营企业必须取得"药品经营许可证",无"药品经营许可证"的,不得经营药品。为加强药品经营许可工作的监督管理,2004年2月4日国家药品监督管理局发布了《药品经营许可证管理办法》,自2004年4月1日起施行。《药品经营许可证管理办法》对"药品经营许可证"的申请与审批、变更与换发、监督检查等方面作出了规定。

2013年5月15日,《国家食品药品监督管理总局主要职责、内设机构和人员编制规定》(简称《国家食品药品监督管理总局"三定"方案》)将药品经营行政许可与药品经营质量管理规范认证两项行政许可逐步整合为一项行政许可。

#### (二) 申领"药品经营许可证"的条件

药品批发、零售企业申领"药品经营许可证",应当遵循合理布局和方便群众购药的原则,同时具备以下条件:①具有依法经过资格认定的药学技术人员;②具有与所经营药品相适应的营业场所、设备、仓储设施、卫生环境;③具有与所经营药品相适应的质量管理机构或者人员;④具有保证所经营药品质量的规章制度。除此之外,药品批发、零售企业还需满足以下具体条件,见表9-1。

表9-1 "药品经营许可证"申请条件

| 企业类型 | 申请"药品经营许可证"应具备的条件 |
| --- | --- |
| 药品批发企业 | (1) 具有保证所经营药品质量的规章制度。<br>(2) 企业、企业法定代表人或企业负责人、质量管理负责人无《药品管理法》第75条、第82条规定的情形。<br>(3) 具有与经营规模相适应的一定数量的执业药师,质量管理负责人具有大学以上学历,且必须是执业药师。<br>(4) 具有能够保证药品储存质量要求的、与其经营品种和规模相适应的常温库、阴凉库、冷库。<br>(5) 具有独立的计算机管理信息系统,能覆盖企业内药品的购进、储存、销售以及经营和质量控制的全过程。<br>(6) 符合《药品经营质量管理规范》(GSP)对药品经营各环节及软、硬件的要求 |
| 药品零售企业 | (1) 具有保证所经营药品质量的规章制度。<br>(2) 经营处方药、甲类非处方药的药品零售企业,必须配有执业药师或者其他依法经过资格认定的药学技术人员。<br>(3) 经营乙类非处方药的药品零售企业,以及农村乡镇以下地区设立药品零售企业的,应当按照《药品管理法实施条例》的规定配备业务人员,有条件的应当配备执业药师。<br>(4) 企业、企业法定代表人、企业负责人、质量负责人无《药品管理法》规定情形的。<br>(5) 具有与所经营药品相适应的营业场所、设备、仓储设施以及卫生环境;在超市等其他商业企业内设立零售药店的,必须具有独立的区域。<br>(6) 具有能够配备满足当地消费者所需药品的能力,并能保证24小时供应 |

#### (三) 申领"药品经营许可证"的程序

药品批发(零售)企业申领"药品经营许可证"的具体程序见图9-1。

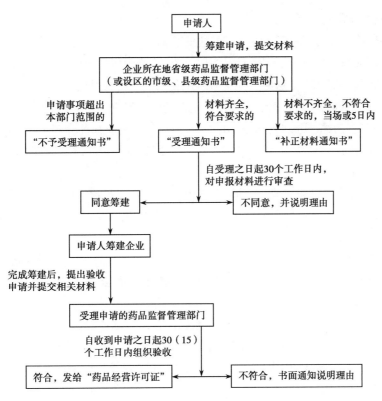

图 9-1　药品批发（零售）企业申领"药品经营许可证"的程序

（四）"药品经营许可证"的变更与换发

1. "药品经营许可证"变更的种类　"药品经营许可证"变更分为许可事项变更和登记事项变更。许可事项变更是指经营方式、经营范围、注册地址、仓库地址（包括增减仓库）、企业法定代表人或负责人以及质量负责人等事项的变更；登记事项变更是指上述事项以外的其他事项的变更。

2. 变更许可证的程序　变更许可事项的，持证企业应当在许可事项发生变更 30 天前，向原发证机关申请"药品经营许可证"变更登记；变更登记事项的，持证企业应在工商行政管理部门核准变更后 30 日内，向原发证机关申请"药品经营许可证"变更登记。

3. 许可证有效期　"药品经营许可证"有效期为 5 年。有效期届满，需要继续经营药品的，持证企业应在有效期届满前 6 个月内，向原发证机关申请换发"药品经营许可证"。

（五）监督检查

药品监督管理部门应加强对"药品经营许可证"持证企业的监督检查，监督检查的内容主要包括企业名称、经营地址、仓库地址、企业法定代表人（企业负责人）、质量负责人、经营方式、经营范围、分支机构等重要事项的执行和变动情况；企业经营设施设备及仓储条件变动情况；企业实施 GSP 的情况；发证机关需要审查的其他有关事项。监督检查的方式包括书面检查、现场检查以及书面与现场检查相结合。

## 二、药品流通监督管理

（一）药品流通监督管理概述

1. 严格经营药品的准入控制　所谓准入控制是指批发或零售药品必须经政府有关部门审批；规定审批的法定程序、设置批发或零售药品机构的最低条件；发给准予批发或零售药品的法定证照等。例如我国、日本、英国等许多国家的《药品管理法》中，都明确规定了开办药品批发企业、零售药房实行许可证制度。美国的《全美标准州药房法》明确指出，所有从事药品销售的机构（包括医疗机构药房）都须经州药房委员会审批、注册登记，并定期审核。日本针对零售药房的复杂性，将其分为 5 种经营许可证,各类型药品经营商均不得超范围经营。

2. 制定实施《药师法》或《药房法》,配备执业药师　《药师法》是药事法中历史最悠久的法规,目前已有许多国家颁布了《药师法》或《药房法》。《药师法》中所规定的执业药师(注册药师)主要是社会药房药师和医院药房药师。这两类药房必须配备依法注册取得执照的执业药师,否则就不能开设药房或不能调配、销售处方药。执业药师的职责是药品从研制到使用的过程中,确保药品质量、安全、有效的重要保障。为此,实施《药师法》的国家,执业药师主要在社会药房和医院药房工作,如美国17万名药师,89%在各类药房工作;日本15万名药师,70%在药品流通环节工作;英国4.4万名药师,68%在各类药房工作。

3. 推行药品流通质量管理规范　受推行GMP的影响,一些国家由行业协会出面制定实施药品流通质量管理规范。我国在该方面起步较晚,一些制度、体系仍在摸索当中。国外一些发展较成熟的药品流通质量管理规范主要有以下几个。

(1) GDP:英国皇家药学会根据英国《药品法》第66条规定,于1979年制定发布了"Guide to Good Dispensing Practice",简称GDP。该规范包括合理的房屋、设备、清洁卫生、药品及物料管理及其他等五部分。英国的GDP对欧洲及原英属国家影响较大。

(2) GSP:日本医药批发业联合会于1976年制定发布了"Good Supply Practice",译为"医药品供应质量管理规范",简称GSP,该规范是日本药品批发企业质量管理的基本准则,共包括定义、环境、设施设备、机构与人员、培训、环境卫生、储存管理、质量管理、发货管理、运货管理、自我监督及其他等12个方面。

(3) GPP:国际药学联合会(International Pharmaceutical Federation,FIP)于20世纪90年代初制定的"Good Pharmacy Practice",译为"优良药房管理"或"药房质量管理规范",简称GPP。1993年FIP在东京会议上向各国政府与药学团体,特别是社会药房、医院药房推荐实行GPP,以保障用药安全、提高药学水平、提供优质服务。GPP的要点是:①药师在任何情况下必须首先考虑患者的福利;②药房活动的核心是供应药品和其他卫生保健产品,给患者提供适宜的用药信息,并指导其用药,监测用药效果;③药师贡献不可缺少的部分是促进处方的合理、经济和使用合适的药品;④药房的各个组成与成果分工明确并切实交流合作。

《优良药房工作规范》对药学服务内容的规定(拓展阅读)

(4) GPPP:*Good Pharmaceutical Procurement Practices*,译为"药品采购管理规范",是WHO的正式出版物。

(二)《药品流通监督管理办法》的主要内容

为加强药品监督管理,规范药品流通秩序,保证药品质量,2007年1月31日国家药品监督管理局颁布《药品流通监督管理办法》(下简称《办法》),自2007年5月1日实施。《办法》共五章47条,对药品生产、经营企业购销药品和医疗机构购进、储存药品作出的规定。

1. 药品生产、经营企业购销药品应遵守的规定

(1) 药品的购销行为由企业负责,承担法律责任。

(2) 加强药品销售人员管理:药品生产、经营企业应当对销售人员进行培训,建立培训档案,加强管理,对其销售行为作出具体规定。违反者给予警告,并限期改正;逾期不改正的,给予罚款。

(3) 关于购销药品的场所、品种的规定:药品生产企业不得在核准的地址以外的场所储存或者现货销售药品;只能销售本企业生产的药品,不得销售本企业受委托生产的或者他人生产的药品;不得以展示会、博览会、交易会、订货会、产品宣传会等方式现货销售药品;不得为他人以本企业的名义经营药品提供场所或资质证明文件;禁止非法收购药品。

药品经营企业应当按照"药品经营许可证"许可的经营范围经营药品,未经审核同意,不得改变经营方式;不得在核准的地址以外的场所储存或者现货销售药品;不得为他人以本企业的名义经营药品提供场所、资质证明文件或票据等便利条件;不得以博览会等方式现货销售药品;不得购进和销售

医疗机构配制的制剂。禁止非法收购药品。

药品生产、经营企业违反上述规定的,按照《药品管理法》规定对违反许可证管理行为进行处罚。

(4) 资质证明文件和销售凭证:药品生产企业、药品批发企业销售药品时,应当提供下列资料。加盖本企业原印章的"药品生产许可证"或"药品经营许可证"和营业执照的复印件、所销售药品的批准证明文件复印件、"销售人员授权书"复印件。销售人员应当出示授权书原件及本人身份证原件,供药品采购方核实。

药品生产企业、经营企业(包括零售企业)销售药品时应当开具销售凭证(标明供货单位名称、药名、生产厂商、批号、数量、价格等)。采购药品时,应索要、查验、留存资质证明文件,索取留存销售凭证,应当保存至超过药品有效期1年,不得少于3年。

违反上述规定的给予警告、罚款。

(5) 其他规定:①药品生产、经营企业不得为从事无证生产、经营药品者提供药品。②药品零售企业应当凭处方销售处方药;当执业药师或者其他依法认定的药学技术人员不在岗时,停止销售处方药和甲类非处方药。③药品说明书要求低温、冷藏储存的药品应按规定运输、储存。④药品生产、经营企业不得向公众赠送处方药或者甲类非处方药。不得采用邮售、互联网交易等方式直接向公众销售处方药。违反上述规定者给予警告、罚款。

2. 医疗机构购进、储存药品的监管

(1) 医疗机构药房应具备的软、硬件条件:①具有与所使用药品相适应的场所、设备、仓储设施和卫生环境;②配备相应的药学技术人员;③设立药品质量管理机构或者配备质量管理人员;④建立药品保管制度。

(2) 药品购进的规定:①招标采购。医疗机构以集中招标方式采购药品的,应当遵守《药品管理法》《药品管理法实施条例》及有关规定。②检查验收制度。医疗机构购进药品,必须建立并执行进货检查验收制度,并建有真实完整的药品购进记录。③记录凭证。药品购进记录必须注明药品的通用名称、生产厂商(中药材标明产地)、剂型、规格、批号、生产日期、有效期、批准文号、供货单位、数量、价格、购进日期。药品购进记录必须保存至超过药品有效期1年,但不得少于3年。

(3) 药品储存与养护的规定:医疗机构储存药品,应当制定和执行有关药品保管、养护的制度,并采取必要的冷藏、防冻、防潮、避光、通风、防火、防虫、防鼠等措施,保证药品质量;医疗机构应当将药品与非药品分开存放,中药材、中药饮片、化学药品、中成药应分别储存、分类存放。

(4) 禁止性规定:医疗机构和计划生育技术服务机构不得未经诊疗直接向患者提供药品。医疗机构不得采用邮售、互联网交易等方式直接向公众销售处方药。

---

**药师考点**

1. 药品经营(批发、零售)许可的申请和审批。
2. "药品经营许可证"的管理。
3. 禁止无证经营、禁止销售假劣药和其他不得从事的经营活动。
4. 购销药品应遵守的规定和要求。
5. 购销人员的管理。
6. 购销记录、销售凭证的管理。

---

## 第三节　药品经营质量管理规范

《药品经营质量管理规范》(Good Supply Practice,GSP)是针对药品经营活动的特点,为在流通环节中确保药品质量而制定的一套系统的、科学的质量保证措施和管理规范,是药品经营管理和质量控制的基本准则。在我国药品经营企业中推行 GSP,并且严格按照 GSP 的要求经营药品,是在药品经营环节保证药品质量并从整体上提高我国药品经营企业素质的重要措施,监督药品经营企业实施 GSP 是药品监督管理工作的重要内容。

为加强药品经营质量管理,保证人民用药安全、有效,2000 年 4 月 30 日国家药品监督管理局颁布了在 GSP(1992 年版)的基础上重新修订的《药品经营质量管理规范》,2000 年 7 月 1 日起正式施行。2000 年 11 月,国家药品监督管理局发布《药品经营质量管理规范实施细则》和《药品经营质量管理规范认证管理办法》。

随着药品经营市场的不断发展,GSP(2000 年版)存在的不足之处突显。国家药品监督管理局于 2009 年启动 GSP 修订工作,2013 年 1 月 22 日由卫生部颁布了新修订的 GSP,并自 2013 年 6 月 1 日起施行。该部 GSP 强化了质量管理体系要求,提升了药品流通企业经营管理和质量控制要求。为此,国务院药品监督管理部门为 GSP(2013 年版)设置了 3 年过渡期,到 2016 年规定期限后,对仍不能达到要求的企业,将依据《药品管理法》的有关规定停止其药品经营活动。2016 年 7 月,国家食品药品监督管理总局修改了《药品经营质量管理规范》,调整了相应规定。

## 一、GSP 概述

### (一) GSP 的概念

《药品经营质量管理规范》是针对药品流通过程中的药品运输、计划采购、购进验收、储存、销售及售后服务等环节制定的保证药品符合质量标准的一整套质量管理体系。GSP 是药品经营管理和质量控制的基本准则,是企业在药品采购、储存、销售、运输等环节采取的有效质量控制措施,其核心是通过严格的管理制度来约束企业的行为,对药品经营环节进行全面、全员、全过程质量控制,保证向用户提供优质的药品。

### (二) GSP 的适用范围

GSP 的适用范围是中华人民共和国境内经营药品的专营或者兼营企业。药品经营企业应当严格执行 GSP,在药品采购、储存、销售、运输等环节采取有效的质量控制措施,确保药品质量。药品生产企业销售药品、药品流通过程中其他涉及储存与运输药品的,也应当符合 GSP 相关要求。

### (三) GSP 的特点

1. 基础性　GSP 是药品经营质量管理的法定最低要求,它不是最严格的、最好的或是企业根本无法达到的高要求、高标准,而是保证药品经营质量的最低标准。任何一个国家的 GSP 都不能把只有少数企业做得到的一种标准作为全国所有企业的强制性要求。当然企业也可以在超越 GSP 的基础上进行经营,制定自身的企业标准。

2. 原则性　GSP 的条款是原则性条款,仅指明了要求达到的目标,而没有列出如何达到这些目标的解决方法,企业要根据自身经营的实际情况依照 GSP 法规严格执行。至于如何达到这些要求,企业可以自主选择,根据不同的经营范围和经营方式而采取相应的方法。

3. 时效性　GSP 法规的制定要密切联系经营企业的实际,而经营企业的实际质量水平又与国家的医药科技和经济发展水平相适应。也就是说 GSP 法规具有鲜明的时效性,需要根据实际情况进行定期或不定期的修改或补充。

### (四) GSP 的框架

GSP(2016 年版)共 4 章 184 条。

第一章"总则",阐明了 GSP 制定的依据和目的、规范、药品经营企业经营行为要遵循该规范和基本准则。

第二章"药品批发的质量管理",主要包括质量管理体系、组织机构与质量管理职责、人员与培训、质量管理体系文件、设施与设备、校准与验证、计算机系统、采购、收货与验收、储存与养护、销售、出库、运输与配送等内容。

第三章"药品零售的质量管理",主要包括质量管理与职责、人员管理、文件、设施与设备、采购与验收、销售管理、售后管理等内容。

第四章"附则",包括符合药品零售连锁企业、批发企业、零售企业的规定,规范术语含义,其他组织经营药品的管理主体等内容。

## 二、药品批发的质量管理

### (一)质量管理体系

1. 明确质量管理体系的内涵　质量管理体系包括三部分,一是质量方针与质量目标;二是关键要素,即机构、人员、设施设备、质量管理体系文件及相应的计算机系统等;三是质量管理活动,主要开展质量策划、质量控制、质量保证、质量改进和质量风险管理等活动。

2. 重视质量管理体系内审　质量管理体系内审包括三方面,一是定期的质量管理体系全面内审,对质量管理体系运行情况进行审计;二是质量管理体系关键要素重大变化的专项内审,特别是计算机系统升级时需要专项内审;三是内审情况分析,依据分析结论制定相应的质量管理体系改进措施,不断提高质量控制水平,保证质量管理体系持续有效运行。

3. 企业应当对药品流通过程中的质量风险进行评估、控制,对药品供货单位、购货单位的质量管理体系进行评价,确认其质量保证能力和质量信誉。

4. 强调全员质量管理　即企业应当全员参与质量管理,各部门、岗位人员应当正确理解并履行职责,承担相应质量责任。

### (二)组织机构与质量管理职责

1. 机构与岗位设定的原则　企业应当设立与其经营活动和质量管理相适应的组织机构或者岗位,明确规定其职责、权限及相互关系。

2. 企业负责人的职责　企业负责人是药品质量的主要责任人,全面负责企业日常管理,负责提供必要的条件,保证质量管理部门和质量管理人员有效履行职责,确保企业实现质量目标并按照本规范要求经营药品。

3. 质量负责人的职责　质量负责人应当由高层管理人员担任,全面负责药品质量管理工作,独立履行职责,在企业内部对药品质量管理具有裁决权。

4. 质量管理部门职责　质量管理部门应当有效开展质量管理工作,其职责不得由其他部门及人员履行。

### (三)人员与培训

1. 关键岗位人员资质要求　企业关键岗位人员的资质要求见表9-2。

表9-2　药品批发企业关键岗位人员资质要求

| 人员 | 资质要求 |
| --- | --- |
| 负责人 | 大学专科以上学历或者中级以上专业技术职称,经过基本的药学专业知识培训,熟悉有关药品管理的法律法规及本规范 |
| 质量负责人 | 大学本科以上学历、执业药师资格和3年以上药品经营质量管理工作经历,在质量管理工作中具备正确判断和保障实施的能力 |
| 质量管理部门负责人 | 执业药师资格和3年以上药品经营质量管理工作经历,能独立解决经营过程中的质量问题 |
| 质量管理人员 | 药学中专或者医学、生物、化学等相关专业大学专科以上学历或者具有药学初级以上专业技术职称 |

续表

| 人员 | 资质要求 |
|------|---------|
| 验收、养护人员 | 药学或者医学、生物、化学等相关专业中专以上学历或者具有药学初级以上专业技术职称 |
| 采购人员 | 药学或者医学、生物、化学等相关专业中专以上学历 |
| 销售、储存人员 | 高中以上文化程度 |
| 中药材、中药饮片验收人员 | 中药学专业中专以上学历或者具有中药学中级以上专业技术职称 |
| 中药材、中药饮片养护人员 | 中药学专业中专以上学历或者具有中药学初级以上专业技术职称 |
| 直接收购地产中药材的验收人员 | 中药学中级以上专业技术职称 |
| 经营疫苗企业负责疫苗质量管理和验收人员 | 预防医学、药学、微生物学或者医学等专业本科以上学历及中级以上专业技术职称,并有 3 年以上从事疫苗管理或者技术工作经历 |

2. **人员培训**    企业应当对各岗位人员进行与其职责和工作内容相关的岗前培训和继续培训,内容包括相关法律法规、药品专业知识及技能、质量管理制度、职责及岗位操作规程等。

3. **健康检查**    质量管理、验收、养护、储存等直接接触药品岗位的人员应当进行岗前及年度健康检查,并建立健康档案。

**(四)质量管理体系文件**

1. **质量管理体系文件**    质量管理体系文件与质量管理文件不同,应当包括药品经营管理与质量控制的全过程,包括质量管理制度、部门及岗位职责、操作规程、档案、报告、记录和凭证等。

2. 文件应当标明题目、种类、目的以及文件编号和版本号。文字应当准确、清晰、易懂。文件应当分类存放,便于查阅。企业应当定期审核、修订文件,使用的文件应当为现行有效的文本,已废止或者失效的文件除留档备查外,不得在工作现场出现。企业应当保证各岗位获得与其工作内容相对应的必要文件,并严格按照规定开展工作。

**(五)硬件设施**

1. **经营场所**    应当具有与其药品经营范围、经营规模相适应的经营场所。

2. **仓库**    ①药品储存作业区、辅助作业区应当与办公区和生活区分开一定距离或者有隔离措施。②库房的规模及条件应当满足药品的合理、安全储存,做到库房内外环境整洁,无污染源,库区地面硬化或者绿化;库房内墙、顶光洁,地面平整,门窗结构严密;库房有可靠的安全防护措施,能够对无关人员进入实行可控管理,防止药品被盗、替换或者混入假药;有防止室外装卸、搬运、接收、发运等作业受异常天气影响的措施。③药品与地面之间有效隔离的设备,避光、通风、防潮、防虫、防鼠等设备,有效调控温湿度及室内外空气交换的设备,自动监测、记录库房温湿度的设备,照明设备,用于零货拣选、拼箱发货操作及复核的作业区域和设备,包装物料的存放场所,验收、发货、退货的专用场所,不合格药品专用存放场所等。④经营中药材、中药饮片的,应当有专用的库房和养护工作场所。

3. **药品运输**    运输药品应当使用封闭式货物运输工具,运输冷藏、冷冻药品的冷藏车及车载冷藏箱、保温箱应当符合药品运输过程中对温度控制的要求。冷藏车具有自动调控温度、显示温度、存储和读取温度监测数据的功能;冷藏箱及保温箱具有外部显示和采集箱体内温度数据的功能。储存、运输设施设备的定期检查、清洁和维护应当由专人负责,并建立记录和档案。

4. **设备验证**    企业应当对冷库、储运温湿度监测系统以及冷藏运输等设施设备进行使用前验证、定期验证及停用时间超过规定时限的验证。企业应当根据相关验证管理制度,形成验证控制文件,包括验证方案、报告、评价、偏差处理和预防措施等。

**(六)对计算机系统的要求**

企业应当建立能够符合经营全过程管理及质量控制要求的计算机系统,实现药品可追溯。

企业计算机系统应当符合以下要求：

(1) 有支持系统正常运行的服务器和终端机。

(2) 有安全、稳定的网络环境，有固定接入互联网的方式和安全可靠的信息平台。

(3) 有实现部门之间、岗位之间信息传输和数据共享的局域网。

(4) 有药品经营业务票据生成、打印和管理功能。

(5) 有符合本规范要求及企业管理实际需要的应用软件和相关数据库。

应该保证各类数据的录入、修改、保存等操作符合授权范围、操作规程和管理制度的要求，保证数据原始、真实、准确、安全和可追溯。计算机系统运行中涉及企业经营和管理的数据应当采用安全、可靠的方式储存并按日备份，备份数据应当存放在安全场所，记录类数据的保存时限应当符合要求。

**(七) 经营各环节质量控制要求**

1. 采购　企业的采购活动应当确定供货单位的合法资格，确定所购入药品的合法性，核实供货单位销售人员的合法资格，与供货单位签订质量保证协议，对供货单位质量管理体系进行评价，对药品的供应渠道进行动态跟踪。

2. 收货　收货员应对到货药品逐批进行收货，核实运输方式，对照随货同行单(票)和采购记录核对药品，做到票、账、货相符。冷藏、冷冻药品到货时，应当对其运输方式及运输过程的温度记录、运输时间等质量控制状况进行重点检查并记录。不符合温度要求的应当拒收。

3. 验收　验收员对每次到货药品进行逐批抽样验收，查验同批号的检验报告书，对抽样药品的外观、包装、标签、说明书以及相关的证明文件等逐一进行检查、核对；验收结束后，应当将抽取的完好样品放回原包装箱，加封并标示。对实施电子监管的药品，企业应当按规定进行药品电子监管码扫码，并及时将数据上传至中国药品电子监管网系统平台。

4. 储存与养护　企业应当根据药品的质量特性对药品进行合理储存、养护，采用计算机系统对库存药品的有效期进行自动跟踪和控制，采取近效期预警及超过有效期自动锁定等措施，防止过期药品销售。对库存药品定期盘点，做到账、货相符。

5. 销售　企业应当将药品销售给合法的购货单位，并对购货单位的证明文件、采购人员及提货人员的身份证明进行核实，保证药品销售流向真实、合法，并做到票、账、货、款一致。

6. 出库　药品出库时应当对照销售记录进行复核，建立出库复核记录，并附加盖企业药品出库专用章原印章的随货同行单(票)。

7. 运输与配送　企业应当严格执行运输操作规程，并采取有效措施保证运输过程中的药品质量与安全。委托其他单位运输药品的，应当对承运方运输药品的质量保障能力进行审计，索取运输车辆的相关资料，并与承运方签订运输协议，明确药品质量责任、遵守运输操作规程和在途时限等内容。

8. 售后管理　企业应当加强对退货的管理，保证退货环节药品的质量和安全，防止混入假冒药品；加强投诉管理，并做好投诉记录，将投诉及处理结果等信息记入档案，以便查询和跟踪；履行召回义务，承担药品不良反应监测和报告工作。

### 三、药品零售的质量管理

**(一) 质量管理与职责**

1. 质量管理体系　企业应当按照有关法律法规及《药品经营质量管理规范》的要求制定质量管理文件，开展质量管理活动，确保药品质量；企业应当具有与其经营范围和规模相适应的经营条件，包括组织机构、人员、设施设备、质量管理文件，并按照规定设置计算机系统。

2. 企业负责人是药品质量的主要责任人，负责企业日常管理，负责提供必要的条件，保证质量管理部门和质量管理人员有效履行职责，确保企业按照本规范要求经营药品。

（二）对人员管理的要求

1. 各类人员的资质要求　见表9-3。

表9-3　药品零售企业各类人员资质要求

| 人员 | 资质要求 |
| --- | --- |
| 法定代表人或者企业负责人 | 执业药师 |
| 处方审核人员 | 执业药师 |
| 质量管理、验收、采购人员 | 药学或者医学、生物、化学等相关专业学历或者具有药学专业技术职称 |
| 中药饮片质量管理、验收、采购人员 | 中药学中专以上学历或者具有中药学专业初级以上专业技术职称 |
| 营业员 | 高中以上文化程度或者符合省级食品药品监督管理部门规定的条件 |
| 中药饮片调剂人员 | 中药学中专以上学历或者具备中药调剂员资格 |

2. 人员培训　各岗位人员应当接受相关法律法规及药品专业知识与技能的岗前培训和继续培训；企业应当按照培训管理制度制订年度培训计划并开展培训，使相关人员能正确理解并履行职责；培训工作应当做好记录并建立档案；企业应当为销售特殊管理的药品、国家有专门管理要求的药品、冷藏药品的人员接受相应培训提供条件，使其掌握相关法律法规和专业知识。

3. 健康检查　企业应当对直接接触药品岗位的人员进行岗前及年度健康检查，并建立健康档案；患有传染病或者其他可能污染药品的疾病的，不得从事直接接触药品的工作。

（三）质量管理文件

1. 质量管理文件包括质量管理制度、岗位职责、操作规程、档案、记录和凭证等，并对质量管理文件定期审核、及时修订。

2. 应当采取措施确保各岗位人员正确理解质量管理文件的内容，保证质量管理文件有效执行。

3. 质量管理岗位、处方审核岗位的职责不得由其他岗位人员代为履行。

4. 企业应当建立药品采购、验收、销售、陈列检查、温湿度监测、不合格药品处理等相关记录，做到真实、完整、准确、有效和可追溯。

5. 通过计算机系统记录数据时，相关岗位人员应当按照操作规程，通过授权及密码登录计算机系统，进行数据的录入，保证数据原始、真实、准确、安全和可追溯。

6. 电子记录数据应当以安全、可靠方式定期备份。

（四）零售设施与设备

1. 企业的营业场所应当与其药品经营范围、经营规模相适应，并与药品储存、办公、生活辅助及其他区域分开。营业场所应当具有相应设施或者采取其他有效措施，避免药品受室外环境的影响，并做到宽敞、明亮、整洁、卫生。

2. 营业场所应当配备货架、柜台、监测、调控温度、药品拆零销售所需的调配工具等营业设备。

3. 企业应当建立能够符合经营和质量管理要求的计算机系统，并满足药品电子监管的实施条件。

（五）零售质量控制

1. 采购　采购药品要进行合法性审核。

2. 收货　药品到货时，收货人员应当按采购记录，对照供货单位的随货同行单（票）核实药品实物，做到票、账、货相符。

3. 验收　按规定的程序和要求对到货药品逐批进行验收。

4. 陈列　①按剂型、用途以及储存要求分类陈列，并设置醒目标志。②药品放置于货架（柜），摆放整齐有序，避免阳光直射。③处方药、非处方药分区陈列，并有处方药、非处方药专用标识。④处方药不得采用开架自选的方式陈列和销售。⑤外用药与其他药品分开摆放。⑥拆零销售的药品集中存放于拆零专柜或者专区。⑦第二类精神药品、毒性中药品种和罂粟壳不得陈列。⑧冷藏药品放置在冷藏设备中,按规定对温度进行监测和记录,并保证存放温度符合要求;中药饮片柜斗谱的书写应当正名正字。⑨装斗前应当复核,防止错斗、串斗。⑩应当定期清斗,防止饮片生虫、发霉、变质;不同批号的饮片装斗前应当清斗并记录;经营非药品应当设置专区,与药品区域明显隔离,并有醒目标志。

5. 销售　①处方经执业药师审核后方可调配;②对处方所列药品不得擅自更改或者代用,对有配伍禁忌或者超剂量的处方,应当拒绝调配,但经处方医师更正或者重新签字确认的,可以调配;③调配处方后经过核对方可销售;④处方审核、调配、核对人员应当在处方上签字或者盖章,并按照有关规定保存处方或者其复印件;⑤销售近效期药品应当向顾客告知有效期;⑥销售中药饮片做到计量准确,并告知煎服方法及注意事项;⑦提供中药饮片代煎服务,应当符合国家有关规定。

6. 售后管理　除药品质量原因外,药品一经售出,不得退换。

### 四、其他经营质量管理要求

2013 年 10 月 23 日,国家食品药品监督管理总局发布了冷藏、冷冻药品的储存与运输管理,药品经营企业计算机系统,温湿度自动监测,药品收货与验收和验证管理等 5 个附录,作为《药品经营质量管理规范》配套文件。药品 GSP 附录属于规范性附录类别,是药品 GSP 内容不可分割的部分,可以视为药品 GSP 正文的附加条款,与药品 GSP 正文条款具有同等效力。

1.《冷藏、冷冻药品的储存与运输管理》　共 13 条,对冷链药品的设施设备配置、人员条件、制度建设、质量追溯提出了具体的工作要求,明确了冷库、冷藏车及冷藏箱的技术指标,细化了操作规程,强调了人员培训,是药品经营企业开展冷链药品储存、运输管理的基本准则和操作标准。

2.《药品经营企业计算机系统》　共 22 条,对药品流通各环节采用计算机管理的流程作业、功能设定、规范操作、质量控制进行具体规定,在硬件、软件和人员职责等方面都做了细化,详细地规定了系统的硬件设施和网络环境的要求,对关键岗位人员职责进行了明确,确保各环节人员严格按规范作业,杜绝违规操作,控制和防范质量风险,确保药品经营质量,并可以实现药品质量的全程有效追溯和企业经营行为的严格控制。

3.《温湿度自动监测》　共 17 条,对药品储运温湿度自动监测系统的监测功能、数据安全管理、风险预警与应急、系统安装与操作等进行了具体规定,明确了系统的硬件组成、测点精度和布点密度,强调了系统的独立性,防止因断电等故障因素影响系统正常运行或造成数据丢失。对于测点的安装位置、校准以及设施设备的维护也提出了具体的要求,确保了系统各项功能的有效实现和药品温湿度数据的有效追溯。

4.《药品收货与验收》　共 19 条,明确了到货验收时检查的具体内容,强调了冷藏、冷冻药品到货时应当检查的项目,明确了到货药品与采购记录不符等情况的处理办法,细化了退货药品的管理措施,对实施电子监管的药品及验收记录等内容也做了详细的规定,使企业在实际操作中,能更好地掌握和实施药品 GSP。

5.《验证管理》　共 12 条,对于验证的范围、参数标准、设备条件、实施项目、具体操作、数据分析、偏差处理及风险控制、质量控制文件编制、验证结果应用等都进行了具体规定。对于我国的药品经营企业来说,验证是一项全新的工作。该附录详细地提出了验证方案的制订、验证项目的确定以及验证方案的实施等内容,并具体明确了冷库、冷藏车、冷藏箱(保温箱)和温湿度自动监测系统的验证项目。

# 第四节　药品电子商务

## 一、电子商务及药品电子商务概述

### (一)电子商务概述

　　随着科技的发展,人类的生活面临着翻天覆地的变化,人类进入了互联网社会,互联网革命所带来的翻天覆地的变化就是电子商务。电子商务正在改变全球的经济,改变市场和行业结构,改变产品、服务以及他们的配送形式,改变消费行为和客户价值。电子商务主要讨论的是人们如何利用互联网开展交易,它主要通过电子方式买卖商品、服务和信息,还包括利用电子化形式进行沟通交流、在线协同作业、远程学习以及电子政务等。电子商务正深深影响着商务活动,影响着人们的工作,更影响着人们的行为方式。

　　1. **电子商务的内涵**　电子商务是指利用计算机技术、网络技术和远程通信技术,实现整个商务(买卖)过程中的电子化、数字化和网络化。电子商务造就了一个虚拟的市场交换场所。电子商务是一种采用先进信息技术的买卖方式;是"现代信息技术"和"商务"的集合;是一种理念,而非简单的采用电子设施完成商务活动。有观点认为,电子商务不仅仅是在线商品、服务的买卖,而且还包括客户服务、与商业合作伙伴的协调、合作,利用网络开展学习活动,以及组织内部的信息交换和沟通等。

　　电子商务具有以下基本特征:超越时空的特点,突破传统商务受时间、空间限制及交易的地域和时段局限的缺点;电子商务是一个动态的、不断更新的信息流,具有传统商务无法比拟的优越性和生命力;电子商务不仅具有动态特征,而且具有交互性,还具有系统性、社会性、层次性等基本特点。

　　2. **电子商务的交易模式**　电子商务的交易模式主要按照交易形式或是参与者之间的关系(企业内部、企业间及企业与消费者之间)来分类,一般而言,可分为以下几种基本模式。

　　(1)企业对企业电子商务:即"B to B"(business to business,B2B),参与者是企业或其他形式的组织,企业通过使用网络,来寻找最佳合作伙伴,完成从交易磋商、订购到结算的全部交易行为。

　　(2)企业对顾客电子商务:即"B to C"(business to customer,B2C),是顾客利用因特网直接参与交易活动的形式,指的是企业向个体消费者销售产品和服务。

　　(3)顾客与顾客或个人与个人之间的电子商务:即"C to C"(customer to customer,C2C),是个人通过网络进行信息交换,是顾客直接与其他的顾客进行交易。如发 E-mail 及文本转输、网上个人物品拍卖等,这是电子商务最基本的形式,主要包括网上商店和网上拍卖两种。

　　(4)顾客对企业电子商务。即"C to B"(customer to business,C2B)指的是个人通过互联网将产品、服务销售给组织,还有一种情况就是个体消费者寻找商家,委托商家将自己产品、服务销售出去。

(5) 企业内部电子商务:通过防火墙,公司将自己的内部网(Intranet)与Internet隔离,企业内部网是一种有效的商务工具,它可以用来自动处理商务操作及工作流,增加对重要系统和关键数据的存取,共享经验,共同解决客户问题,并保持组织间的联系。一个行之有效的企业内部网可以带来如下好处:增加商务活动处理的敏捷性,对市场状况能更快地做出反应,能更好地为客户提供服务。

### (二)医药电子商务概述

医药行业是我国四大重点技术创新产业之一,是一个技术密集程度高、投入多、效益好、风险大的国际性产业,同时,医药行业也是世界公认的容易发展电子商务的行业。随着互联网的普及和电子商务的迅猛发展,医药电子商务将是信息时代医药流通的未来之路,通过web技术、电子商务技术,建立一个覆盖整个医药购销过程的虚拟市场,使得药品流通中的买方和卖方平等地面对一个公平透明的市场渠道,医药行业进行电子商务化,发展医药电子商务是大势所趋。

1. **药品电子商务的含义及特性**　一般认为,医药电子商务是指药品生产者、经营者或使用者,通过信息网络系统以电子数据信息交换的方式进行并完成各种商务活动和相关的服务活动。医药电子商务是以电子平台运营商为桥梁,建立医药生产企业——物流公司——医院(药房、药库)——银行直接联系的模式,能够实现药品的信息流、物流、资金流的"三流"完全统一。随着现代信息网络技术的迅猛发展,药品交易行为从单一的柜台式销售向柜台与电子商务网络平台相结合的形式发展是必然的主流趋势。

药品电子商务作为医药电子商务的一个分支,是指药品生产者、经营者、使用者,通过信息网络系统,以电子数据信息交换的方式进行并完成各种商务活动或服务活动。药品电子商务旨在通过互联网电子平台,建立起医药生产企业、物流、医院药房(药库)直接的联系,使医药信息流、物流、资金流"三流"合一,从而达到降低费用、提高效率的目的。

由于医药行业是国家监管非常严格的特殊行业,药品是一种特殊的商品,药品质量、用药安全直接关系到人们的身体健康和生命安全,因此,对药品的流通监管尤为重要。互联网的普及打破了药品的传统流通渠道限制,药品通过互联网进行交易、流通已经绕过了传统的监管体系,使原有的监管体系在互联网环境下起不到作用。因此,药品的电子商务活动,与一般的电子商务交易有其特殊之处,国家对药品销售的监管就严格许多,并对这一行业的准入设置了较高门槛。另外,由于药品具有治病救人的特点,所以药品电子商务物流要有高时效性。

2. **药品电子商务的发展现状**　美国是药品电子商务开展较早的国家,经过十多年的发展,不断深入和完善,已经形成了B2B、B2C、第三方医药电子商务交易平台(公共交易平台)等多种形式并存的局面,并且通过发达的第三方物流网络完成药品的分销与配送。在欧洲,欧洲药剂师协会下属的药店90%以上都开展网上药品预订服务,网上医药交易十分普遍。与国外医药电子商务发达的国家比较,我国医药电子商务显得起步较晚、发展滞后、进程缓慢。在电子商务总体发展良好的态势下,医药电子商务的发展情况却不容乐观。

21世纪以来,医药行业的快速发展以及政策层面的利好,促进了医药电子商务的迅速发展。2014年,医药电商行业有两家企业获得融资;2015年,获得融资的医药电商企业快速增加。据数据显示,2014年中国医药B2C市场最大的亮点在移动端,移动端购药APP产生了2.9亿元的销售额。手机购药APP的下载安装量已近千万,手机端WAP购药网站销售每年保持倍数增长。

医药电商在移动端上的布局主要有三种类型:一类是垂直医药电商企业延伸布局移动端,开拓移动电商业务;一类是互联网科技公司开发APP应用,试图解决医院处方流转、药店引流或药品配送服务;还有一类是垂直医药电商企业试图跨界移动医疗。而基于移动端发展的O2O(online to offline,指将线下商务的机会与互联网的技术结合在一起,让互联网成为线下交易的前台,同时起到推广和成交的作用。),也毫无悬念地成为了2015年医药电商领域的一大热点。电商战场必然在移动端,而O2O

模式是医药电商目前分食处方药市场的最适模式。当前,医药电商的发展仍将以移动端和O2O为重,医药电商移动端将呈倍数增长。

3. 药品电子商务的交易模式

(1) B2B交易模式:这一模式主要是指医药企业之间、医药企业和医院药房之间通过互联网以电子化方式进行交易。这种交易模式是数字化的电子交易模式,在药品电子商务中主要表现为药品在线招标与网上采购。药品集中招标采购和我国的药品流通行业最终走进B2B交易场是必然的发展趋势。B2B药品交易场是交易平台覆盖全行业的垂直交易系统。它能够将所有具备条件的买方和卖方聚集到一个虚拟的中心交易场所,以动态的价格进行药品在线交易。B2B交易场不同于一般的招标代理机构。它不从属于买方或卖方,是独立的第三方交易系统,为买方和卖方提供双向服务,并致力于维护交易各方利益的均衡。B2B交易场也不同于一般的B2B电子商务系统,它是网络覆盖范围极其广泛的行业电子商务系统,是一个完全开放、公开、公平、公正的虚拟药品市场,进入这个市场的买方和卖方都是B2B交易场运营商的战略合作伙伴。

我国医药卫生行业建立B2B交易场系统的探索已经起步。现已开发的数据中心系统和交易中心系统开始在医疗机构药品集中招标采购过程中推广应用,并已取得初步成效。B2B交易场提供的独立的第三方交易平台已经受到越来越广泛的欢迎。医疗机构药品集中招标采购制度的建立,将为B2B药品交易场的推广应用提供巨大的市场机遇。

(2) B2C交易模式:这种交易模式主要是药品零售商或医药企业对广大消费者之间的模式,主要表现形式为网上药店,运作形式主要是网上店铺平台运作模式。

> **知识链接**
>
> ### 互联网上有资格向个人销售非处方药的网站
>
> 　　根据《互联网药品交易服务审批暂行规定》,从事互联网药品交易服务的企业必须通过食品药品监督管理部门的审查验收并取得"互联网药品交易服务机构资格证书"。提供互联网药品交易服务的企业必须在其网站首页显著位置标明互联网药品交易服务机构资格证书号码。互联网药品交易服务机构资格证书有效期为5年。
>
> 　　向个人消费者提供互联网药品交易服务的企业只能在网上销售本企业经营的非处方药,不得向其他企业或者医疗机构销售药品。
>
> 　　根据国家药品监督管理总局统计,经药品监管部门批准,可向个人消费者提供互联网药品交易服务的网上药店已达342家。

## 二、互联网药品交易服务管理规定

我国药品电子商务已开始发展,为了规范互联网药品交易活动,加强药品流通的监管,保证人们用药安全、有效、经济、适当。2005年,国家药品监督管理局制定并公布了《互联网药品交易服务审批暂行规定》(以下简称《规定》)。《规定》共37条,主要内容包括:互联网药品交易服务的定义、类别和审批部门;各类别企业应具备的条件;申报审批程序;法律责任等。

(一) 定义、类别和审批部门

1. 互联网药品交易服务的定义　互联网药品交易服务是指通过互联网提供药品(包括医疗器械、直接接触药品的包装材料和容器)交易服务的电子商务。上述定义表明,互联网药品交易服务就是药品电子商务。药品范围不仅包括人用医药,还包括医疗器械和直接接触药品的包材。

2. 互联网药品交易服务的类别　互联网药品交易服务分为三类:第一类是为药品生产企业、药品经营企业与医疗机构之间的互联网药品交易提供的服务;第二类为药品生产、批发企业通过自身网站与本企业成员之外的其他企业进行的互联网药品交易;第三类为向个人消费者提供的互联网药品交易服务。

3. 审批部门　国家食品药品监督管理部门和省级药监部门。

（二）各类互联网药品交易服务企业应具备的条件

互联网药品交易服务的类型不同,提供互联网药品交易服务的主体应当具备的条件也有所不同,见表9-4。

表 9-4　互联网药品交易服务企业应具备的条件

| 类别 | 共同应具备的条件 | 分别具备的条件 |
|---|---|---|
| 第一类 | （1）提供互联网药品交易服务的网站已获得从事互联网药品信息服务的资格。<br>（2）具有健全的管理机构,具备网络与交易安全保障措施以及完整的管理制度。<br>（3）具有完整保存交易记录的设施、设备。<br>（4）具备网上查询,生成订单、电子合同等基本交易服务功能 | （1）依法设立的企业法人。<br>（2）拥有与开展业务相适应的场所、设施、设备,并具备自我管理和维护的能力。<br>（3）具有保证上网交易资料和信息的合法性、真实性的完善的管理制度、设备与技术措施。<br>（4）具有保证网络正常运营和日常维护的计算机专业技术人员,具有健全的企业内部管理机构和技术保障机构。<br>（5）具有药学或者相关专业本科学历,熟悉药品、医疗器械相关法规的专职专业人员组成的审核部门负责网上交易的审查工作 |
| 第二类 | | （1）具有与开展业务相适应的场所、设施、设备,并具备自我管理和维护的能力。<br>（2）具有保证网上交易的资料和信息的合法性、真实性的完善管理制度、设施、设备与技术措施 |
| 第三类 | | （1）依法设立的药品连锁零售企业。<br>（2）对上网交易的品种有完整的管理制度与措施。<br>（3）具有与上网交易的品种相适应的药品配送系统。<br>（4）具有执业药师负责网上实时咨询,并有保存完整咨询内容的设施、设备及相关管理制度。<br>（5）从事医疗器械交易服务,应当配备拥有医疗器械相关专业学历、熟悉医疗器械相关法规的专职专业人员 |

（三）申报与审批程序

从事互联网药品交易服务的企业必须经过审查验收,取得"互联网药品交易服务机构资格证书"。验收标准和资格证书由国家药品监督管理部门统一制定。资格证书有效期为5年。

为药品生产企业、药品经营企业与医疗机构之间互联网药品交易提供服务的企业,由国家药监局审批;其他两类由省级药品监督管理部门审批。

具体申请与审批见图9-2。

（四）行为规范

1. 从事为药品生产企业、经营企业与医疗机构之间的互联网药品交易提供服务的企业,不得参与药品生产、经营;不得与行政机关、医疗机构、药品生产、经营企业之间存在隶属关系和其他经济利益关系。

2. 通过自身网站与本企业成员之外的其他企业进行互联网药品交易的药品生产企业、药品批发企业,只能交易本企业生产或经营的药品,不得利用自身网站提供其他互联网药品交易服务。

3. 向个人消费者提供互联网药品交易服务的企业,只能在网上销售本企业经营的非处方药,不得向其他企业或者医疗机构销售药品。

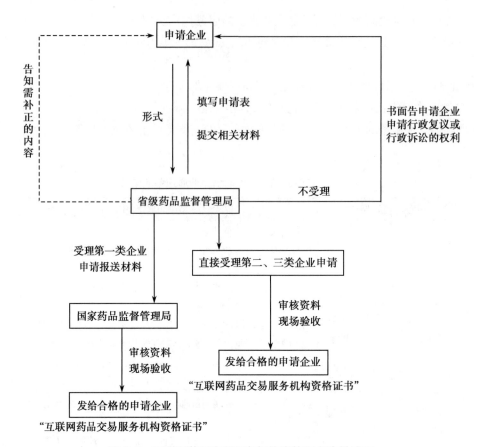

**图 9-2    互联网药品交易服务机构资格证书审批流程**

4. 参与互联网药品交易的医疗机构只能购买药品,不得上网销售药品。

5. 提供互联网药品服务的企业,其变更、歇业、停业、换证、收回"互联网药品交易服务机构资格证书"应按《互联网信息服务管理办法》规定办理。

6. 各级药品监督管理部门及所管理的单位及医疗单位开办的网站不得从事任何类型、形式的互联网药品交易服务活动。

7. 网站名称不得以"中国""中华""全国"等冠名(但申请网站名与单位名相同的除外),可以出现"电子商务""药品招标"等。

8. 互联网药品交易达成后,产品配送应符合有关法规规定。零售药店网上售药应有完整的配送记录;记录保存至产品有效期满1年后,不得少于3年。

**(五) 法律责任**

1. 未取得资格证书擅自从事药品电子商务的责令限期改正,给予警告。

2. 有下列情况之一的,限期改正,给予警告;情节严重的,撤销药品电子商务资格,注销资格证书。

(1) 网站主页未标明资格证书编号的。

(2) 超标准范围提供服务的,变更未经审批的。

(3) 为药品招标服务的企业与行政机关、医疗机关和药品生产、经营企业之间有隶属、产权关系或其他经济利益关系的。

3. 为药品招标服务的企业直接参与药品交易的,按《药品管理法》第七十六条处理,并撤销资格、注销资格证书。

4. 药品电子商务活动涉及违反《药品管理法》行为的,按《药品管理法》相关规定处罚。凡是撤销其资格、注销证书并且情节严重的,移送信息产业主管部门依法处理。

**药师考点**

1. 从事互联网药品信息服务的资格、申请与审批、监督管理。
2. 互联网药品交易服务的类型。
3. 从事互联网药品交易服务的主体资格、申请与审批、监督管理。

# 本 章 小 结

本章介绍了药品销售流通渠道的性质及类型,药品经营企业的经营方式和范围,药品电子商务的含义及交易模式;药品流通监督管理;互联网药品交易服务管理的规定;介绍了《药品经营质量管理规范(2016 年修正)》的内容。

1. 药品批发企业是指将购进的药品销售给药品生产企业、药品经营企业、医疗机构的药品经营企业。药品零售企业是指将购进的药品直接销售给消费者的药品经营企业。

2. 药品经营企业的经营范围包括麻醉药品、精神药品、医疗用毒性药品;生物制品;中药材、中药饮片、中成药、化学原料药及其制剂、抗生素原料药及其制剂、生化药品。

3.《药品流通监督管理办法》对药品生产、经营及购销药品和医疗机构购进、储存药品作出了规定。

4.《药品经营质量管理规范》是药品经营企业质量管理的基本准则,适用于中国境内经营药品的专营或兼营企业。主要内容包括药品批发质量管理和药品零售质量管理,涉及管理职责、人员与培训、设施与设备、进货、储存与养护、出库与运输等方面。

5. 药品电子商务是指药品生产者、经营者、使用者,通过信息网络系统,以电子数据信息交换的方式进行并完成各种商务活动或服务活动。药品电子商务的交易模式有 B2B 交易模式、B2C 交易模式。

6.《互联网药品交易服务审批暂行规定》的主要内容包括互联网药品交易服务的定义、类别和审批部门;各类别企业应具备的条件;申报审批程序;行为规范;法律责任。

# 思 考 题

1. 开办药品零售企业与药品批发企业的主要条件是什么?
2. 药品经营企业的经营方式和范围是什么?
3. 我国 GSP 的主要框架和特点是什么?
4. GSP 对药品经营过程质量管理有哪些规定?
5. 药品流通监督管理主要包括哪几个方面的内容?
6.《药品流通监督管理办法》对药品经营企业购销药品的场所和品种有什么规定?
7. 简述药品电子商务的交易模式及药品电子商务的交易行为规范。
8. 简述从事互联网药品交易服务企业的申请和审批流程。
9. 简述从事互联网药品交易服务的企业应具备的条件。

# 课 程 实 践

【实践名称】 药品零售企业药品陈列情况调研。

【实践目的】 通过对药品零售企业药品陈列情况的调研,熟悉现行版《药品经营质量管理规范》对药品陈列和摆放的具体要求,使学生加深理解课堂教学的内容。

【实践内容】 以《药品经营质量管理规范》为依据,随机选择 10 家药品零售企业,对药品陈列情况调研,并对调研结果进行总结和分析。

【实践安排】

1. 分组调研　将全班学生分成若干小组,每组 5 人。组长领导开展调研,收集资料。

2. 撰写报告　各组将调研情况撰写成调研报告,字数不少于 3 000 字。

3. 课堂讨论　将调研报告制作成 PPT,各组推选一名同学现场陈述。其他小组同学可以提问,由陈述小组成员解答。

【实践测试】 任课教师根据各组 PPT、调研报告和现场陈述等情况进行评价、总结。

第九章
目标测试

（翁开源）

# 第十章

# 医疗机构药事管理

## 学习目标

通过本章的学习,学生可了解医疗机构药事管理的法律、法规的相关规定和工作内容,为以后从事医疗机构药事管理工作奠定基础。

1. **掌握** 医疗机构药事管理组织的职责;医疗机构药学部门的任务;药学部门的组织结构;调剂业务和处方管理规定;临床合理用药管理。
2. **熟悉** 静脉药物调配业务;医疗机构制剂管理;药品供应管理;临床药学服务。
3. **了解** 医疗机构药事和药事管理的异同点;药学部门的人员编制及要求;药品分级管理制度。

## 问题导入

### 药学专业学生为什么要学习医疗机构药事管理?

医疗机构药事管理是医疗机构管理中的重要组成部分,是对医疗机构临床用药全过程进行组织实施与管理,促进临床安全、有效、经济、适当使用药物的技术服务和药品管理的相关工作。医疗机构药事管理具有很强的专业技术性,须遵守国家政策法规,是维护人民健康、保障人体用药安全的重要环节。

医疗机构药事管理的体系相对完整,它包括医疗机构药事管理组织和药学部门的组织体制、人员配备、职责范围等方面的管理;药品供应管理(采购、储存与保管)、静脉用药集中调配、医疗机构制剂管理以及处方调剂、处方管理;药学专业技术人员配置与管理;临床合理用药管理,即对医疗机构临床诊断、预防和治疗疾病用药全过程实施安全性、有效性、经济学评价与管理。

阅读以上资料,思考并讨论:

(1) 医疗机构药事管理组织和药学部门的主要任务有哪些?
(2) 如何理解医疗机构药学服务的内涵和作用?
(3) 医疗机构药学专业技术人员在承担救死扶伤、治病救人的医疗工作中有哪些责任担当?

## 第一节 医疗机构与药事管理

1978 年以来,我国卫生健康事业迅猛发展,医疗卫生机构的服务体系总体规模、宏观与微观管理均发生了重大变化,逐步建成了具有中国特色的医疗服务体系。

### 一、医疗机构及医疗机构药学服务

#### (一) 医疗机构的概念及类别

医疗机构(medical institution)是按照《医疗机构管理条例》取得"医疗机构执业许可证",从事疾病诊断、治疗活动的机构。

根据国务院发布施行的《医疗机构管理条例》，开办医疗机构必须依照法定程序申请、审批、登记，领取"医疗机构执业许可证"。床位不满 100 张的医疗机构，其许可证每年核验 1 次；100 张床位以上的医疗机构，每 3 年核验 1 次。任何单位和个人，未取得"医疗机构执业许可证"，不得开展诊疗活动，擅自执业的应承担相应的法律责任。

医疗机构的类别主要有：①各类医院，包括综合医院、中医医院、中西医结合医院、民族医院、专科医院、康复医院；②妇幼保健院；③乡、镇卫生院；④门诊部；⑤疗养院；⑥社区卫生服务中心；⑦专科疾病防治院(所、站)；⑧急救中心(站)；⑨诊所、卫生所、医务室、护理站；⑩其他诊疗机构。

截至 2021 年末，全国医疗卫生机构数为 103.1 万个，其中医院 36.5 万个，基层医疗卫生机构 97.8 万个，专业公共卫生机构 1.3 万个。与上年相比，全国医疗卫生机构增加 8 013 个，其中医院增加 1 176 个，基层医疗卫生机构增加 7 754 个。医院中，公立医院 1.2 万个，民营医院 2.5 万个。基层医疗卫生机构中，社区卫生服务中心(站)3.6 万个，乡镇卫生院 3.5 万个，诊所和医务室 27.1 万个，村卫生室 59.9 万个。专业公共卫生机构中，疾病预防控制中心 3 376 个，卫生监督所(中心)3 010 个，妇幼保健机构 3 032 个。

截至 2021 年末，全国卫生人员总数达 1 398.3 万人，其中卫生技术人员 1 124.2 万人。卫生技术人员中，执业(助理)医师 428.7 万人，注册护士 501.8 万人。与上年比较，卫生技术人员增加 56.4 万人。卫生人员机构分布为，医院 847.8 万人(占 60.6%)，基层医疗卫生机构 443.2 万人(占 31.7%)，专业公共卫生机构 95.8 万人(占 6.9%)。

**知识链接**

### 医疗机构的等级划分

医疗机构的设置与分级，应在保证城乡医疗卫生网的合理结构和整体功能的原则下，由卫生健康行政部门按地方政府的区域卫生规划来统一规划确定。医疗机构按其功能、任务不同划分为一、二、三级，通常分为三级六等：三级甲等、三级乙等、二级甲等、二级乙等、一级甲等、一级乙等。综合性医疗机构的三甲、三乙、二甲等级比例原则保持在 1∶3∶6，二乙以下不设比例。一级医疗机构是指直接向一定人口的社区提供预防、医疗、保健、康复服务的基层医院、卫生院，通常病床数在 100 张以下；二级医疗机构是指向多个社区提供综合医疗卫生服务和承担一定教学、科研任务的地区性医院，病床数为 101~500 张；三级医院是指向几个地区提供高水平专科性医疗卫生服务和执行高等教育、科研任务的区域性以上的医院，病床数在 500 张以上。

#### (二)医疗机构药学服务

医疗机构药学服务是指围绕提高患者生命质量的目标，在预防保健、医疗服务过程中为公众提供直接的、负责任的与药物治疗有关的服务。药学服务作为医疗服务的一部分，具有重要地位。

20 世纪，医疗机构药学服务经历了成长、发展和变革的漫长历史过程。20 世纪中叶，医院药房实行以"药品为中心"的制度，提供以保障临床药品供应为主的服务。主要任务由单纯的调配药剂和药品保管，拓展到药物调剂、制剂、质量检验、药品供应与管理四项基本任务。随着医学模式从生物医学向生物心理社会医学模式转化，"以患者为中心"的观念成为医疗机构医疗服务的中心思想。自 20 世纪 80 年代初开始，城市大中型医院药剂科纷纷设立临床药学室，或者选派业务水平高、医药知识和临床经验丰富的药师参与临床诊疗，参加病区查房、会诊，开展治疗药物监测(therapy drugs monitoring，TDM)和药物不良反应监测，编印药讯，开展面向医务人员和患者的用药咨询，协助指导患者合理用药等。

20 世纪 90 年代,"以患者为中心"的医疗机构药学服务模式率先在美国诞生,即"临床药学服务"(clinical pharmacy services)。在临床药学服务过程中,药师直接对患者药物治疗过程和结果负责。药师在病区面对面地直接接触住院患者,参与患者药物治疗方案的制订、实施、监控和结果评价,与医师共同承担与患者用药有关的医疗服务,并对药物治疗结果负有责任。

## 二、医疗机构药事管理

### (一) 医疗机构药事的概念

医疗机构药事(medical institutional pharmacy affairs)泛指在以医院为代表的医疗机构中,一切与药品和药学服务有关的事务。涉及医疗机构中从药品的监督管理、采购供应、储存保管、调剂制剂、质量管理、临床应用、经济核算到临床药学、药学信息和科技开发;从药学部内部的组织机构、人员配备、设施设备、规章制度到与外部的沟通联系、信息交流等一切与药品和药学服务有关的事项。

### (二) 医疗机构药事管理

医疗机构药事管理(institutional pharmacy administration)是指医疗机构以患者为中心,以临床药学为基础,对临床用药全过程进行有效的组织实施与管理,促进临床科学、合理用药的药学技术服务和相关的药品管理工作。

医疗机构药事管理具有专业性、实践性和服务性的特点。专业性是指医疗机构药事管理具有明显的药学专业技术的特征,只有专业技术人员才可以胜任。实践性是指医疗机构药事管理是各种管理职能和方法在医疗机构药事活动中的实际运用。服务性即为医疗机构药学服务工作的正常运行和不断发展提供保障,围绕医疗机构医疗服务的总目标,高质高效地向患者和社会提供医疗卫生保健的综合服务。

## 三、医疗机构药事管理组织和药学部门

### (一) 药事管理与药物治疗学委员会

我国原卫生部颁发的《医疗机构药事管理规定》明确规定:二级以上医院应当设立药事管理与药物治疗学委员会(Pharmacy Administration and Drug Therapeutics Committee),其他医疗机构应当成立药事管理与药物治疗学组。

药事管理与药物治疗学委员会是医疗机构药品管理的监督机构,也是对医疗机构各项重要药事工作作出专门决定的专业技术组织。医疗机构负责人任药事管理与药物治疗学委员会主任委员,药学和医务部门负责人任药事管理与药物治疗学委员会副主任委员。

二级以上医院药事管理与药物治疗学委员会委员由具有高级技术职务任职资格的药学、临床医学、护理和医院感染管理、医疗行政管理等人员组成。成立医疗机构药事管理与药物治疗学组的医疗机构由药学、医务、护理、医院感染、临床科室等部门负责人和具有药师、医师以上专业技术职务任职资格的人员组成。药事管理与药物治疗学委员会应当建立健全相应的工作制度,日常工作由药学部门负责。

#### 1. 药事管理与药物治疗学委员会的职责

(1) 贯彻执行医疗卫生及药事管理等有关法律、法规、规章。审核制定本机构药事管理和药学工作规章制度,并监督实施。

(2) 制定本机构药品处方集和基本用药供应目录。

(3) 推动药物治疗相关临床诊疗指南和药物临床应用指导原则的制定与实施,监测、评估本机构药物使用情况,提出干预和改进措施,指导临床合理用药。

(4) 分析、评估用药风险和药品不良反应、药品损害事件,提供咨询与指导。

(5) 建立药品遴选制度,审核本机构临床科室申请的新购入药品、调整药品品种或者供应企业和

申报医院制剂等事宜。

（6）监督、指导麻醉药品、精神药品、医疗用毒性药品及放射性药品的临床使用与规范化管理。

（7）对医务人员进行有关药事管理法律法规、规章制度和合理用药知识的教育培训；向公众宣传安全用药知识。

2. 药事管理与药物治疗学委员会的主要作用　药事管理与药物治疗学委员会根据国家法律和政策制定医院药品使用的方针政策，统一认识，协商解决各种用药问题。通过监督、指导本医疗机构科学管理药品和合理用药，加强医疗机构的药品管理、提高药物治疗水平、推动合理用药，具体有以下作用。

（1）监督管理：药事管理与药物治疗学委员会组织监督检查全院药品的使用情况，审查和批准院内基本药品目录和处方集，对重大医疗事故中涉及药品使用的部分进行组织调查和进行裁决，及时纠正药品管理失当和不合理用药现象。

（2）信息沟通：药事管理与药物治疗学委员会的人员组成有医院用药科室的负责人，医院内部的重大的药事必须经过该委员会研究讨论，无形中构成一条药物供需的信息渠道。医院药学部门可以通过药事管理与药物治疗学委员会向全院发布最新消息，各临床科室的反馈意见也能及时、准确地传达到药学部门，有利于及时发现问题和解决问题。

（3）咨询指导：医院药事管理与药物治疗学委员会具有综合性质的管理型团体，汇集了该院临床医学、药学的专家，在临床药物治疗学领域具有较高的学术权威性。尤其是专家熟悉本院的临床用药情况和需求，可以在新药遴选，制剂审定，淘汰疗效不确切、毒副作用大的药品品种，审查药学部门提出的药品消耗预算方面发挥着重要作用；而且能解答临床用药过程中遇到的各种问题，由他们整体协同全院的合理用药教学的科研工作，对全院医务人员的用药行为会产生积极影响。

（二）医疗机构药学部门

随着现代医药学的发展，特别是随着新药临床研究和临床药学的发展，医院药房已经从传统的医技型科室逐步向临床职能型科室过渡，形成集药品供应、采购、制剂、调剂、临床药学、药学服务、科研、管理于一体的综合型科室。

《医疗机构药事管理规定》明确指出，医疗机构应当根据本机构功能、任务、规模设置相应的药学部门，配备和提供与药学部门工作任务相适应的专业技术人员、设备和设施。三级医院设置药学部，并可根据实际情况设置二级科室；二级医院设置药剂科；其他医疗机构设置药房。为统一起见，以下统称为药学部门。

---

**药师考点**

1. 医疗机构药事管理的界定和发展。
2. 医疗机构药事管理机构和职责。

---

## 第二节　医疗机构药学部门的任务、组织和人员配备

### 一、医疗机构药学部门

医疗机构药学部门（medical institutional pharmacy）又称医院药房（hospital pharmacy）（以下简称药学部），它是医疗机构中从事预防、诊断、治疗疾病所用药品的供应、调剂、制剂配制、质量监督检查等专业工作并提供临床药学服务的部门。

（一）医疗机构药学部的性质

1. **机构事业性**　药学部是医疗机构中的一个部门，不具法人资格，不承担法人责任，经费列入医院整体财政预算，因而具有部分事业单位的性质，与社会药房有着根本的区别。

2. **专业技术性**　药学部以患者为中心，一切工作围绕确保药品质量、保证临床药物治疗的合理性开展工作，其专业性反映在以下几个方面：医疗机构药师具有解释和配制处方的能力，能评价处方和处方调配中的药物；具备配制制剂的技术并有检验制剂是否合格的能力；能承担药物治疗监测工作；能够接受患者、医师、护士有关处方中涉及药物的咨询等。我国《药品管理法》明确规定，医疗机构必须配备依法经过资格认定的药学技术人员，非药学技术人员不得直接从事药剂工作。

3. **管理综合性**　医院药学部既具有专业技术性，同时又具有经济管理性，药品预算、采购、请领、分配、储备、收发、核算等经济活动频繁；还具有对药品质量检查、抽查的监督性。这是不同于医疗机构临床科室、医技科室的主要特征。

（二）医疗机构药学部的主要任务

不同医疗机构的规模、性质和任务不同，药学部的任务也不完全相同。其主要任务有以下几个方面。

1. **药品供应管理**　根据医疗和科研需要，按照本机构基本用药目录和处方集采购药品，保障药品供应。不断采用先进、科学的方式和方法，提高药品供应的效率，防止差错，如我国部分城市三级医院引进了自动发药机、单位剂量包装发药系统等。

2. **调剂与制剂**　根据医师处方、医嘱，按照配方程序，及时、准确地调配处方。按照临床需要配制制剂及加工炮制中药材。静脉用药集中调配已经作为医疗机构药学部的一项主要任务，医疗机构应在场所设施、资金设备、人员培训等方面创造条件，为临床提供安全、有效的静脉输液药物调配。

3. **药品质量管理**　为保证市场购入药品和自制制剂的质量，药学部应建立健全药品质量监督和检验制度，以保证临床用药安全有效。药学部的药品检验工作首先应完善检验程序和检验制度，确保检验工作的独立性、公正性、可靠性。

4. **临床药学服务**　开展临床合理用药和药品再评价工作，收集药品不良反应报告，及时向卫生健康部门和药品监督管理部门汇报并提出需要改进和淘汰品种的建议。有条件的药学部应建立临床药学实验室，开展血药浓度监测，为个体化给药提供科学依据。通过建立临床药师制度，开展药学查房，建立药历，为临床制订药物治疗方案提供建议。

5. **科研与教学**　科研与教学创新是药学学科发展的不竭动力，药学部应积极创造条件，开展科研活动。科研活动应以解决日常工作中存在的问题为研究目标，如提高药品调剂质量、提高工作效率、保障药物安全和有效。医科大学或综合性大学附属医院的药学部还应积极承担医药院校学生实习、药学人员进修的任务。

随着人类对医疗保健需求的不断变化，医院药学部的任务，必然要补充更新许多内容，其内涵将更加丰富。

（三）医疗机构药学部的管理模式及管理方法

医疗机构药学部的管理，属于医疗机构部门管理的范畴。目前我国医疗机构药学部的管理有以下几种模式。

1. **分级管理**　医疗机构药学部的分级管理是贯彻医院分级管理标准，实行医院规范化管理的要求，将医疗机构分级管理标准中的药学部的建设标准作为药学部建设的目标，结合科室实际，以达标建设为目标。

2. **目标管理**　目标管理是一种投入产出型管理制度，通过以尽可能少的人力和其他资源投入实现尽可能多的产出。目标的实现者同时也是目标的制定者,即由药学部全体人员共同确定和实现目标。目标管理的基本内容是:根据药学部面临的形势和任务,制定一定时期内本级组织所要达到的总目标,然后层层分解,各室主管人员及每个员工根据本部门或本人的任务,围绕药学部的总目标,制定各自的分目标和保证措施,形成一个目标体系,期末将目标完成的情况作为考核药剂科、所属各部门、全体管理人员和员工工作绩效的依据。

3. 量化管理　就是把计量管理的方法运用于药学部的管理,计量管理的核心是定量评价,即在特定范围内按量化指标实施考核评价。量化管理是目标管理和标准化管理的手段和表现形式,在量化指标的基础上,制定量化标准;在标准的基础上,确定目标,按照目标实施考核。例如,卫生健康部门对三级综合性医院的考核指标规定:住院患者抗菌药物使用率≤60%,门诊患者抗菌药物处方比例≤20%,处方合格率≥95%;患者与医师、护理人员对药学部门服务的满意度≥90% 等。

4. 标准化管理　标准化管理是指各项业务工作中可重复的事、物和概念,通过制定标准、实施标准,以期获得最佳运行秩序和社会效益。由于各种政策环境、社会经济环境处于不断发展和变化中,因此,一个标准制定并实施后,还需要不断对其进行评价和修订,以确保对药学部各个环节的科学、合理的管理。

5. 责任制管理　紧密结合管理的主体、内容和基本方式,构成药学部管理的责任体系,以各级管理者的职、权、责、利有机结合与统一为核心。常用的责任制管理模式为双向责任制管理模式,即在工作任务和服务质量两方面承担责任。医疗机构管理层以国家卫生政策、法规为依据,以药品质量、药学服务质量为核心,以保证服务为前提,通过竞争考评、民主评议聘任药学部主任。另一方面,药学部主任拥有一定的业务管理权。定额协议管理模式,即由医疗机构管理层与药学部等各部门分别协商制定定额指标,明确责任并定期考核,构建奖优惩劣的制度。

## 二、药学部门的组织结构

为实现新医药卫生体制改革下药事工作职能的转变,《医疗机构药事管理规定》要求医疗机构应当根据本机构功能、任务、规模设置相应的药学部门,配备和提供与药学部门工作任务相适应的专业技术人员、设备和设施。三级医院设置药学部,并根据实际情况设置二级科室(如药剂科或临床药学科、制剂科、静脉用药调配中心等);二级医院设置药学部(科);其他医疗机构设置药房。通常三级医院药学部门设置的科室主要包括以下五个部门。

1. 药品科　负责药品采购、验收、养护、库存管理、药品价格管理、医疗保险药品信息匹配及医疗机构药品网络信息管理工作。

2. 调剂科　下设门诊药房(中药房、西药房、急诊药房)和住院药房,可根据医院的需求设立麻醉药房、儿科药房,负责门诊患者、住院患者的用药调配工作,提供药学咨询和其他药学技术服务。

3. 临床药学科　开展临床药学服务工作,参与临床药物治疗决策,开展药学查房,参与会诊,参与抗菌药物管理,承担药品不良反应报告与药物警戒、药学信息咨询、临床用药评价、治疗药物监测、药学信息编辑,协助开展药物临床试验等工作,承担药学实习生及进修人员的教学指导工作。

4. 制剂室　下设制剂室、药检室、制剂研发室、静脉用药调配中心等,负责本医疗机构的生产、检验、质量监督、制剂开发研究及静脉用药调配等工作。

5. 办公室　负责贯彻执行各项国家药事管理法律法规、部门规章,起草本医疗机构药事管理规章制度、工作计划,并监督医疗机构各项药事管理制度的实施和执行;协调药学部门各个部门工作及医院其他部门的工作,组织对药学部人员进行绩效考核、人员培训;并负责各部门的设备维修、请领办公用品等后勤保障工作。图 10-1 为我国综合性三级医院药学部可设置的组织机构示意图,各医院可以参照并结合自身实际设置必需的部门。

药学部的组织机构属于直线型组织结构类型。其特点是:组织中的各级机构按垂直系统直线排

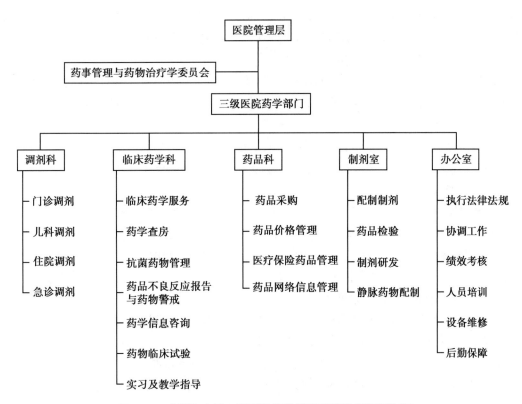

图 10-1 我国综合性三级医院药学部可设置的组织机构图

列,各级主管人员对所属下级拥有直接的领导职权,组织中的每个成员只对直接上级负责。

**(一) 管理层次的划分**

合理的组织结构应当构建严格的权力等级与管理幅度。药学部主任对医疗机构负责人负责,药学部内各科的主管对药学部主任负责。药学部主任通过科室负责人(或部门主管)组织、协调和指挥各具体岗位的工作人员,其管理幅度比较小,有利于药学部主任集中更多的精力促进药学部的提高和发展。

**(二) 部门职责的划分**

药学部的各部门基本上是按职能划分的,即根据产出专业化的原则,以工作或任务的性质为基础来划分部门。直接从事药品供应和药学服务的科室(如门诊药房、急诊药房、住院药房、中药房、静脉用药调配中心、临床药学室等)为药学部的基本职能部门;保障药品供应和支撑药学服务的科室(如药品物流中心、制剂室、药品检验室、药学研究室等)为派生的职能部门。

**(三) 职权与责任的划分**

药学部的各部门是根据业务活动的职能和目标设计的。组织中的每个部门和岗位具有基本职责。例如,负责药品供应的药师必须履行药品购入、保管、发放的职责,有权拒绝不符合规定的药品采购和请领要求。

## 三、药学部门的人员配备

医疗机构药学部门的人员配备是指在合理的组织结构基础上为不同的岗位选配合适的人员。人员配备的目标是:紧密结合组织中岗位与人员的特点,实现人员与功能的最佳组合,促进人员与医疗机构药学事业的不断发展。

**(一) 人员配备的基本原则**

1. **功能需要原则** 人员配备是为各个职位配备合适的人员,首先要满足组织功能的需要,因事择人。药学部是多功能的组织,既有供应药品和指导临床合理用药的服务功能,也有医疗机构制剂配制、静脉药物配制、药品质量控制、临床药学研究等功能,应根据任务量及各项任务的具体要求配备具有相应知识技能和工作能力的人力资源。

2. 能级对应原则　不同的岗位赋予人员不同的权力和责任,因而对人员的要求也不相同。各级人员的学历、资历、工作能力、素质都应与其所占据的职位相称,各个岗位配置称职的人员,才能做到人尽其才、各尽所能。

3. 比例合理原则　为了保证医院药学部门工作的正常开展,各类药学专业技术人员的比例应当合理。首先,医院临床医务人员与药学专业技术人员之间的比例应合理;其次,医院药学部内部不同层次人员的比例应适当。

4. 动态发展原则　医院药学部的人员配备应当随着医院药学工作范围的扩大、药学业务技术含量的提高而不断调整。医院药学部人才结构调整可以通过自己培养或引进复合型人才实现,如既有药学专业技术背景,又具备信息科学技术的信息药师;也可以通过吸纳其他学科和专业的人才实现,如生物统计、大数据信息技术和生物医学工程等非药学专业人才。

（二）医院药学部的人员编制及要求

根据我国卫生部于2010年12月颁布的《二、三级综合医院药学部门基本标准(试行)》及由国家卫生部、国家中医药管理局、中国人民解放军总后勤部卫生部于2011年1月30日发布的《医疗机构药事管理规定》规定,医疗机构药学部门的人员编制及要求有以下几点。

1. 三级医院药学部、二级医院药剂科的药学专业技术人员数量均不得少于医院卫生专业技术人员总数的8%;设置静脉用药调配中心、对静脉用药实行集中调配的药学部(药剂科),所需的人员以及药学部(药剂科)的药品会计、运送药品的工人,应当按照实际需要另行配备。

2. 三级医院药学部的药学人员中具有高等医药院校临床药学专业或者药学专业全日制本科毕业以上学历的人员,应当不低于药学专业技术人员总数的30%,二级医院药剂科的比例则不得低于20%。

3. 三级医院药学部的药学专业技术人员中具有副高级以上药学专业技术职务任职资格的应当不低于13%,教学医院应当不低于15%,二级医院药剂科则不得低于6%。

4. 医疗机构应当根据本机构性质、任务、规模配备适当数量的临床药师,三级医院临床药师不少于5名,二级医院临床药师不少于3名。

5. 三级医院药学部负责人应由具有药学专业或药学管理专业本科以上学历并具有本专业高级技术职务任职资格者担任;二级医院药剂科负责人应由具有药学专业或药学管理专业专科以上学历并具有本专业中级以上技术职务任职资格者担任;一级医院和其他医疗机构药房负责人应由具有药学专业中专以上学历并具有药师以上药学专业技术职务任职资格者担任。

（三）医院药学部人员的职责分工

药学部的人员分为行政管理人员、专业技术人员和辅助人员3大类。药学部各类人员都必须接受过必要的教育或培训,取得与所从事业务相应的资格。行政管理人员指药学部的正副主任、各专业科室的主管(药学部的各专业科室应设科主任),全面负责药学部的行政和业务技术管理工作,制定本医疗机构药学发展规划和各项管理制度并组织实施,对所属各业务科室进行检查、指导、监督、考核和必要的奖惩。

专业技术人员,即具有中专以上学历和专业技术职称的人员,是医疗机构药学工作的主体,主要是药士、药师、主管药师、副主任药师和主任药师系列的药学专业技术人员,也包括负责配置制剂、计算机系统维护和仪器设备维护的工程技术人员。他们承担着药学部各项关键性专业技术工作。

辅助人员是药学部通过合同方式聘用的非药学专业技术人员,如财会人员、配制制剂人员、勤杂人员等,在专业技术人员的指导下完成各项具体操作。

## 第三节　调剂业务和处方管理

调剂业务管理是医疗机构药事管理的重要内容。药品调剂工作是药学部最重要的常规业务工作之一，工作量约占整个药学部业务工作的 50%~70%。调剂业务是药学部直接为患者提供临床服务的窗口，同时也是药师与医师、护士联系、沟通的重要途径。调剂工作的质量反映了医院医疗服务的质量。

《医疗机构药事管理规定》对调剂业务和处方管理作出了明确规定：药品调剂工作是药学技术服务的重要组成部分。医疗机构门、急诊药品调剂室应实行大窗口或者柜台式发药。住院(病房)药品调剂室对注射剂按日剂量配发，对口服制剂药品实行单剂量调剂配发。药学专业技术人员应当严格按照《中华人民共和国药品管理法》《处方管理办法》等有关法律、法规、规章制度和技术操作规程，认真审核处方或者用药医嘱，经适宜性审核后调剂配发药品。发出药品时应当告知用法、用量和注意事项，指导患者安全用药。为保障患者用药安全，除药品质量原因外，药品一经发出，不得退换。肠外营养液、危害药品静脉用药应当实行集中调配供应。医疗机构根据临床需要建立静脉用药调配中心(室)，实行集中调配供应。

调剂管理可以分为流程管理和质量管理。流程管理涉及维持调剂工作进行的各个环节，包括调剂工作流程的合理化、候药室管理、药品分装、账卡登记、二级药品库存的管理、药品消耗统计、人员调配和调剂室环境质量监控管理等。质量管理主要指从接受处方到向患者交代用药注意事项全过程方面的质量管理，包括药品分装质量、调剂技术和自动发药设备质量、处方核对、用药指导等方面的内容。

## 一、调剂工作概述

### (一)调剂的概念

调剂(dispensing),又称为调配处方,通常称为配药、配方或发药,是指药师接受处方到交付患者药品的全过程。调剂的过程包括:收方(包括从患者处接收医师的处方,从病房医护人员处接收处方或请领单);审核处方;调配药剂及取出药品;核对处方与药剂、药品;发给患者(或病房护士)并进行交代和答复询问的全过程。调剂是专业性、技术性、管理性、法律性、事务性、经济性综合一体的活动过程;也是药师、医师、护士、患者(或患者家属)、一般药剂人员、会计协同活动的过程。

医疗机构药学部的调剂工作大体可分为门诊调剂(包括急诊调剂)、住院部调剂、中药配方三部分。

### (二)调剂的流程和步骤

调剂是一个过程,其活动流程如图 10-2 所示。

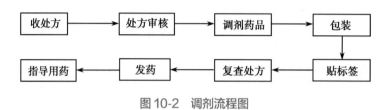

图 10-2　调剂流程图

调剂活动可主要分为 7 个步骤:①收方;②审核处方;③调剂药品;④包装、贴标签;⑤复查处方;⑥发药;⑦指导用药。药房药师在调配处方中应保证处方的正确性,以及正确调配和使用药品,具体操作活动应由其他药剂人员完成。

### (三)调剂业务管理的目的

1. **提高调剂工作效率**　应充分发掘现有调剂的技术潜力,如运用信息技术,高效地分流患者,提高调剂工作的效率,以降低调剂人员的劳动负荷。可根据医院处方量的规模,组织设计或引进自动调剂系统,将药师从繁重的药品调剂操作中解放出来,以有更多时间为患者提供药学咨询服务,并不断提高调剂业务的专业知识和技术含量。

2. **保证调剂工作质量**　首先要严格规范化操作,严守各项调剂规章制度,降低调剂差错率。其次要增强调剂工作流程的科学性和合理性,提高患者满意度。在此基础上,加强对患者的用药指导,如开展用药咨询指导等业务,推动临床合理用药。

## 二、调剂工作的组织

### (一)门诊调剂工作的组织

门诊和急诊调剂工作面对的是流动的患者。门诊调剂工作特点是:作业量大,具有明显的周期性,如高峰时期门诊大厅人满为患,药师应接不暇,患者取药需要等待很长的时间,而低峰时期,只有少数患者取药,药师工作量就会减少。急诊调剂工作特点是:救治紧急性、需要应急作业,工作的重点在于充分做好应付突发事件的应急准备,尤其是保障急救药品的供应。

门(急)诊调剂工作应当根据医院门诊量和调配处方量,选择适宜的配方方法。实行窗口发药的配方方法有以下三种形式。

1. **独立配方法**　即从收方、审方、配方、贴签、核对到发药均由一位药师完成。优点是节省人力、责任清楚。由于由一人独立配方,从程序上不易纠正可能发生的差错,因此,对调剂人员的要求比较高。独立配方发药方法一般适合于小药房和急诊药房的调剂工作。

2. **流水作业配方法**　即多人协同完成整个收方发药过程,通常由 1 人收方和审查处方,1~2 人调配处方、取药,另设1人专门核对和发药。这种方法适用于大医院门诊调剂室以及候药患者比较多的情况。流水作业必须规范配方制度,以确保配方的准确性和高效率。

3. **综合法**　独立配方与流水作业结合的方法,每个发药窗口配备2名调剂药师,1人负责收方、审查处方和核对发药,另外1人负责配方。这种配方方法效率高、差错少、人员占用数量合适,符合调剂工作规范化的要求,适用于各类医院门诊调剂室。

4. **人机结合法**　独立审方发药与机械发药系统调配药品相结合,一套发药系统匹配2个以上窗口,每个窗口配备一名审方发药人员,负责处方审核与药品的发放。这种形式占用人员较少,专岗专人,差错率低,调剂准确,处方调剂时间短,效率高。现有的新建医院多采用此模式。

（二）住院部调剂工作的组织

综合性医疗机构通常设有住院药房,负责面向住院患者的药品调剂工作。住院部与门诊调剂有所不同,既要准确无误,而且还要考虑是否有利于提高患者的依从性。目前我国医院大多采用以下方式。

1. **凭处方发药制**　医师给住院患者分别开出处方,治疗护士凭处方到住院调剂室取药,调剂室依据处方配发药品。优点是能够使药师直接了解患者的用药情况,便于及时纠正临床不合理用药的现象;缺点是药剂人员和医师的工作量较大。这种发药方式现在多用于麻醉药品、精神药品、医疗用毒性药品等少数临床用药。

2. **病区小药柜制**　病区使用"药品请领单"向住院调剂室领取协商规定数量的常用药品,存放在病区专设的小药柜内。每日医师查房后,治疗护士按医嘱取药发给患者服用。在这种发药制度下,住院患者可以及时用药,并减轻护士的工作量,有利于护理工作的开展;同时也便于住院调剂室有计划地安排发药时间,减少工作中可能出现的混乱现象。缺点是药师没有参与到药品调剂过程中,无法了解患者的用药状况,难以及时纠正不合理用药现象。此外,由于病区和科室分别都保存相当数量的药品,如果护士管理不善,且药师及护士长检查不严,容易造成药品积压、过期失效,甚至遗失和浪费。

3. **住院药房摆药制**　根据病区治疗单或医嘱由药剂人员或护士在药房(或病区药房)将药品摆入患者的服药杯(盒)内,病区治疗护士核对后发给患者服用。通常在病区的合适位置设置病区药房即摆药室,亦可在药学部内设立中心摆药室。摆药室的工作人员由药士和护士组成。药品的请领、保管和账目由药师负责。摆药方式分为3种:①摆药、查对均由药剂人员负责;②护士摆药,药剂人员核对;③护士摆药并相互核对。

摆药制的优点是便于药品管理,避免药品变质、失效和损失;能保证药剂质量和合理用药,减少差错,提高药疗水平;护士轮流参加摆药,不但能提高护士知识水平,而且还可了解药品供应情况,自觉执行有关规定,使医、药、护的关系更为密切。缺点是摆药室的储存条件如果达不到一定标准,药品有可能被污染,部分药品需要的特殊储存条件无法得到保证;部分药品的特殊用法可能会被忽视。

住院部急救药品多按基数贮备存放在病区专门的急救药柜或急救药推车上。药品消耗后凭处方领取,补足基数。

## 三、药品单位剂量调配系统

（一）简介

药品单位剂量调配系统(the unit dose system of medication distribution)是一种医疗机构药房协调调配和控制药品的方法,又称为单位剂量系统(unit dose system),即基于单位剂量包装的发药制度。20世纪60—70年代,为了以更方便的剂型和剂量规格满足医疗需要,美国制药业开始关注临床用药的剂型和剂量,试图占领原本属于医院药房调配的领域。另一方面,由于传统的发药方式,容易产生发药错误,患者常因剩余的药品无法安全保管而造成浪费。在这种情况下,单位剂量包装开始出现,美国一些医疗机构药房利用单位剂量包装首创单位剂量发药制度。这种制度一出现,就受到广泛好评,并在全美得到推广。

1. 单位剂量系统的特点包括:①药物按单位剂量包装;②用已包装好的现成包装进行分发;③大部分药物不超过患者1日(24小时)的剂量,可在任何时候分配或使用于病房。

2. 针对单位剂量系统的研究表明,此种分配系统的优点表现为:①促进患者安全;②有利于医院提高效率,并更为经济;③能更有效地利用专业人员的人力资源。

3. 单位剂量系统本身具有以下优点:①减少药品差错的发生;②降低与药品活动有关的全部费用;③更为有效地保证药学和护理人员有更多的时间去开展患者照护;④促进全面的药品控制和用药监督;⑤患者服用药品更准确;⑥消除药品用量不足的问题或将其减少到最小程度;⑦药师可更好地控制药房工作负荷和药房人员工作时间表;⑧减少在病房贮存药品的规模;⑨更有利于推进计算机化和自动化。

由于单位剂量系统具有其独特的优越性,已被美国、日本、荷兰、西班牙、英国等国家广泛采用,目前我国部分三级医院已经开始推行这一制度。

(二)实施

根据医院具体情况实施单位剂量系统方法,大体上可以分为两种方式,即集中式和分散式。

1. **集中式**  以处方在药房准备每位患者每种药品一天(24小时)的剂量为基准,放置于每位患者的小抽屉里,这些抽屉被组合在一个手推车上,可以方便地在病房和药房之间来回穿梭。

2. **分散式**  医院按科或几个小科设立病区药房,例如外科药房、内科药房、妇科药房等。各小药房按照处方准备每位患者一天(24小时)内所需药品的各个剂量,然后放在患者的专用抽屉或盒子里。另外,有的医院在总药房进行单位剂量包装,经自动传送装置送到小药房,小药房按患者24小时剂量再次包装,放在药车的小抽屉里,由护士将药车推至各病床发给患者。

单位剂量发药系统有利于发药向自动化方向发展。近年来,我国很多大医院也配备了自动发药系统,部分城市三级医院已经广泛使用自动发药机械系统,不仅提高了工作效率,也降低了发药差错率,保证了临床用药安全。

## 四、处方管理

### (一)处方的概念及组成

1. **处方的概念**  2007年5月1日起施行的《处方管理办法》明确规定:处方是指由注册的执业医师和执业助理医师在诊疗活动中为患者开具的,由取得药学专业技术职务任职资格的药学专业技术人员审核、调配、核对,并作为患者用药凭证的医疗文书。处方包括医疗机构病区用药医嘱单。可以说,处方既是医师为预防和治疗疾病而为患者开写的取药凭证,也是药师为患者调配和发放药品的依据,还是患者进行药物治疗和药品流向的原始记录。

处方具有法律上、技术上和经济上的意义。在医疗工作中,处方反映了医、药、护各方在药物治疗活动中的法律权利与义务,并且可以作为追查医疗事故责任的证据,具有法律上的意义。处方记录了医师对患者药物治疗方案的设计和对患者正确用药的指导,而且药剂人员调剂活动自始至终按照处方进行,具有技术上的意义。处方的经济意义表现在它是患者药费支出的详细清单,同时可以作为调剂部门统计特殊管理和贵重药品消耗的单据。

2. **处方的格式**  处方由前记、正文和后记三部分组成。

(1)前记:包括医疗机构名称、费别、患者姓名、性别、年龄、门诊或住院病历号、科别或病区和床位号、临床诊断、开具日期等。可添列特殊要求的项目。麻醉药品和第一类精神药品处方还应当包括患者身份证明编号,代办人姓名、身份证明编号。

（2）正文：以 Rp 或 R 拉丁文［Recipe（请取）的缩写］标示，分列药品名称、剂型、规格、数量、用法、用量。

（3）后记：医师签名或者加盖专用签章，药品金额，审核、调配，核对发药药师签名或者加盖专用签章。

处方由各医疗机构按照规定的格式统一印制。普通处方的印刷用纸为白色；急诊处方印刷用纸为淡黄色，右上角标注"急诊"；儿科处方印刷用纸为淡绿色，右上角标注"儿科"。

（二）处方管理制度

1. 处方权限的规定

（1）经注册的执业医师可在执业地点取得相应的处方权。经注册的执业助理医师在医疗机构开具的处方，应当经所在执业地点执业医师签名或加盖专用签章后方有效。

（2）经注册的执业助理医师在乡、民族乡、镇、村的医疗机构独立从事一般的执业活动，可以在注册的执业地点取得相应的处方权。

（3）医师应当在注册的医疗机构签名留样或者专用签章备案后，方可开具处方。

（4）医疗机构应当按照有关规定，对本机构执业医师和药师进行麻醉药品和精神药品使用知识和规范化管理的培训。执业医师经考核合格后取得麻醉药品和第一类精神药品的处方权。医师取得麻醉药品和第一类精神药品处方权后，方可在本机构开具麻醉药品和第一类精神药品处方，但不得为自己开具该类药品处方。

（5）试用期人员开具处方，应当经所在医疗机构有处方权的执业医师审核，并签名或加盖专用签章后方有效。

（6）进修医师由接收进修的医疗机构对其胜任本专业工作的实际情况进行认定后授予相应的处方权。

2. 处方书写规定

（1）患者一般情况、临床诊断应填写清晰、完整，并与病历记载相一致。

（2）每张处方限于一名患者的用药。

（3）字迹清楚，不得涂改；如需修改，应当在修改处签名并注明修改日期。

（4）药品名称应当使用规范的中文名称书写，没有中文名称的可以使用规范的英文名称书写；医疗机构或者医师、药师不得自行编制药品缩写名称或者使用代号，而应当使用经药品监督管理部门批准并公布的药品通用名称、新活性化合物的专利药品名称和复方制剂药品名称。医师开具院内制剂处方时，应当使用经省级卫生行政部门审核、药品监督管理部门批准的名称。医师可以使用由原卫生部公布的药品习惯名称开具处方。

书写药品名称、剂量、规格、用法、用量要准确规范。药品剂量与数量用阿拉伯数字书写。剂量应当使用法定剂量单位：重量以克（g）、毫克（mg）、微克（μg）、纳克（ng）为单位；容量以升（L）、毫升（ml）为单位；国际单位（IU）、单位（U）；中药饮片以克（g）为单位。片剂、丸剂、胶囊剂、颗粒剂分别以片、丸、粒、袋为单位；溶液剂以支、瓶为单位；软膏及乳膏剂以支、盒为单位；注射剂以支、瓶为单位，应当注明含量。药品用法可用规范的中文、英文、拉丁文或者缩写体书写，但不得使用"遵医嘱""自用"等含糊不清的字句。

（5）患者年龄应当填写实足年龄，新生儿、婴幼儿写日、月龄，必要时应注明体重。

（6）西药和中成药可以分别开具处方，也可以开具一张处方，中药饮片应当单独开具处方。

（7）开具西药、中成药处方，每一种药品应当另起一行，每张处方不得超过 5 种药品。

（8）中药饮片处方的书写，一般应当按照"君、臣、佐、使"的顺序排列；调剂、煎煮的特殊要求注明在药品右上方，并加括号，如布包、先煎、后下等；对饮片的产地、炮制有特殊要求的，应当在药品名称之前写明。

（9）药品用法、用量应当按照药品说明书规定的常规用法、用量使用，特殊情况需要超剂量使用时，应当注明原因并再次签名。

（10）除特殊情况外，应当注明临床诊断。

（11）开具处方后于空白处画一斜线以示处方完毕。

（12）处方医师的签名式样和专用签章应当与院内药学部门留样备查的式样相一致，不得任意改动，否则应当重新登记留样备案。

3. 处方限量规定

（1）处方一般不得超过7日用量；急诊处方一般不得超过3日用量；对于某些慢性疾病、老年疾病或特殊情况，处方用量可适当延长，但医师应注明理由。医疗用毒性药品、放射性药品的处方用量应当严格按照国家有关规定执行。

（2）为门（急）诊患者开具的麻醉药品注射剂，每张处方为一次常用量；控缓释制剂，每张处方不得超过7日常用量；其他剂型，每张处方不得超过3日常用量。

第一类精神药品注射剂，每张处方为一次常用量；控缓释制剂，每张处方不得超过7日常用量；其他剂型，每张处方不得超过3日常用量。哌甲酯用于治疗儿童多动症时，每张处方不得超过15日常用量。

第二类精神药品一般每张处方不得超过7日常用量；对于慢性疾病或某些特殊情况的患者，处方用量可以适当延长，医师应当注明理由。

（3）为门（急）诊癌症疼痛患者和中、重度慢性疼痛患者开具的麻醉药品、第一类精神药品注射剂，每张处方不得超过3日常用量；控缓释制剂，每张处方不得超过15日常用量；其他剂型，每张处方不得超过7日常用量。

（4）为住院患者开具的麻醉药品和第一类精神药品处方应当逐日开具，每张处方为1日常用量。

4. 处方保管规定

（1）每日处方应按普通药及控制药品分类装订成册，妥善保存，便于查阅。

（2）处方由调剂处方药品的医疗机构妥善保存。普通处方、急诊处方、儿科处方保存期限为1年，医疗用毒性药品、第二类精神药品处方保存期限为2年，麻醉药品和第一类精神药品处方保存期限为3年。

（3）处方保存期满后，经医疗机构主要负责人批准、登记备案，方可销毁。

（三）处方审查

根据处方管理规定，药师收到处方后，应当认真逐项检查处方前记、正文和后记书写是否清晰、完整，并确认处方的合法性。按照《处方管理办法》的规定，药师应当对处方用药适宜性进行审核，审核内容包括：①规定必须做皮肤试验的药品，处方医师是否注明过敏试验及结果的判定；②处方用药与临床诊断的相符性；③剂量、用法的正确性；④选用剂型与给药途径的合理性；⑤是否有重复给药现象；⑥是否有潜在临床意义的药物相互作用和配伍禁忌；⑦其他用药不适宜情况。

药师审核处方后，认为存在用药不适宜时，应当告知处方医师，请其确认或者重新开具处方。药师发现严重不合理用药或者用药错误，应当拒绝调剂，及时告知处方医师，并应当记录，按照有关规定报告。在实际工作中，药师还需对以下内容仔细审查：

1. 药品名称　药名正确是安全、有效给药的前提，一字之差即可铸成大错，要防止不应有的错误发生，如药品外文名近似、中文名类似、缩写词相近或自创药品的缩写等均易引起混淆，英文药名近似仅差一两个字母者有千余种之多，但药效大不相同，审查中不可不认真对待。勤查药典或词典等是很必要的。

2. 用药剂量　剂量过小不能达到应有的血药浓度以发挥疗效；剂量过大，轻者引起不良事件，重者导致中毒。审查时要依据药典或说明书的常用量，不得超过极量。如因治疗上的需要而超剂量的,必须经过医师再次签字方可调配。特别注意儿童、老年人、孕妇和哺乳期妇女用药剂量的酌减问题。

3. **用药方法** 包括给药途径、间隔时间、注射速度等与药效的关系;并应考虑患者的病情及其肝、肾功能等情况。

4. **药物配伍变化** 药物的体外配伍变化是药物在使用前,调制混合而发生的物理性或化学性变化,多半在外观上可以观察出来。

5. **药物相互作用和不良反应** 两种以上药物在体内引起治疗上的变化,也会引起药物动力学和药效学变化而改变药理作用。审查时要尽可能地预见到这种药物相互作用,因为其可引起药效的增强、协同或拮抗、减弱,甚至发生副作用及毒性。调配时要特别注意,如有疑问应同执业医师商讨解决。如果在不同科室就诊,则应审查同一患者的几张处方笺有无服药禁忌等问题。

目前有关药理学、药物学等参考书较多,另外,采用电子计算机的药物咨询软件也有应用,审查处方时尽量核对,可提高准确性,切不可迷信自己的经验及记忆力。

**（四）准确无误地调配处方和发药**

1. **配方** 审查处方合格后应及时调配,取得药学专业技术职任职资格的人员才能从事处方调剂工作。调配处方时,必须做到"四查十对",即:查处方,对科别、姓名、年龄;查药品,对药名、剂型、规格、数量;查配伍禁忌,对药品性状、用法用量;查用药合理性,对临床诊断。为保证配方准确无误,还要注意以下几方面。

（1）仔细阅读处方,用法用量是否与瓶签或药袋上书写的一致。

（2）有次序调配,防止杂乱无章:急诊处方随到随配;装置瓶等用后立即放回原处。

（3）严格遵守操作规程,称量准确。

（4）经两人复核无误签字后发出。

2. **发药** 发药时呼叫患者姓名,确认无误后方可发出。向患者交付药品时,按照药品说明书或者处方用法,进行用药交代与指导,包括每种药品的用法、用量及注意事项,例如"不得内服""用时摇匀""孕妇禁服"等;有些镇静药、精神药品、抗过敏药等要特别说明服后不得驾驶车辆或机器等,以防危险。由于有些食物可与药物产生相互作用,饮酒（含醇饮料）等亦有影响,必要时要加解释。对患者的询问要耐心解答。

向科室发出的药品经查对无误后,按病区、科、室分别放于固定处的盛药篮中;护士取药时应当面点清并签字;如为新药或有特殊用法,亦应向护士交代清楚。

**（五）处方点评**

为了提高处方质量,促进合理用药,保障医疗安全,根据《药品管理法》《执业医师法》《医疗机构管理条例》《处方管理办法》等有关法律、法规、规章,2010年卫生部制定并印发了《医院处方点评管理规范（试行）》,用以规范医院处方点评工作。

1. **处方点评** 处方点评是根据相关法规、技术规范,对处方书写的规范性及药物临床使用的适宜性（用药适应证、药物选择、给药途径、用法用量、药物相互作用、配伍禁忌等）进行评价,发现存在或潜在的问题,制定并实施干预和改进措施,促进临床药物合理应用的过程。医院处方点评工作是在医院药事管理与药物治疗学委员会和医疗质量管理委员会的领导下,由医院医疗管理部门和药学部门共同组织实施的。

2. **处方点评的实施** 医院药学部门应当会同医疗管理部门,根据医院诊疗科目、科室设置、技术水平、诊疗量等实际情况,确定具体抽样方法和抽样率,其中门急诊处方的抽样率不应少于总处方量的1‰,且每月点评处方绝对数不应少于100张;病房（区）医嘱单的抽样率（按出院病历数计）不应少于1%,且每月点评出院病历绝对数不应少于30份。医院处方点评小组应当按照确定的处方抽样方法随机抽取处方,并按照"处方点评工作表"对门急诊处方进行点评;病房（区）用药医嘱的点评应当以患者住院病历为依据，实施综合点评，点评表格由医院根据本院实际情况自行制定。三级以上医院应当逐步建立健全专项处方点评制度，对特定的药物或治疗特定疾病的药物（如国家基本药物、血液制品、中药注射剂、肠外营养制剂、抗菌药物、辅助治疗药物、激素等临床使用，及超说明书用药、肿瘤患者和围手术期用药等）使用情况进行处方点评。处方点评的结果分为合理处方和不合理处方，不合理处方包括不规范处方、用药不适宜处方及超常处方，并对各种不同结果进行了规定。处方点评结果将作为重要指标纳入医院评审评价和医师定期考核指标体系。医院应将处方点评结果纳入相关科室及其工作人员绩效考核和年度考核指标，建立健全相关的奖惩制度。

## 五、临床静脉用药集中调配的管理

静脉用药集中调配（Pharmacy Intravenous Admixture Services，简称 PIVAS），是指医疗机构药学部门根据医师处方或用药医嘱，经药师进行适宜性审核，由药学专业技术人员按照无菌操作要求，在洁净环境下对静脉用药进行加药混合调配，使其成为可供临床直接静脉输注使用的成品输液操作过程。静脉用药集中调配是药品调剂的重要组成部分。近年来，我国静脉注射液调配业务迅速发展，目前已普遍为医务人员所接受，大部分城市医疗机构已经开展了静脉用药集中调配。卫生部办公厅于 2010 年 4 月颁布了《静脉用药集中调配质量管理规范》和《静脉用药集中调配操作规程》，用以规范和指导各个医疗机构规范静脉药物的调配业务。

（一）静脉药物调配业务的产生

在临床治疗中，两种以上药物同时给药的情况很常见，为了减少注射次数、减轻患者的损伤和疼痛，在用药前，常常将两种以上药物在注射器内或者输液瓶（袋）内调配，然后再给患者注射。临床习惯上，静脉用药调配是由护士来完成的。但是临床实践证明，由于注射药物调配涵盖药物的物理、化学、生物和药理等配伍问题，超出了护士的知识技能和实际经验的范围，可能会导致一些严重的不良后果，如药物未经适当稀释或稀释量不准确，造成给药剂量不准。选用稀释剂不当，致使患者感觉疼痛或者造成药物的稳定性降低；在病房加药是在非无菌条件下进行，治疗模式是开放式的，无法使用必要的无菌技术，有可能使药液遭受污染，同时，病房加药难以做到准确贴标签，由此可能造成差错，给患者造成潜在危险；护士在病房加药缺乏对药品正确贮存的知识，可能会因贮存不当而影响药品的稳定性。相反，由药师来实施这项业务，则可避免上述弊端，增加用药的安全性，避免不良事件发生。

早在 20 世纪 60 年代，欧美国家的少数医院就开始了注射药物调配业务。到了 20 世纪 70—80 年代，注射药物调配业务受到欧美国家的普遍重视，成为医院药学的一个重要发展领域。药品生产质量管理规范和药品经营质量管理规范的实施，使药品在生产和流通环节的质量得到了保证。在药品的使用环节也应制定相应的质量管理规范，以避免临床静脉药物的调配在非洁净环境下进行。同时，随着临床药学的发展，静脉用药集中调配也在我国医疗机构普遍开展。

（二）管理体系及发药方式

静脉用药集中调配业务改变了传统的医院药品供应方式，其主要流程包括：医师开立处方，医院信息系统（hospital information system，HIS）传送到静脉用药调配中心，经药师审方后根据处方要求，在无菌层流罩下进行输液加药操作，完成之后立即封口并贴上标签，再由护士或专门的传送装置送到病房供临床使用。这一流程改变了传统的发药方式，进一步将药房与临床治疗紧密结合，不仅对住院药房工作模式提出了挑战，更对医师、药师和护士的工作模式提出了新的要求。

（三）基本条件

静脉注射液调配业务应当按照《静脉用药集中调配质量管理规范》的规定进行。基本条件如下：

1. 人员配备　静脉用药调配中心（室）由药师、护士和勤杂人员组成，中心负责人应当具有药学专业本科以上学历、本专业中级以上专业技术职务任职资格,有较丰富的实际工作经验,责任心强,有一定的管理能力。负责静脉用药医嘱或处方适宜性审核的人员,应当具有药学专业本科以上学历、5年以上临床用药或调剂工作经验、药师以上专业技术职务任职资格。负责摆药、加药混合调配、成品输液核对的人员,应当具有药士以上专业技术职务任职资格。从事静脉用药集中调配工作的药学专业技术人员,应当接受岗位专业知识培训并经考核合格,定期接受药学专业继续教育。其中药师负责药品管理,审查用药医嘱或处方的适宜性并打印标签,核对调配好的输液与安瓿。药师或护士负责配制药物,包括贴标签、摆药、核对和调配,并应严格遵守无菌操作技术和查对制度。勤杂人员负责将调配好的输液在规定时间内送到各病区,以及各区域的清洁卫生等。

2. 设备设施 静脉用药调配中心(室)应当设于人员流动少的安静区域,且便于与医护人员沟通和成品的运送。设置地点应远离各种污染源,禁止设置于地下室或半地下室,周围的环境、路面、植被等不会对静脉用药调配过程造成污染。洁净区采风口应当设置在周围30m内环境清洁、无污染地区,离地面高度不低于3m。内部应包括洁净区、辅助工作区和生活区。洁净区、辅助工作区应当有适宜的空间摆放相应的设施与设备;洁净区应当包括一次更衣、二次更衣及调配操作间;辅助工作区应当包括与之相适应的药品与物料贮存、审方打印、摆药准备、成品核查、包装和普通更衣等功能室。并能保证洁净区、辅助工作区和生活区的划分,不同区域之间的人流和物流出入走向合理,不同洁净级别区域间应当有防止交叉污染的设施。

静脉用药调配中心(室)洁净区应当设有温度、湿度、气压等监测设备和通风换气设施,保持静脉用药调配室温度为18~26℃,相对湿度为40%~65%,保持一定量新风的送入。静脉用药调配中心(室)洁净区的洁净标准应当符合国家相关规定,经法定检测部门检测合格后方可投入使用。

各功能室的洁净级别要求:一次更衣室、洗衣洁具间为十万级;二次更衣室、加药混合调配操作间为万级;层流操作台为百级。其他功能室应当作为控制区域加强管理,禁止非本室人员进入。洁净区应当持续送入新风,并维持正压差;抗生素类、危害药品静脉用药调配的洁净区和二次更衣室之间应当呈5~10Pa负压差。

(四) 调配程序及操作规程

临床医师开具静脉输液治疗处方或用药医嘱后,应按原卫生部《静脉用药集中调配操作规程》进行,主要有:①调配中心药师通过电脑网络接受静脉注射药物调配医嘱,药师审查调配处方,合格的按用药量领取药物,并记录使用量,打印标签。②药师或护士在核对处方无误后,打印标签,根据标签挑选药品放入塑料篮内(一位患者配一个篮子),并将标签贴在输液袋上。③调配室人员将药品与标签进行核对,准确无误后开始混合调配。由药师对空安瓿、空抗生素瓶与输液标签核对并签名,调配后再核对输液成品。④核对包装,将灭菌塑料袋套于静脉输液袋外,封口。⑤分发,将封口后的输液按病区分别放置于有病区标识的整理箱内,记录数量,加锁或封条。将整理箱置于专用药车上,由勤杂人员送至各病区交病区药疗护士,并由药疗护士在送达记录本上签收。给患者用药前,护士应当再次与病历用药医嘱核对,然后给患者静脉输注用药。其流程见图10-3。

(五) 质量保证

建立输液调配质量管理规范和相关文件,如质量管理文件、人员管理文件、药物领用流程、配药工作流程、设备管理文件、安全和环保措施、质量控制总则等。用一系列的规章制度规范和约束静脉输液调配中心人员的行为,确保调配质量。

医疗机构静脉用药调配中心(室)建设应当符合《静脉用药集中调配质量管理规范》相关规定。由县级和设区的市级卫生行政部门核发"医疗机构执业许可证"的医疗机构,设置静脉用药调配中心(室)应当通过设区的市级卫生行政部门审核、验收、批准,报省级卫生行政部门备案;由省级卫生行政部门核发"医疗机构执业许可证"的医疗机构,设置静脉用药调配中心(室)应当通过省级卫生行政部门审核、验收、批准。

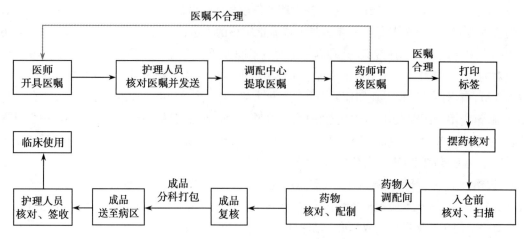

图 10-3　静脉输液调配的流程

**药师考点**

1. 处方管理的一般规定。
2. 处方权和处方开具的一般要求。
3. 处方点评制度。
4. 处方保存期限及销毁程序。

# 第四节　医疗机构制剂管理

## 一、医疗机构制剂许可制度

### (一) 医疗机构制剂的定义及产生与发展

医疗机构制剂(hospital preparation)是指医疗机构根据本单位临床需要经过批准而配制、自用的固定处方制剂。医疗机构配制制剂属于药品生产的范畴。我国医疗机构制剂定位于市场供应不足的补充品种。然而,医疗机构制剂存在小批量、多品种、配制环境及设施设备差的问题,与药品生产企业相比,部分医疗机构的质量检验机构不健全,质量管理不严格,由此可能引起制剂的质量问题。

为了保证医疗机构制剂的安全性和有效性,1984 年卫生部根据《药品管理法》的规定,对配制医疗机构制剂实行制剂许可证制度,并组织编写出版了《医院制剂规范》,对医疗机构制剂的制备、使用、管理等做了初步的规定。1998 年,国家药品监督管理局成立后在制药企业全面推进 GMP 制度,药品质量明显提高,药品的品种、规格、数量得到很大丰富。然而,医疗机构的性质和任务与药品生产企业不同,不具备大量投资新建、改建制剂厂房,以达到生产企业药品 GMP 要求。而医疗卫生体制改革对药物治疗、合理用药等各方面提出了更高要求,也对医疗机构制剂配制质量及其管理提出更严格的要求。国家药品监督管理部门颁布了《医疗机构制剂质量管理规范》,试图缩小医疗机构制剂与上市药品之间的质量差别。

### (二) 医疗机构制剂相关法律法规的颁布与实施

根据《药品管理法》的规定,国家药品监督管理部门于 2001 年 3 月 13 日发布了《医疗机构制剂配制质量管理规范》。国家药品监督管理部门于 2005 年先后颁布了《医疗机构制剂配制监督管理办法(试行)》和《医疗机构制剂注册管理办法(试行)》。2019 年修订的《中华人民共和国药品管理法》第四章,对医疗机构配制制剂作出明确规定。一是医疗机构配制制剂实行许可证制度,必须经省级药品监督管理部门验收合格,予以批准,方可设立制剂室;二是医疗机构制剂实行注册管理制度,必须报送有关资料和样品,经省级药品监督管理部门批准,方可配制。

## 二、医疗机构制剂品种及管理

### (一) 实行"医疗机构制剂许可证"制度

《药品管理法》规定:"医疗机构配制制剂,应当经所在地省、自治区、直辖市人民政府药品监督管理部门批准,取得'医疗机构制剂许可证'。无'医疗机构制剂许可证'的,不得配制制剂。'医疗机构制剂许可证'应当标明有效期,到期重新审查发证。"

### (二) 医疗机构制剂管理制度

《药品管理法》等相关法律法规规定:①医疗机构配制的制剂,应当是本单位临床需要而市场上没有供应的品种,并应当经所在地省、自治区、直辖市人民政府药品监督管理部门批准;但是,法律对配制中药制剂另有规定的除外。②医疗机构配制制剂,必须按照国务院药品监督管理部门的规定报送有关资料和样品,经所在地省、自治区、直辖市人民政府药品监督管理部门批准,并发给制剂批准文号后,方可配制。

2005年8月1日施行的《医疗机构制剂注册管理办法》对制剂配制范围做了进一步规定。有下列情形之一者,不得作为医疗机构制剂申请注册:①市场上已有供应的品种;②含有未经国家食品药品监督管理局批准的活性成分的品种;③除变态反应原外的生物制品;④中药注射剂;⑤中药、化学药组成的复方制剂;⑥麻醉药品、精神药品、医疗用毒性药品、放射性药品;⑦其他不符合国家有关规定的制剂。同时,允许无制剂许可证的医疗机构申请委托配制中药制剂的注册。

申请医疗机构制剂注册的申请人应当是持有"医疗机构执业许可证",并取得"医疗机构制剂许可证"的医疗机构。申请时应向省级食品药品监督管理部门提出申请,并报送有关资料和样品。省级食品药品监督管理部门在完成技术审评后,作出是否许可的决定。

准予配制的医疗机构制剂应持有《医疗机构制剂注册批件》及制剂批准文号。医疗机构制剂批准文号的格式为:X药制字H(Z)+4位年号+4位流水号。其中X是省、自治区、直辖市的简称;H是化学制剂的代号;Z是中药制剂的代号。

### (三) 医疗机构制剂检验、使用规定

《药品管理法》及相关法律法规规定:①医疗机构配制的制剂必须按照规定进行质量检验;②合格的,凭医师处方在本单位使用;③医疗机构配制的制剂,不得在市场销售或者变相销售,不得发布医疗机构制剂广告;④经国务院或省、自治区、直辖市人民政府的药品监督管理部门批准,医疗机构配制的制剂可以在指定的医疗机构之间调剂使用。医疗机构配制的制剂不得在市场上销售。

## 三、医疗机构制剂质量管理

根据《医疗机构制剂配制质量管理规范》,医疗机构制剂配制质量管理包括机构与人员、房屋与设施、设备、物料、卫生、文件、配制管理、质量管理与自检、使用管理等9个方面。

### (一) 组织机构与人员

医疗机构制剂配制应在药剂部门设制剂室、药检室和质量管理组织。机构与岗位人员的职责应明确,并配备具有相应素质及相应数量的专业技术人员。医疗机构负责人对制剂质量负责。制剂室和药检室的负责人不得互相兼任。从事制剂配制操作及药检人员,应经专业技术培训,具有基础理论知识和实际操作技能。

### (二) 房屋与设施

为保证制剂质量,制剂室要远离各种污染源。制剂室应有防止污染、昆虫和其他动物进入的有效

设施。制剂室的房屋和面积必须与所配制的制剂剂型和规模相适应。各工作间应按制剂工序和空气洁净度级别要求合理布局,即一般区和洁净区分开;配制、分装与贴签、包装分开;内服制剂与外用制剂分开;无菌制剂与其他制剂分开。制剂室应具有与所配制剂相适应的物料、成品等库房,并有通风、防潮等设施。洁净室的内表面应平整光滑,无裂缝、接口严密,无颗粒物脱落并能耐受清洗和消毒。墙壁与地面等交界处宜成弧形或采取其他措施,以减少积尘和便于清洁。

#### (三) 设备

设备的选型、安装应符合制剂配制要求,易于清洗、消毒或灭菌,便于操作、维修和保养,并能防止差错和减少污染。纯化水、注射用水的制备、储存和分配应能防止微生物的滋生和污染。储罐和输送管道所用材料应无毒、耐腐蚀,管道的设计和安装应避免死角、盲管。

#### (四) 物料

制剂配制所用物料的购入、储存、发放与使用等应制定管理制度。制剂配制所用的物料应符合药用要求,不得对制剂质量产生不良影响。各种物料要严格管理:合格物料、待验物料及不合格物料应分别存放,并有易于识别的明显标志;不合格的物料,应及时处理;对温度、湿度等有特殊要求的物料,应按规定条件储存;挥发性物料的存放,应注意避免污染其他物料。

#### (五) 卫生

制剂室应有防止污染的卫生措施和卫生管理制度,并由专人负责。进入洁净室(区)的人员不得化妆和佩戴饰物,不得裸手直接接触药品。配制人员应有健康档案,并每年至少体检一次。传染病、皮肤病患者和体表有伤口者不得从事制剂配制工作。洁净室工作服的质地应光滑、不产生静电、不脱落纤维和颗粒性物质。无菌工作服必须包盖全部头发、胡须及脚部,并能阻留人体脱落物并不得混穿。不同洁净度级别房间使用的工作服应分别定期清洗、整理,必要时应消毒或灭菌。洗涤时不应带入附加的颗粒物质。

#### (六) 文件

文件总体上可以分为记录、制度和各种操作规程。制定文件应符合《药品管理法》和相关法律、法规、规章的要求;应建立文件的管理制度。使用的文件应为批准的现行文本,已撤销和过时的文件除留档备查外,不得在工作现场出现;文件的制定、审查和批准的责任应明确,并有责任人签名;有关配制记录和质量检验记录应完整归档,至少保存 2 年备查。

医疗机构制剂室应有配制管理、质量管理的各项制度和记录。包括:①制剂室操作间、设施和设备的使用、维护、保养等制度和记录;②物料的验收、配制操作、检验、发放、成品分发和使用部门及患者的反馈、投诉等制度和记录;③配制返工、不合格品管理、物料退库、报损、特殊情况处理等制度和记录;④留样观察制度和记录;⑤制剂室内外环境、设备、人员等卫生管理制度和记录;⑥本规范和专业技术培训的制度和记录。

#### (七) 配制管理

为防止制剂被污染和混淆,配制操作应采取下述措施:①每次配制后应清场,并填写清场记录。每次配制前应确认无上次遗留物。②不同制剂的配制操作不得在同一操作间同时进行。如确实无法避免时,必须在不同的操作台配制,并应采取防止污染和混淆的措施。③在配制过程中应防止称量、过筛、粉碎等可能造成粉末飞散而引起的交叉污染。④在配制过程中使用的容器须有标明物料名称、批号、状态及数量等的标志。

根据制剂配制规程选用工艺用水。工艺用水应符合质量标准并定期检验。新制剂的配制工艺及主要设备应按验证方案进行验证。当影响制剂质量的主要因素,如配制工艺或质量控制方法、主要原辅料、主要配制设备等发生改变时,以及配制一定周期后,应进行再验证。所有验证记录应归档保存。

#### (八) 质量管理与自检

质量管理组织负责制剂配制全过程的质量管理。其主要职责包括:制定质量管理组织任务、职责;

决定物料和中间品能否使用;研究处理制剂重大质量问题;制剂经检验合格后,由质量管理组织负责人审查配制全过程记录并决定是否发放使用;审核不合格品的处理程序及监督实施。

医疗机构制剂质量管理组织应定期组织自检。自检应按预定的程序,按规定内容进行检查,以证实与本规范的一致性。自检应有记录并写出自检报告,包括评价及改进措施等。

### (九)使用管理

医疗机构制剂应按药品监督管理部门制定的原则并结合剂型特点、原料药的稳定性和制剂稳定性试验结果规定使用期限。制剂配发必须有完整的记录或凭据。制剂在使用过程中出现质量问题时,制剂质量管理组织应及时进行处理,出现质量问题的制剂应立即收回,并填写收回记录。

---

**药师考点**

1. 设置医院制剂室的条件与许可。
2. 医院制剂的注册制度和品种范围。
3. 医院制剂的调剂使用。

---

## 第五节 医疗机构药品供应管理

### 一、采购药品管理

采购药品管理的主要目标是依法、适时购进质量优良、价格合适的药品。

1. **医疗机构采购药品的原则** 遵守国家法律、法规,依法购药。《药品管理法》和国家药品监督管理部门、卫生健康部门、医疗保障部门的规章的有关条款,对医疗机构购药作出了明确规定。

(1)《药品管理法》规定:①医疗机构必须从具有药品生产、经营资格的企业购进药品。②医疗机构购进药品,必须建立并执行进货检查验收制度,验明药品合格证明和其他标识;不符合规定要求的,不得购进和使用。③医疗机构购进药品,必须有真实、完整的药品购进记录。④个人设置的门诊部、诊所等医疗机构不得配备常用药品和急救药品以外的其他药品。

(2)医疗机构应当根据《国家基本药物目录》《处方管理办法》《药品采购供应质量管理规范》和本机构的《药品处方集》《基本用药供应目录》,制订药品采购计划,购入药品:①药学部门应基于新药动态和市场信息制订药品采购计划,加速周转,减少库存,保证药品供应。同时,做好药品成本核算和账务管理。②医疗机构必须从政府药品集中招标采购网上进行药品采购。药学部门要制定和规范药品采购工作程序,建立并执行药品进货检查验收制度,验明药品合格证明和其他标识;不符合规定要求的,不得购进和使用。药学部门对购入药品质量有异议时,医疗机构可委托国家认定资格的药品检验部门进行抽检。经药事管理与药物治疗学委员会审核批准,除核医学科可购售本专业所需的放射性药品外,其他科室不得从事药物配制或药品购售工作。

2. **医疗机构药品集中采购** 2015年由国务院办公厅发布实行的《关于完善公立医院药品集中采购工作的指导意见》,明确规定:医院使用的所有药品(不含中药饮片)均应通过省级药品集中采购平台采购。坚持以省(自治区、直辖市)为单位的网上药品集中采购方向,采取一个平台、上下联动、公开透明、分类采购,采取招生产企业、招采合一、量价挂钩、双信封制、全程监控等措施,加强药品采购全过程综合监管,切实保障药品质量和供应。县级及县级以上人民政府、国有企业(含国有控股企业)等所属的非营利性医疗机构,必须全部参加药品集中采购。药品集中采购要充分考虑各级各类医疗机构的临床用药需求特点。

集中采购周期原则上一年1次。实行分类采购:对临床用量大、采购金额高、多家企业生产的基本药物和非专利药品,医院按照不低于上年度药品实际使用量的80%制订采购计划和预算,并具体到品种、剂型和规格,每种药品采购的剂型原则上不超过3种,每种剂型对应的规格原则上不超过2种,兼顾成人和儿童用药需要;对部分专利药品、独家生产药品,建立公开透明、多方参与的价格谈判机制。谈判结果在国家药品供应保障综合管理信息平台上公布,医院按谈判结果采购药品;对妇儿专科非专利药品、急(抢)救药品、基础输液、临床用量小的药品和常用低价药品,实行集中挂网,由医院直接采购;对临床必需、用量小、市场供应短缺的药品,由国家招标定点生产、议价采购;对麻醉药品、精神药品、防治传染病和寄生虫病的免费用药、国家免疫规划疫苗、计划生育药品及中药饮片,按国家现行规定采购,确保公开透明。对上述纳入集中采购目录的药品,实行公开招标、网上竞价、集中议价和直接挂网(包括直接执行政府定价)采购。对经过多次集中采购、价格已基本稳定的药品,可采取直接挂网采购的办法,具体品种由省级集中采购管理部门确定。医疗机构要与中标(入围)药品生产企业或其委托的批发企业签订药品购销合同,明确品种、规格、数量、价格、回款时间、履约方式、违约责任等内容。合同采购数量要以医疗机构上年度的实际药品使用数量为基础,适当增减调整后确定。

3. **药品集中招标采购程序**  ①各医疗机构制定、提交拟集中招标的药品品种规格和数量。②汇总各医疗机构药品采购计划。③依法组织专家委员会审核各医疗机构提出的采购品种、规格,确认集中采购的药品品种、规格、数量,并反馈给医疗机构。④确定采购方式,编制和发送招标采购工作文件。⑤审核药品供应企业(投标人)的合法性及其信誉和能力,确认供应企业(投标人)资格。⑥审核投标药品的批准文件和近期质检合格证明文件。⑦组织开标、评标或议价,确定中标企业和药品品种、品牌、规格、数量、价格、供应(配送)方式以及其他约定。在评标过程中,前述④项和⑤项应为首先条件。⑧决标或洽谈商定后,组织医疗机构直接与中标企业按招标(洽谈)结果签订购销合同。购销合同应符合国家有关法规规定,明确购销双方的权利和义务。⑨监督中标企业(或经购销双方同意由中标企业依法委托的代理机构)和有关医疗机构依据招标文件规定和双方购销合同做好药品配送工作。

医疗机构药品带量采购模式(拓展阅读)

## 二、药品保管

《药品管理法》规定:"医疗机构应当有与所使用药品相适应的场所、设备、仓储设施和卫生环境,制定和执行药品保管制度,采取必要的冷藏、防冻、防潮、防虫、防鼠等措施,保证药品质量。"《医疗机构药事管理规定》规定:"医疗机构应当制定和执行药品保管制度,定期对库存药品进行养护与质量检查。药品库的仓储条件和管理应符合药品采购供应质量管理规范的有关规定。""化学药品、生物制品、中成药和中药饮片应当分别储存,分类定位存放。易燃、易爆、强腐蚀性等危险性药品应当另设仓库单独储存,并设置必要的安全设施,制定相关的工作制度和应急预案。"

1. **药品保管的主要措施**

(1) 分类储存:按药品的自然属性分类,按区、排、号进行科学储存。做到以下几点。①"六分开"。处方药与非处方药分开;基本医疗保险药品目录的药品与其他药品分开;内用药与外用药分开;性能相互影响、容易串味的品种与其他药品分开;新药、贵重药品与其他药品分开;配制的制剂与外购药品分开。②麻醉药品、第一类精神药品、医疗用毒性药品、放射性药品专库或专柜存放。③危险性药品、易燃、易爆物专库存放。④准备退货药品,过期、霉变等不合格药品单独存放。

(2) 针对影响药品质量的因素采取措施:①对易受光线影响变质的药品,存放室门窗可悬挂黑色布、纸遮光,或者存放在柜、箱内;②易受湿度影响变质的药品,应控制药库湿度,一般保持在45%~75%;③易受温度影响变质的药品,应分库控制药库温度,冷库2~8℃,阴凉库<20℃,常温库0~30℃;④采取防虫、防鼠措施。

(3) 定期检查、养护,发现问题及时处理。

2. **建立并执行药品保管的制度**  为保管好药品、制剂,药学部应建立以下制度:①药库人员岗位责任制;②入库验收、出库验发制度;③在库药品检查养护制度;④有效期药品管理制度;⑤病区药柜管理制度;⑥不合格药品处理制度;⑦记录;⑧药品档案制度。

**3. 有效期药品管理**　药品有效期是指在一定贮藏条件下,能够保证药品质量合格的期限。《药品管理法》规定,超过有效期的药品按照劣药论处。

(1) 我国药品有效期的表示方法:2006 年,国家食品药品监督管理局发布的《药品说明书和标签管理规定》中规定了药品有效期应当按年月日的顺序标注,年份用四位数字表示,月、日用两位数字表示。其具体标注格式为"有效期至 ×××× 年 ×× 月",或者"有效期至 ×××× 年 ×× 月 ×× 日";也可以用数字和其他符号表示为"有效期至 ××××.××." 或者"××××/××/××"等。有效期若标注到日,应当为起算日期对应年月日的前一天;若标注到月,应当为起算月份对应年月的前一月。

(2) 世界各国对年、月、日的表示方法

1) 欧洲国家大部分是按"日月年"排列。如"10/09/2000"或"10th Sept.2000",即 2000 年 9 月 10 日。

2) 美国产品大多是按"月日年"排列。如上例则表示为"09/10/2000",或"Sept.10th 2000"。

3) 日本产品按"年月日"排列。如上例表示为"20000910"。

(3) 有效期药品的管理:购进药品验收时应注意该药品入库要按批号堆放或上架,出库必须贯彻"先产先出、近期先出,按批号发货"的原则。若库存药品或病区小药柜药品过期,必须按制度单独存放、销毁,绝不能发给患者使用。

**4. 危险药品的管理**　危险药品指受光、热、空气、水分、撞击等外界因素的影响可引起燃烧、爆炸或具有腐蚀性、刺激性和放射性的药用物质。

危险药品应单独存放在符合消防规定的危险品库房,远离病房和其他建筑物。危险品库房应指派专人负责,严格验收和领发制度。有专家根据危险药品的特性和长期的实践经验,总结归纳出 10 项管理措施:①熟悉性质;②分类保管;③堆放稳固;④包装严密;⑤通风降温;⑥严禁明火;⑦防爆装置;⑧安全操作;⑨耐火建筑;⑩消防措施。

**5. 高警示药物的管理**　高警示药物的概念:根据美国用药安全研究所(Institute For Safe Medication Practices,ISMP)的定义,高警示药物(high alert medication)指使用不当会对患者造成严重伤害或死亡的药物。2001 年,ISMP 最先确定的前 5 位高警示药物分别是:胰岛素;安眠药及麻醉剂;注射用浓氯化钾或磷酸钾;静脉用抗凝血药(肝素);高浓度氯化钠注射液(>0.9%)。2003 年,ISMP 公布了包含 19 类及 13 项特定药物的高警示药物目录,并逐年更新。2008 年 ISMP 公布的 19 类高警示药物种类为:①静脉用肾上腺素能受体激动剂;②静脉用肾上腺素能受体拮抗剂;③麻醉剂(全身、吸入或静脉给药);④静脉用抗心律失常药;⑤抗凝血药(抗血栓药),溶栓剂;⑥心脏停搏液;⑦化疗药物(注射或口服);⑧20% 以上浓度的葡萄糖注射液;⑨腹膜透析液或血透析液;⑩硬膜外或鞘内给药,口服降血糖药,影响肌收缩力药物,脂质体剂型,中等作用强度镇静剂,静脉用(如咪达唑仑),中等作用强度镇静剂,儿童口服药(如水合氯醛),阿片类麻醉剂的静脉、经皮给药或口服剂型,骨骼肌松弛剂,静脉放射性造影剂,全肠外营养制剂。

目前国内有高警示药物的概念,但没有一个明确的定义。高警示药物即药物本身毒性大、不良反应严重,或因使用不当极易发生严重后果甚至危及生命的药物。也有定义称高警示药物是指药理作用显著且迅速、易危害人体的药品。2008 年,国家食品药品监督管理局药品评价中心(药品不良反应监测中心)发出了"高风险品种'风险管理计划'推进行动"。医疗机构应参照国家有关规定列出医院高风险品种——"化学药品注射剂高风险品种""中药注射剂高风险品种""有严重不良反应报告的注射剂品种"。医疗机构应实行高警示药品三级管理。中国药学会医院药学专业委员会用药安全专家组 2015 年发布了《我国高警示药品推荐目录(2015 年版)》(简称《目录》),该目录借鉴了美国用药安全研究所(Institute for Safe Medication Practices,ISMP)高警示药品目录,在国内部分医疗机构中对医务人员调查,并采用德尔菲法在用药安全专家组共识基础上制定的。《目录》在中国药学会医院药学专业委员会网站发布后,被全国各地医疗机构广泛采用,并提出反馈意见。2018 年起,用药安全专家组根据收到的反馈意见,结合中国用药错误报告情况,确定删除 / 修订目录清单,并在 2019 年发布《中国高警示药品推荐目录(2019 版)》。

### 三、药品分级管理制度

医院对药品的管理实行"金额管理,重点统计,实耗实销,账物相符"的管理办法。所谓"金额管理"是指用金额控制药品在医疗机构流通的全过程,按 2012 年卫生部规划财务司《医院财务与会计实务》中相关药品管理要求进行管理。药品入库、出库、消耗、销售、库存都要按购进价或零售价进行金额核算,库存的总金额应按周转金定额加以控制。"重点统计"是指药剂科对各种医疗用毒性药品、麻醉药品、精神药品、贵重药品的领退、销售、结存都必须按数量进行统计。"实耗实销"是指药剂科和临床各科室销售、消耗的药品,按进价金额列报支出。我国医疗机构在上述管理办法的基础上,根据药品的特点,普遍实行三级管理制度。

1. 一级管理

(1)范围:麻醉药品、第一类精神药品、终止妊娠的药品和医疗用毒性药品等的药品和原料药。如吗啡缓释片、吗啡注射液、硫酸阿托品粉等。

(2)管理办法:处方要求单独存放,每日清点,必须做到账物相符,如发现药品短少,要及时追查原因,并上报领导。

2. 二级管理

(1)范围:第二类精神药品、贵重药品、高警示药品。

(2)管理办法:专柜存放,专账登记。贵重药品要每日清点,精神药品定期清点,高警示药品分类管理。

3. 三级管理

(1)范围:普通药品。

(2)管理办法:账物管理,季度盘点,以存定销,要求账物相符。

---

**药师考点**

1. 药品集中采购管理。
2. 药品购进渠道与质量管理。
3. 规范医疗机构用药目录。

---

## 第六节   临床合理用药管理

### 一、临床合理用药管理概述

临床合理用药管理是指对医疗机构临床诊断、预防和治疗疾病用药全过程实施监督管理。医疗机构应当遵循安全、有效、经济、适当的用药原则,尊重患者对药品使用的知情权和隐私权。1966 年,Brodie 首次将用药管理(drug use control 或 drug use management)作为药房业务工作的主流。他把用药管理定义为一个集知识、理解、判断、操作过程、技能、管理和伦理为一体的系统,目的在于保证药物使用的安全性。药师进行临床用药管理最重要和有效的方法,就是对药品的获得、开处方、给药和使用过程全程进行监测和有效的管理。

合理用药(rational drug use)是指将适当的药物,以适当的剂量,在适当的时间,经适当的途径,给适当的患者使用适当的疗程,达到适当的治疗目标。20 世纪 90 年代以来,国际药学界的专家已就合理用药问题达成共识,赋予了合理用药更科学、完整的定义:以当代药物和疾病的系统知识和理论为基础,安全、有效、经济、适当地使用药品。从用药的结果考虑,合理用药应当包括安全、有效、经济三大要素。安全、有效强调以最小的治疗风险获得尽可能大的治疗效益;而经济则强调以尽可能低的治疗成本取得尽可能好的治疗效果,合理使用有限的医疗卫生资源,减轻患者及社会的经济负担。

临床合理用药与国家医疗卫生体制改革息息相关,依赖于国家医药、医疗和医保方针政策的制定和调整,受到与用药有关各方面人员的道德情操、行为动机、心理因素等的影响。临床合理用药管理已经成为医院药事管理研究讨论的重要课题。

## 二、临床不合理用药现状和分析

临床诊疗过程中存在着相当普遍的不合理用药现象。临床用药管理必须正视临床不合理用药的现状,分析产生这种现状的各种因素,然后有针对性地寻求解决的措施和对策。

（一）不合理用药的主要表现

目前临床不合理用药普遍存在的问题包括以下几种。

1. 用药不对症　多数情况属于医师选用药物不当,有的是开错、配错、发错、服错等用药错误造成的。无指征用药或安慰性用药,主要指长期使用以保健为目的的药品,以及不必要的预防用药,或者有用药指征而得不到药物治疗,则属于两种极端情况。

2. 使用无确切疗效的药物　受经济利益驱动,给患者使用疗效不确切的药物。

3. 用药不足　首先指剂量偏低,达不到有效治疗剂量;再就是疗程太短,不足以彻底治愈疾病,导致疾病反复发作,耗费更多的医药资源。

4. 过度用药　过度用药分四种情况:一是给药剂量过大;二是疗程过长;三是无指征用药;四是轻症用重药,这里的“重”是指贵重药或指用药分量重,如治疗普通感冒也要主治药、辅助药形成系列,预防药、对症药配套使用。

5. 使用毒副作用过大的药物　无必要地让患者承受较大的治疗风险,容易发生本可以避免的药物不良反应或药源性疾病。

6. 合并用药不适当　合并用药又称联合用药,指在同一位患者身上同时或相继使用两种或两种以上的药物,治疗一种或多种同时存在的疾病。合并用药不适当包括:无必要地合并使用多种药物;不适当地联合用药,用可导致不良的药物相互作用的药物。

7. 给药方案不合理　未在适当的时间、间隔,经适当的途径给药,如未按药物代谢动力学 / 药物效应动力学的理论确定用药方案。

8. 重复给药　多名医师给同一位患者开具相同的药物,或者提前续开处方。

（二）导致不合理用药的因素

导致临床不合理用药的因素众多,除了医师、药师或患者因素外,还涉及诊断、开方、配方发药、给药及服药各个环节,涉及患者及其家属乃至社会各有关人员。

1. 医师因素　具有法定资格的医师拥有处方权,是疾病诊断和治疗的主要责任人,掌握着是否用药和如何用药的决定权。因此,不合理用药现象与医师处方行为有着直接联系,医师个人的医药知识、临床用药经验、药物信息掌握程度、职业道德、工作作风、服务态度,都会影响其药物治疗决策和处方行为,并可能导致不合理用药。

2. 药师因素　药师在整个临床用药过程中起到合理用药监督的作用,尤其是在静脉用药集中调配和口服药物单剂量摆药的制度下,药师调配处方时如果审方不严,对患者的正确用药指导不科学,缺乏与医护人员的密切协作与信息交流等,均有可能导致不合理用药。

3. **护士因素**　护士负责输液等给药操作,住院患者口服药品由护士发给患者。给药环节如发生问题,也可能导致临床不合理用药。例如,未正确执行医嘱,临床观察、监测和报告不力,给药过程操作不规范等。

4. **患者因素**　患者遵照医嘱正确服药是保证合理用药的关键因素之一。患者不遵守医师制订的药物治疗方案的行为,称为患者非依从性(noncompliance)。患者产生非依从性的原因很多,如对药物疗效期望过高,理解、记忆偏差,不能耐受药物不良反应,可负担性不足,缺乏必要的用药知识等。

5. **药物因素**　药物治疗是一把双刃剑,其作用客观存在,本无合理与不合理的问题,关键是药物的一些特性容易造成不合理用药。因药物固有的性质导致的不合理用药往往是错综复杂的,归纳起来主要有以下几种。

(1) 药物的作用和使用因人而异:根据国家药品标准规定的用法用量,患者获得的疗效可能各不相同。因基因等遗传因素,严重的药物不良反应往往只发生在极少数患者身上,有些患者对某些药品会产生严重的过敏反应,甚至危及生命。

(2) 联合用药增加药物不良相互作用的发生概率:临床上常常会出现一个患者同时合用多种药物的现象。药物相互作用分为体外相互作用(又称药物配伍禁忌)和体内相互作用。前者主要由药物之间的理化反应、药物与赋形剂之间的相互作用造成。后者主要包括药动学方面和药效学方面的相互作用。药动学方面的相互作用,可以影响合并使用的其他药物的吸收、分布、代谢和排泄,使受影响的药物毒性增强或者疗效减弱。药效学方面的相互作用,一方面指生理活性的相互作用,使疗效增强或拮抗;另一方面指药物作用部位的相互作用,如竞争受体或靶位,增敏受体,改变作用部位递质及酶的活力等。

6. **社会环境因素**　主要是药品营销过程中的促销活动、广告宣传以及经济利益驱动等。

综上所述,造成不合理用药的原因错综复杂,涉及医学、药学、心理学、行为科学、社会伦理学等诸多方面。

### (三) 不合理用药的后果

不合理用药必然导致不良的结果,归纳起来,主要有以下几个方面。

1. **影响疾病治疗效果**　不合理用药直接影响到药物治疗的有效性,轻者降低疗效,重者使治疗失败或得不到治疗。

2. **浪费医药资源**　不合理用药可造成药品乃至各种医疗资源(物资、资金和人力)的浪费。

3. **发生药物不良反应甚至药源性疾病**　药物不良反应和药源性疾病均由药物使用引起,差别在于对患者机体损害的程度。药源性疾病(drug induced disease,DID)指在药物治疗或诊断用药过程中,因药物或者药物相互作用而引起的与治疗目的无关的致使机体某一(几)个器官或某一(几)个局部组织产生功能性或器质性损害而出现各种临床症状。

4. **造成药疗事故**　因不合理用药导致发生的医疗事故,称为药疗事故。不合理用药导致药疗事故的情况,通常是指发生了严重的甚至是不可逆的损害,如致残、致死、致畸;或是由人为责任事故引起。药疗事故通常分为三个等级:因用药造成严重毒副作用,给患者增加重度痛苦者为三等药疗事故;因用药造成患者残废者为二等药疗事故;因用药造成患者死亡者为一等药疗事故。

## 三、临床合理用药管理的实施

### (一) 执行《医疗机构药事管理规定》的内容制定相关合理用药制度

1. **制定药物临床应用管理办法及相关制度**　医疗机构应当依据国家基本药物制度,2015年版《抗菌药物临床应用指导原则》《抗菌药物临床应用管理评价指标及要求》和《关于进一步加强中药注射剂生产和临床使用管理的通知》(卫医政发〔2008〕71号文)中有关中成药临床应用指导原则等相关规定,制定本机构基本药物临床应用管理办法,建立并落实抗菌药物临床应用分级管理制度;建立临床用药监测、评价和超常预警制度,对药物临床使用安全性、有效性和经济性进行监测、分析、评估,实施处方和用药医嘱点评与干预;建立药品不良反应、用药错误和药品损害事件监测报告制度,临床科室一旦发现上述事件应立即向药学部门报告,并做好观察与记录,积极救治患者。医疗机构应当按照国家有关规定向相关部门报告药品不良反应,用药错误和药品损害事件应当立即向所在地县级卫生行政部门报告。

2. 建立临床治疗多学科团队　医疗机构应当建立由医师、临床药师、微生物专家、临床检验专家和护士等组成的专业化多学科临床治疗团队,开展临床合理用药工作。

3. 对医师处方的适宜性进行审核　医疗机构应当遵循有关药物临床应用指导原则、临床路径、临床诊疗指南和药品说明书等合理使用药物;对医师处方、用药医嘱的适宜性进行审核。

4. 配备临床药师　《医疗机构药事管理规定》中规定三级医疗机构应配 5 名以上、二级医疗机构应配 3 名以上专职临床药师。临床药师应当全职参与临床药物治疗工作,对患者进行用药教育,指导患者安全用药。

---

**知识链接**

### 医院抗菌药物管理的 AMS 策略

AMS(antimicrobial stewardship)策略是指抗菌药物导向策略,即有组织的抗菌药物管理,或称为抗菌药物导向计划(antimicrobial stewardship program,ASP),是指医院设计并整合多种措施以防止抗菌药物的不合理使用,促进抗菌药物的品种选择的优化、改进剂量、给药途径和给药持续时间,以达到提高抗菌药物的临床使用效果和减少不良反应的目的,图 10-4 为基于 AMS 策略的医院抗菌药物管理策略集。2007 年,美国感染病学会和医疗保健流行病学学会联合出版了相关指南,以推进 AMS 策略实施,其主要内容有:建立以抗感染医师、抗感染临床药师和微生物学家为主体的多学科管理团队(Antimicrobial Management Team,AMT),对医师处方进行预先审查和反馈;制定医院抗菌药物处方集,对特殊抗菌药物的使用进行限制;向医师提供抗菌药物合理使用的培训教育;制定合理使用抗菌药物指南与临床路径;运用计算机信息系统控制不合理抗菌药处方等。AMS 强调通过科学化和精细化的长效管理达到合理用药、遏制耐药、实现临床治疗和感染预防的最佳效果及减少不必要的医疗支出的抗菌药物管理目标。比如为了不干涉医师的治疗自主权,AMS 策略要求 AMT 小组成员在初始治疗前的 2.5 天内不得干涉医师的治疗方案(除非选药出现严重错误),直至治疗第 3 天,临床可获取微生物药敏实验结果,患者的症状体征及其他相关资料,一旦确定病原体,可以向医师提出采取降阶梯治疗或停药措施等。基于 AMS 策略的抗菌药物处方过程与干预策略见图 10-5。

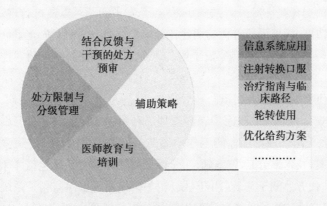

图 10-4　基于 AMS 策略的医院抗菌药物管理策略集

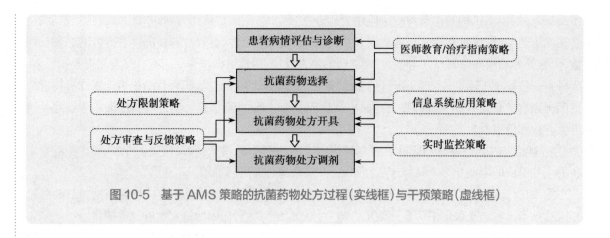

图 10-5　基于 AMS 策略的抗菌药物处方过程（实线框）与干预策略（虚线框）

**（二）临床合理用药管理的具体措施**

1. 发挥药事管理与药物治疗学委员会的作用　药事管理与药物治疗学委员会是协调、监督医院内部合理用药，解决不合理用药问题的专业学术管理组织，尤其对综合医药知识，统一医院管理人员与业务人员对合理用药的认识，促进临床科室和药剂科之间的沟通，发挥着重要的作用。

2. 制定和完善医院处方集　围绕《国家基本药物目录》建立医院自己的处方集，包括医院基本用药目录和处方集，以及在本院范围内的执行政策和措施。医院基本用药目录规定了保证本院患者医疗需要的药物品种，处方集比较详细地提出了每种药物的使用原则。

每个医疗机构的处方集或基本药物目录应当具有鲜明的特点。对药物品种、规格、剂型等的选择必须能体现本医疗机构临床对药物的需求，具有适宜性。对药物的评价和用法、用量、注意事项等的表述应能满足临床合理用药对药物信息的需要。处方集必须定期修改，更新陈旧的知识，补充新的内容。医疗机构可通过行政手段，增强医院处方集和基本药物目录的权威性，使之成为医师、药师和护士在药物治疗过程中必须遵守的准则，充分发挥其确保药物使用质量、指导医务人员合理用药、优化药物治疗成本效果的作用。

3. 做好处方和病历用药回顾性分析　处方分析和病历用药回顾性分析的目的是及时总结临床用药的经验与教训，把握临床药品使用的规律和发展趋势，发现医师普遍性的不良处方和医嘱行为，以便针对问题，采取针对性措施，不断提高合理用药水平。

处方分析的内容包括处方书写规范化和合理用药两个方面，采用普查或者随机抽样的方式进行。但是，处方所含的用药信息比较简单，最大的不足是缺乏疾病诊断信息，得不到详细的患者背景资料，不容易发现比较深层次的不合理用药问题，无法结合药物治疗结果进行评价。

病历用药回顾性分析可以弥补处方分析的缺陷。病历用药回顾性分析的对象是出院患者的病历。同步性或前瞻性研究的对象是在院患者的病历，优点是发现问题可以通过合理用药干预、及时解决，从而取得更好的治疗结果。病历用药分析的用途比较广泛，可用于评价新、老药物的疗效和毒副作用；揭示本院一定时期的药物利用现状和趋势；了解临床合并用药情况；统计药源性疾病的发生率；反映不合理用药现状等。

为加强医疗机构药物临床应用的管理，建立统一、规范的药物使用管理机制，推进临床合理用药，保障医疗质量和医疗安全，卫生部、国家中医药管理局和中国人民解放军总后勤部卫生部于 2009 年联合印发了《关于加强全国合理用药监测工作的通知》，建立了全国合理用药监测系统，组织制订了全国合理用药监测方案（技术部分）。方案确定，全国合理用药监测系统包括 4 个子系统，分别为药物临床应用监测子系统、处方监测子系统、用药（械）相关医疗损害事件监测子系统、重点单病种监测子系统。其中，药物临床应用监测子系统监测的主要范围为化学药品、生物制品与中成药的购药与库存信息；处方监测子系统监测的主要范围为处方（门、急诊）、病案首页和医嘱；用药（械）相关医疗损害事件监测子系统监测的主要范围为药物不良事件、严重药物不良事件、医疗器械不良事件;重点单病种监测子系统监测的主要范围为发病率较高的常见疾病、多发疾病的有关用药信息。按"抗菌药物临床应用监测网"要求及时上报数据。

4. **加强医德医风教育**　医药知识的继续教育固然重要,但是促进医务人员合理用药的关键在于职业道德教育,促进他们树立良好的医德医风,一切从患者的利益出发。

5. 开展临床药学服务工作,建立药学监护或药物治疗管理模式。

## 四、医疗机构合理用药与临床药学服务

### (一) 临床药学服务的概念及其发展历程

1. **临床药学服务的背景及定义**　20世纪50—60年代,美国首先建立了"临床药学"这一学科,把过去传统的药学教育重点由"药"转向"人"。医疗机构药师参与医师用药过程,协助临床选择合适药品,以提高疗效、降低不良反应发生率,促使药师的工作重点转向临床药物治疗,逐渐涉足临床用药的领域。在此背景之下,临床药学服务应运而生。

区别于传统的药品供应保障、处方调配等医院药学服务,临床药学服务是具有药学专业技术优势的药师(pharmacist)参与疾病预防、诊断、治疗或康复的过程,协助医师合理选择使用药品,与医师、护士等形成协作关系直接面对患者提供的专业化服务。1990年前后,美国两位学者 Helper 和 Strand 教授共同在美国药学教育杂志和美国卫生系统药学杂志发表了对药师职业转型具有里程碑意义的历史文献《药学监护中的机会与责任》,明确其内涵是为了获得改善患者生命质量的肯定结果而提供直接的和负责的药物相关的服务。临床药学服务的主要内容为:药师深入临床参与医师查房和会诊、书写药历、审核处方、识别药物相关问题、评估或推荐药物治疗方案、进行血药浓度监测、药物不良反应监测和药物相互作用监测,开展用药教育等活动。临床药学服务的目的:通过药师干预消除减少药疗差错,降低药物不良事件发生率、预防和纠正处方错误、提高药物治疗的连续性和依从性、促进抗生素药品合理使用;形成临床用药的干预、制约和监督机制,防止医师不当使用用药决策权;改变以往医师凭经验使用药品的方法,保证医师集中精力进行疾病的诊断和治疗。国内外已开展的大量研究结果表明:医院临床药学服务的开展可帮助患者在短期内达到药物治疗浓度,缩短住院时间,与患者死亡率下降和住院日缩短之间成正相关,它能够提高患者的满意度和治疗效果,并降低治疗成本,提高治疗效率,降低用药错误率。

2. **我国临床药学服务的发展历程**　临床不合理用药问题长期困扰着我国医疗服务水平的提高,引发了抗菌药物滥用、卫生资源浪费和群众"看病贵"等问题,威胁到公众的用药安全,我国政府正尝试积极推广临床药学服务促进合理用药。20世纪80年代我国就开始重视临床药学服务工作,1987年卫生部批准了12家重点医院作为全国临床药学试点单位。1991年卫生部在医院分级管理文件中首次规定了三级医院必须开展临床药学服务,并作为医院考核指标之一。2002年卫生部颁布的《医疗机构药事管理暂行规定》明确指出"医院药学部门要建立以患者为中心的药学管理工作模式,开展以合理用药为核心的临床药学工作,参与临床疾病诊断、治疗,提供药学技术服务,提高医疗质量。临床药学专业技术人员应参与临床药物治疗方案的设计;对重点患者实施治疗药物监测,指导合理用药;收集药物安全性和疗效等信息",并要求"逐步建立临床药师制",将开展临床药学服务的药师明确定义为"临床药师"。2005年11月卫生部发布《关于开展临床药师培训试点工作的通知》,公布了《临床药师培训试点工作方案》及4个附件。2006年,教育部恢复临床药学专业。2007年卫生部启动了医院临床药师制的试点工作,在全国19个省市确定了42家临床药师制试点医院。2010年,卫生部第一次将临床药学专业列为国家临床重点专科。2011年1月,《医疗机构药事管理规定》正式明确"临床药学工作应面向患者,在临床诊疗活动中实行医药结合。临床药学专业技术人员应参与临床药物治疗方案设计,建立重点患者药历,实施治疗药物监测,逐步建立临床药师制"。在卫生健康

部门的推动下,我国城市三级医院的临床药学服务水平提高较快。

3. **临床药师的概念**    临床药师以其丰富的药物治疗知识与医师一起为患者提供和设计最安全、最合理的用药方案,其在促进临床合理用药上起关键作用。我国临床药师的主要任务包括参加查房和会诊,对患者的药物治疗方案提出合理建议;对特殊药物进行治疗药物监测(TDM),确保药物使用的有效和安全;向医护人员和其他药学人员提供药物情报咨询服务;监测和报告药物不良反应和有害的药物相互作用;培训药房在职人员和实习学生等。目前要求有条件的进行基因检测并指导临床合理用药。这些任务始终贯穿于"临床用药管理"这个主题。

### (二) 药学监护

药学监护(pharmaceutical care)也译为药学保健或药疗保健。它是一种新型的医院药学工作模式,是药师的工作以保障供应药品为主向临床的延伸、"以药品为中心"向"以患者为中心"的转移。

20世纪90年代开始崭露头角的"药学监护"开创了医院药学的新时代,代表了医院药学工作模式由"以药品为中心"向"以患者为中心"的根本转变。药学监护的基本原则是以患者为中心和面向用药结果。其目标不只是治愈疾病,而是强调通过实现药物治疗的预期结果,改善患者的生存质量。药师向患者提供药学监护的具体任务是发现、防止和解决用药过程中出现的问题。药师不仅对所提供的药品质量负责,而且还要对药品使用的结果负责,即由传统的管理药品提高到管理药品的使用及其结果。明确规定了用药管理是现代医院药学工作的中心。

1. **定义**    早期美国药剂师协会对药学监护的定义是:直接、负责地提供与药物治疗相关的服务,其目的是达到获得患者生命质量的确切效果。药师的任务是提供药学监护。这一定义表明,药学监护囊括了药师与患者和其他卫生专业人员协作设计、实施、监测药物治疗计划的过程,从而为患者创造特定的治疗结果。这一过程依次包括三项主要功能:①确认潜在或实际存在的与药物治疗相关的问题;②解决实际存在的与药物治疗相关的问题;③预防潜在的与药物治疗相关的问题。

药学监护是医疗卫生服务的重要组成部分,而且应与其他部分相结合。在药学监护中,药师给患者带来直接的利益,并直接对提供给患者的保健质量承担责任。患者承认提供者(药师)的权威性,药师以其能力承担责任和义务。

2. **药学监护的职能及方法**

(1) 收集和整理患者的相关信息:建立有关患者信息的数据库,从而有效地发现、防止和解决与药物治疗相关的问题,这是使患者得到最佳药物治疗结果的基础。这些信息应当包括:①患者的人口学资料,如姓名、地址、出生日期、性别、宗教信仰、职业等;②患者管理资料,如医师和处方者、药房、科/床号、知情同意形式、患者识别号等;③医学资料,身高、体重、急性和慢性健康问题、当前体征、生命迹象、各项检测项目的结果、过敏和耐药性、既往病史、诊断和外科手术史等;④药物治疗资料,处方药、非处方药、入院前服用的药物、家庭用药及使用的其他卫生保健产品、药物治疗方案、患者对治疗的依从性、药物过敏和耐药性、患者对治疗的担心和疑问等;⑤患者行为及生活方式资料,饮食、锻炼娱乐、香烟(酒精、咖啡因)的使用、有无滥用的其他物质、性格类型、性生活、日常起居活动等;⑥患者社会状况及经济情况。

药师应通过各种途径收集患者当前的全面的信息。其中,与患者进行直接交流,建立起一种直接的联系尤为重要,这可以让药师理解患者的需要和期望。在决定为患者实施治疗方案之前,应充分理解和解释所得的资料,并保证其准确性。在获取患者的健康记录的过程中,药师有责任保护患者的隐私权和信任患者。

(2) 确定存在的药物治疗问题:药师应将药物、疾病、实验室检查及具体患者的信息进行综合,进而得出结论。并对患者的资料进行评估,从而找出任何与药物治疗有关的问题,而这些问题的相对重要性则需要在具体患者或药物的基础上进行评估。并应当着重考虑以下问题:无指征用药;有指征而未得到药物治疗;处方开出的药物不适合这一病症;剂量、剂型、用法、给药途径或给药方法不当等;重复用药;开具了易致患者过敏的药物;现有的或潜在的药物不良反应;有临床意义的现有的或潜在的药物与药物、药物与疾病、药物与营养品、药物与实验室检测物质的相互作用;社交性或娱乐性药物使用对医疗的干扰;未能达到药物治疗的全部效果;由于经济条件而产生的影响患者药物治疗的问题;患者对药物治疗缺乏理解;患者没能坚持按药物治疗方案进行治疗。

(3) 概括患者的卫生保健需要:在确定与药物治疗相关的保健要素时,应考虑患者总体的需要和期望的结果,以及其他卫生人员的评估、目标和治疗计划,以期改善患者健康或阻止患者病情的恶化。

(4) 明确药物治疗目标:药物治疗目标应是对药物、疾病、实验室检查以及具体患者信息的综合考虑,同时,要考虑到伦理和生命质量。药物治疗目标应切实可行,能得到明确的与药物相关的治疗结果,并能提高患者的生命质量。

(5) 设计药物治疗方案:治疗方案应适合前述的药物治疗目标,还应遵循药物经济学原则,遵守卫生系统中的药品政策,如临床保健计划和疾病管理计划等。方案设计还应能从卫生系统和患者的承受能力及财政来源两方面实现最佳的药物使用。

(6) 设计药物治疗方案的监测计划:监测计划应能有效地评价患者是否达到药物治疗目标,发现该药物治疗方案实际存在的和潜在的不良反应。对药物治疗方案的每一目标均应确定可测量和可观察的参数,监测计划应给出判断达到药物治疗目标的终点标志。应当注意的是患者的医疗保健需要、药物的特性、其他卫生人员的需要以及政府的卫生保健政策和程序都会影响监测计划的制订。

(7) 制订药物治疗方案及相应的监测计划:药师在与患者和其他卫生专业人员的合作之下,不断发展和修正药物治疗方案和监测计划,使其趋向系统化和逻辑化,并应代表患者、医师、药师的一致意见。治疗方案和监测计划应记录在患者的健康档案中,从而确保所有卫生保健组织的成员都能了解这些信息。

(8) 开始实施药物治疗方案:依据药物治疗方案和监测计划,药师可以适时地实施全部或部分药物治疗方案。药师的活动应符合卫生系统的政策和程序(如处方协定),并遵守药物治疗方案和监测计划。有关药物治疗、实验室检查及其他措施的医嘱均应清楚、准确。与药物治疗有关的所有活动都要记录在患者的健康档案中。

(9) 监测药物治疗方案的结果:根据监测计划,所收集的数据应充分、可靠和有效,这样才能对药物治疗的结果作出判断。药师应对监测计划中每一参数与预期的终点之间的差距进行评估,并得出药物治疗目标是否实现的结论。在调整药物治疗方案之前,药师应明确未达到药物治疗目标的原因。

(10) 修订药物治疗方案和监测计划:药师应根据患者的治疗结果调整治疗方案和监测计划。如果临床条件允许,药师可以一次调整治疗方案的一个方面,并对此重新评估。药师应以一致的态度记录最初的建议和调整后的建议。

(三) 药物治疗管理服务

1. 定义　2003 年美国健康与公众服务部通过了《医疗保险处方药改进与现代化法案》,法案要求医疗保险的提供者对被纳入医疗保险制度 D 项且患有多种慢性疾病或需同时服用多种药品的患者提供药物治疗管理(medication therapy management,MTM)服务。MTM 服务是指具有药学专业技术优势的药师对患者提供用药教育、咨询指导等一系列专业化服务,从而提高用药依从性、预防患者用药错误,最终培训患者进行自我的用药管理,以提高疗效。MTM 已经在世界上的许多国家得到广泛应用,包括美国、德国和澳大利亚等。目前,我国已有部分城市三级综合医院与相关医联体的基层医疗机构合作,共同开展了针对慢性疾病患者的 MTM 服务,通过 MTM 推广,试图增加慢性疾病患者对合理用药认知、增强对医疗过程的依从性和不良反应事件的监控。

2. 核心要素　MTM 服务包括 5 个核心元素:药物治疗评估(medication therapy review,MTR),个人用药记录(personal medication record,PMR),药物相关活动计划(medication-related action plan,

MAP),干预和 / 或提出参考意见以及文档记录和随访。这些核心要素为目标的完成提供了一个机制,即药师关注并解决与患者相关的药物治疗问题,并与其他医疗服务者合作。

(1) 药物治疗评估:指药师收集患者信息,评估患者药物治疗状况,识别并确定优先解决的药物相关问题(drug related problem,DRP),制订解决方案的系统性活动,包括药师通过会谈收集患者的健康状况的基本信息;识别患者因服用药品引起的不良症状;在考量药品的适应证、禁忌证、潜在不良反应和相互作用的前提下,评估患者所使用药品剂量的适当性;考察患者是否存在重复用药和不必要用药的现象;评估患者用药的依从性、药品费用的合理性;为识别出的 DRP 制订解决方案;对患者进行合理用药知识的教育;向医师提供药品选择使用的建议。

(2) 个体用药记录:指帮助患者对药物治疗进行自我管理的书面文件,它由患者在药师协助下填写或由药师自行填写。记录的主要内容包括患者正在使用的处方药、非处方药、中药和营养补充剂等,它可采用电子方式记录,也可采用手写的方式记录,内容必须便于患者阅读和理解。它的目的是确保医师、药师等能准确掌握患者的服药状况,即使患者频繁变更医疗场所,也能获得持续的医疗服务。在药物治疗审核结束之后,药师将和患者共同制订一个药物治疗行动方案,详细记录在药物治疗审核中发现的用药问题,并阐述了解决这些问题的方法,即告诉患者在用药过程中需要做什么、怎么做、何时做等关键事项,以鼓励患者积极进行自我管理,加强用药的依从性。

(3) 干预和 / 或提出参考意见以及文档记录和随访:指在提供 MTM 服务过程中,药师可以与医师协作共同对患者的 DRP 进行干预,也可以直接进行干预。若患者正在使用华法林、甲氨蝶呤等高风险药品,药师应将患者转诊给受过专业训练、有相应资质并且具有先进经验的药师,以确保药物治疗的安全性和有效性。良好的文件系统能确保患者的记录得到妥善保存,有利于促进药师与医师开展交流与协作,保证患者治疗的连续性,帮助药师防范职业风险,有助于评价患者在药物治疗自我管理方面的成效,证明药师的工作价值。个体药疗记录、患者基本信息、患者医疗费用信息、药师姓名或药房名称、MTM 服务的具体内容及持续时间等文件应提供给医师等其他医务人员和医疗费用的支付方。当患者住院、出院或进入长期护理院时,药师需及时移交患者资料。若患者的医疗场所保持不变,药师则应根据患者需要安排随访。

无论是药学监护,还是 MTM 服务,其中的最重要的因素是药师对患者的治疗结果负有责任。药师无论是设计还是执行患者的药物治疗方案和监测计划,均应履行相同的义务,要求药师监测药物治疗方案,根据患者情况的变化修正治疗方案、记录结果,并对药物治疗结果负责。

---

**药师考点**

1. 合理用药的原则。
2. 药物临床应用管理的具体规定。

---

# 本 章 小 结

本章介绍了医疗机构药事管理组织和药学部门;药学部的任务、组织和人员配备;调剂业务与处方管理制度;制剂管理;药品供应管理;临床合理用药管理的相关内容。主要内容为:

1. 医疗机构药事管理是指医疗机构以患者为中心,以临床药学为基础,对临床用药全过程进行有效的组织实施与管理,促进临床科学、合理用药的药学技术服务和相关的药品管理工作。具有专业性、实践性和服务性的特点。

2. 二级以上医院应当设立药事管理与药物治疗学委员会,其他医疗机构应当成立药事管理与药物治疗学组。药事管理与药物治疗学委员会是医疗机构药品管理的监督机构,也是对医疗机构各项重要药事工作作出专门决定的专业技术组织。

3. 医疗机构药学部的任务包括药品供应管理、调剂与制剂、药品质量管理、临床药学工作、科研与教学。药学部根据规模可设置以下部门:调剂部门、制剂部门、药库、药品质检部门、临床药学室、办公室等。

4. 调剂指配药、配方、发药,又称为调配处方。调剂包括收方(包括从患者处接收医师的处方,从病房医护人员处接收处方或请领单);检查处方;调配药剂及取出药品;核对处方与药剂、药品;发给患者(或病房护士)并进行交代和答复询问的全过程。

5. 处方由前记、正文和后记三部分组成。处方管理制度包括对处方权限的规定、处方书写规定、处方限量规定以及处方保管规定。

6. 调配处方时,必须做到"四查十对":查处方,对科别、姓名、年龄;查药品,对药名、剂型、规格、数量;查配伍禁忌,对药品性状、用法用量;查用药合理性,对临床诊断。

7. 医疗机构配制的制剂,应当是本单位临床需要而市场上没有供应的品种;必须经所在地省级药品监督管理部门批准,并发给制剂批准文号后,方可配制。

8. 医疗机构药品供应管理主要包括采购药品管理、药品保管的管理及药品分级管理制度。

9. 临床用药管理的核心是合理用药。临床不合理用药的主要表现包括:用药不对症、使用无确切疗效的药物、用药不足、用药过度、使用毒副作用过大的药物、合并用药不适当、给药方案不合理、重复给药等;而导致不合理用药的因素涉及医师、药师、护士、患者及其家属乃至社会各有关人员等多个方面。

10. 临床药学服务、药学监护及药物治疗管理服务的作用。

# 思　考　题

1. 什么是医疗机构? 它分为哪些类型?
2. 阐明医疗机构药学部的任务。
3. 简述药事管理与药物治疗学委员会的职责。
4. 简述我国综合性医院药学部组织机构的设置。
5. 简述医疗机构药师的工作职责。
6. 画出调剂流程图,说明药师应在哪些环节发挥作用。
7. 处方由哪几部分组成? 简述处方书写的规定。
8. 如何审查处方? 处方点评如何进行?
9. 国家对医疗机构采购药品有哪些规定和政策?
10. 阐述《医疗机构药事管理规定》中涉及药物临床应用管理的内容。
11. 定义临床药学服务,分析临床药学服务与临床合理用药管理的关系。

# 课　程　实　践

【实践名称】　编写医疗机构抗菌药物临床使用管理的药事简讯。

【实践目的】　通过对国内外医疗机构抗菌药物管理相关动态信息的收集、分析、归纳与总结,了解国内外医疗机构抗菌药物管理进展。

【实践内容】 检索、查阅 Pubmed、CNKI、国家卫生健康委员会、国家药品监督管理局、国家医疗保障局网站及健康报等相关报刊上所发布的医疗机构抗菌药物管理的相关文献和信息,收集所需资料。

【实践安排】

1. 围绕医疗机构抗菌药物管理动态、抗菌药物耐药监测动态、医疗机构抗菌药物使用管理效果评价、抗菌药物管理计划、医疗机构抗菌药物管理案例、处方点评等内容收集相关资料,并对获取资料进行筛选。必要时可以对医疗机构药师进行定性访谈(电话或面对面访谈,形式不限)。

2. 资料处理,整理、分析、总结已收集信息。

3. 独立完成一份不少于 3 000 字的药事简讯。

【实践测试】 教师根据提交的药事简讯的质量进行成绩的评定。

第十章
目标测试

(李 歆)

# 第十一章

# 特殊管理药品的管理

## 学习目标

通过本章的学习,学生可了解特殊管理药品的风险性和监管的重要性、科学性,掌握其生产、经营、使用环节的管理要点,能够在研发、生产、经营和使用等各个环节自觉合规,严防滥用和流入非法渠道。

1. **掌握** 麻醉药品、精神药品、医疗用毒性药品、药品类易制毒化学品的概念及其生产、经营、使用的管理要点。
2. **熟悉** 我国生产及使用的麻醉药品、精神药品品种;麻醉药品、精神药品的实验研究、储存、运输管理规定;含特殊药品复方制剂的管理。
3. **了解** 麻醉药品、精神药品等违反相关管理规定应当承担的法律责任;兴奋剂的管理规定。

第十一章
教学课件

## 问题导入

### 国家药监局为什么要强化麻醉药品和精神药品管理? 怎么管理?

2021 年 4 月 8 日,国家药监局药品监管司在京召开麻醉药品和精神药品管理工作座谈会,研究新形势下强化麻醉药品和精神药品(简称麻精药品)监管,促进行业高质量发展的措施。

麻精药品一旦流入非法渠道,极可能危害公众身体健康、生命安全和社会的和谐稳定。一直以来,国家药监局认真贯彻落实药品监管"四个最严"的要求,将麻精药品等特殊药品的质量和安全监管作为药品监管工作的重中之重。

近年来我国麻精药品管理总体平稳,但当前面临的形势依然严峻复杂。新形势下,监管部门和生产经营企业均面临新课题、新挑战,必须结合实际,切实采取有效、有力措施,进一步强化麻精药品监管。

参会代表建议结合现代物流发展、企业数字化转型等新业态以及国务院深化"放管服"改革提出的新要求,进一步完善麻精药品管理法规和制度;加强对企业麻精药品研发的指导,鼓励和支持企业创新;加快推进麻精药品追溯体系建设,为麻精药品监管提供有力支撑。来自监管部门的参会人员还表示,建议加大对麻精药品监管人员的培训力度,健全麻精药品监管信息通报机制,及时提示监管风险。

会议要求,各方要充分认识做好麻精药品管理工作的重要性和紧迫性,提高思想认识,加强制度建设,落实管理责任,防范麻精药品流入非法渠道。药品生产经营企业要切实履行麻精药品安全管理的主体责任,严格遵守法律法规,排查风险整治隐患,及时报告异常情况,加快推进追溯体系建设。各级药品监管部门要切实落实麻精药品属地监管责任,强化能力建设,扎实开展监督检查,健全跨部门协作机制,加强麻精药品流弊案件的行刑衔接,重拳打击违法违规行为。行业协会和学会等单位要继续发挥职能作用,积极推进麻精药品社会共治,共同推动行业健康可持续发展。

1. 国家药监局为什么要不断强化麻精药品的监督管理?
2. 麻精药品具备什么特征? 有哪些具体的类别和品种?
3. 能否围绕追溯体系、行刑衔接等角度找到涉及麻精药品的案例?

## 第一节　特殊管理的药品概述

### 一、特殊管理的药品及其特殊性

特殊管理的药品,是指《药品管理法》第一百一十二条规定的药品,即"国务院对麻醉药品、精神药品、医疗用毒性药品、放射性药品、药品类易制毒化学品等有其他特殊管理规定的,依照其规定"。

《药品生产监督管理办法》第五十五条规定,省、自治区、直辖市药品监督管理部门应当根据药品品种、剂型、管制类别等特点,结合国家药品安全总体情况、药品安全风险警示信息、重大药品安全事件及其调查处理信息等,以及既往检查、检验、不良反应监测、投诉举报等情况确定检查频次:对麻醉药品、第一类精神药品、药品类易制毒化学品生产企业每季度检查不少于一次;对疫苗、血液制品、放射性药品、医疗用毒性药品、无菌药品等高风险药品生产企业,每年不少于一次药品生产质量管理规范符合性检查。省、自治区、直辖市药品监督管理部门可以结合本行政区域内药品生产监管工作实际情况,调整检查频次。

麻醉药品、精神药品、医疗用毒性药品、放射性药品和药品类易制毒化学品在医疗实践中广泛使用,在防治疾病、维护公众健康方面起到了积极作用,具有重要的医疗和科学价值,其中有些药品疗效独特,目前尚无其他药品可以代替。但是由于这些药品具有独特的有害作用,若管理不当,滥用或流入非法渠道,将会危害服用者个人的健康,并造成严重的公共卫生和社会问题。

国家通过制定一系列的法律法规对麻醉药品、精神药品、医疗用毒性药品、放射性药品和药品类易制毒化学品实行特殊管理,对特殊管理药品的实验研究、生产、经营、使用、储存、运输等各个环节实行定点许可和查证查验制度,并对各种临床使用的用量进行严格控制;禁止非法生产、买卖、运输、储存、提供、持有、使用这类药品,以保证其合法、合理使用,正确发挥其防治疾病的作用。

**放射性药品简介(拓展阅读)**

放射性药品属于核医学技术领域的产品,在医疗机构的核医学科或同位素室使用,利用其各种射线诊断或治疗疾病。随着医学科学技术的发展,大型诊断、治疗的技术设备逐步替代了放射性药品的部分功能,现在国内只有很少药品生产企业还在生产放射性药品。因此,本章对放射性药品不作具体介绍。

> **药师考点**
>
> 　　特殊管理药品的种类。

### 二、其他特殊管理的药品

除了对麻醉药品、精神药品、医疗用毒性药品、放射性药品和药品类易制毒化学品实行特殊管理之外,还有一些药品一旦使用不当,也会产生严重危害或者导致滥用,甚至一旦流入非法渠道会给国家和社会带来不良后果,以致国际影响都会随之而来。

这些药品包括含特殊药品的复方制剂、兴奋剂和部分有特殊要求的生物制品,需要采取一系列严格管制的措施,按照特殊管理的要求进行管理,在监督管理方面也有特殊的规定。

### 三、药物滥用和毒品的危害

#### (一) 药物滥用

药物滥用(drug abuse)是指长期、过量地使用具有依赖性或潜在依赖性的药品,这种使用与公认的临床医疗需要无关,属于非医疗目的用药,导致药物成瘾以及出现精神混乱和其他异常行为。滥用的药品包括禁止临床医疗使用的违禁物质和国家规定管制的药品。药物滥用可导致药物成瘾,以及其他行为障碍,引发公共卫生和社会问题。

"药物滥用"是20世纪60年代中期国际上开始采用的专用词汇,它与药物不合理使用(drug misuse),即平时所说的"滥用抗生素"或者"滥用激素"等的"滥用"概念截然不同。

1. 从行为学角度解释,"药物滥用"的概念具有以下4个特点。

(1) 不论是药品类型,还是用药方式和地点都是不合理的。

(2) 没有医师指导而自我用药,这种自我用药超出了医疗范围和剂量标准。

(3) 使用者对该药的使用不能自控,具有强迫性用药的特点。

(4) 使用后往往会导致精神和身体损害,甚至社会危害。

药物滥用已经严重危害人类健康、社会安定和经济发展,成为当今全世界共同面临的重大社会问题之一。

2. 按照医学界公认的容易造成药物滥用的药品和违禁物质常包括以下几种。

(1) 麻醉药品:如阿片类、可卡因类、大麻类等。

(2) 精神药品:包括中枢抑制剂,如镇静催眠药;中枢兴奋剂,如咖啡因;还有致幻剂,如麦司卡林、麦角酰二乙胺等。

(3) 挥发性有机溶剂:如汽油、打火机燃料和涂料溶剂等,有抑制和致幻作用,具有耐受性甚至精神依赖性。

(4) 烟草:其主要成分尼古丁长期使用也可致瘾。

(5) 酒精:长期酗酒也会产生生理依赖和心理依赖性。

(二) 毒品的危害

根据国际公约的有关规定,不以医疗为目的,非法使用或滥用的麻醉药品和精神药品均属于毒品。《中华人民共和国禁毒法》(中华人民共和国主席令第79号)第2条规定:"本法所称的毒品,是指鸦片、海洛因、甲基苯丙胺(冰毒)、吗啡、大麻、可卡因以及国家规定管制的其他能够使人形成瘾癖的麻醉药品和精神药品。"

毒品的基本特征是具有依赖性、非法性和危害性。毒品的危害包括以下几种。

1. 吸毒对社会的危害

(1) 对家庭的危害:家庭中一旦出现吸毒者,吸毒者在自我毁灭的同时,也在破坏自己的家庭。为了维持长期吸毒,需要大量的钱财,会使家庭陷入经济困境,甚至家破人亡。

(2) 对社会生产力的破坏巨大:吸毒首先导致个人身体疾病,失去劳动能力;其次是造成社会财富的巨大损失和浪费;同时,毒品种植、生产活动还造成土地减少、环境恶化。

(3) 制售毒品扰乱社会治安:诱发各种违法犯罪活动,扰乱社会治安,给社会稳定带来巨大威胁。

2. 吸毒对身心的危害

(1) 身体依赖性:毒品作用于人体,可使人体功能产生适应性改变,形成新的平衡状态。一旦停止吸毒,生理功能就会发生紊乱,出现一系列严重反应,使人感到非常痛苦,称为戒断反应。为了避免戒断反应,就必须定时用药,并且不断加大剂量,使吸毒者终日离不开毒品。

(2) 精神依赖性:毒品进入人体后作用于人的神经系统,使吸毒者出现一种渴求用药的强烈欲望,驱使吸毒者不顾一切地寻求和使用毒品。一旦出现精神依赖后,即使经过脱毒治疗,在急性期戒断反应基本控制后,要完全康复原有生理功能往往需要数月甚至数年的时间。更严重的是,对毒品的依赖性难以消除。

为此,毒品犯罪是世界范围内的一大社会公害,制止毒品泛滥是包括中国在内的全世界人民的共同愿望,打击毒品犯罪已成为各国司法机关所共同面临的严峻任务。

药品依赖性及相关概念(拓展阅读)

**（三）禁毒的历史与现实**

1. 我国的禁毒历史　我国具有悠久的禁毒历史。不仅明朝末年有禁烟令，甚至民国时期就制定过禁烟法令。

在中国近代和现代史上，有过两次重大的禁毒行动，一次是 19 世纪 40 年代的鸦片战争，以清朝林则徐"虎门销烟"为代表；另一次是中华人民共和国成立后的禁毒运动，1949 年前夕，中国的 4 亿多人口中吸毒者有 2 000 万人左右，几近占全国人口的 1/20。中华人民共和国成立后，政府颁布了一系列行之有效的查禁烟毒的法律法规，全力打击烟毒犯罪，使烟毒基本绝迹。到 1953 年，中国成为世界公认的"无毒国"。

由于国际毒潮的泛滥与侵袭，国际国内的一些不法分子趁势而入，开始仅仅是毒品过境，后来变成了毒品销售，种植罂粟的行为死灰复燃。进入 20 世纪 90 年代后，出现了毒品的秘密加工厂。毒品从边境流向内地，从农村向城市蔓延，"毒祸"卷土重来，毒品犯罪现象不断发生并日趋频繁。我国禁毒的任务依然十分严峻。

2. 我国政府禁毒规定　中华人民共和国成立以来，我国政府先后制定和发布一系列有关麻醉药品、精神药品管制和禁毒的法令法规，详见表 11-1。

表 11-1　中国管制麻醉药品、精神药品和禁毒等主要法律规范性文件

| 时间 | 名称 | 机构 | 内容 |
|---|---|---|---|
| 1950 年 2 月 | 《关于严禁鸦片烟毒的通令》 | 政务院 | 严禁吸食、贩卖、种植、私存鸦片、吗啡、海洛因等 |
| 1950 年 11 月 | 《麻醉药品临时登记处理办法》 | 政务院 | 限期对麻醉药品申报登记，逾期私藏不报者，一经查出，依法惩处 |
| 1950 年 11 月 | 《管理麻醉药品暂行条例》及施行细则 | 卫生部 | 规定麻醉药品品种范围与主管部门，及对其生产、供应、使用实行定点管理 |
| 1952 年 | 《关于抗疲劳素药品管理的通知》 | 卫生部 | 规定去氧麻黄素应列入剧药范围进行管理 |
| 1964 年 4 月 | 《管理毒药、限制性剧药暂行规定》 | 卫生部、商业部和化工部 | 确定毒药、剧药品种范围，及其管理办法 |
| 1978 年 9 月 | 《麻醉药品管理条例》 | 国务院 | 麻醉药品品种范围、生产、供应、使用管理、处罚 |
| 1979 年 2 月 | 《麻醉药品管理条例实施细则》 | 卫生部 | 进一步明确规定麻醉药品品种、原植物种植、供应、使用、处方限量及管理 |
| 1979 年 6 月 | 《医疗用毒药、限制性剧药管理规定》 | 卫生部及国家医药管理总局 | 包括毒性药品及精神药品 |
| 1982 年 3 月 | 《关于严惩严重破坏经济的罪犯的决定》 | 第五届全国人大常委会 | 规定对情节特别严重的贩毒行为处以无期徒刑甚至死刑 |
| 1982 年 7 月 | 《关于禁绝鸦片烟毒问题的紧急指示》 | 国务院 | 指出在我国，一切私种罂粟、贩毒、吸毒都是犯罪行为，必须严加禁绝 |
| 1984 年 9 月 | 《中华人民共和国药品管理法》第七章"特殊管理的药品" | 全国人大常务委员会 | 确定对麻醉药品、精神药品、医疗用毒性药品、放射性药品实行特殊管理 |
| 1987 年 11 月 | 《麻醉药品管理办法》 | 国务院 | 明确麻醉药品品种范围，对研制、生产、供应、进出口、运输、使用、包装标签等的管理规定、罚则 |

续表

| 时间 | 名称 | 机构 | 内容 |
| --- | --- | --- | --- |
| 1988 年 12 月 | 《精神药品管理办法》 | 国务院 | 明确精神药品品种范围和分类,对生产、供应、使用、包装标签等的管理规定、罚则 |
| 1988 年 12 月 | 《医疗用毒性药品管理办法》 | 国务院 | 规定生产、经营、使用医疗用毒性药品的要求 |
| 1989 年 1 月 | 《放射性药品管理办法》 | 国务院 | 规定生产、经营、使用放射性药品的要求 |
| 1990 年 12 月 | 《关于禁毒的决定》 | 全国人大常委会 | 明确毒品是指鸦片、海洛因、吗啡、大麻、可卡因以及国务院规定管制的其他能够使人形成瘾癖的麻醉药品和精神药品 |
| 1997 年 3 月 | 《中华人民共和国刑法》(修订)第六章第七节 | 全国人大 | 规定走私、贩卖、运输、制造毒品罪的刑事责任 |
| 2001 年 12 月 | 《中华人民共和国药品管理法》(第一次修订) | 全国人大常委会 | 确定对麻醉药品、精神药品、医疗用毒性药品、放射性药品实行特殊管理 |
| 2004 年 1 月 | 《反兴奋剂条例》 | 国务院 | 规定兴奋剂的管理、反兴奋剂的义务、兴奋剂的检查与监测 |
| 2005 年 8 月 | 《麻醉药品和精神药品管理条例》 | 国务院 | 进一步明确品种范围,对研制、生产、供应、进出口、运输、使用、包装标签等管理的规定,罚则 |
| 2005 年 8 月 | 《易制毒化学品管理条例》 | 国务院 | 规定易制毒化学品的生产、经营、购买、运输和进出口管理 |
| 2007 年 12 月 | 《中华人民共和国禁毒法》 | 全国人大常委会 | 规定禁毒教育、毒品管制、戒毒和国际合作和法律责任 |
| 2010 年 3 月 | 《药品类易制毒化学品管理办法》 | 卫生部 | 规定药品类易制毒化学品的生产、经营、购买、运输和进出口管理 |
| 2019 年 12 月 | 《中华人民共和国药品管理法》(第二次修订) | 全国人大常委会 | 确定对麻醉药品、精神药品、医疗用毒性药品、放射性药品、药品类易制毒化学品实行特殊管理 |

3. 我国积极参与国际禁毒事务　中国政府一直积极参与国际麻醉药品和精神药品管制事务。1985 年 6 月,经全国人民代表大会常务委员会批准,中国加入经 1972 年议定书修正的联合国《1961 年麻醉品单一公约》和《1971 年精神药物公约》。1986 年,通过竞选,我国成为联合国麻醉药品委员会的 40 个成员国之一,从这一年起,我国每年都要派出由卫生、公安、外交、海关部门官员组成的代表团出席联合国麻醉药品委员会会议。1989 年 9 月,经全国人民代表大会常务委员会批准,中国加入《联合国禁止非法贩运麻醉药品和精神药物公约》,成为最早加入该公约的国家之一。

## 第二节　麻醉药品和精神药品的管理

为加强麻醉药品和精神药品的管理,保证麻醉药品和精神药品的合法、安全、合理使用,防止流入非法渠道,根据《药品管理法》和有关国际公约的规定,国务院于 2005 年 8 月 3 日颁布《麻醉药品和精神药品管理条例》(第 442 号国务院令)(简称《条例》)。《条例》共 9 章、89 条,分别对麻醉药品药用原植物的种植,麻醉药品和精神药品的实验研究、生产、经营、使用、储存、运输等活动以及监督管理等制定相应的规定。

## 一、定义和种类

### (一) 麻醉药品和精神药品的定义

根据《条例》第 3 条规定,麻醉药品和精神药品,是指列入麻醉药品目录、精神药品目录的药品和其他物质。精神药品分为第一类精神药品和第二类精神药品。目录由国务院药品监督管理部门会同国务院公安部门、国务院卫生主管部门制定、调整并公布。

这种用目录的方式对麻醉药品和精神药品定义的做法是管理法中常用的形式,因为麻醉药品和精神药品的各种特征十分复杂,作用特点各异,无法用简洁明了的语言进行提炼和归纳,某些治疗作用相同的药品,有的是精神药品,有些不是精神药品。因此,只能进行清单式的管理,即不论什么药品,只要列入麻醉药品目录的,就是麻醉药品;同样,列入精神药品目录的,就是精神药品。当然,它们的共同特点就是都具有一定程度的成瘾性,都会产生药物滥用的风险。

上市销售但尚未列入目录的药品和其他物质或者第二类精神药品发生滥用,已经造成或者可能造成严重社会危害的,国务院药监、公安、卫生部门应及时把该药品和该物质列入目录或者将该第二类精神药品调整为第一类精神药品。

---

**知识链接**

### 关于麻醉药品和精神药品的药理学定义

麻醉药品(narcotic drug)是指具有依赖性潜力的药品,连续使用、滥用或不合理使用,易产生生理依赖性和精神依赖性,能成瘾癖的药品。例如阿片、吗啡、哌替啶等。按药理作用不同,临床上将麻醉药品分为镇痛类和非镇痛类两类。镇痛类麻醉药品除了具有镇痛作用、可用于急性剧痛和晚期癌症疼痛治疗之外,在其他方面也有广泛用途,包括治疗心源性哮喘、镇咳、止泻、人工冬眠、麻醉前给药与复合麻醉以及戒毒等。非镇痛类麻醉药品现用于局部麻醉。麻醉药品与医疗上用于全身或局部麻醉的麻醉药(anesthetic)不同,后者如氟烷、硫喷妥钠、普鲁卡因等。

精神药品(psychotropic substance)是指直接作用于中枢神经系统,能使其兴奋或抑制,连续使用能产生依赖性的药品。例如,司可巴比妥、艾司唑仑等。按药理作用不同,精神药品可分为镇静催眠类、中枢兴奋类、镇痛及复方制剂类、全身麻醉药等,各类在临床上的作用也不相同。第一类精神药品比第二类作用更强,更易产生依赖性。

---

### (二) 麻醉药品和精神药品的品种

2013 年,国家食品药品监督管理总局、中华人民共和国公安部、国家卫生和计划生育委员会联合公布《麻醉药品品种目录(2013 年版)》和《精神药品品种目录(2013 年版)》(食药监药化监〔2013〕230号),自 2014 年 1 月 1 日起施行。之后,针对个别品种根据监管需要实施了微调,具体见表 11-2。

1. **麻醉药品品种**　在《麻醉药品品种目录(2013 年版)》中,共列出麻醉药品 121 个品种,其中我国生产及使用的品种有 22 个,加上其复方制剂、提取物、提取物粉 5 个品种,一共有 27 个品种,具体品种见表 11-2。

所列品种包括其可能存在的盐和单方制剂(除非另有规定);也包括其可能存在的化学异构体、酯及醚(除非另有规定)。

麻醉药品目录中的罂粟壳仅限于中药饮片和中成药的生产,以及医疗配方使用。

2. **精神药品品种**　截至 2019 年 12 月,在《精神药品品种目录(2013 年版)》中,共列出精神药品151 个品种,其中第一类精神药品有 69 个品种,第二类精神药品有 83 个品种(两类精神药品均覆盖含羟考酮复方制剂)。具体品种见表 11-2。

表 11-2 我国自主生产和使用的麻醉药品和精神药品品种目录

| 分类 | 品种数 | 品种 |
|---|---|---|
| 麻醉药品 | 121(22) | 可卡因、罂粟浓缩物(包括罂粟果提取物、罂粟果提取物粉)、二氢埃托啡、地芬诺酯、芬太尼、氢可酮、氢吗啡酮、美沙酮、吗啡(包括吗啡阿托品注射液)、阿片(包括复方樟脑酊、阿桔片)、羟考酮、哌替啶、瑞芬太尼、舒芬太尼、蒂巴因、可待因、右丙氧芬、双氢可待因、乙基吗啡、福尔可定、布桂嗪、罂粟壳 |
| 精神药品 151 种 | 一类 69(8) | 哌醋甲酯、司可巴比妥、丁丙诺啡、羟丁酸、氯胺酮、马吲哚、三唑仑、含羟考酮复方制剂(口服固体制剂每剂量单位含羟考酮碱大于 5mg,且不含其他麻醉药品、精神药品或药品类易制毒化学品的复方制剂) |
| | 二类 83(31) | 异戊巴比妥、格鲁米特、喷他佐辛、戊巴比妥、阿普唑仑、巴比妥、氯硝西泮、地西泮、艾司唑仑、氟西泮、劳拉西泮、甲丙氨酯、咪达唑仑、硝西泮、奥沙西泮、匹莫林、苯巴比妥、唑吡坦、丁丙诺啡透皮贴剂、布托啡诺及其注射剂、咖啡因、安钠咖、地佐辛及其注射剂、麦角胺咖啡因片、氨酚氢可酮片、曲马多、扎来普隆、含可待因复方口服液体制剂、含羟考酮复方制剂(口服固体制剂每剂量单位含羟考酮碱不超过 5mg,且不含其他麻醉药品、精神药品或药品类易制毒化学品的复方制剂)、丁丙诺啡与纳洛酮的复方口服固体制剂、瑞马唑仑 |

注:1. 品种数量括号内为我国生产及使用的品种数。
　　2. 两类精神药品均覆盖含羟考酮复方制剂。

所列品种都包括其可能存在的盐和单方制剂(除非另有规定);也包括其可能存在的化学异构体及酯、醚(除非另有规定)。

佐匹克隆(包括其盐、异构体和单方制剂)自 2014 年 1 月 1 日起,按第二类精神药品管理。

2015 年 4 月,国家食品药品监督管理总局、中华人民共和国公安部、国家卫生和计划生育委员会联合发布了《关于将含可待因复方口服液体制剂列入第二类精神药品管理的公告》,自 2015 年 5 月 1 日施行。

2019 年 8 月,国家药品监督管理局、中华人民共和国公安部、国家卫生健康委员会决定将含羟考酮复方制剂等品种列入精神药品管理。口服固体制剂每剂量单位含羟考酮碱大于 5mg,且不含其他麻醉药品、精神药品或药品类易制毒化学品的复方制剂列入第一类精神药品管理;口服固体制剂每剂量单位含羟考酮碱不超过 5mg,且不含其他麻醉药品、精神药品或药品类易制毒化学品的复方制剂列入第二类精神药品管理;丁丙诺啡与纳洛酮的复方口服固体制剂列入第二类精神药品管理。自 2019 年 9 月 1 日起施行。

2019 年 12 月,国家药品监督管理局、中华人民共和国公安部、国家卫生健康委决定将瑞马唑仑(包括其可能存在的盐、单方制剂和异构体)列入第二类精神药品管理,自 2020 年 1 月 1 日起实行。

## 药师考点

我国生产和使用的麻醉药品和精神药品品种目录。

## 课程思政讨论

围绕禁毒、法制建设、品种目录管理等麻精药品监管发展过程,请同学们思考如何理解中国政府在保障公众用药安全、有效、可及和维护公众用药权益方面做出的努力。

## 二、管理机构

### (一) 主要的管理机构

国务院药品监督管理部门负责全国麻醉药品和精神药品的监督管理工作,并会同国务院农业主管部门对麻醉药品药用原植物实施监督管理;国务院公安部门负责对造成麻醉药品药用原植物、麻醉药品和精神药品流入非法渠道的行为进行查处;卫生行政部门负责医疗机构特殊管理药品的合理使用管理;国务院有关主管部门在各自的职责范围内负责与麻醉药品和精神药品有关的管理工作。

省级药品监督管理部门负责本行政区域内麻醉药品和精神药品的监督管理工作。县级以上地方公安机关负责对本行政区域内造成麻醉药品和精神药品流入非法渠道的行为进行查处。县级以上地方其他有关主管部门在各自的职责范围内负责与麻醉药品和精神药品有关的管理工作。

### (二) 管理机构的主要职责

1. **药品监督管理部门的职责**  国务院药品监督管理部门根据规定的职责权限,对麻醉药品药用原植物的种植以及麻醉药品和精神药品的实验研究、生产、经营、使用、储存、运输活动进行监督检查。

国务院药品监督管理部门根据合理布局的要求,通过公平竞争的方式,负责确定麻醉药品和精神药品的定点生产企业或定点批发企业,并予公布。

省级以上药品监督管理部门根据实际情况建立监控信息网络,对定点生产企业、定点批发企业和使用单位的麻醉药品和精神药品生产、进货、销售、库存、使用的数量以及流向实行实时监控,并与同级公安机关做到信息共享。

设区的市级人民政府负责药品监督管理的部门每3个月向上一级药品监督管理部门报告本地区麻醉药品和精神药品的相关情况。

对已经发生滥用、造成严重社会危害的麻醉药品和精神药品品种,国务院药品监督管理部门应当采取在一定期限内中止生产、经营、使用或者限定其使用范围和用途等措施。对不再作为药品使用的麻醉药品和精神药品,国务院药品监督管理部门应当撤销其药品批准文号和药品标准,并予以公布。

各级人民政府药品监督管理部门必须将在麻醉药品药用原植物的种植以及麻醉药品和精神药品的实验研究、生产、经营、使用、储存、运输等各环节管理中的审批、撤销等事项通报同级公安机关。

2. **相关管理部门的协同职责**  药品监督管理部门、卫生行政部门发现生产、经营企业和使用单位的麻醉药品和精神药品管理存在安全隐患时,应当责令其立即排除或者限期排除;对有证据证明可能流入非法渠道的,应及时采取查封、扣押的行政强制措施,在7日内作出行政处理决定,并通报同级公安机关。

药品监督管理部门发现取得"印鉴卡"的医疗机构未依照规定购买麻醉药品和第一类精神药品时,应当及时通报同级卫生行政部门。接到通报的卫生行政部门应当立即调查处理。必要时,药品监督管理部门可以责令定点批发企业中止向该医疗机构销售麻醉药品和第一类精神药品。

县级以上卫生行政部门应当对执业医师开具麻醉药品和精神药品处方的情况进行监督检查。

药品监督管理部门、卫生行政部门和公安机关必须互相通报麻醉药品和精神药品生产、经营企业和使用单位的名单以及其他管理信息。

公安机关接到报告、举报,或者有证据证明麻醉药品和精神药品可能流入非法渠道时,应当及时开展调查,并可以对相关单位采取必要的控制措施。药品监督管理部门、卫生行政部门以及其他有关部门应当配合公安机关开展工作。

---

**药师考点**

药品监督管理部门和相关管理部门围绕麻醉药品和精神药品的管理职责。

### 三、种植、实验研究和生产管理

国家根据麻醉药品和精神药品的医疗、国家储备和企业生产所需原料的需要确定需求总量,对麻醉药品药用原植物的种植、麻醉药品和精神药品的生产实行总量控制。

**(一)麻醉药品药用原植物的种植管理**

国务院药品监督管理部门根据麻醉药品和精神药品的需求总量制订年度生产计划。同时,与国家农业主管部门根据麻醉药品年度生产计划,制订麻醉药品药用原植物年度种植计划。麻醉药品药用原植物种植企业必须按计划种植,并定期向国务院药品监督管理部门和农业主管部门报告种植情况。

麻醉药品药用原植物种植企业由国务院药品监督管理部门和农业主管部门共同确定,其他单位和个人不得种植麻醉药品药用原植物。

**(二)麻醉药品和精神药品的实验研究管理**

开展麻醉药品和精神药品实验研究活动应经国务院药品监督管理部门批准,并必须具备下列条件:①以医疗、科学研究或者教学为目的;②有保证实验所需麻醉药品和精神药品安全的措施和管理制度;③单位及其工作人员 2 年内没有违反有关禁毒的法律、行政法规规定的行为。

开展麻醉药品和精神药品实验研究必须事先提出立项申请,报所在地省级药品监督管理部门。省级药品监督管理部门对申请人的实验研究条件进行现场检查,出具审查意见,连同申报资料报送国务院药品监督管理部门。药品监督管理部门进行全面审查,如果符合条件和规定,则发给"麻醉药品和精神药品实验研究立项批件"。"麻醉药品和精神药品实验研究立项批件"不得转让。

经批准开展麻醉药品和精神药品实验研究的,应当在 3 年内完成药物临床前研究,向国务院药品监督管理部门申报药品注册。麻醉药品和第一类精神药品的临床试验,不得以健康人为受试对象。

**(三)麻醉药品和精神药品的生产管理**

1. **定点生产制度**　国家对麻醉药品和精神药品实行定点生产制度。国务院药品监督管理部门根据麻醉药品和精神药品的需求总量,按照合理布局、总量控制的原则,确定麻醉药品和精神药品定点生产企业的数量和布局,并根据年度需求总量对数量和布局进行调整。

2. **定点企业的审批**　麻醉药品和精神药品的定点生产企业应当具备的条件包括:①有"药品生产许可证";②有麻醉药品和精神药品实验研究批准文件;③有符合规定的麻醉药品和精神药品生产设施、储存条件和相应的安全管理设施;④有通过网络实施企业安全生产管理和向药品监督管理部门报告生产信息的能力;⑤有保证麻醉药品和精神药品安全生产的管理制度;⑥有与麻醉药品和精神药品安全生产要求相适应的管理水平和经营规模;⑦麻醉药品和精神药品生产管理、质量管理部门的人员应当熟悉麻醉药品和精神药品管理以及有关禁毒的法律、行政法规;⑧没有生产、销售假药、劣药或者违反有关禁毒的法律、行政法规规定的行为;⑨符合国务院药品监督管理部门公布的麻醉药品和精神药品定点生产企业数量和布局的要求。

从事麻醉药品、第一类精神药品生产以及第二类精神药品原料药生产的企业,经所在地省级药品监督管理部门初步审查后,由国务院药品监督管理部门批准;从事第二类精神药品制剂生产的企业,由所在地省级药品监督管理部门批准。

3. **生产管理**　定点生产企业生产麻醉药品和精神药品,必须依照药品管理法的规定取得药品批准文号。未取得药品批准文号的,不得生产麻醉药品和精神药品。

国务院药品监督管理部门通过组织医学、药学、社会学、伦理学和禁毒等方面的专家成立专家组,对申请首次上市的麻醉药品和精神药品的社会危害性和被滥用的可能性进行评价,并提出是否批准的建议。

定点生产企业必须严格按照麻醉药品和精神药品年度生产计划安排生产,并依照规定向所在地省级药品监督管理部门报告生产情况。定点生产企业只能将麻醉药品和精神药品销售给具有麻醉药品和精神药品经营资格的企业或者经批准的其他单位。

4. **定点生产企业的销售管理**　麻醉药品药用原植物种植企业生产的麻醉药品原料(阿片)按照计划销售给国家设立的麻醉药品储存单位。国家设立的麻醉药品储存单位只能将麻醉药品原料按照计划销售给麻醉药品生产企业以及经批准购用的其他单位。

定点生产企业生产的麻醉药品和第一类精神药品原料药只能按照计划销售给制剂生产企业和经批准购用的其他单位,小包装原料药可以销售给全国性批发企业和区域性批发企业。

定点生产的麻醉药品和第一类精神药品制剂只能销售给定点全国性批发企业、区域性批发企业以及经批准购用的其他单位。定点区域性批发企业从定点生产企业购进麻醉药品和第一类精神药品制剂,须经所在地省级药品监督管理部门批准。

定点生产的第二类精神药品原料药只能销售给定点全国性批发企业、区域性批发企业、专门从事第二类精神药品批发业务的企业、第二类精神药品制剂生产企业以及经备案的其他需用第二类精神药品原料药的企业,并应当按照备案的需用计划销售。

定点生产的第二类精神药品制剂只能销售给全国性批发企业、区域性批发企业、专门从事第二类精神药品批发业务的企业、第二类精神药品零售连锁企业、医疗机构或经批准购用的其他单位。

麻醉药品和精神药品定点生产企业必须建立购买方的销售档案。麻醉药品和精神药品定点生产企业销售麻醉药品和精神药品不得使用现金交易。

5. **专用标志管理**　根据《药品管理法》,麻醉药品和精神药品的包装和标签应当印有国务院药品监督管理部门规定的标志,如图 11-1 所示(见文末彩图)。

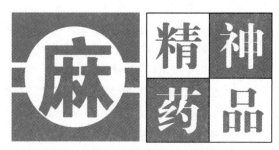

● 麻醉药品专用标志(颜色:天蓝色与白色相间),精神药品专用标志(颜色:绿色与白色相间)

图 11-1　麻醉药品和精神药品专用标志

### 四、经营和使用管理

#### (一) 定点经营制度

国家对麻醉药品和精神药品实行定点经营制度,未经批准的任何单位和个人不得从事麻醉药品和精神药品经营活动。

国务院药品监督管理部门根据麻醉药品和第一类精神药品全国需求总量,确定跨省从事麻醉药品和第一类精神药品批发业务的企业(以下简称全国性批发企业)的布局、数量;根据各省对麻醉药品和第一类精神药品的需求总量,确定在该行政区域内从事麻醉药品和第一类精神药品批发业务的企业(以下简称区域性批发企业)的布局、数量。国务院药品监督管理部门根据年度需求总量的变化对全国性批发企业和区域性批发企业的布局、数量进行定期调整、公布。

药品经营企业不得经营麻醉药品原料药和第一类精神药品原料药。但是,供医疗、科学研究、教学使用的小包装的上述药品可以由国务院药品监督管理部门规定的药品批发企业经营。

#### (二) 定点企业的审批

全国性批发企业须经国务院药品监督管理部门批准,在批准时应当明确其所承担供药责任的区域。区域性批发企业须经所在地省级药品监督管理部门批准,在批准时,应当明确其所承担供药责任的区域。专门从事第二类精神药品批发业务的企业,也需要经所在地省级药品监督管理部门批准。

在批准全国性批发企业与区域性批发企业时,必须综合各地区人口数量、交通、经济发展水平、医疗服务情况等因素,确定其所承担供药责任的区域。

全国性批发企业应当具备经营 90% 以上品种规格的麻醉药品和第一类精神药品的能力,并保证储备 4 个月销售量的麻醉药品和第一类精神药品;区域性批发企业应当具备经营 60% 以上品种规格的麻醉药品和第一类精神药品的能力,并保证储备 2 个月销售量的麻醉药品和第一类精神药品。

麻醉药品和精神药品定点批发企业除应具备一般药品经营企业的开办条件外,还具备下列条件:①有符合《条例》规定的麻醉药品和精神药品储存条件;②有通过网络实施企业安全管理和向药品监督管理部门报告经营信息的能力;③单位及其工作人员 2 年内没有违反有关禁毒的法律、行政法规规定的行为;④符合国务院药品监督管理部门公布的定点批发企业布局。

麻醉药品和第一类精神药品的定点批发企业,必须具有保证供应责任区域内医疗机构所需麻醉药品和第一类精神药品的能力,并具有保证麻醉药品和第一类精神药品安全经营的管理制度。

（三）销售管理

1. 销售范围规定

（1）全国性批发企业可以向区域性批发企业,或者经批准可以向取得麻醉药品和第一类精神药品使用资格的医疗机构以及其他经过批准的单位销售麻醉药品和第一类精神药品。全国性批发企业向取得麻醉药品和第一类精神药品使用资格的医疗机构销售麻醉药品和第一类精神药品,应当经医疗机构所在地省级药品监督管理部门批准。

（2）区域性批发企业可以向本省行政区域内取得麻醉药品和第一类精神药品使用资格的医疗机构销售麻醉药品和第一类精神药品;由于特殊地理位置的原因,需要就近向其他省行政区域内取得麻醉药品和第一类精神药品使用资格的医疗机构销售的,须经企业所在地省级药品监督管理部门批准,并通报医疗机构所在地的省级药品监督管理部门。

（3）全国性批发企业和区域性批发企业可以从事第二类精神药品批发业务。第二类精神药品定点批发企业可以向医疗机构、定点批发企业和符合规定的药品零售企业销售第二类精神药品。

2. 销售规定

（1）麻醉药品和第一类精神药品不得零售。禁止使用现金进行麻醉药品和精神药品交易,个人合法购买麻醉药品和精神药品的除外。

（2）经所在地设区的市级人民政府负责药品监督管理的部门批准,实行统一进货、统一配送、统一管理的药品零售连锁企业可以从事第二类精神药品零售业务。第二类精神药品零售企业应当凭执业医师出具的处方,按规定剂量销售第二类精神药品,并将处方保存 2 年备查;禁止超剂量或者无处方销售第二类精神药品;不得向未成年人销售第二类精神药品。

（3）麻醉药品目录中的罂粟壳只能用于中药饮片和中成药的生产以及医疗配方使用。

（4）全国性批发企业和区域性批发企业向医疗机构销售麻醉药品和第一类精神药品,应当将药品送至医疗机构。医疗机构不得自行提货。

（四）购进管理

1. 以生产为目的的购进　药品生产企业需要以麻醉药品和第一类精神药品为原料生产普通药品的,向所在地省级药品监督管理部门报送年度需求计划,由省级药品监督管理部门汇总报国务院药品监督管理部门批准后,向定点生产企业购买。药品生产企业需要以第二类精神药品为原料生产普通药品的,应当将年度需求计划报所在地省级药品监督管理部门,并向定点批发企业或者定点生产企业购买。

食品、食品添加剂、化妆品、油漆等非药品生产企业需要使用咖啡因作为原料的,以及科学研究、教学单位需要使用麻醉药品和精神药品开展实验、教学活动的,可经所在地省级药品监督管理部门批准,向定点批发企业或者定点生产企业购买。需要使用麻醉药品和精神药品的标准品、对照品的,也须经所在地省级药品监督管理部门批准,向国务院药品监督管理部门批准的单位购买。

2. 以经营为目的的购进　全国性批发企业应当从定点生产企业购进麻醉药品和第一类精神药品。区域性批发企业可以从全国性批发企业购进麻醉药品和第一类精神药品;为减少迂回运输,经所在地省级药品监督管理部门批准,也可以从定点生产企业购进麻醉药品和第一类精神药品。

#### (五)"麻醉药品、第一类精神药品购用印鉴卡"管理

医疗机构需要使用麻醉药品和第一类精神药品,须经所在地设区的市级卫生行政部门批准后,取得"麻醉药品、第一类精神药品购用印鉴卡"(以下简称"印鉴卡")。医疗机构凭"印鉴卡"向本省行政区域内的定点批发企业购买麻醉药品和第一类精神药品。

设区的市级卫生行政部门发给医疗机构"印鉴卡"的同时,将取得"印鉴卡"的医疗机构情况抄送所在地市级药品监督管理部门,报省卫生行政部门备案;并将取得"印鉴卡"的医疗机构名单向本行政区域内的定点批发企业通报。

医疗机构取得"印鉴卡"需要具备的条件包括:①有与使用麻醉药品和第一类精神药品相关的诊疗科目;②具有经过麻醉药品和第一类精神药品培训的、专职从事麻醉药品和第一类精神药品管理的药学专业技术人员;③有获得麻醉药品和第一类精神药品处方资格的执业医师;④有保证麻醉药品和第一类精神药品安全储存的设施和管理制度。

对于首次申请"印鉴卡"的医疗机构,市级卫生行政部门在作出是否批准的决定前,还应当组织现场检查,并留存现场检查记录。

"印鉴卡"有效期为3年。"印鉴卡"有效期满前3个月,医疗机构应当向市级卫生行政部门重新提出申请。

#### (六) 医师处方资格和处方要求

医疗机构按照规定,对本单位执业医师进行有关麻醉药品和精神药品使用知识的培训、考核,考核合格的,授予麻醉药品和第一类精神药品处方资格。执业医师取得麻醉药品和第一类精神药品的处方资格后,方可在本医疗机构开具麻醉药品和第一类精神药品处方,但不得为自己开具该类药物处方。医疗机构应当将具有麻醉药品和第一类精神药品处方资格的执业医师名单及其变更情况,定期报送所在地设区的市级卫生行政部门,并抄送同级药品监督管理部门。

麻醉药品、第一类精神药品使用知情同意书(拓展阅读)

具有麻醉药品和第一类精神药品处方资格的执业医师,应当根据卫生行政部门制定的临床应用指导原则使用麻醉药品和精神药品。对确需使用麻醉药品或者第一类精神药品的患者,要满足其合理用药需求。当在医疗机构就诊的癌症疼痛患者和其他危重患者得不到麻醉药品或者第一类精神药品时,患者或其亲属可以向执业医师提出申请。具有麻醉药品和第一类精神药品处方资格的执业医师认为要求合理的,要及时为患者提供所需麻醉药品或者第一类精神药品。单张处方的最大用量应当符合卫生行政部门的规定。

开具麻醉药品、精神药品必须使用专用处方。具有处方权的医师在为患者首次开具麻醉药品、第一类精神药品处方时,应当亲自诊查患者,为其建立相应的病历,留存患者身份证明复印件,要求患者或其亲属签署知情同意书。病历由医疗机构保管。

调配麻醉药品和第一类精神药品处方时,处方的调配人、核对人应仔细核对,签署姓名,并予以登记;对不符合规定的,可拒绝发药。

麻醉药品注射剂仅限于医疗机构内使用,或者由医疗机构派医务人员出诊至患者家中使用。医疗机构必须要求使用麻醉药品非注射剂型和第一类精神药品的患者每4个月复诊或者随诊一次。

麻醉药品非注射剂型和第一类精神药品需要带出医疗机构外使用时,具有处方权的医师在患者或者其代办人出示下列材料后方可开具麻醉药品、第一类精神药品处方:①二级以上医院开具的诊断证明;②患者户籍簿、身份证或者其他相关身份证明;③代办人员身份证明。医疗机构可以在患者门诊病历中留存代办人员身份证明复印件。

#### (七) 借用和配制麻醉药品、精神药品制剂的管理

医疗机构抢救患者急需麻醉药品和第一类精神药品而本医疗机构无法提供时,可以从其他医疗机构或者定点批发企业紧急借用;抢救工作结束后,应当及时将借用情况报所在地设区的市级药品监

督管理部门和卫生主管部门备案。

持有"医疗机构制剂许可证"和"印鉴卡"的医疗机构必须经过所在地省级药品监督管理部门批准,配制临床需要而市场无供应的麻醉药品和精神药品制剂。医疗机构配制的麻醉药品和精神药品制剂只能在本医疗机构内使用,不得对外销售。

### (八) 处方管理

医疗机构应当对麻醉药品、精神药品处方进行专册登记,加强管理。麻醉药品和第一类精神药品处方至少保存 3 年,第二类精神药品处方至少保存 2 年。

### (九) 以戒毒为目的的使用管理

医疗机构、戒毒机构以开展戒毒治疗为目的时,可以使用美沙酮或者国家确定的其他用于戒毒治疗的麻醉药品和精神药品。

> **药师考点**
>
> 1. 定点经营企业必备条件与审批。
> 2. 购销和零售管理。
> 3. 使用审批和印鉴卡管理。
> 4. 处方资格及处方管理。
> 5. 借用和配制规定。

## 五、储存和运输管理

### (一) 储存管理

麻醉药品药用原植物种植企业、定点生产企业、全国性批发企业和区域性批发企业以及国家设立的麻醉药品储存单位,应当设置储存麻醉药品和第一类精神药品的专库。该专库应符合下列要求:①安装专用防盗门,实行双人双锁管理;②具有相应的防火设施;③具有监控设施和报警装置,报警装置应当与公安机关报警系统联网。

麻醉药品定点生产企业应当将麻醉药品原料药和制剂分别存放。

麻醉药品药用原植物种植企业、定点生产企业、全国性批发企业和区域性批发企业、第二类精神药品经营企业、国家设立的麻醉药品储存单位以及麻醉药品和第一类精神药品的使用单位,应当配备专人负责管理工作,并建立储存麻醉药品和第一类精神药品的专用账册。药品入库双人验收,出库双人复核,做到账物相符。专用账册的保存期限应当自药品有效期期满之日起不少于 5 年。

### (二) 运输和邮寄管理

托运、承运和自行运输麻醉药品和精神药品必须采取安全保障措施,防止麻醉药品和精神药品在运输过程中被盗、被抢、丢失。

托运或者自行运输麻醉药品和第一类精神药品的单位应向所在地设区的市级人民政府负责药品监督管理的部门申请领取运输证明。运输证明有效期为 1 年。运输证明应当由专人保管,不得涂改、转让、转借。托运人办理麻醉药品和第一类精神药品运输手续后,将运输证明副本交付承运人。承运人以此查验、收存运输证明副本,并检查货物包装。

需要邮寄麻醉药品和精神药品时,寄件人需要提交所在地设区的市级人民政府负责药品监督管理的部门出具的准予邮寄证明。邮政营业机构在查验、收存准予邮寄证明后,给予收寄。省级邮政主管部门指定符合安全保障条件的邮政营业机构负责收寄麻醉药品和精神药品。邮政营业机构收寄麻醉药品和精神药品时,可以依法对收寄的麻醉药品和精神药品予以查验。

## 六、法律责任

### (一) 麻醉药品药用原植物种植企业的法律责任

麻醉药品药用原植物种植企业违反规定,有下列情形之一的,由药品监督管理部门责令限期改正,给予警告;逾期不改正的,处5万元以上10万元以下的罚款;情节严重的,取消其种植资格。

1. 未依照麻醉药品药用原植物年度种植计划进行种植的。
2. 未依照规定报告种植情况的。
3. 未依照规定储存麻醉药品的。

### (二) 定点生产企业的法律责任

定点生产企业违反规定,有下列情形之一的,由药品监督管理部门责令限期改正,给予警告,并没收违法所得和违法销售的药品;逾期不改正的,责令停产,并处5万元以上10万元以下的罚款;情节严重的,取消其定点生产资格。

1. 未按照麻醉药品和精神药品年度生产计划安排生产的。
2. 未依照规定向药品监督管理部门报告生产情况的。
3. 未依照规定储存麻醉药品和精神药品,或者未依照规定建立、保存专用账册的。
4. 未依照规定销售麻醉药品和精神药品的。
5. 未依照规定销毁麻醉药品和精神药品的。

### (三) 定点批发企业的法律责任

定点批发企业违反规定销售麻醉药品和精神药品,或者违反规定经营麻醉药品原料药和第一类精神药品原料药的,由药品监督管理部门责令限期改正,给予警告,并没收违法所得和违法销售的药品;逾期不改正的,责令停业,并处违法销售药品货值金额2倍以上5倍以下的罚款;情节严重的,取消其定点批发资格。定点批发企业违反规定,有下列情形之一的,由药品监督管理部门责令限期改正,给予警告;逾期不改正的,责令停业,并处2万元以上5万元以下的罚款;情节严重的,取消其定点批发资格。

1. 未依照规定购进麻醉药品和第一类精神药品的。
2. 未保证供药责任区域内的麻醉药品和第一类精神药品的供应的。
3. 未对医疗机构履行送货义务的。
4. 未依照规定报告麻醉药品和精神药品的进货、销售、库存数量以及流向的。
5. 未依照规定储存麻醉药品和精神药品,或者未依照规定建立、保存专用账册的。
6. 未依照规定销毁麻醉药品和精神药品的。
7. 区域性批发企业之间违反本条例的规定调剂麻醉药品和第一类精神药品,或者因特殊情况调剂麻醉药品和第一类精神药品后未依照规定备案的。

### (四) 第二类精神药品零售企业的法律责任

第二类精神药品零售企业违反规定储存、销售或者销毁第二类精神药品的,由药品监督管理部门责令限期改正,给予警告,并没收违法所得和违法销售的药品;逾期不改正的,责令停业,并处5 000元以上2万元以下的罚款;情节严重的,取消其第二类精神药品零售资格。

### (五) 取得"印鉴卡"医疗机构的法律责任

取得"印鉴卡"的医疗机构违反本条例的规定,有下列情形之一的,由设区的市级卫生行政部门责令限期改正,给予警告;逾期不改正的,处 5 000 元以上 1 万元以下的罚款;情节严重的,吊销其"印鉴卡";对直接负责的主管人员和其他直接责任人员,依法给予降级、撤职、开除的处分。

1. 未依照规定购买、储存麻醉药品和第一类精神药品的。
2. 未依照规定保存麻醉药品和精神药品专用处方,或者未依照规定进行处方专册登记的。
3. 未依照规定报告麻醉药品和精神药品的进货、库存、使用数量的。
4. 紧急借用麻醉药品和第一类精神药品后未备案的。
5. 未依照规定销毁麻醉药品和精神药品的。

(六) 处方的开具人、调配人、核对人的法律责任

处方的开具人、调配人、核对人违反《条例》规定的处罚见表 11-3。

表 11-3 处方的开具人、调配人、核对人违反《条例》规定的处罚

| 违反《条例》的情形 | 处罚规定 |
| --- | --- |
| 具有麻醉药品和第一类精神药品处方资格的执业医师违反本条例的规定开具麻醉药品和第一类精神药品处方,或者未按照临床应用指导原则的要求使用麻醉药品和第一类精神药品 | 由其所在医疗机构取消其麻醉药品和第一类精神药品处方资格;造成严重后果的,由原发证部门吊销其执业证书 |
| 执业医师未按照临床应用指导原则的要求使用第二类精神药品或者未使用专用处方开具第二类精神药品 | 造成严重后果的,由原发证部门吊销其执业证书 |
| 未取得麻醉药品和第一类精神药品处方资格的执业医师擅自开具麻醉药品和第一类精神药品处方 | 由县级以上卫生行政部门给予警告,暂停其执业活动;造成严重后果的,吊销其执业证书;构成犯罪的,依法追究刑事责任 |
| 处方的调配人、核对人违反规定未对麻醉药品和第一类精神药品处方进行核对的 | 造成严重后果的,由原发证部门吊销其执业证书 |

(七) 采取不当手段取得实验研究、生产、经营、使用资格的法律责任

提供虚假材料、隐瞒有关情况,或者采取其他欺骗手段取得麻醉药品和精神药品的实验研究、生产、经营、使用资格的,由原审批部门撤销其已取得的资格,5 年内不得提出有关麻醉药品和精神药品的申请;情节严重的,处 1 万元以上 3 万元以下的罚款,有"药品生产许可证""药品经营许可证""医疗机构执业许可证"的,依法吊销其许可证明文件。

(八) 运输、邮寄、实验研究环节的法律责任

运输、邮寄、实验研究环节违反《条例》规定的处罚见表 11-4。

表 11-4 运输、邮寄、实验研究环节违反《条例》规定的处罚

| 违反《条例》的情形 | 处罚规定 |
| --- | --- |
| 违反本条例的规定运输麻醉药品和精神药品 | 由药品监督管理部门和运输管理部门依照各自职责,责令改正,给予警告,处 2 万元以上 5 万元以下的罚款 |
| 收寄麻醉药品、精神药品的邮政营业机构未依照本条例的规定办理邮寄手续 | 由邮政主管部门责令改正,给予警告;造成麻醉药品、精神药品邮件丢失的,依照邮政法律、行政法规的规定处理 |
| 药品研究单位在普通药品的实验研究和研制过程中,产生本条例规定管制的麻醉药品和精神药品,未依照本条例的规定报告 | 由药品监督管理部门责令改正,给予警告,没收违法药品;拒不改正的,责令停止实验研究和研制活动 |

(九) 生产、销售假劣麻醉药品和精神药品及使用现金交易的法律责任

定点生产企业、定点批发企业和第二类精神药品零售企业生产、销售假劣麻醉药品和精神药品的,由药品监督管理部门取消其定点生产资格、定点批发资格或者第二类精神药品零售资格,并依照

《药品管理法》的有关规定予以处罚。

定点生产企业、定点批发企业和其他单位使用现金进行麻醉药品和精神药品交易的,由药品监督管理部门责令改正,给予警告,没收违法交易的药品,并处 5 万元以上 10 万元以下的罚款。

（十）被盗、被抢、丢失案件单位的法律责任

发生麻醉药品和精神药品被盗、被抢、丢失案件的单位,违反本条例的规定未采取必要的控制措施或者未依照本条例的规定报告的,由药品监督管理部门和卫生行政部门依照各自职责,责令改正,给予警告;情节严重的,处 5 000 元以上 1 万元以下的罚款;有上级主管部门的,由其上级主管部门对直接负责的主管人员和其他直接责任人员,依法给予降级、撤职的处分。

（十一）倒卖、转让、出租、出借、涂改许可证明文件的法律责任

依法取得麻醉药品药用原植物种植或者麻醉药品和精神药品实验研究、生产、经营、使用、运输等资格的单位,倒卖、转让、出租、出借、涂改其麻醉药品和精神药品许可证明文件的,由原审批部门吊销相应许可证明文件,没收违法所得;情节严重的,处违法所得 2 倍以上 5 倍以下的罚款;没有违法所得的,处 2 万元以上 5 万元以下的罚款;构成犯罪的,依法追究刑事责任。

（十二）致使麻醉药品和精神药品流入非法渠道造成危害的法律责任

违反本条例的规定,致使麻醉药品和精神药品流入非法渠道造成危害,构成犯罪的,依法追究刑事责任;尚不构成犯罪的,由县级以上公安机关处 5 万元以上 10 万元以下的罚款;有违法所得的,没收违法所得;情节严重的,处违法所得 2 倍以上 5 倍以下的罚款;由原发证部门吊销其药品生产、经营和使用许可证明文件。

> **药师考点**
>
> 违反麻醉药品和精神药品管理的相关法律责任。

> **课程思政讨论**
>
> 通过学习法律法规对麻精药品实施区别于普通药品的特殊管理,以及研发和法律责任方面的更严格要求,探讨国家药监局等相关部门在维护国家和社会安全稳定方面作出的专业贡献。

## 第三节　医疗用毒性药品的管理

为了加强医疗用毒性药品的管理,防止中毒或死亡等严重事件的发生,1988 年 12 月,国务院发布《医疗用毒性药品管理办法》(国务院令第 23 号),主要内容包括医疗用毒性药品的定义,医疗用毒性药品的生产、加工、收购、经营、配方使用等方面的管理规定,以及相应的法律责任。

2002 年 10 月,国家药品监督管理局发布《关于切实加强医疗用毒性药品监管的通知》(国药监安〔2002〕368 号),进一步明确生产、经营、储运和使用的监督管理。

2008 年 7 月,为了加强对 A 型肉毒毒素的监督管理,国家食品药品监督管理局和卫生部发布《关于将 A 型肉毒毒素列入毒性药品管理的通知》(国食药监办〔2008〕405 号),明确将 A 型肉毒毒素及其制剂作为毒性药品管理。

### 一、定义和品种

#### （一）医疗用毒性药品的定义

医疗用毒性药品(medicinal toxic drug)(简称"毒性药品"),系指毒性剧烈、治疗剂量与中毒剂量

相近,使用不当会致人中毒或死亡的药品。

毒性药品因其毒性剧烈,如果管理不严,就有可能从药用渠道流失,对社会造成混乱和危害。

（二）品种和分类

毒性药品的管理品种,由国务院卫生健康主管部门会同国务院药品监督管理部门规定。品种目录应以国家有关部门确定并公布的品种目录为准,毒性药品品种分为中药品种和西药品种两大类。

1. **毒性中药品种** 毒性中药品种共27种:砒石(红砒、白砒)、砒霜、水银、生马钱子、生川乌、生草乌、生白附子、生附子、生半夏、生南星、生巴豆、斑蝥、青娘虫、红娘子、生甘遂、生狼毒、生藤黄、生千金子、生天仙子、闹羊花、雪上一枝蒿、白降丹、蟾酥、洋金花、红粉(红升丹)、轻粉、雄黄。

需要说明的是,上述的中药品种是指原药材和中药饮片,不含制剂。

2. **毒性西药品种** 毒性西药品种共13种:去乙酰毛花苷丙、阿托品、洋地黄毒苷、氢溴酸后马托品、三氧化二砷、毛果芸香碱、升汞、水杨酸毒扁豆碱、亚砷酸钾、氢溴酸东莨菪碱、士的宁、亚砷酸注射剂、A型肉毒毒素及其制剂。

上述的西药品种除了亚砷酸注射剂、A型肉毒毒素制剂以外的药品品种均指的是原料药;另外,士的宁、阿托品、毛果芸香碱等品种还包括各自的盐类化合物。

## 二、生产管理

毒性药品的生产是由药品监督管理部门指定的药品生产企业承担,未取得毒性药品生产许可的企业,不得生产毒性药品。

毒性药品年度生产、收购、供应和配制计划,由省级药品监督管理部门根据医疗需要制定后,下达给指定的毒性药品生产、收购、供应单位,并抄报国家药品监督管理局和国家中医药管理局。生产单位不得擅自改变生产计划自行销售。

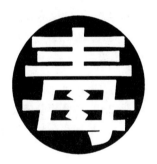

毒性药品生产企业必须由药学专业人员负责生产、配制和质量检验,并建立严格的管理制度。严防与其他药品混杂。每次配料,必须经2人以上复核无误,并详细记录每次生产所用原料和成品数。经手人要签字备查。生产中所有工具、容器要处理干净,以防污染其他药品。标示量要准确无误,包装容器和标签必须印有医疗用毒性药品的专用标志,见图11-2。

图11-2 医疗用毒性药品的专用标志

凡加工炮制毒性中药,必须按照《中国药典》或省级药品监督部门制定的《炮制规范》的规定进行。药材符合药用要求,方可供应、配方和用于中成药生产。

生产毒性药品及其制剂,必须严格执行生产工艺操作规程,在本单位药品检验人员的监督下准确投料,并建立完整的生产记录,保存5年备查。在生产毒性药品过程中产生的废弃物,必须妥善处理,不得污染环境。

## 三、经营和使用管理

（一）**毒性药品的收购、销售**

毒性药品的收购、经营,由各级药品监督管理部门指定的药品经营单位负责;配方用药由零售药店、医疗机构负责。其他任何单位或者个人均不得从事毒性药品的收购、经营和配方业务。

收购、经营、加工、使用毒性药品的单位必须建立健全保管、验收、领发、核对等制度,严防收假、发错,严禁与其他药品混杂,在储存地点应当划定专用仓间或仓位,存放的专柜必须加锁并由专人保管。

毒性药品的包装容器上必须印有毒性标志。在运输毒性药品的过程中,应当采取有效措施,防止发生事故。

A 型肉毒毒素制剂由指定的药品批发企业经营,具有毒性药品经营资质并具有生物制品经营资质的药品批发企业方可作为 A 型肉毒毒素制剂的经营企业。具有相应经营资质的药品批发企业,只能将 A 型肉毒毒素制剂销售给已取得"医疗机构执业许可证"的医疗机构或医疗美容机构,未经指定的药品经营企业不得购销 A 型肉毒毒素制剂。

药品零售企业不得零售 A 型肉毒毒素制剂。

### (二) 毒性药品的使用

医疗机构供应和调配毒性药品,应凭医师签名的正式处方;零售药店供应和调配毒性药品,应凭盖有医师所在的医疗机构公章的正式处方。每次处方剂量不得超过 2 日极量。

调配处方时,必须认真负责、计量准确,按医嘱注明要求,并由配方人员及具有药师以上技术职称的复核人员签字盖章后方可发出。对处方未注明"生用"的毒性中药,应当付炮制品。如发现处方有疑问,须经原处方医师重新审定后再行调配。处方一次有效,取药后处方保存 2 年备查。

科研和教学单位所需的毒性药品,必须持本单位的证明信,经单位所在地县级以上药品监督管理机构批准后,供应部门方能发售。

群众自配民间单、秘、验方需用毒性中药,购买时要持有本单位或者城市街道办事处、乡(镇)政府的证明信,供应部门方可发售。每次购用量不得超过 2 日极量。

使用 A 型肉毒毒素制剂的医疗机构应当向经药品生产企业指定的 A 型肉毒毒素经销商采购 A 型肉毒毒素制剂;对购进的 A 型肉毒毒素制剂登记造册、专人管理,按规定储存,做到账物相符。

医师使用 A 型肉毒毒素制剂应当根据诊疗指南和规范、药品说明书中的适应证、药理作用、用法、用量、禁忌、不良反应和注意事项开具处方,每次处方剂量不得超过 2 日用量,处方按规定保存。

---

**药师考点**

1. 医疗用毒性药品的品种名称。
2. 生产经营管理要求。
3. A 型肉毒毒素的管理。

---

### 四、法律责任

对违反《医疗用毒性药品管理办法》的规定,擅自生产、收购、经营毒性药品的单位或者个人,由县级以上药品监督管理部门没收其全部毒性药品,并处以警告或按非法所得的 5~10 倍罚款。情节严重、致人伤残或死亡,构成犯罪的,由司法机关依法追究其刑事责任。

## 第四节　药品类易制毒化学品的管理

我国加强易制毒化学品管理旨在规范易制毒化学品的生产、经营、购买、运输和进出口行为,防止易制毒化学品被用于制造毒品,维护经济和社会秩序。国务院于 2005 年 8 月公布《易制毒化学品管理条例》(国务院令第 445 号),自 2005 年 11 月 1 日起施行。卫生部根据《易制毒化学品管理条例》,制定《药品类易制毒化学品管理办法》(卫生部令第 72 号),于 2010 年 3 月 18 日以发布,自 2010 年 5 月 1 日起施行。

### 一、易制毒化学品和药品类易制毒化学品的概念与分类

#### (一) 定义

1. 易制毒化学品是指国家规定管制的可用于制造麻醉药品和精神药品的前体、原料和化学配剂

等物质,流入非法渠道又可用于制造毒品。

2. 药品类易制毒化学品是指《易制毒化学品管理条例》中所确定的麦角酸、麻黄素等物质。

3. 小包装麻黄素是指国务院药品监督管理部门指定生产的供教学、科研和医疗机构配制制剂使用的特定包装的麻黄素原料药。易制毒化学品本身并不是毒品,但具有双重性,易制毒化学品既是一般医药、化工的工业原料,又是非法制造毒品必不可少的化学品,包括用以制造毒品的原料前体、试剂、溶剂及稀释剂、添加剂等。国家对这些物品的生产、运输、销售等制定相应的管理办法,实行严格管制。未经国家有关部门批准许可,携带、运输这些物品进出国(边)境就有可能被毒品犯罪分子用于生产毒品,从而对社会造成危害。

(二)分类

根据《易制毒化学品管理条例》,易制毒化学品分为三类。第一类是可以用于制毒的主要原料,第二类、第三类是可以用于制毒的化学配剂。药品类易制毒化学品属于第一类易制毒化学品。

根据药品类易制毒化学品品种目录,药品类易制毒化学品分为两类,即麦角酸和麻黄素等物质。药品类易制毒化学品品种目录如下。

1. 麦角酸。

2. 麦角胺。

3. 麦角新碱。

4. 麻黄素、伪麻黄素、消旋麻黄素、去甲麻黄素、甲基麻黄素、麻黄浸膏、麻黄浸膏粉等麻黄素类物质(麻黄素也称为麻黄碱)。

需要说明两点:一是上述所列物质包括可能存在的盐类;二是药品类易制毒化学品包括原料药及其单方制剂。

易制毒化学品分类和品种由国务院批准调整,涉及药品类易制毒化学品的,由国务院药品监督管理部门负责及时调整并予公布。

## 二、药品类易制毒化学品的管理主体

国务院药品监督管理部门主管全国药品类易制毒化学品生产、经营、购买等方面的监督管理工作。

县级以上地方药品监督管理部门负责本行政区域内的药品类易制毒化学品生产、经营、购买等方面的监督管理工作。

## 三、药品类易制毒化学品的管理规定

国家对药品类易制毒化学品实施特殊管理。对药品类易制毒化学品实行定点生产、定点经营,并实行购买许可制度。它对于药品类易制毒化学品的源头控制,规范生产经营秩序,保证合法使用和防止流入非法渠道起到重要的作用。

(一)生产、经营许可

生产、经营药品类易制毒化学品的企业,应当按照规定向相应的药品监督管理部门提出生产或经营的申请,经审查合格的,方能获得"药品类易制毒化学品生产许可批件"(注明许可生产的药品类易制毒化学品名称),或经营许可,未取得生产或经营许可的企业不得生产、经营药品类易制毒化学品。

药品类易制毒化学品以及含有药品类易制毒化学品的制剂不得委托生产。特殊情况需要委托加工的,须经国务院药品监督管理部门批准。

药品类易制毒化学品单方制剂(如盐酸麻黄碱片、盐酸麻黄碱注射液、盐酸麻黄碱滴鼻液等)和小包装麻黄碱纳入麻醉药品销售渠道经营,仅能由麻醉药品全国性批发企业和区域性批发企业经销,不得零售。

只有取得麻醉药品经营资质的企业,才有资格向所在地省级药品监督管理部门提出增加药品类易制毒化学品单方制剂和小包装麻黄素经营范围的申请。

未实行药品批准文号管理的品种,纳入药品类易制毒化学品原料药渠道经营。申请经营药品类易制毒化学品原料药的药品经营企业,必须具有麻醉药品和第一类精神药品定点经营资格或者第二类精神药品定点经营资格。

### (二)购买许可

国家对药品类易制毒化学品实行购买许可制度。购买药品类易制毒化学品的,应当办理"药品类易制毒化学品购用证明"(简称"购用证明"),符合豁免办理"购用证明"情形的除外。"购用证明"由国务院药品监督管理部门统一印制,有效期为 3 个月。

符合以下情形之一的,可以豁免办理"购用证明":①医疗机构凭麻醉药品、第一类精神药品购用印鉴卡购买药品类易制毒化学品单方制剂和小包装麻黄素的;②麻醉药品全国性批发企业、区域性批发企业持麻醉药品调拨单购买小包装麻黄素以及单次购买麻黄素片剂 6 万片以下、注射剂 1.5 万支以下的;③按规定购买药品类易制毒化学品标准品、对照品的;④药品类易制毒化学品生产企业凭药品类易制毒化学品出口许可自营出口药品类易制毒化学品的。

"购用证明"申请范围是受限制的,具有药品类易制毒化学品的生产、经营、使用相应资质的单位,方有申请"购用证明"的资格。购买药品类易制毒化学品时必须使用"购用证明"原件,不得使用复印件、传真件。"购用证明"只能在有效期内一次使用。"购用证明"不得转借、转让。

### (三)购销管理

1. 药品类易制毒化学品原料药的购销要求　①购买药品类易制毒化学品原料药的,必须取得"购用证明";②药品类易制毒化学品生产企业应当将药品类易制毒化学品原料药销售给已取得"购用证明"的药品生产企业、药品经营企业和外贸出口企业;③药品类易制毒化学品经营企业应当将药品类易制毒化学品原料药销售给本省行政区域内取得"购用证明"的单位;④药品类易制毒化学品经营企业之间不得购销药品类易制毒化学品原料药。

2. 教学科研单位购买药品类易制毒化学品的要求　教学科研单位只能凭"购用证明"从麻醉药品全国性批发企业、区域性批发企业和药品类易制毒化学品经营企业购买药品类易制毒化学品。

3. 药品类易制毒化学品单方制剂和小包装麻黄素的购销要求　①药品类易制毒化学品生产企业应当将药品类易制毒化学品单方制剂和小包装麻黄素销售给麻醉药品全国性批发企业;②麻醉药品全国性批发企业、区域性批发企业应当按照《麻醉药品和精神药品管理条例》第 3 章规定的渠道销售药品类易制毒化学品单方制剂和小包装麻黄素;③麻醉药品区域性批发企业之间不得购销药品类易制毒化学品单方制剂和小包装麻黄素;④麻醉药品区域性批发企业之间因医疗急需等特殊情况需要调剂药品类易制毒化学品单方制剂的,应当在调剂后 2 日内将调剂情况分别报所在地省级药品监督管理部门备案。

4. 药品类易制毒化学品禁止使用现金或者实物进行交易。

5. 药品类易制毒化学品生产企业、经营企业销售药品类易制毒化学品,应当逐一建立购买方档案。

6. 药品类易制毒化学品生产企业、经营企业销售药品类易制毒化学品时,应当核查采购人员身份证明和相关购买许可证明,经核查无误后方可销售,并保存核查记录。

发货应当严格执行出库复核制度,认真核对实物与药品销售出库单是否相符,并确保将药品类易制毒化学品送达购买方"药品生产许可证"或者"药品经营许可证"所载明的地址,或者医疗机构的药库。

在核查、发货、送货过程中发现可疑情况的,应当立即停止销售,并向所在地药品监督管理部门和公安机关报告。

### (四)储存管理

1. 药品类易制毒化学品安全管理要求与麻醉药品和第一类精神药品经营管理要求基本相同。药品类易制毒化学品生产企业、经营企业、使用药品类易制毒化学品的药品生产企业和教学科研单位,必须按规定配备相应仓储安全管理设施,制定相应的安全管理制度。

2. 药品类易制毒化学品生产企业、经营企业和使用药品类易制毒化学品的药品生产企业,应建立药品类易制毒化学品专用账册。专用账册保存期限应当自药品类易制毒化学品有效期期满之日起不少于 2 年。

3. 存放药品类易制毒化学品的专库或专柜实行双人双锁管理,药品类易制毒化学品入库应当双人验收,出库应当双人复核,做到账物相符。

> **药师考点**
>
> 1. 药品类易制毒化学品的界定、品种和分类。
> 2. 生产、经营许可要求。
> 3. 购销管理规定。

# 第五节　其他实行特殊管理的药品

## 一、含特殊药品复方制剂的管理

含特殊药品复方制剂不是特殊管理的药品,在药品生产、经营许可上没有特别的规定,但是,部分含特殊药品复方制剂(包括含麻黄碱类复方制剂、含可待因复方口服溶液、复方地芬诺酯片和复方甘草片等),因其所含成分的特殊性使之具有不同于一般药品的管理风险,如果管理不善导致其从药用渠道流失,则会被滥用或用于提取制毒。因此,为了加强对含特殊药品复方制剂的监管,国务院药品监督管理部门连续发布多个关于加强含特殊药品复方制剂管理的规范性文件。

### (一)有关含特殊药品复方制剂管理的规定

为了进一步加强对含特殊药品复方制剂的监管,国务院药品监督管理部门会同相关部门发布了一系列的有关规定,见表 11-5。

表 11-5　关于含特殊药品复方制剂监管的规定

| 文件名称 | 主要内容 | 发布部门及时间 |
| --- | --- | --- |
| 《关于进一步加强含麻黄碱类复方制剂管理的通知》(国食药监办〔2008〕613 号) | 规范含麻黄碱类复方制剂的经营行为;严格审核含麻黄碱类复方制剂购买方资质;严控生产含麻黄碱类复方制剂所需原料药审批量;完善信息报送,加强监督检查 | 国家食品药品监督管理局于 2008 年 10 月 27 日发布 |
| 《关于切实加强部分含特殊药品复方制剂销售管理的通知》(国食药监安〔2009〕503 号) | 进一步规范含特殊药品复方制剂的购销行为;切实加强对含特殊药品复方制剂销售的监督检查;严厉查处违法违规行为 | 国家食品药品监督管理局于 2009 年 8 月 18 日发布 |
| 《关于加强含麻黄碱类复方制剂管理有关事宜的通知》(国食药监办〔2012〕260 号) | 为了对骗购含麻黄碱类复方制剂的行为进行严厉打击,坚决遏制这一违法犯罪行为的蔓延,对含麻黄碱类复方制剂的销售限量作出新的管理规定 | 国家食品药品监督管理局、公安部、原卫生部于 2012 年 9 月 4 日联合发布 |
| 《关于进一步加强含可待因复方口服溶液、复方甘草片和复方地芬诺酯片购销管理的通知》(食药监办药化监〔2013〕33 号) | 对含可待因复方口服溶液(含 9 个国产品种,4 个进口品种)、复方甘草片和复方地芬诺酯片等含特殊药品复方制剂的购销管理,以及销售渠道的监督管理提出更加严格的规定 | 国家食品药品监督管理总局办公厅于 2013 年 7 月 8 日发布 |

续表

| 文件名称 | 主要内容 | 发布部门及时间 |
|---|---|---|
| 《关于进一步加强含麻醉药品和曲马多口服复方制剂购销管理的通知》（食药监办药化监〔2014〕111 号） | 对含麻醉药品和曲马多口服复方制剂加强管理，列出需要加强管理的 32 种含麻醉药品和曲马多口服复方制剂产品名单。一律列入必须凭处方销售的范围。严禁现金交易，一律不得通过互联网销售 | 国家食品药品监督管理总局办公厅于 2014 年 6 月 5 日发布 |

（二）含特殊药品复方制剂的品种范围

1. 口服固体制剂每剂量单位

（1）含可待因≤15mg 的复方制剂。

（2）含双氢可待因≤10mg 的复方制剂。

（3）含羟考酮≤5mg 的复方制剂。

（4）含右丙氧酚≤50mg 的复方制剂。

2. 含磷酸可待因口服液体制剂。

3. 含地芬诺酯复方制剂。

4. 复方甘草片。

5. 含麻黄碱类复方制剂。

（三）含特殊药品复方制剂的经营管理

1. 含特殊药品复方制剂的批发管理

（1）具有"药品经营许可证"的企业均可经营含特殊药品复方制剂。药品生产企业和药品批发企业可以将含特殊药品复方制剂销售给药品批发企业、药品零售企业和医疗机构（另有规定的除外）。

（2）药品批发企业从药品生产企业直接购进的含可待因复方口服溶液、复方甘草片、复方地芬诺酯片等含特殊药品复方制剂，可以将此类药品销售给其他批发企业、零售企业和医疗机构；如果从药品批发企业购进的，只能销售给本省的零售企业和医疗机构。

（3）药品批发企业购销含特殊药品复方制剂时，应当对供货单位和购货单位的资质进行严格审核，确认其合法性。药品批发企业应留存购销方合法资质证明复印件、采购人员（销售人员）法人委托书和身份证明复印件、核实记录等，并按 GSP 的要求建立客户档案。

（4）药品批发企业购进和销售含特殊药品复方制剂时，应向供货单位索要符合规定的销售票据，或按规定开具销售票据提供给购货单位。销售票据、资金流和物流必须一致。

（5）药品批发企业销售含特殊药品复方制剂时，应当严格执行出库复核制度，认真核对实物与销售出库单是否相符，并确保将药品送达购买方"药品经营许可证"所载明的仓库地址、药品零售企业注册地址，或者医疗机构的药库。

（6）药品批发企业销售出库的含特殊药品复方制剂送达购买方后，购买方应查验货物，查验无误后收货人员应在销售方随货同行单的回执联上签字。销售方应查验返回的随货同行单回执联记载内容有无异常，并保存备查。

（7）药品生产企业和药品批发企业禁止使用现金进行含特殊药品复方制剂交易。

2. 含特殊药品复方制剂的零售管理　含特殊药品复方制剂不是特殊管理的药品，公众在零售药店是可以购买到的。但是，根据国务院药品监督管理部门的相关规定，含特殊药品复方制剂零售有一定的管理限制。

（1）药品零售企业销售含特殊药品复方制剂时，处方药应当严格执行处方药与非处方药分类管理有关规定，含可待因复方口服溶液、复方甘草片、复方地芬诺酯片列入必须凭处方销售的处方药管理，严格凭医师开具的处方销售；除处方药外，非处方药一次销售不得超过 5 个最小包装（含麻黄碱复方制剂另有规定除外)。

(2) 含可待因复方口服溶液、复方甘草片、复方地芬诺酯片应同含麻黄碱类复方制剂一并设置专柜由专人管理、专册登记,上述药品登记内容包括药品名称、规格、销售数量、生产企业、生产批号。

(3) 药品零售企业销售含特殊药品复方制剂时,如发现超过正常医疗需求,大量、多次购买上述药品的,应当立即向当地药品监督管理部门报告。

3. 销售含麻黄碱类复方制剂的特别规定

(1) 只有具有蛋白同化制剂、肽类激素定点批发资质的药品经营企业,方可从事含麻黄碱类复方制剂的批发业务。销售方应当严格审核含麻黄碱类复方制剂购买方资质,购买方是药品批发企业的必须具有蛋白同化制剂、肽类激素定点批发资质。

(2) 药品批发企业销售含麻黄碱类复方制剂时,应当核实购买方资质证明材料、采购人员身份证明等情况,核实无误后方可销售,并跟踪核实药品到货情况,核实记录保存至药品有效期后一年备查。

(3) 药品零售企业应从具有经营资质的药品批发企业购进含麻黄碱类复方制剂。

(4) 将单位剂量麻黄碱类药物含量大于30mg(不含30mg)的含麻黄碱类复方制剂,列入必须凭处方销售的处方药管理。医疗机构应当严格按照《处方管理办法》开具处方。药品零售企业必须凭执业医师开具的处方销售此类药品。

(5) 含麻黄碱类复方制剂每个最小包装规格麻黄碱类药物含量口服固体制剂不得超过720mg,口服液体制剂不得超过800mg。

(6) 药品零售企业销售含麻黄碱类复方制剂,应当查验购买者的身份证,并对其姓名和身份证号码予以登记。除处方药按处方剂量销售外,一次销售不得超过2个最小包装。

(7) 药品零售企业不得开架销售含麻黄碱类复方制剂,应当设置专柜由专人管理、专册登记,登记内容包括药品名称、规格、销售数量、生产企业、生产批号、购买人姓名和身份证号码。

(8) 药品零售企业发现超过正常医疗需求,大量、多次购买含麻黄碱类复方制剂的,应当立即向当地药品监督管理部门和公安机关报告。

(9) 除个人合法购买外,禁止使用现金进行含麻黄碱类复方制剂交易。

**药师考点**

含特殊药品复方制剂的品种范围和经营管理。

## 二、兴奋剂的管理

所谓兴奋剂,在医疗临床上应用广泛。许多含兴奋剂成分的药品品种在零售药店就可以购买到,其治疗作用和不良反应并无特别之处。对于普通患者,只要按药品说明书和医嘱服用即可。加强含兴奋剂药品的管理,主要是针对运动员的职业特点,防止滥用兴奋剂对人体健康造成危害。

为了防止在体育运动中使用兴奋剂,保护体育运动参加者的身心健康,维护体育竞赛的公平竞争,国务院于2004年1月13日发布《反兴奋剂条例》(第398号国务院令),自2004年3月1日起施行。

(一) 兴奋剂的概念及其危害

1. 兴奋剂的概念 兴奋剂在英语中称"dope",原意为"供赛马使用的一种鸦片麻醉混合剂"。当时由于运动员为提高体育竞赛成绩服用的药品大多属于兴奋剂一类的药品,所以,尽管以后被禁用的其他类型药品并不都具有兴奋性(如利尿剂),甚至有的还具有抑制性(如受体拮抗剂),但国际上仍习惯沿用"兴奋剂"的称谓,泛指所有在体育竞赛中禁用的药品。

2. 兴奋剂的定义 《反兴奋剂条例》所称兴奋剂,是指兴奋剂目录所列的禁用物质。

3. 兴奋剂的危害　兴奋剂的危害主要体现在以下四个方面：①危害运动员的身心健康，甚至是终身的危害；②使用兴奋剂违背公平竞争的体育精神，属于欺骗行为；③竞技体育的科学训练有其自身规律，但滥用药品会严重破坏竞技体育训练的基本原则；④使用兴奋剂的行为，有悖于社会主义的道德标准和精神文明建设的根本目标，严重损害国家荣誉、损害中国人民根本利益的行为。为此，国际奥委会严禁运动员使用兴奋剂，我国政府对兴奋剂实行严格管理，禁止使用兴奋剂。

### (二) 反兴奋剂的主管部门

国务院体育主管部门负责并组织全国的反兴奋剂工作。

县级以上人民政府负责药品监督管理的部门和卫生、教育等有关部门，在各自职责范围内依照本条例和有关法律、行政法规的规定负责反兴奋剂工作。

县级以上人民政府体育主管部门，应当加强反兴奋剂宣传、教育工作，提高体育运动参加者和公众的反兴奋剂意识。

### (三) 兴奋剂类别和管制的品种

1. 兴奋剂的类别　目前按照规定主要有 7 大类。

(1) 刺激剂：刺激剂是最早使用，也是最早禁用的兴奋剂，只有这一类兴奋剂对神经肌肉的药理作用才是真正的"兴奋作用"。20 世纪 70 年代以前，运动员所使用的兴奋剂主要属于这一类。

这类药物按药理学特点和化学结构可分为：①精神刺激药，包括苯丙胺及其相关衍生物以及其盐类；②拟交感神经胺类药物，是一类仿内源性儿茶酚胺的肾上腺素和去甲肾上腺素作用的物质，以麻黄碱和它们的衍生物及其盐类为代表；③咖啡因类，因带有黄嘌呤基团，此类药物又称为黄嘌呤类；④杂类中枢神经刺激物质，如胺苯唑、尼可刹米和士的宁等。

(2) 麻醉止痛剂：按药理学特点和化学结构可分为两大类。①哌替啶类：哌替啶、二苯哌己酮和美沙酮，以及它们的盐类和衍生物，其主要功能性化学基团是哌替啶；②阿片生物碱类：包括吗啡、可待因、乙基吗啡、海洛因和喷他佐辛，以及它们的盐类和衍生物，化学核心基团是从阿片中提取出来的吗啡生物碱。

(3) 蛋白同化制剂（合成类固醇）：蛋白同化制剂又称同化激素，俗称合成类固醇，是合成代谢类药物，具有促进蛋白质合成和减少氨基酸分解的特征，可促进肌肉增生，提高动作力度和增强男性的性特征。滥用这类药物会导致人生理、心理的不良后果，还会形成强烈的心理依赖。

这是目前使用范围最广，使用频度最高的一类兴奋剂，也是药检中的重要对象。国际奥委会只是禁用了一些主要品种，但禁用谱正在不断扩大。

(4) 肽类激素：这类物质大多以激素的形式存在于人体。肽类激素的作用是通过刺激肾上腺皮质生长、红细胞生成等实现促进人体的生长、发育，大量摄入会降低自身内分泌水平，损害身体健康，还可能引起心血管疾病、糖尿病等。滥用肽类激素也会形成较强的心理依赖。肽类激素包括生长激素（growth hormone，GH）、红细胞生成素（erythropoietin，EPO）、胰岛素、促性腺素。

(5) 利尿剂：其临床效应是通过影响肾脏的尿液生成过程，来增加尿量排出，从而缓解或消除水肿等症状。主要目的是运动员通过快速排除体内水分，减轻体重；增加尿量，尽快减少体液和排泄物中其他兴奋剂代谢产物，以此来造成药检的假阴性结果。

(6) 阻断剂：以抑制性为主，在体育运动中运用比较少，临床常用于治疗高血压与心律失常等，但是，这类药物可降低心率，使肌肉放松，减轻比赛前的紧张和焦虑，有时还用于帮助休息和睡眠。常用的有普萘洛尔、氧烯洛尔、普拉洛尔、阿普洛尔和吲哚洛尔等。这类药物是 1988 年国际奥委会决定增加的禁用兴奋剂。

(7) 血液兴奋剂：又称为血液红细胞回输技术。有报道称，血液回输引起的红细胞数量等血液指标的升高可延续 3 个月。1988 年汉城奥运会上，正式被国际奥委会列入禁用范围。

2. 兴奋剂目录　按照联合国教科文组织《反对在体育运动中使用兴奋剂国际公约》和国务院

《反兴奋剂条例》的要求,国家体育总局、中华人民共和国商务部、国家卫生健康委员会、海关总署、药品监督管理局于2020年12月31日联合公布《2021年兴奋剂目录》,自2021年1月1日起施行。《2021年兴奋剂目录》分为两个部分,第一部分为兴奋剂品种;第二部分为对运动员进行兴奋剂检查的有关规定。

《2021年兴奋剂目录》将兴奋剂品种分为七大类,共计358个品种,具体品种详见2021年兴奋剂目录。

(1) 蛋白同化制剂品种87个。

(2) 肽类激素品种65个。

(3) 麻醉药品品种14个。

(4) 刺激剂(含精神药品)品种75个。

(5) 药品类易制毒化学品品种3个。

(6) 医疗用毒性药品品种1个。

(7) 其他品种(阻断剂、利尿剂等)113个。

需要说明的有三点,一是目录所列物质包括其可能存在的盐及光学异构体;二是目录所列物质中属于药品的,还包括其原料药及单方制剂;三是目录所列蛋白同化制剂品种包括其可能存在的盐、酯、醚及光学异构体。

兴奋剂目录所列品种从药物作用方面来讲,主要涉及心血管、呼吸、神经、内分泌、泌尿等系统用药;从药品管理方面来讲,主要是麻醉药品、精神药品、医疗用毒性药品、药品类易制毒化学品等特殊管理药品和激素等处方药品种。

（四）兴奋剂的生产经营管理

《反兴奋剂条例》规定,国家对兴奋剂目录所列禁用物质实行严格管理,任何单位和个人不得非法生产、销售、进出口。

1. 兴奋剂的管理层次　根据兴奋剂目录所列禁用物质品种,我国对含兴奋剂药品的管理可体现为以下三个层次。

(1) 实施特殊管理:兴奋剂目录中属于麻醉药品、精神药品、医疗用毒性药品和药品类易制毒化学品的品种,对其生产、销售、进口、运输和使用,依照《药品管理法》和有关行政法规的规定实施特殊管理。

(2) 实施严格管理:兴奋剂目录中属于我国尚未实施特殊管理的蛋白同化制剂、肽类激素的品种,依照《药品管理法》《反兴奋剂条例》的规定,参照我国有关特殊药品的管理措施和国际通行做法,对其生产、销售、进口和使用环节实施严格管理。

(3) 实施处方药管理:除上述实施特殊管理和严格管理的品种外,兴奋剂目录所列的其他禁用物质,实施处方药管理。

2. 药品标签和说明书管理　药品中含有兴奋剂目录所列禁用物质的,药品生产应当在包装标识或者产品说明书上注明"运动员慎用"字样。

药品经营企业在验收含兴奋剂药品时,应检查药品标签和说明书上是否按照规定标注"运动员慎用"字样。

3. 蛋白同化制剂、肽类激素的经营管理

(1) 依法取得"药品经营许可证"的药品批发企业,具备一定条件并经所在地省级药品监督管理部门批准后,方可经营蛋白同化制剂、肽类激素;否则,不得经营蛋白同化制剂、肽类激素。

(2) 批发企业经营蛋白同化制剂、肽类激素时,应严格审核蛋白同化制剂、肽类激素供货单位或购货单位的合法资质证明材料,建立客户档案。

(3) 蛋白同化制剂、肽类激素的验收、检查、保管、销售和出入库登记记录应当保存至超过蛋白同化制剂、肽类激素有效期2年。

4. **蛋白同化制剂、肽类激素的进出口管理**　为规范蛋白同化制剂、肽类激素的进出口管理,根据《中华人民共和国药品管理法》《中华人民共和国海关法》《反兴奋剂条例》等法律、行政法规,国家食品药品监督管理总局、中华人民共和国海关总署和国家体育总局于2014年9月28日发布《蛋白同化制剂和肽类激素进出口管理办法》(局令第9号);该办法自2014年12月1日起施行(2017年11月进行过一次修正)。

(1) 国家对蛋白同化制剂、肽类激素实行进出口准许证管理。进口或出口蛋白同化制剂、肽类激素的单位应当向所在地省级药品监督管理部门提出申请,对同意进口或出口的,发给药品"进口准许证"或"出口准许证"。

(2) 进口蛋白同化制剂、肽类激素必须有该药品的注册证书;进口供医疗使用的蛋白同化制剂、肽类激素(包括首次在中国销售的),需要向进口口岸药品监督管理部门申请办理"进口药品口岸检验通知书",经口岸药检所的检验。

(3) 国内药品生产企业、经营企业以及医疗机构采购进口蛋白同化制剂、肽类激素时,供货单位应当提供注册证书复印件、药品"进口准许证"复印件和"进口药品检验报告书"复印件,并加盖供货单位公章。

5. **蛋白同化制剂、肽类激素的销售及使用管理**

(1) 蛋白同化制剂、肽类激素的生产企业,只能向医疗机构和具有同类资质的生产企业、具有蛋白同化制剂、肽类激素经营资质的药品批发企业销售蛋白同化制剂、肽类激素。

(2) 蛋白同化制剂、肽类激素的批发企业,只能将蛋白同化制剂、肽类激素销售给医疗机构和具有生产或经营蛋白同化制剂、肽类激素资质的生产企业或批发企业。

(3) 蛋白同化制剂、肽类激素的生产企业或批发企业除按前面两项规定销售外,还可以向药品零售企业销售肽类激素中的胰岛素。药品批发企业可向药品零售企业供应胰岛素和除蛋白同化制剂、肽类激素之外的其他含兴奋剂的药品。

(4) 医疗机构只能凭依法享有处方权的执业医师开具的处方向患者提供蛋白同化制剂、肽类激素。处方应当保存2年。

6. **零售管理**

(1) 除胰岛素外,严禁药品零售企业经营胰岛素以外的蛋白同化制剂或其他肽类激素。

(2) 药品零售企业必须凭处方销售胰岛素以及除蛋白同化制剂、肽类激素以外的其他含兴奋剂的药品。

(3) 零售药店的执业药师应对购买含兴奋剂药品的患者或消费者提供用药指导。

# 本 章 小 结

本章论述特殊管理的药品及其特殊性,麻醉药品、精神药品、医疗用毒性药品和药品类易制毒化学品的管理要点,对含特殊药品的复方制剂、兴奋剂的管理也做了简要介绍。主要内容为:

1. 国家对麻醉药品、精神药品、医疗用毒性药品、药品类易制毒化学品和放射性药品实行特殊管理,以保证其合法、安全、合理使用,正确发挥防治疾病的作用,严防滥用和流入非法渠道,构成对公众健康、公共卫生和社会的危害。

2. 麻醉药品、精神药品,是指列入麻醉药品目录、精神药品目录的药品和其他物质。精神药品分为第一类精神药品和第二类精神药品;以及我国生产和使用的品种目录。

3. 国家对麻醉药品和精神药品实行定点生产、定点经营制度。

4. 麻醉药品和精神药品的实验研究、使用、储存、运输等活动以及监督管理的规定。医疗机构需要使用麻醉药品和第一类精神药品的,须经批准取得"麻醉药品、第一类精神药品购用印鉴卡",凭"印鉴卡"向本省行政区域内的定点批发企业购买麻醉药品和第一类精神药品。

5. 研发机构,生产、经营企业,使用单位违反《麻醉药品和精神药品管理条例》应承担的法律责任。

6. 医疗用毒性药品系指毒性剧烈,治疗剂量与中毒剂量相近,使用不当会致人中毒或死亡的药品。毒性中药品种(包括原药材和饮片)共27种,毒性西药品种共13种。

7. 易制毒化学品是指国家规定管制的可用于非法制造毒品的原料、配剂等化学物品,包括用于制造毒品的原料前体、试剂、溶剂及稀释剂、添加剂等。对药品类易制毒化学品实行特殊管理。

8. 部分含特殊药品复方制剂(包括含麻黄碱类复方制剂、含可待因复方口服溶液、复方地芬诺酯片和复方甘草片等),因其所含成分的特性使之具有不同于一般药品的管理风险。因此,在经营环节实行严格管理。

9. 国家对兴奋剂目录所列禁用物质实行严格管理,任何单位和个人不得非法生产、经营。《反兴奋剂条例》对蛋白同化制剂、肽类激素的生产、经营、销售流向、进出口环节的管理作出了严格规定,同时对含兴奋剂药品的警示语也作出了明确规定。

## 思 考 题

1. 为什么要对麻醉药品和精神药品进行特殊管理?
2. 麻醉药品、精神药品与毒品有什么联系和区别?
3. 麻醉药品、精神药品的种植与研究有什么特殊规定?
4. 麻醉药品、精神药品的生产、经营和使用各有哪些特殊规定?
5. 医疗用毒性药品的特殊管理主要覆盖哪几个方面?
6. 为什么要对药品类易制毒化学品进行特殊管理?
7. 含麻黄碱类复方制剂在经营方面有哪些管理要点?
8. 当前的兴奋剂目录中,兴奋剂主要包括哪几类? 其会对人体与社会造成哪些危害?
9. 总结各类特殊管理的药品的管理要点。

第十一章
目标测试

（杨　勇）

# 第十二章

# 中药管理

第十二章
教学课件

**问题导入**

### 染色的中药饮片该如何定性?

某年,国家专项抽验安徽、甘肃、广东和四川 4 个省相关单位生产、经营或使用的部分中药饮片,共抽样 397 批,检验证实 22 批存在染色问题,涉及红花、延胡索、西红花 3 个品种。国务院药品监督管理部门为保护公众用药安全,将存在染色问题的中药饮片及相关生产、经营和使用单位予以曝光,并责成相关省(自治区、直辖市)药品监督管理部门对抽验证实存在染色问题的中药饮片及相关单位依法查处。曝光的染色中药饮片使用了金胺 O 化学染料。

金胺 O,又名碱性嫩黄,属于接触性致癌物,对皮肤黏膜有轻度刺激,可引起结膜炎、皮炎和上呼吸道刺激症状,长期过量食会对人体肾脏、肝脏造成损害。卫生部早在 2008 年就将金胺 O 列为非食用物质。

中药制药讲究"炮制虽繁必不敢省人工,品味虽贵必不敢减物力"。在中药材、中药饮片生产中染色、增重、掺杂使假对后续的中成药生产、临床配方使用会带来危害,造成系统性安全风险。

请阅读以上材料,思考并讨论:

(1) 根据《药品管理法》,违规染色中药饮片属于假药还是劣药?

(2) 相对于化学药品,对比分析中药管理的特殊性。

## 第一节　中药及其作用

中医药是包括汉族和少数民族医药在内的我国各民族医药的统称,是反映中华民族对生命、健康和疾病的认识,具有悠久历史传统和独特理论及技术方法的医药学体系。中医药学是中华民族的优秀文化,是我国科学技术的重要内容之一,是卫生事业的重要组成部分,具有独特的优势,是重要的社会卫生资源。"药为医用,医靠药治",中药是中医存在的重要物质基础。

## 一、中药的概念及其作用

### (一)中药的概念

中药是指在中医药理论指导下用以养生保健和防病治病的药物。换而言之,中药是在中医药理论指导下使用的药用物质及其制剂,包括中药材、中药饮片和中成药。中药过去被称为"官药"或"官料药",自清末西方医药输入我国以来,为了表示区别,人们将我国的特色药物称为中药。

1. 中药材　是指药用植物、动物、矿物的药用部分采收后经产地初加工形成的原料药材。大部分来源于植物,药用部位有根、茎、叶、花、果实、种子、皮等。药用动物来自动物的骨、角、胆汁、结石、皮、肉及脏器等。矿物类药材包括可供药用的天然矿物、矿物加工品以及动物的化石等,如朱砂、石膏、芒硝、自然铜、紫石英、雄黄、轻粉、红粉、白降丹、龙骨等。药用动、植物最初主要来源于野生动、植物,随着医药的发展和科技的进步,人们对药物的需求量日益增长,野生动、植物药材已满足不了相应的要求,出现了人工栽培药用植物和人工饲养药用动物的品种。

道地药材指经过中医临床长期应用优选出来的,产在特定地域,与其他地区所产同种中药材相比,品质和疗效更好,且质量稳定,具有较高知名度的中药材。

2. 中药饮片　是指按照中医药理论,根据药材自身性质以及调剂、制剂和临床应用的需要,经过净制、切制、炮炙或其他制法后形成的具有一定规格的中药材制成品。《中国药典》(2020 年版)一部凡例第十二条规定:饮片系指药材经过炮制后可直接用于中医临床或者制剂生产使用的药品。中药饮片的生产是十分复杂的过程,从自然属性为农副产品的中药材进厂,到直接能运用于中成药制剂和中医临床处方中的药品,涉及许多生产和质量管理环节,任何一个环节疏忽,都有可能导致药品质量不符合标准要求。国务院药品监督管理部门规定企业生产饮片应当遵守 GMP。在中药饮片生产、流通、使用过程中,必须进行全过程的控制管理,从而保证药品质量符合要求。

3. 中成药　是指在中医药理论指导下,按规定的处方和工艺加工制成一定剂型(如丸、散、膏、丹、露、酒、锭、片剂、冲剂、糖浆等),标明药物作用、功能主治、用法用量,供医师、患者直接选用的药品。中成药应由依法取得"药品生产许可证"的企业生产,质量符合国家药品标准,包装、标签、说明书符合《药品管理法》的规定。

### (二)中药的作用

中药离开了养生保健与防病治病,就失去了服务对象和使用价值;中医离开了中药,即失去了治病的主要武器。中药的发展既丰富了医疗实践的内容,又促进了中医理论的发展。中医药和西方医药各有所长、相互补充,共同承担保护公众健康、提高人口素质的战略任务。中药不仅在我国有深厚的群众基础,受到公众的喜爱和信赖,在东南亚以及欧美国家中的华人居住区亦受到欢迎。21 世纪以来,中药的资源优势、疗效优势、预防保健优势及市场前景越来越得到国际认可,美国、日本、德国等一些发达国家为规避西药的毒副作用,加速了对中药的研制和开发。保护和发展中药,从而造福于人类,已成为医药界的共识。

## 二、中药品种及其行业发展概况

### (一)中药品种基本情况

我国历史悠久、地域辽阔,从高山到平原,从陆地到江河湖海,蕴藏着极为丰富的中药天然资源。根据 1984—1995 年全国药材资源普查,我国有药用价值的品种为 12 807 种,其中药用植物 11 146 种,药用动物 1 581 种,药用矿物 80 种。据不完全统计,目前我国中成药品种已达 9 000 多个,涵盖 40 多种剂型。三级医院药房日常调剂的常用中药饮片为 500 种左右。《国家基本药物目录(2018 年版)》

收录中成药 268 种(含民族药);中药饮片不列具体品种,除国家另有规定的,颁布国家标准的中药饮片均为国家基本药物。《中国药典》(2020 年版)一部收载药材和饮片、植物油脂和提取物、成方制剂和单味制剂等,品种共计 2 711 种。中成药与中药材、中药饮片共同构成中药产业的三大支柱。

### (二)中药行业发展概况

中药农业呈现出强劲的发展势头。自改革开放尤其是 21 世纪以来,随着国民经济的快速增长带动国民健康需求的提高,再加上植物提取物的出口迅猛增加,中药材、中药饮片需求呈爆发式增长,生产种植方面因而也呈现出急速式发展。虽然当前市场上超过 50% 流通的药材是以市场经济主导下的农户自主种植为主,但是,目前大部分的省(自治区、直辖市)均建立了中药材规范化种植基地,形成了中药农业发展的基本雏形。近年来,中药材生产研究应用专业队伍逐步建立,生产技术不断进步,标准体系渐趋完善,市场监管不断加强,50 余种濒危野生中药材实现了种植养殖或替代,200 余种常用大宗中药材实现了规模化种植养殖,基本满足了中医药临床用药、中药产业和健康服务业快速发展的需要。加强中药材管理、保障中药材质量安全,对维护公众健康、促进中药材产业持续健康发展、推动中医药事业繁荣壮大具有重要意义。

中药饮片工业从无到有,逐步发展壮大。中华人民共和国成立初期,中药铺一般是前店配方,后坊手工操作进行饮片加工炮制。1954 年我国试办中药加工部门,开始形成中药饮片生产企业。自 2003 年 6 月开始,实行中药饮片生产企业 GMP 认证试点工作。2008 年 1 月 1 日起,国家强制性规定:所有中药饮片生产企业必须在符合 GMP 的条件下生产。GMP(2010 年修订版)进一步完善了中药饮片生产、质量控制、贮存、发放和运输等活动的规范。据不完全统计,目前全国共有 800 余家中药饮片生产企业。从 20 世纪 50 年代至今,新型中药饮片的主要发展形态包括颗粒型饮片、单味中药浓缩颗粒、单味中药超微饮片等。为加强中药配方颗粒的管理,规范中药配方颗粒的生产,引导产业健康发展,更好满足中医临床需求,2021 年 2 月国家药品监督管理局、国家中医药管理局、国家卫生健康委员会、国家医疗保障局 4 部门发布结束中药配方颗粒试点工作的公告,中药配方颗粒的质量监管纳入中药饮片管理范畴,实施备案管理,不实施批准文号管理,在上市前由生产企业报所在地省级药品监督管理部门备案,不得在医疗机构以外销售。生产中药配方颗粒的中药生产企业应当取得“药品生产许可证”,并同时具有中药饮片和颗粒剂生产范围。

中成药生产经过半个多世纪特别是 1978 年以来的发展,已经从传统的丸、散、膏、丹剂型,扩大到片剂、颗粒剂、胶囊剂、口服液、注射剂、浓缩丸、气雾剂等多种现代剂型。20 世纪 90 年代以来,全国兴起了一大批以骨干品种为龙头的大型中药生产企业,特别是 2004 年通过 GMP 认证后,中成药生产企业的发展正在走向规模化、品牌化,中成药的产品质量和生产水平也不断得到新的提高。截至 2021 年年底,我国共有中成药生产企业 2 225 家。国务院药品监督管理部门已经或正在采取一些措施敦促中药生产企业提高整体素质,加速实现生产自动化的进程,鼓励企业把现代科技运用到中成药生产过程中,加大改进中成药传统制剂的力度,尽快实现“三效”(高效、速效、长效)、“三小”(毒性小、副作用小、用量小)的目标。

中医药健康服务是运用中医药理念、方法、技术维护和增进公众身心健康的活动,主要包括中医药养生、保健、医疗、康复服务,涉及健康养老、中医药文化、健康旅游等相关服务。充分发挥中医药特色优势,加快发展中医药健康服务,是全面发展中医药事业的必然要求,是促进健康服务业发展的重要任务。另一方面,随着我国人民生活水平的提高,人们更加关注生活质量,尤其是关注与健康长寿有关的医疗和保健消费。

振兴中医药事关文化自信和民族自信。中药行业发展应坚持继承和创新并重,针对中医药具有治疗优势的病种,发展适合中医治疗特色的新品种,重视中成药名优产品的二次开发。加快现代科技在中药研发和生产中的应用,提高和完善中药全产业链的技术标准和规范,培育疗效确切、安全性高、剂型先进、质量稳定可控的现代中药。

### 三、中药传承创新发展进程

为了促进中药现代化及产业的发展,国家各有关部门相继发布了多项政策文件。2002 年 11 月 4 日,由中华人民共和国科学技术部、中华人民共和国国家计划委员会、中华人民共和国国家经济贸易委员会、中华人民共和国卫生部、国家药品监督管理局、国家知识产权局、国家中医药管理局、中国科学院八部委共同编制完成的《中药现代化发展纲要(2002—2010 年)》发布实施。2007 年 3 月 21 日,由中华人民共和国科学技术部牵头制定、国务院 16 个部门共同发布了《中医药创新发展规划纲要(2006—2020 年)》。2009 年 4 月 21 日国务院发布《国务院关于扶持和促进中医药事业发展的若干意见》。此后,国务院相继发布了《中药材保护和发展规划(2015—2020 年)》《中医药发展战略规划纲要(2016—2030 年)》《"健康中国 2030" 规划纲要》等系列文件。2016 年 12 月,《中华人民共和国中医药法》的颁布以及 2019 年 10 月《中共中央国务院关于促进中医药传承创新发展的意见》的正式印发,为做好新时代中药现代化及产业发展工作进一步指明了方向。

#### (一)中药现代化的内涵

中药现代化是指依靠现代先进的科学技术、方法、手段,遵循严格的规范标准,研制出优质、高效、安全、稳定、质量可控、服用方便并具有现代剂型的新一代中药,符合并达到国际主流市场标准,药品可在国际上广泛流通、世人共享的过程。

中药现代化的指导思想是:继承和发扬中医药学理论,运用科学理论和先进技术,推进中药现代化发展,立足国内市场,积极开拓国际市场,以科技为动力,以企业为主体,以市场为导向,以政策为保障,充分利用中医药资源优势、市场优势和人才优势,构筑国家中药创新体系,通过创新和重大关键技术的突破,逐步实现中药产品结构调整和产业升级,形成具有市场竞争优势的现代中药产业。

中药现代化需要坚持继承和创新相结合、资源可持续利用和产业可持续发展、政府引导和企业为主共同推进、总体布局与区域发展相结合、与中医现代化协同发展的基本原则。

中药现代化的战略目标主要集中在国家现代化中药创新体系的构筑、现代中药标准和规范的制定和完善、一批疗效确切的中药新产品的开发、具有市场竞争优势的现代中药产业的培育等方面。

#### (二)中药现代化的重要任务与措施

1. 重视中医药基础理论的研究与创新　既要继承传统中医药理论精华,也要不断创新,吸收其他学科如现代医药、生物学、信息科学理论和国内外天然药物研究成果,多学科融合,形成具有时代特色的中医药理论体系。要重视与中药现代化发展密切相关的理论研究,如证候理论、组方理论、药性理论、探索其科学内涵,为中药现代化提供发展的源泉。

2. 建立科学完善的中药质量标准和管理体系　研究探索制定既符合中药特点,又能为国际普遍认可的,能够实现"安全、有效、质量可控"的中药质量标准体系和评价体系。

(1) 加强中药材规范化种植和中药饮片炮制规范研究,建立中药材和中药饮片的质量标准及有害物质限量标准,全面提高中药材和中药饮片的质量。加强常用中药化学对照品研究,建立国家中药标准物质库。

(2) 加强符合中药特点的科学、量化的中药质量控制技术研究,提高中成药、中药饮片(包括配方颗粒)、中药新药等的质量控制水平。为了加强中药注射剂的质量管理,国务院药品监督管理部门要求中药注射剂应固定药材产地,建立药材和制剂的指纹图谱标准。中药材指纹图谱系指中药材经适当处理后,采用一定的分析手段,得到能够标示该中药材特性的共有峰的图谱。如原药材需经过炮制(如醋制、酒制、炒炭等),还需制定原药材和炮制品指纹图谱的检测标准。以有效部位或中间体投料的中药注射剂,还需制定有效部位或中间体的指纹图谱。

(3) 大力推行和实施《药物非临床研究质量管理规范》《药物临床试验质量管理规范》《药品生产质量管理规范》和《药品经营质量管理规范》,以此来规范中药研发、生产和流通过程,不断提高中药行业的标准化水平。

3. 加强中药产品研制开发　按照国际市场需要和有关国家药品注册的要求,选择经过长期临床应用证明疗效确切、用药安全、具有特色的经验方进行有针对性的研究、开发,在保证中药疗效的前提下,改进中药传统制剂。加强中药知识产权保护,开发专利产品,注册专用商标,实施品牌战略,逐步改变以药材和粗加工产品出口为主的现状,扩大中成药出口比例。研制出中药现代化制剂产品,实现在发达国家进行药品注册的目标,促进我国中药进入发达国家药品的主流市场。

4. 中药资源保护和可持续利用　开展中药资源普查,建立野生资源濒危预警机制,保护中药种质和遗传资源,加强优选优育和中药种源、中药材野生变家种家养以及中药材栽培技术研究,开展珍稀濒危中药资源的替代品研究,支持和鼓励采用生物技术生产濒危及稀缺中药材、中成药原料和其他医药原料,确保中药可持续发展。

（三）中药行业结构调整

我国医药行业发展中结构不合理的问题长期存在,自主创新能力弱、技术水平不高、产品同质化严重、生产集中度低等问题十分突出。加快结构调整既是医药行业转变发展方式、培育战略性新兴产业的紧迫任务,也是适应人民群众日益增长的医药需求,提高全民健康水平的迫切需要。2010年10月9日,中华人民共和国工业和信息化部、中华人民共和国卫生部、国家食品药品监督管理局三部门印发了《关于加快医药行业结构调整的指导意见》。其中涉及中药领域结构调整的主要任务和目标主要集中于产品结构与技术结构的调整,并提出了相应的保障措施。2015年8月国务院发布的《关于改革药品医疗器械审评审批制度的意见》(国发〔2015〕44号)明确药品注册实施"上市许可持有人制度""提升新药标准"等具体政策,《中医药法》和《药品管理法》的施行,进一步引导了中药行业的结构调整。

1. 产品结构的调整　坚持继承和创新并重,借鉴国际天然药物发展经验,加快中成药的二次研究与开发,优先发展具有中医药治疗优势的治疗领域的药品,培育一定数量的疗效确切、物质基础清楚、作用机制明确、安全性高、剂型先进、质量稳定可控的现代中药。同时,促进民族药的研发和产业化,促进民族药标准的提高,加强中药知识产权保护。

2. 技术结构的调整　根据中药特点,以药物效用最大化、安全风险最小化为目标,加快现代技术在中药生产中的应用,推广先进的提取、分离、纯化、浓缩、干燥、制剂和过程质量控制技术,重点发展动态提取、微波提取、超声提取、超临界流体萃取、膜分离、大孔树脂吸附、多效浓缩、真空带式干燥、微波干燥、喷雾干燥等高效率、低能耗、低碳排放的先进技术。建立和完善中药种植(养殖)、研发、生产的标准和规范,推广应用中药多成分含量测定与指纹图谱整体成分控制相结合的中药质量控制技术。开发现代中药制剂,结合中药特点,重点发展适合产品自身特点的新剂型。

中药行业结构调整的保障措施主要是推进中药材生产产业化的进程。鼓励企业建立中药材原料基地,发挥其带动中药材生产的作用,推进中药材生产产业化和中药材GAP的实施。应用先进的栽培技术,推广规模化种植,保证中药材的质量和供应。对重要野生药材品种要加强人工选育工作,制止过度采挖,运用生物技术进行优良种源的繁育,建立和完善种子种苗基地、栽培试验示范基地,推动野生药材变家种的进程,降低对野生药材的依赖,为现代中药可持续发展奠定基础。

（四）中药标准化发展的主要任务

中药标准制定与提高的指导思想是以中医药理论为指导,应用现代科学技术,坚持特色与发展、先进与实用、规范与提高的原则,完善中药质量标准。

中药标准的主要任务是围绕提高中药材质量、保护野生药材资源、保护中药传统技术和知识产权,重点开展中药材种质资源、药用动植物基源、种子种苗、道地药材、中药炮制、中药资源保护和中药材及饮片质量控制等标准的研究和制定,解决当前中药材质量与资源保护领域最为紧迫的技术标准需求问题;围绕中医临床用药,重点开展处方规范、中药名称、煎服方法、贮藏管理等保障临床用药的安全性和有效性的相关标准规范的制定和修订。

### （五）关于促进中药传承创新发展的实施意见

2020年12月，国家药品监督管理局发布《关于促进中药传承创新发展的实施意见》（国药监药注〔2020〕27号），从促进中药守正创新、健全符合中药特点的审评审批体系、强化中药质量安全监管、注重多方协调联动、推进中药监管体系和监管能力现代化等方面提出了20条具体措施，涵盖了中药审评审批、研制创新、安全性研究、质量源头管理、生产全过程质量控制、上市后监管、品种保护以及中药的法规标准体系、技术支撑体系、人才队伍、监管科学、国际合作等内容。该意见在推进实施调整中药注册分类、开辟具有中医药特色的注册申报路径、构建"三结合"（中医药理论、人用经验、临床试验相结合）的审评证据体系等创新举措基础上，进一步加大鼓励开展以临床价值为导向的中药创新研制力度。该实施意见对相关工作提出了明确要求，具体包括：①遵循中药研制规律，鼓励医疗机构制剂向中药新药创制转化，支持以病证结合、专病专药或证候类中药等多种方式研制中药复方制剂。②推动开展中药多区域临床试验规范性研究能力与体系建设，鼓励开展以患者为中心的疗效评价，探索引入真实世界证据用于支持中药新药注册上市。③支持以提升临床应用优势和特点为目的，运用符合产品特点的新技术、新工艺研制中药新剂型、改进已上市中药剂型。④鼓励挖掘已上市中药的临床治疗潜力，促进已上市中药同品种质量竞争，推动质量提升。⑤建立以中医临床为导向的中药安全性分类分级评价策略，研究制定具有人用经验中药新药的安全性评价技术标准。⑥结合中药临床应用特殊情形，明确实施优先审评审批、附条件批准和特别审批的具体情形，鼓励有明显临床价值中药新药的研制，并加快其上市进程。

---

**药师考点**

1. 中医药传承与创新。
2. 中医药立法。

---

## 第二节 中药管理有关规定

自1984年颁布《药品管理法》以来，我国加快了中药管理立法工作的进程。2016年12月25日，第十二届全国人民代表大会常务委员会第二十五次会议审议通过《中华人民共和国中医药法》（简称《中医药法》），自2017年7月1日起施行，进一步促进了中药的继承和发展。多年来，国务院及药品监督管理相关部门制定颁布了一系列管理中药的法规，涉及中药的监督管理、研制、审批、质量标准、中药品种保护和中药材市场管理等方面。

### 一、中药材管理规定

#### （一）《药品管理法》中涉及中药材管理的规定

《药品管理法》确立了"国家发展现代药和传统药，充分发挥其在预防、医疗和保健中的作用。国家保护野生药材资源和中药品种，鼓励培育道地中药材"的方针。"中药材种植、采集和饲养的管理，依照有关法律、法规的规定执行。""地区性民间习用药材的管理办法，由国务院药品监督管理部门会同国务院中医药主管部门制定。"

在中国境内上市的药品，应当经国务院药品监督管理部门批准，取得"药品注册证书"；但是，未实施审批管理的中药材除外。实施审批管理的中药材品种目录由国务院药品监督管理部门会同国务院中医药主管部门制定。

"新发现和从境外引种的药材，经国务院药品监督管理部门批准后，方可销售。""城乡集市贸易市场可以出售中药材,国务院另有规定的除外。""药品经营企业销售中药材,应当标明产地。""发运中药材应当有包装。在每件包装上,应当注明品名、产地、日期、供货单位,并附有质量合格的标志。""药品上市许可持有人、药品生产企业、药品经营企业和医疗机构应当从药品上市许可持有人或者具有药品生产、经营资格的企业购进药品;但是,购进未实施审批管理的中药材除外。"

（二）《中医药法》中涉及中药材管理的规定

《中医药法》第三章第21—23条明确了中药材种植养殖的规定。"国家制定中药材种植养殖、采集、贮存和初加工的技术规范、标准,加强对中药材生产流通全过程的质量监督管理,保障中药材质量安全。""国家鼓励发展中药材规范化种植养殖,严格管理农药、肥料等农业投入品的使用,禁止在中药材种植过程中使用剧毒、高毒农药,支持中药材良种繁育,提高中药材质量。""国家建立道地中药材评价体系,支持道地中药材品种选育,扶持道地中药材生产基地建设,加强道地中药材生产基地生态环境保护,鼓励采取地理标志产品保护等措施保护道地中药材。"

《中医药法》第三章第24条明确了中药材质量监测、初加工及流通追溯体系的规定。"国务院药品监督管理部门应当组织并加强对中药材质量的监测,定期向社会公布监测结果。国务院有关部门应当协助做好中药材质量监测有关工作。""采集、贮存中药材以及对中药材进行初加工,应当符合国家有关技术规范、标准和管理规定。""国家鼓励发展中药材现代流通体系,提高中药材包装、仓储等技术水平,建立中药材流通追溯体系。药品生产企业购进中药材应当建立进货查验记录制度。中药材经营者应当建立进货查验和购销记录制度,并标明中药材产地。"

《中医药法》第三章第25—26条明确了药用野生动植物资源保护以及自种、自采地产中药材与使用的规定。"国家保护药用野生动植物资源,对药用野生动植物资源实行动态监测和定期普查,建立药用野生动植物资源种质基因库,鼓励发展人工种植养殖,支持依法开展珍贵、濒危药用野生动植物的保护、繁育及其相关研究。""在村医疗机构执业的中医医师、具备中药材知识和识别能力的乡村医生,按照国家有关规定可以自种、自采地产中药材并在其执业活动中使用。"

《中医药法》第八章第58条明确:违反本法规定,在中药材种植过程中使用剧毒、高毒农药的,依照有关法律、法规规定给予处罚;情节严重的,可以由公安机关对其直接负责的主管人员和其他直接责任人员处五日以上十五日以下拘留。

（三）其他法规文件中涉及中药材管理的规定

1.《国务院关于进一步加强药品管理工作的紧急通知》(国发〔1994〕53号)　涉及中药材管理的规定:国家禁止设立除中药材专业市场以外的其他药品集贸市场,禁止在中药材专业市场内出售国家规定限制销售的中药材和中成药、中药饮片、化学原料药及其制剂、抗生素、生化药品、放射性药品、血清疫苗、血液制品和诊断药品。在中药材专业市场内国家规定限制销售的中药材包括罂粟壳、27种毒性中药材品种、国家重点保护的41种野生动植物药材品种(家种、家养除外,见本章第四节)。

2.《进口药材管理办法》(2020年1月1日起施行)　"药材应当从国务院批准的允许药品进口的口岸或者允许药材进口的边境口岸进口。""国家药品监督管理局主管全国进口药材监督管理工作。国家药品监督管理局委托省、自治区、直辖市药品监督管理部门实施首次进口药材审批,并对委托实施首次进口药材审批的行为进行监督指导。""省级药品监督管理部门依法对进口药材进行监督管理,并在委托范围内以国家药品监督管理局的名义实施首次进口药材审批。""允许药品进口的口岸或者允许药材进口的边境口岸所在地负责药品监督管理的部门负责进口药材的备案,组织口岸检验并进行监督管理。"药材进口单位是指办理首次进口药材审批的申请人或者办理进口药材备案的单位。"药材进口单位,应当是中国境内的中成药上市许可持有人、中药生产企业,以及具有中药材或者中药饮片经营范围的药品经营企业。""首次进口药材,应当按照本办法规定取得"进口药材批件"后,向口岸药品监督管理部门办理备案。首次进口药材,是指非同一国家(地区)、非同一申请人、非同一药材基原的进口药材。""非首次进口药材,应当按照本办法规定直接向口岸药品监督管理部门办理备案。非首次进口药材实行目录管理,具体目录由国家药品监督管理局制定并调整。尚未列入目录,但申请人、药材基原以及国家(地区)均未发生变更的,按照非首次进口药材管理。""进口的药材应当符合国家药品标准。现行版《中国药典》未收载的品种,应当执行进口药材标准;现行版《中国药典》、进口药材标准均未收载的品种,应当执行其他的国家药品标准。少数民族地区进口当地习用的少数民族药药材,尚无国家药品标准的,应当符合相应的省、自治区药材标准。"

"进口药材批件"编号格式为:(省、自治区、直辖市简称)药材进字 +4 位年号 +4 位顺序号。《进口药材管理办法》共 7 章 35 条,适用于"首次进口药材申请与审批""备案""口岸检验""监督管理""法律责任"等具体事项。已列入《非首次进口药材品种目录》的中药材进口品种主要有西洋参、乳香、没药、血竭、西红花、高丽红参、甘草、石斛、肉豆蔻、沉香、砂仁、胖大海等。

> **知识链接**
>
> ### 进口药材、中药材出口
>
> 进口药材是我国中药材资源的重要组成部分,早在两汉时期,檀香、沉香、龙脑、苏合香、乳香等就从东南亚、非洲及印度、土耳其等地输入我国。在发现这些被称为"香药"药材的药用价值后,人们按中医药学的理论和方法进行论证,将其纳入祖国的药学宝库,沿用至今。据统计,我国传统进口药材有 40 余种。当前向我国出口药材的国家广泛分布于亚洲、非洲、欧洲、美洲、大洋洲等地区,多数出口国为"一带一路"沿线国家。
>
> 国家对中药材的出口管理规定:①继续贯彻"先国内,后国外"的原则;②如国内供应、生产严重不足则应停止或减少出口;③国内供应如有剩余的,应争取多出口。《药品管理法》对出口中药材无限制条款(国家重点保护的野生药物物种除外)。
>
> 申报为药用的进出境中药材检疫及监督管理适用《进出境中药材检疫监督管理办法》。

3.《药用植物及制剂进出口绿色行业标准》(2001 年 7 月 1 日起实施) 该标准是我国外贸活动中药用植物及制剂进出口的重要质量标准之一,适用于药用植物原料及制剂的进出口品质检验。规定了中药的重金属、砷盐及农药残留的限量指标,见表 12-1;还规定了黄曲霉毒素含量:黄曲霉毒素 $B_1$(Aflatoxin)≤5μg/kg(暂定)。

表 12-1 药用植物及制剂重金属、砷盐及农药残留的限量指标一览表(单位:mg/kg)

| 项目 | 重金属和砷盐 | | | | | | 农药残留 | | | |
|---|---|---|---|---|---|---|---|---|---|---|
| | 重金属总量 | 铅(Pb) | 镉(Cd) | 汞(Hg) | 铜(Cu) | 砷(As) | 六六六(BHC) | DDT | 五氯硝基苯(PCNB) | 艾氏剂(aldrin) |
| 限量指标(≤该标准) | 20.0 | 5.0 | 0.3 | 0.2 | 20.0 | 2.0 | 0.1 | 0.1 | 0.1 | 0.02 |

4.《中华人民共和国野生动物保护法》《中华人民共和国野生植物保护条例》和《濒危野生动植物国际贸易公约》 涉及中药材管理的规定:凡经营出口经济、药用野生动植物及其产品的,如鹿茸、熊胆、天麻、石斛、木香、麝香等,须向中华人民共和国濒危物种进出口管理办公室申报,凭濒危物种进出口管理办公室批准件或允许出口证明书,再予办理检疫、检验、放行。

5.《关于进一步加强中药材管理的通知》(食药监[ 2013 ]208 号) 要求地方各级人民政府要深刻认识加强中药材管理的重要意义,以对国家和公众高度负责的态度,采取切实有效的措施,加大中药材产业链各环节的管理力度,坚决打击违法犯罪活动,确保中药材质量安全。

(1)加强中药材种植养殖管理:各地要高度重视中药材资源的保护、利用和可持续发展,加强中药材野生资源的采集和抚育管理,采集使用国家保护品种,要严格按规定履行审批手续。严禁非法贩卖野生动物和非法采挖野生中药材资源。

(2) 加强中药材产地初加工管理:产地初加工是指在中药材产地对地产中药材进行洁净、除去非药用部位、干燥等处理,是防止霉变虫蛀、便于储存运输、保障中药材质量的重要手段。各地要结合地产中药材的特点,加强对中药材产地初加工的管理,逐步实现初加工集中化、规范化、产业化。

(3) 加强中药材专业市场管理:除现有 17 个中药材专业市场外,各地一律不得开办新的中药材专业市场。中药材专业市场所在地人民政府要按照"谁开办,谁管理"的原则,承担起管理责任,明确市场开办主体及其责任。目前的 17 个中药材专业市场是 1996 年经国家批准保留的,市场所在地是:安徽省亳州市、湖南省邵阳市邵东县廉桥、湖南省岳阳市、广东省广州市清平、广东省普宁市、广西壮族自治区玉林市、重庆市解放路、云南省昆明市菊花路、江西省樟树市、河北省安国市、山东省鄄城县舜王城、河南省禹州市、甘肃省兰州市黄河、陕西省西安市万寿路、四川省成都市荷花池、黑龙江省哈尔滨市三棵树、湖北省黄冈市蕲春县蕲州镇。

## 二、中药饮片管理规定

### (一)《药品管理法》中涉及中药饮片管理的规定

在中国境内上市的药品,应当经国务院药品监督管理部门批准,取得"药品注册证书";但是,未实施审批管理的中药饮片除外。实施审批管理的中药饮片品种目录由国务院药品监督管理部门会同国务院中医药主管部门制定。"中药饮片生产企业履行药品上市许可持有人的相关义务,对中药饮片生产、销售实行全过程管理,建立中药饮片追溯体系,保证中药饮片安全、有效、可追溯。"

"中药饮片应当按照国家药品标准炮制;国家药品标准没有规定的,必须按照省、自治区、直辖市人民政府药品监督管理部门制定的炮制规范炮制。省、自治区、直辖市人民政府药品监督管理部门制定的炮制规范应当报国务院药品监督管理部门备案。不符合国家药品标准或者不按照省、自治区、直辖市人民政府药品监督管理部门制定的炮制规范炮制的,不得出厂、销售。"

"生产、销售的中药饮片不符合药品标准,尚不影响安全性、有效性的,责令限期改正,给予警告;可以处十万元以上五十万元以下的罚款。"

### (二)《中医药法》中涉及中药饮片管理的规定

"国家保护中药饮片传统炮制技术和工艺,支持应用传统工艺炮制中药饮片,鼓励运用现代科学技术开展中药饮片炮制技术研究。"

"对市场上没有供应的中药饮片,医疗机构可以根据本医疗机构医师处方的需要,在本医疗机构内炮制、使用。医疗机构应当遵守中药饮片炮制的有关规定,对其炮制的中药饮片的质量负责,保证药品安全。医疗机构炮制中药饮片,应当向所在地设区的市级人民政府药品监督管理部门备案。""根据临床用药需要,医疗机构可以凭本医疗机构医师的处方对中药饮片进行再加工。"

### (三) 其他法规文件中涉及中药饮片管理的规定

1.《药品生产监督管理办法》 对生产中药饮片作了明确的规定:中药饮片生产企业应当履行药品上市许可持有人的相关义务,确保中药饮片生产过程持续符合法定要求。从事中药饮片生产活动,申请人应当按照相关要求,向所在地省、自治区、直辖市药品监督管理部门提出申请。中药饮片符合国家药品标准或者省、自治区、直辖市药品监督管理部门制定的炮制规范的,方可出厂、销售。

2.《药品经营质量管理规范》 对经营中药饮片作了明确的规定:经营中药饮片应当有专用的库房和养护工作场所;应划分零货称取专库(区),各库(区)应设有明显标志;中药饮片应与其他药品分开存放;对中药饮片按其特性,采取干燥、降氧、熏蒸等方法养护,对在库时间较长的,应抽样送检;药品零售企业经营中药饮片也应配置所需的调配处方和临方炮制的设备;中药饮片装斗前应进行质量复核,不得错斗、串斗,防止混药。中药饮片柜斗谱的书写应当正名正字。对于从事中药饮片批发与零售企业的质量负责人、质量管理部门负责人、验收人员、养护人员均有明确的执业资格和技术职称要求。

3. 毒性中药饮片定点生产和经营管理的规定

(1) 国家药品监督管理部门对毒性中药材的饮片,实行统一规划,合理布局,定点生产。毒性中药材的饮片定点生产原则:①对于市场需求量大,毒性药材生产较多的地区定点要合理布局,相对集中,按省区确定2~3个定点企业;②对于一些产地集中的毒性中药材品种,如朱砂、雄黄、附子等,要全国集中统一定点生产,供全国使用,逐步实现以毒性中药材主产区为中心择优定点;③毒性中药材的饮片定点生产企业,要符合《医疗用毒性药品管理办法》等规范要求。

(2) 加强对定点生产毒性中药材的饮片企业的管理:建立健全毒性中药材饮片的各项生产管理制度,包括生产管理、质量管理、仓储管理、营销管理等。强化和规范毒性中药材的饮片生产工艺技术管理,制定切实可行的工艺操作规程,建立批生产记录,保证生产过程的严肃性、规范性。

加强毒性中药材的饮片包装管理,毒性中药材的饮片严格执行《中药饮片包装管理办法》,包装要有突出、鲜明的毒药标志。

建立毒性中药材的饮片生产、技术经济指标统计报告制度。定点生产的毒性中药饮片,应销往具有经营毒性中药饮片资格的经营单位或直销到医疗单位。

(3) 毒性中药饮片的经营管理:具有经营毒性中药资格的企业采购毒性中药饮片,必须从持有毒性中药材的饮片定点生产证明的中药饮片生产企业和具有经营毒性中药资格的批发企业购进,严禁从非法渠道购进毒性中药饮片。

毒性中药饮片必须按照国家有关规定,实行专人、专库(柜)、专账、专用衡器,双人双锁保管,做到账、货、卡相符。

4.《医院中药饮片管理规范》(国中医药发[2007]11号) 该规范明确各级各类医院应配备与医院级别相适应的中药学技术人员,同时对中药饮片的采购、验收、保管、调剂、临方炮制、煎煮等管理进行了规定。

(1) 采购:医院应当建立健全中药饮片采购制度。采购中药饮片时,应当验证生产经营企业的"药品生产许可证"或"药品经营许可证""企业法人营业执照"和销售人员的授权委托书、资格证明、身份证,并将复印件存档备查。购进国家实行审批管理的中药饮片,还应当验证注册证书并将复印件存档备查。医院与中药饮片供应单位应当签订"质量保证协议书"。医院应当定期对供应单位供应的中药饮片质量进行评估,并根据评估结果及时调整供应单位和供应方案。严禁擅自提高饮片等级、以次充好,为个人或单位谋取不正当利益。

(2) 验收:医院对所购的中药饮片,应当按照国家药品标准和省、自治区、直辖市药品监督管理部门制定的标准和规范进行验收,验收不合格的不得入库。对购入的中药饮片质量有疑义需要鉴定的,应当委托国家认定的药检部门进行鉴定。有条件的医院,可以设置中药饮片检验室、标本室,并能掌握《中国药典》收载的中药饮片常规检验方法。购进中药饮片时,验收人员应当对品名、产地、生产企业、产品批号、生产日期、合格标志、质量检验报告书、数量、验收结果及验收日期逐一登记并签字。购进国家实行审批管理的中药饮片,还应当检查核对批准文号。发现假冒、劣质中药饮片,应当及时封存并报告当地药品监督管理部门。

(3) 保管:中药饮片仓库应当有与使用量相适应的面积,具备通风、调温、调湿、防潮、防虫、防鼠等条件及设施。中药饮片出入库应当有完整记录。中药饮片出库前,应当严格进行检查核对,不合格的不得出库使用。应当定期进行中药饮片养护检查并记录检查结果。养护中发现质量问题,应当及时上报本单位领导处理并采取相应措施。

(4) 调剂与临方炮制:中药饮片调剂室应当有与调剂量相适应的面积,配备通风、调温、调湿、防潮、防虫、防鼠、除尘设施,工作场地、操作台面应当保持清洁卫生。中药饮片调剂室的药斗等储存中药饮片的容器应当排列合理,有品名标签。药品名称应当符合《中国药典》或省、自治区、直辖市药品监督管理部门制定的规范名称。标签和药品要相符。

中药饮片装斗时要清斗,认真核对,装量适当,不得错斗、串斗。医院调剂用计量器具应当按照质量技术监督部门的规定定期校验,不合格的不得使用。

中药饮片调剂人员在调配处方时,应当按照《处方管理办法》和中药饮片调剂规程的有关规定进行审方和调剂。对存在"十八反"、"十九畏"、妊娠禁忌、超过常用剂量等可能引起用药安全问题的处方,应当由处方医师确认("双签字")或重新开具处方后方可调配。

中药饮片调配后,必须经复核后方可发出。二级以上医院应当由主管中药师以上专业技术人员负责调剂复核工作,复核率应当达到100%。医院应当定期对中药饮片调剂质量进行抽查并记录检查结果。中药饮片调配每剂重量误差应当在±5%以内。

调配含有毒性中药饮片的处方,每次处方剂量不得超过2日极量。对处方未注明"生用"的,应给付炮制品。如在审方时对处方有疑问,必须经处方医师重新审定后方可调配。处方保存2年备查。

罂粟壳不得单方发药,必须凭有麻醉药品处方权的执业医师签名的淡红色处方,方可调配,每张处方不得超过3日用量,连续使用不得超过7日,成人一次的常用量为每日3~6g。处方保存3年备查。

医院进行临方炮制,应当具备与之相适应的条件和设施,严格遵照国家药品标准和省、自治区、直辖市药品监督管理部门制定的炮制规范炮制,并填写"饮片炮制加工及验收记录",经医院质量检验合格后方可投入临床使用。

(5)煎煮:医院开展中药饮片煎煮服务,应当有与之相适应的场地及设备,卫生状况良好,具有通风、调温、冷藏等设施。医院应当建立健全中药饮片煎煮的工作制度、操作规程和质量控制措施并严格执行。中药饮片煎煮液的包装材料和容器应当无毒、卫生、不易破损,并符合有关规定。

5.《关于加强中药饮片监督管理的通知》(国食药监安[2011]2号)　要求各级行政监管部门和企事业单位提高对中药饮片监管重要性的认识,加强对中药饮片生产经营和医疗机构使用的监管。严禁生产企业外购饮片半成品、成品进行分包装或改换包装标签等行为;严禁经营企业从事饮片分包装、改换包装标签等活动;严禁中药饮片生产经营企业和医疗机构从中药材市场或其他不具备饮片生产经营资质的单位或个人采购中药饮片。

6.《关于进一步加强中药材管理的通知》(食药监[2013]208号)　要求中药饮片生产经营必须依法取得许可证照,按照法律法规及有关规定组织开展生产经营活动。严禁未取得合法资质的企业和个人从事中药饮片生产、中药提取。各地要坚决取缔无证生产经营中药饮片的非法窝点,严厉打击私切滥制等非法加工、变相生产中药饮片的行为。要加强对药品生产经营企业的管理,严厉打击药品生产经营企业出租出借许可证照、将中药饮片生产转包给非法窝点或药农、购买非法中药饮片改换包装出售等违法行为。鼓励和引导中药饮片、中成药生产企业逐步使用可追溯的中药材为原料,在传统主产区建立中药材种植养殖和生产加工基地,保证中药材质量稳定。

## 三、中成药管理规定

### (一)《药品管理法》中涉及中成药管理的规定

中成药生产经营与化学药的生产经营一样,药品生产企业必须获得相应的生产许可,实施《药品生产质量管理规范》,药品经营企业必须获得相应的经营许可,实施《药品经营质量管理规范》。对于具体的中成药品种,应获得相应的药品批准文号。

"国家鼓励运用现代科学技术和传统中药研究方法开展中药科学技术研究和药物开发,建立和完善符合中药特点的技术评价体系,促进中药传承创新。"

国家保护中药品种,详见本章第三节。

"医疗机构配制的制剂,应当是本单位临床需要而市场上没有供应的品种,并应当经所在地省、自治区、直辖市人民政府药品监督管理部门批准;但是,法律对配制中药制剂另有规定的除外。"

(二)《中医药法》中涉及中成药管理的规定

"国家鼓励和支持中药新药的研制和生产。""国家保护传统中药加工技术和工艺,支持传统剂型中成药的生产,鼓励运用现代科学技术研究开发传统中成药。"

古代经典名方是指至今仍广泛应用、疗效确切、具有明显特色与优势的古代中医典籍所记载的方剂。具体目录由国务院中医药主管部门会同药品监督管理部门制定。2018年4月16日,国家中医药管理局会同国家药品监督管理局制定并发布了《古代经典名方目录(第一批)》。第一批古代经典名方目录中包含了桃核承气汤等100个名方,涉及汤剂、散剂、煮散剂和膏剂四种剂型。"生产符合国家规定条件的来源于古代经典名方的中药复方制剂,在申请药品批准文号时,可以仅提供非临床安全性研究资料。具体管理办法由国务院药品监督管理部门会同中医药主管部门制定。"

"国家鼓励医疗机构根据本医疗机构临床用药需要配制和使用中药制剂,支持应用传统工艺配制中药制剂,支持以中药制剂为基础研制中药新药。""医疗机构配制中药制剂,应当依照《中华人民共和国药品管理法》的规定取得'医疗机构制剂许可证',或者委托取得'药品生产许可证'的药品生产企业、取得'医疗机构制剂许可证'的其他医疗机构配制中药制剂。委托配制中药制剂,应当向委托方所在地省、自治区、直辖市人民政府药品监督管理部门备案。""医疗机构对其配制的中药制剂的质量负责;委托配制中药制剂的,委托方和受托方对所配制的中药制剂的质量分别承担相应责任。"

"医疗机构配制的中药制剂品种,应当依法取得制剂批准文号。但是,仅应用传统工艺配制的中药制剂品种,向医疗机构所在地省、自治区、直辖市人民政府药品监督管理部门备案后即可配制,不需要取得制剂批准文号。""医疗机构应当加强对备案的中药制剂品种的不良反应监测,并按照国家有关规定进行报告。药品监督管理部门应当加强对备案的中药制剂品种配制、使用的监督检查。"

"违反本法规定,举办中医诊所、炮制中药饮片、委托配制中药制剂应当备案而未备案,或者备案时提供虚假材料的,由中医药主管部门和药品监督管理部门按照各自职责分工责令改正,没收违法所得,并处三万元以下罚款,向社会公告相关信息;拒不改正的,责令停止执业活动或者责令停止炮制中药饮片、委托配制中药制剂活动,其直接责任人员五年内不得从事中医药相关活动。"

"医疗机构应用传统工艺配制中药制剂未依照本法规定备案,或者未按照备案材料载明的要求配制中药制剂的,按生产假药给予处罚。"

(三)其他法规文件中涉及中成药管理的规定

1.《药品注册管理办法》及《中药注册管理专门规定》中涉及中成药管理的规定 国家药品监督管理部门支持中药传承和创新,建立和完善符合中药特点的注册管理制度和技术评价体系,鼓励运用现代科学技术和传统研究方法研制中药,加强中药质量控制,提高中药临床试验水平。中药注册按照中药创新药、中药改良型新药、古代经典名方中药复方制剂、同名同方药等进行分类。中药注册申请人应当进行临床价值和资源评估,突出以临床价值为导向,促进资源可持续利用。为贯彻落实《中共中央国务院关于促进中医药传承创新发展的意见》《中华人民共和国药品管理法》及《药品注册管理办法》,遵循中医药发展规律,突出中药特色,规范药品注册行为,保证药品的安全、有效和质量可控,《中药注册管理专门规定》《中药注册分类及申报资料要求》已于2021年1月1日起实施。详见本书第六章。

2.《进一步加强中药注射剂生产和临床使用管理的通知》(卫医政发[2008]71号)及《关于开展中药注射剂安全性再评价工作的通知》(国食药监办[2009]28号)的规定 中药注射剂是指从

药材中提取的有效物质制成的可供注入人体内,包括肌内、穴位、静脉注射和静脉滴注使用的灭菌溶液或乳状液、混悬液,以及供临用前配成溶液的无菌粉末或浓溶液等的制剂。中药注射剂大多由成方加工或提取中药有效成分而成,因使用方便和起效快而逐渐得到广泛运用。但同时也出现了一些不良反应,严重者甚至危及生命。

针对中药注射剂在临床使用中出现的问题,2008年12月24日,中华人民共和国卫生部、国家食品药品监督管理局、国家中医药管理局发布《进一步加强中药注射剂生产和临床使用管理的通知》。药品生产企业应严格按照《药品生产质量管理规范》组织生产,加强中药注射剂生产全过程的质量管理和检验,确保中药注射剂生产质量。加强中药注射剂销售管理,必要时应能及时全部召回售出药品。药品生产企业要建立健全药品不良反应报告、调查、分析、评价和处理的规章制度。中药注射剂应当在医疗机构内凭医师处方使用,医疗机构应当制定对过敏性休克等紧急情况进行抢救的规程。医护人员按照《中药注射剂临床使用基本原则》,严格按照药品说明书使用,严格掌握功能主治和禁忌;加强用药监测,医护人员使用中药注射剂前,应严格执行用药查对制度,发现异常,立即停止使用,并按规定报告;临床药师要加强中药注射剂临床使用的指导,确保用药安全。

《关于开展中药注射剂安全性再评价工作的通知》对进一步控制中药注射剂安全风险、做好安全性再评价工作进行了详细的规定,并进一步制定了《中药注射剂安全性再评价工作方案》。

3.《关于对医疗机构应用传统工艺配制中药制剂实施备案管理的公告》(2018年第19号)等文件涉及中成药管理的规定　2018年2月9日,国务院药品监督管理部门发布《关于对医疗机构应用传统工艺配制中药制剂实施备案管理的公告》,对传统中药制剂的备案管理事项进一步明确。

备案管理的传统中药制剂包括:①由中药饮片经粉碎或仅经水或油提取制成的固体(丸剂、散剂、丹剂、锭剂等)、半固体(膏滋、膏药等)和液体(汤剂等)传统剂型;②由中药饮片经水提取制成的颗粒剂以及由中药饮片经粉碎后制成的胶囊剂;③由中药饮片用传统方法提取制成的酒剂、酊剂。医疗机构所备案的传统中药制剂应与其"医疗机构执业许可证"所载明的诊疗范围一致。属于下列情形之一的,不得备案:①《医疗机构制剂注册管理办法(试行)》中规定的不得作为医疗机构制剂申报的情形;②与市场上已有供应品种相同处方的不同剂型品种;③中药配方颗粒;④其他不符合国家有关规定的制剂。

另外,根据中华人民共和国卫生部、国家中医药管理局、国家药品监督管理局2010年8月24日发布的《关于加强医疗机构中药制剂管理的意见》规定,下列情况不纳入医疗机构中药制剂管理范围:①中药加工成细粉,临用时加水、酒、醋、蜜、麻油等中药传统基质调配、外用,在医疗机构内由医务人员调配使用;②鲜药榨汁;③受患者委托,按医师处方(一人一方)应用中药传统工艺加工而成的制品。

4.《中成药通用名称命名技术指导原则》的规定　中成药目前没有商品名,只有通用名。为规范中成药命名,体现中医药特色,2017年11月20日,国家食品药品监督管理总局组织制定了《中成药通用名称命名技术指导原则》,中药新药应根据技术指导原则的要求进行命名。要求中成药通用名称命名应"科学简明,避免重名""规范命名,避免夸大疗效""体现传统文化特色"。

对于已上市的中成药,如存在以下三种情形的,必须更名:明显夸大疗效,误导医师和患者的;名称不正确、不科学,有低俗用语和迷信色彩的;处方相同而药品名称不同,药品名称相同或相似而处方不同的。对于药品名称有地名、人名、姓氏,药品名称中有"宝""精""灵"等,但品种有一定的使用历史,已经形成品牌,公众普遍接受的,可不更名。来源于古代经典名方的各种中成药制剂也不予更名。

中成药通用名称更名工作由国家药典委员会负责。国家药典委员会将组织专家提出需更名的已上市中成药名单。新的通用名称批准后,给予2年过渡期,过渡期内采取新名称后标注老名称的方式,让患者和医师逐步适应。

## 第三节　中药品种保护

《药品管理法》明确,国家保护中药品种。《中医药法》规定:国家对经依法认定属于国家秘密的传统中药处方组成和生产工艺实行特殊保护。为了提高中药品种的质量,保护中药生产企业的合法权益,促进中药事业的发展,国务院于1992年颁布了《中药品种保护条例》,根据2018年9月18日《国务院关于修改部分行政法规的决定》予以修订。条例明确指出:"国家鼓励研制开发临床有效的中药品种,对质量稳定、疗效确切的中药品种实行分级保护制度。"

### 一、中药品种保护的背景和意义

#### (一)实行中药品种保护的背景

国家有关部门发现,由于对中药品种缺少必要的保护措施,一些新、名、优产品,独特出口产品常被仿制、移植,严重损害了发明者和企业的权益,挫伤了他们研制开发新药的积极性,毁坏了名优产品的社会形象,贻误了患者的治疗时机和影响治疗效果。为此,我国出台了1949年以来第一部关于中药品种的行政法规《中药品种保护条例》(以下简称《保护条例》)。1992年10月14日,国务院以第106号令予以发布,自1993年1月1日起施行。2009年2月3日,国家食品药品监督管理局为了加强中药品种保护管理工作,制定并印发了《中药品种保护指导原则》。

#### (二)中药品种保护的目的和意义

国家鼓励研制开发临床有效的中药品种,对质量稳定、疗效确切的中药品种实行分级保护制度,其目的是提高中药品种的质量,保护中药生产企业的合法权益,促进中药事业的发展。中药品种保护法规的颁布实施,标志着我国对中药的研制生产、管理工作走上了法制化轨道;对保护中药名优产品,保护中药研制生产领域的知识产权,提高中药质量和信誉,推动中药制药企业的科技进步,开发临床安全有效的新药和促进中药走向国际医药市场均具有重要的意义。

### 二、《中药品种保护条例》的适用范围及管理部门

#### (一)适用范围

《保护条例》属国务院颁发的行政法规。适用于中国境内生产制造的中药品种,包括中成药、天然药物的提取物及其制剂和中药人工制成品。

申请专利的中药品种,依照专利法的规定办理,不适用本条例。

#### (二)监督管理部门

国务院药品监督管理部门负责全国中药品种保护的监督管理工作。国务院中医药管理部门协同管理全国中药品种的保护工作。

国务院药品监督管理部门组织了国家中药品种保护审评委员会办公室,该办公室是审批中药保

护品种的专业技术审查和咨询机构。

### 三、中药保护品种的范围和等级划分

#### (一) 中药保护品种的范围

依照该条例受保护的中药品种,必须是列入国家药品标准的品种。经国务院药品监督管理部门认定,列为省、自治区、直辖市药品标准的品种,也可以申请保护。

#### (二) 中药保护品种的等级划分

《保护条例》规定受保护的中药品种分为一级和二级。

1. **申请中药一级保护品种应具备的条件**　符合下列条件之一的中药品种,可以申请一级保护:①对特定疾病有特殊疗效的;②相当于国家一级保护野生药材物种的人工制成品;③用于预防和治疗特殊疾病的。

对特定疾病有特殊疗效,是指对某一疾病在治疗效果上能取得重大突破性进展。例如,对常见疾病、多发疾病等有特殊疗效,对既往无有效治疗方法的疾病能取得明显疗效,或者对改善重大疑难疾病、危急重症或罕见疾病的终点结局(病死率、致残率等)取得重大进展。

相当于国家一级保护野生药材物种的人工制成品是指列为国家一级保护物种药材的人工制成品;或目前虽属于二级保护物种,但其野生资源已处于濒危状态物种药材的人工制成品。

"用于预防和治疗特殊疾病"中的"特殊疾病",是指严重危害人民群众身体健康和正常社会生活经济秩序的重大疑难疾病、危急重症、烈性传染病和罕见病。如恶性肿瘤、终末期肾病、脑卒中、急性心肌梗死、艾滋病、传染性非典型肺炎、人禽流感、苯丙酮尿症、地中海贫血等疾病。用于预防和治疗重大疑难疾病、危急重症、烈性传染病的中药品种,其疗效应明显优于现有治疗方法。

2. **申请中药二级保护品种应具备的条件**　符合下列条件之一的中药品种,可以申请二级保护:①符合上述一级保护的品种或者已经解除一级保护的品种;②对特定疾病有显著疗效的;③从天然药物中提取的有效物质及特殊制剂。

对特定疾病有显著疗效,是指能突出中医辨证用药理法特色,具有显著临床应用优势,或对主治的疾病、证候或症状的疗效优于同类品种。

从天然药物中提取的有效物质及特殊制剂,是指从中药、天然药物中提取的有效成分、有效部位制成的制剂,且具有临床应用优势。

### 四、申请中药品种保护的程序

《保护条例》规定,申请办理中药品种保护的程序如下。

1. 中药生产企业向所在地省级药品监督管理部门提出申请,经初审签署意见后,报国务院药品监督管理部门。在特殊情况下,中药生产企业也可直接向国务院药品监督管理部门提出申请。

2. 国务院药品监督管理部门委托国家中药品种保护审评委员会进行审评。

3. 国务院药品监督管理部门根据审评结论,决定对申请的中药品种是否给予保护。经批准保护的中药品种,由国务院药品监督管理部门发给"中药保护品种证书"(图12-1)。

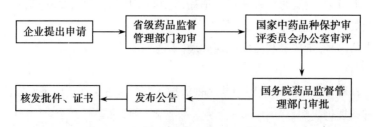

图12-1　中药品种保护申报审批流程

### 五、中药品种保护的措施

#### (一) 保护期限

中药一级保护品种的保护期限分别为 30 年、20 年、10 年,中药二级保护品种的保护期限为 7 年。

#### (二) 中药一级保护品种的保护措施

1. 该品种的处方组成、工艺制法在保护期内由获得"中药保护品种证书"的生产企业和有关的药品监督管理部门、单位和个人负责保密,不得公开。负有保密责任的有关部门、企业和单位应按照国家有关规定,建立必要的保密制度。

2. 向国外转让中药一级保护品种的处方组成、工艺制法,应当按照国家有关保密的规定办理。

3. 因特殊情况需要延长保护期的,由生产企业在该品种保护期满前 6 个月,依照中药品种保护的申请办理程序申报。由国务院药品监督管理部门确定延长的保护期限,不得超过第一次批准的保护期限。

#### (三) 中药二级保护品种的保护措施

中药二级保护品种在保护期满后可以延长保护期限,时间为 7 年,由生产企业在该品种保护期满前 6 个月依据条例规定的程序申报。

---

**知识链接**

**提前终止中药品种保护的情形**

2009 年 2 月 3 日,国家食品药品监督管理局以国食药监注〔2009〕57 号文件发布了《关于印发中药品种保护指导原则的通知》,通知中第七条明确规定了提前终止中药品种保护的情形,具体内容如下:

在保护期内的品种,有下列情形之一的,国家局将提前终止保护,收回其保护审批件及证书:①保护品种生产企业的"药品生产许可证"被撤销、吊销或注销的;②保护品种的药品批准文号被撤销或注销的;③申请企业提供虚假的证明文件、资料、样品或者采取其他欺骗手段取得保护审批件及证书的;④保护品种生产企业主动提出终止保护的;⑤累计 2 年不缴纳保护品种年费的;⑥未按照规定完成改进提高工作的;⑦其他不符合法律、法规规定的。

已被终止保护的品种的生产企业,不得再次申请该品种的中药品种保护。

---

#### (四) 其他保护措施

1. 除临床用药紧张的中药保护品种另有规定外,被批准保护的中药品种在保护期内仅限于已获得"中药保护品种证书"的企业生产。

2. 对已批准保护的中药品种,如果在批准前是由多家企业生产的,其中未申请"中药保护品种证书"的企业应当自公告发布之日起 6 个月内向国务院药品监督管理部门申报,按规定提交完整的资料,经指定的药品检验机构对申报品种进行质量检验,达到国家药品标准的,经国务院药品监督管理部门审批后,补发批准文件和"中药保护品种证书";对未达到国家药品标准的,国务院药品监督管理部门依照药品管理的法律、行政法规的规定,撤销该中药品种的批准文号。未申报或逾期申报的,发通告中止药品批准文号。

3. 中药保护品种在保护期内向国外申请注册时,必须经过国务院药品监督管理部门批准同意。否则,不得办理。

#### (五) 罚则

1. 违反该《保护条例》的规定,将一级保护品种的处方组成、工艺制法泄密者,对其责任人员,由所在单位或其上级机关给予行政处分;构成犯罪的,依法追究其刑事责任。

2. 对违反该《保护条例》,擅自仿制和生产中药保护品种的,由县级以上药品监督管理部门按生产假药依法论处。伪造"中药保护品种证书"及有关证明文件进行生产、销售的,由县级以上药品监督管理部门没收其全部有关药品及违法所得,并可处有关药品正品价格 3 倍以下的罚款;对构成犯罪的,由司法机关依法追究其刑事责任。

---

**药师考点**

1. 中药品种保护的目的和意义。
2.《中药品种保护条例》的适用范围。
3. 中药保护品种的范围和等级划分。
4. 中药保护品种的保护措施。

---

## 第四节　野生药材资源保护管理

中药材是中医药事业传承和发展的物质基础,是关系国计民生的战略性资源。保护和发展中药材,对于提高公众健康水平、促进生态文明建设,具有十分重要的意义。为了保护药用种质资源及生物多样性,国家一贯重视野生药材的保护和发展。

### 一、野生药材资源保护的目的及其原则

1. 目的　保护和合理利用野生药材资源,适应人民医疗保健事业的需要,国务院制定了《野生药材资源保护管理条例》。于 1987 年 10 月 30 日发布,自 1987 年 12 月 1 日起施行。

2. 适用范围　在我国境内采猎、经营野生药材的任何单位或个人,除国家另有规定外,都必须遵守本条例。

3. 原则　国家对野生药材资源实行保护、采猎相结合的原则,并创造条件开展人工种养。

### 二、重点保护的野生药材物种分级及其品种名录

(一)重点保护的野生药材物种分级

国家重点保护的野生药材物种分为三级管理。

一级保护野生药材物种系指濒临灭绝状态的稀有珍贵野生药材物种。

二级保护野生药材物种系指分布区域缩小,资源处于衰竭状态的重要野生药材物种。

三级保护野生药材物种系指资源严重减少的主要常用野生药材物种。

(二)国家重点保护的野生药材物种名录

现行国家重点保护的野生药材物种名录共收载了野生药材物种 74 种,中药材 41 种。其中,一级保护的野生药材物种 3 种、中药材 3 种;二级保护的野生药材物种 26 种、中药材 16 种;三级保护的野生药材物种 45 种、中药材 22 种。具体名录如下。

一级保护药材名称:羚羊角、鹿茸(梅花鹿)、穿山甲。

二级保护药材名称:鹿茸(马鹿)、麝香(3 个品种)、熊胆(2 个品种)、蟾酥(2 个品种)、哈蟆油、金钱白花蛇、乌梢蛇、蕲蛇、蛤蚧、甘草(3 个品种)、黄连(3 个品种)、人参、杜仲、厚朴(2 个品种)、黄柏(2 个品种)、血竭。

三级保护药材名称:川贝母(4 个品种)、伊贝母(2 个品种)、刺五加、黄芩、天冬、猪苓、龙胆(4 个品种)、防风、远志(2 个品种)、胡黄连、肉苁蓉、秦艽(4 个品种)、细辛(3 个品种)、紫草(2 个品种)、五味子(2 个品种)、蔓荆子(2 个品种)、诃子(2 个品种)、山茱萸、石斛(5 个品种)、阿魏(2 个品种)、连翘、羌活(2

个品种)。

### 三、野生药材资源保护管理的具体办法

1. 对一级保护野生药材物种的管理　禁止采猎一级保护野生药材物种。一级保护野生药材物种属于自然淘汰的,其药用部分由各级药材公司负责经营管理,但不得出口。

2. 对二、三级保护野生药材物种的管理　采猎、收购二、三级保护野生药材物种必须按照批准的计划执行。采猎者必须持有"采药证",需要进行采伐或狩猎的,必须申请"采伐证"或"狩猎证"。不得在禁止采猎区、禁止采猎期采猎二、三级保护野生药材物种,并不得使用禁用工具进行采猎。二、三级保护野生药材物种属于国家计划管理的品种,由中国中药有限公司统一经营管理,其余品种由产地县药材公司或其委托单位按照计划收购。二、三级保护野生药材物种的药用部分,除国家另有规定外,实行限量出口。

3. 罚则　违反采猎、收购、保护野生药材物种规定的单位或个人,由所在地县以上药品监督管理部门会同同级有关部门没收其非法采猎的野生药材及使用工具,并处以罚款。

违反规定,未经野生药材资源保护管理部门批准进入野生药材资源保护区从事科研、教学、旅游等活动者,当地县以上药品监督管理部门和自然保护区主管部门有权制止,造成损失的,必须承担赔偿责任。

违反保护野生药材物种收购、经营、出口管理的,由市场管理部门或有关部门没收其野生药材和全部违法所得,并处以罚款。

保护野生药材资源管理部门的工作人员徇私舞弊的,由所在单位或上级管理部门给予行政处分;造成野生药材资源损失的,必须承担赔偿责任。

破坏野生药材资源情节严重,构成犯罪的,由司法机关依法追究刑事责任。

---

**课程思政讨论**

2020年6月5日,国家林业和草原局网站发布公告,将穿山甲属所有种由国家二级保护野生动物调整为国家一级保护野生动物。请分析国家为什么要提升穿山甲保护级别。

---

**药师考点**

1. 国家重点保护野生药材物种的分级。
2. 国家重点保护野生药材采猎管理要求。
3. 国家重点保护野生药材的出口管理。
4. 国家重点保护的野生药材名录。

---

## 第五节　中药材生产质量管理规范

药材是通过一定的生产过程而形成的。影响其产量和质量的因素有:药用动植物的种质、不同的生态环境以及种植养殖技术、采收加工方法等。由于多方面的原因,中药材生产存在一些问题,如:①种质不清;②种植养殖、加工技术不规范;③农药残留量超标;④中药材质量不稳定;⑤野生资源破坏严重。因此,通过规范化的药材生产提升中药材的质量,是一项重要的任务。

《药品管理法》附则中明确:中药材种植、采集和饲养的管理,依照有关法律、法规的规定执行。《中医药法》亦明确规定了涉及中药材种植养殖、采集、贮存和初加工的相关内容。《中药材生产质量

管理规范》,也称为中药材 Good Agricultural Practice,简称中药材 GAP。2002 年 6 月 1 日起,我国施行《中药材 GAP(试行)》,2021 年 6 月 1 日废止。2022 年 3 月 17 日,国家药监局、农业农村部、国家林草局、国家中医药局发布《中药材生产质量管理规范》,自发布之日起施行。本节概要介绍中药材GAP 的相关内容。

## 一、中药材 GAP 基本概况

中药材 GAP 适用于中药材生产企业采用种植、养殖方式规范生产中药材的全过程管理,是中药材规范化生产和质量管理的基本要求。涉及的中药材是指来源于药用植物、药用动物等资源,经规范化种植(含生态种植、野生抚育和仿野生栽培)、养殖、采收和产地加工后,用于生产中药饮片、中药制剂的药用原料。野生中药材的采收加工可参考该规范。中药材生产企业包括具有企业性质的种植、养殖专业合作社或联合社。实施规范化生产的企业应当按照中药材 GAP 要求组织中药材生产,保护野生中药材资源和生态环境,促进中药材资源的可持续发展。使用符合中药材 GAP 要求的中药材,相关中药生产企业可以参照药品标签管理的相关规定,在药品标签中适当位置标示"药材符合 GAP要求",可以依法进行宣传。对中药复方制剂,所有处方成份均符合规范要求,方可标示。

省级相关管理部门依职责对中药材 GAP 的实施和推进进行检查和技术指导。农业农村部门牵头做好中药材种子种苗及种源提供、田间管理、农药和肥料使用、病虫害防治等指导。林业和草原部门牵头做好中药材生态种植、野生抚育、仿野生栽培,以及属于濒危管理范畴的中药材种植、养殖等指导。中医药管理部门协同做好中药材种子种苗、规范种植、采收加工以及生态种植等指导。药品监督管理部门对相应的中药材生产企业开展延伸检查,做好药用要求、产地加工、质量检验等指导。

### (一) 中药材 GAP 的主要特色

1. 内容广泛、复杂 中药材 GAP 涉及药学、生物学、农学及管理学等多门学科,是一个复杂的系统工程。中药材 GAP 的核心是规范生产过程以保证药材质量的稳定、可控。其内容紧紧围绕药材质量及可能影响药材质量的内、外在因素的调控而制定。内在因素主要涉及种质;外在因素主要涉及环境、生产技术等。

2. 概念内涵较广 不仅是栽培的药用植物,也包括药用动物。而欧盟 GAP 仅包括药用植物和芳香植物。

3. 国外经验与中国国情相结合 注重汲取国外先进经验,如生产技术和管理方法,也注重道地药材和传统的栽培技术、加工方法;允许施用自积自用的有机肥,但强调应充分腐熟达到无害化标准。而欧盟禁用人的排泄物作肥料。

### (二) 中药材 GAP 框架内容

2022 年版中药材 GAP 共十四章一百四十四条,其框架为:

| | |
|---|---|
| 第一章　总则 | 第二章　质量管理 |
| 第三章　机构与人员 | 第四章　设施、设备与工具 |
| 第五章　基地选址 | 第六章　种子种苗或其他繁殖材料 |
| 第七章　种植与养殖 | 第八章　采收与产地加工 |
| 第九章　包装、放行与储运 | 第十章　文件 |
| 第十一章　质量检验 | 第十二章　内审 |
| 第十三章　投诉、退货与召回 | 第十四章　附则 |

## 二、中药材 GAP 主要内容介绍

1. 质量管理 应当根据中药材生产特点,明确影响中药材质量的关键环节,开展质量风险评估,制定有效的生产管理与质量控制、预防措施。

2. **机构与人员** 可采取农场、林场、公司＋农户或者合作社等组织方式建设中药材生产基地。应当建立相应的生产和质量管理部门，并配备能够行使质量保证和控制职能的条件。企业负责人对中药材质量负责；应当配备足够数量并具有和岗位职责相对应资质的生产和质量管理人员。

3. **设施、设备与工具** 应当建设必要的设施，包括种植或者养殖设施、产地加工设施、中药材贮存仓库、包装设施等。存放农药、肥料和种子种苗，兽药、饲料和饲料添加剂等的设施，能够保持存放物品质量稳定和安全。生产设备、工具的选用与配置应当符合预定用途，便于操作、清洁、维护。

4. **基地选址** 生产基地选址和建设应当符合国家和地方生态环境保护要求。应当根据种植或养殖中药材的生长发育习性和对环境条件的要求，制定产地和种植地块或者养殖场所的选址标准。中药材生产基地一般应当选址于道地产区，在非道地产区选址，应当提供充分文献或者科学数据证明其适宜性。

5. **种子种苗或其他繁殖材料** 应当明确使用种子种苗或其他繁殖材料的基原及种质，包括种、亚种、变种或者变型、农家品种或者选育品种；使用的种植或者养殖物种的基原应当符合相关标准、法规。使用列入《国家重点保护野生植物名录》的药用野生植物资源的，应当符合相关法律法规规定。一个中药材生产基地应当只种植一种经鉴定符合要求的物种，防止与其他种质混杂；鼓励企业提纯复壮种质，优先采用经国家有关部门鉴定，性状整齐、稳定、优良的选育新品种。

6. **种植与养殖** 应当根据药用植物与动物的生长发育习性和对环境条件的要求等制定种植与养殖技术规程。应当按照制定的技术规程有序开展中药材种植，根据气候变化、药用植物生长、病虫草害等情况，及时采取措施。应当按照制定的技术规程，根据药用动物生长、疾病发生等情况，及时实施养殖措施。

7. **采收与产地加工** 应当制定种植、养殖、野生抚育或仿野生栽培中药材的采收与产地加工技术规程，明确采收的部位、采收过程中需除去的部分、采收规格等质量要求。坚持"质量优先、兼顾产量"原则，参照传统采收经验和现代研究，明确采收年限范围，确定基于物候期的适宜采收时间。根据中药材生长情况、采收时气候情况等，按照技术规程要求，在规定期限内，适时、及时完成采收。应当按照统一的产地加工技术规程开展产地加工管理，保证加工过程方法的一致性，避免品质下降或者外源污染；避免造成生态环境污染。

8. **包装、放行与储运** 应当制定包装、放行和储运技术规程。包装材料应当符合国家相关标准和药材特点，能够保持中药材质量；禁止采用肥料、农药等包装袋包装药材；毒性、易制毒、按麻醉药品管理中药材应当使用有专门标记的特殊包装；鼓励使用绿色循环可追溯周转筐。根据中药材对贮存温度、湿度、光照、通风等条件的要求，确定仓储设施条件；鼓励采用有利于中药材质量稳定的冷藏、气调等现代贮存保管新技术、新设备。包装袋应当有清晰标签，不易脱落或者损坏；标示内容包括品名、基原、批号、规格、产地、数量或重量、采收日期、包装日期、保质期、追溯标志、企业名称等信息。应当执行中药材放行制度，对每批药材进行质量评价，审核生产、检验等相关记录；由质量管理负责人签名批准放行，确保每批中药材生产、检验符合标准和技术规程要求；不合格药材应当单独处理，并有记录。应当有产品发运的记录，可追查每批产品销售情况；防止发运过程中的破损、混淆和差错等。

9. **文件** 应当建立文件管理系统，全过程关键环节记录完整。文件包括管理制度、标准、技术规程、记录、标准操作规程等。

10. **质量检验** 应当建立质量控制系统，包括相应的组织机构、文件系统以及取样、检验等，确保中药材质量符合要求。委托检验时，委托方应当对受托方进行检查或现场质量审计，调阅或者检查记录和样品。

11. **内审** 应当定期组织对本规范实施情况的内审，对影响中药材质量的关键数定期进行趋势分析和风险评估，确认是否符合本规范要求，采取必要改进措施。

**12. 投诉、退货与召回**　应当建立投诉处理、退货处理和召回制度。应当建立标准操作规程,规定投诉登记、评价、调查和处理的程序;规定因中药材缺陷发生投诉时所采取的措施,包括从市场召回中药材等。

**13. 规范用语的解释**　对所用术语中药材、生产单元、技术规程、道地产区、种子种苗、其他繁殖材料、种质、农业投入品、综合防治、产地加工、生态种植、野生抚育、仿野生栽培、批、放行、储运、发运、标准操作规程进行了解释。

---

**知识链接**

### 中药材 GAP 认证概况

2003 年 9 月 19 日,国家食品药品监督管理局以国食药监安〔2003〕251 号文印发了《中药材生产质量管理规范认证管理办法(试行)》及《中药材 GAP 认证检查评定标准(试行)》的通知。自 2003 年 11 月 1 日起国务院药品监督管理部门正式开始受理中药材 GAP 的认证申请。2016 年 2 月 3 日,国务院印发《关于取消 13 项国务院部门行政许可事项的决定》(国发〔2016〕10 号),决定取消中药材 GAP 认证。

中药材 GAP 认证实施多年,在一定程度上促进了部分中药材的规范化种植,保证了相关中药材的质量,对于实现中药材资源的可持续利用具有积极意义。但中药材 GAP 的非强制实施性质以及通过中药材 GAP 认证的中药材数量仍旧偏少,使得中药材 GAP 认证这一政策未能全面改善中药行业原材料供给的整体质量状况。自 2016 年 3 月 17 日发布公告之日起,国务院药品监督管理部门不再开展中药材 GAP 认证工作,不再受理相关申请,继续做好中药材 GAP 的监督实施工作,对中药材 GAP 实施备案管理。已经通过认证的中药材生产企业应继续按照中药材 GAP 规定,切实加强全过程质量管理,保证持续合规。

截至 2015 年年底,国务院药品监督管理部门颁发"中药材 GAP 证书"并予以公告的中药材品种共计 82 个,具体包括人参、党参、太子参、西洋参、玄参、丹参、苦参、三七、黄芪、红芪、白芍、牡丹皮、桔梗、甘草、黄精、茯苓、何首乌、当归、川芎、白芷、苍术、虎杖、天麻、滇重楼、云木香、厚朴、管花肉苁蓉、鸡血藤、温莪术、蓬莪术、温郁金、天花粉、山药、地黄、山茱萸、泽泻、麦冬、短葶山麦冬、延胡索(元胡)、半夏、川贝母、平贝母、化橘红、北柴胡、荆芥、石斛、金钗石斛、铁皮石斛、附子、五味子、枸杞子、决明子、薏苡仁、穿心莲、板蓝根、栀子、黄芩、黄连、龙胆、淫羊藿、广藿香、绞股蓝、鱼腥草、苦地丁、冬凌草、肿节风、夏枯草、益母草、金银花、山银花、红花、西红花、菊花、野菊花、款冬花、灯盏花、罂粟壳、青蒿(仅供提取青蒿素)、银杏叶、头花蓼、螺旋藻、美洲大蠊。

---

**药师考点**

1. 中药材种植、采集和饲养的管理要求。
2. 中药材产地初加工管理。

---

## 本 章 小 结

本章介绍了中药的概念及其作用;中药行业发展概况及现代化发展进程;我国药品管理相关法律法规对中药材、中药饮片、中成药的管理规定;中药保护品种等级划分及保护措施;野生药材资源保护的具体办法以及中药材 GAP。主要内容为:

1. 中药是指在中医药理论指导下用以养生保健和防病治病的药物。换而言之,中药是在中医药理论指导下使用的药用物质及其制剂,包括中药材、中药饮片和中成药。

2. 中药现代化需要坚持继承和创新相结合、资源可持续利用和产业可持续发展、政府引导和企业为主共同推进、总体布局与区域发展相结合、与中医现代化协同发展的基本原则。

3. 中药材管理的规定 城乡集市贸易市场可以出售中药材;药品经营企业销售中药材,必须标明产地。发运中药材必须有包装;在每件包装上,必须注明品名、产地、日期、调出单位,并附有质量合格的标志。进口药材需要办理"进口药材批件"。出口药材必须符合重金属、砷盐及农药残留限量指标的要求。

4. 中药饮片的管理规定 中药饮片的炮制,必须按照国家药品标准炮制;国家药品标准没有规定的,必须按照省级药品监督管理部门制定的炮制规范炮制。生产中药饮片,应当选用与药品质量相适应的包装材料和容器;中药饮片包装必须印有或贴有标签。

5. 中药保护品种分为一级和二级。中药一级保护品种的保护期限分别为 30 年、20 年、10 年,中药二级保护品种的保护期限为 7 年。一级保护品种的处方组成、工艺制法必须保密。被批准保护的中药品种在保护期内仅限于已获得"中药保护品种证书"的企业生产。擅自仿制和生产中药保护品种的,按生产假药依法论处。

6. 国家重点保护的野生药材物种分为三级管理。禁止采猎一级保护野生药材物种。采猎、收购二、三级保护野生药材物种必须按照批准的计划执行。采猎者必须持有"采药证",需要进行采伐或狩猎的,必须申请"采伐证"或"狩猎证"。不得在禁止采猎区、禁止采猎期采猎二、三级保护野生药材物种,并不得使用禁用工具进行采猎。

7. 中药材 GAP 适用于中药材生产企业采用种植、养殖方式规范生产中药材的全过程管理,是中药材规范化生产和质量管理的基本要求。野生中药材的采收加工可参考该规范。中药材生产企业包括具有企业性质的种植、养殖专业合作社或联合社。

# 思 考 题

1. 简述中药、中药材、中药饮片、中成药的概念。

2.《药品管理法》对中药饮片的管理规定有哪些?

3.《中医药法》对中药饮片、中成药管理的规定有哪些?

4. 简述《医院中药饮片管理规范》对中药饮片的保管规定。

5. 为什么要对中药品种实行保护?

6. 简述中药保护品种的分级及其相应的申报条件。

7. 简述我国对中药品种保护的措施。

8. 简述国家重点保护的野生药材物种的分级情况。

9. 简述中药材 GAP 的主要特色。

10. 简述中药材 GAP 中关于药用植物种植方面的主要内容。

第十二章
目标测试

(王满元)

## 第十三章

# 药品信息管理

1301
第十三章
教学课件

**学习目标**

通过本章的学习,学生可熟悉药品信息管理的主要内容,特别是药品说明书与标签、药品广告、互联网药品信息服务以及药品追溯等方面的法律法规,自觉遵守相关的法律规定,并能在实际工作中加以运用。

1. **掌握** 药品说明书的内容要求和格式;药品标签的内容与书写印制要求;药品广告审查发布标准;药品追溯的相关概念。

2. **熟悉** 药品信息的收集渠道;药品广告批准文号的格式以及注销、作废的情形;对虚假违法药品广告的处理与处罚;互联网药品信息服务的管理规定;药品追溯管理的主要内容。

3. **了解** 药品说明书、标签、药品广告的概念;药品信息的特征与分类;药品广告批准文号的审查和程序;互联网药品信息服务的定义;互联网药品信息服务资格申报审批的程序。

**问题导入**

### 某制药公司违法药品广告案

××制药有限公司生产的"乙肝舒康胶囊"是处方药。2017年10月5日该制药有限公司在《××日报》刊登广告,称其生产的"乙肝舒康胶囊"功能主治为清热解毒、活血化瘀,用于湿热淤阻所致的急、慢性乙型肝炎,见有乏力、肝痛、纳差、脘胀等症;患者使用5个疗程可以根治乙肝,治愈率达85%。同时广告中专门介绍患者张某在用药5个月后,肝病各项功能全部转阴,肝功能恢复正常,HBV-DNA也是阴性。

问题讨论:

(1) 该药品广告存在哪些违法之处?

(2) 依照相关的法律规定对该药品广告行为应如何处罚?

## 第一节 药品信息管理概述

信息(information)是反映客观事物并经加工处理后对使用者具有参考价值的消息。大千世界,信息无处不在,人们时刻处在信息的包围之中,有效地掌握、利用信息成为人们正确把握、判断和表达客观事物并作出决定的重要基础和能力。随着现代信息技术的飞速进步,人类社会已全面进入信息化时代,信息化水平的高低已经成为衡量一个国家或地区经济、科技发展和管理水平的主要标志。

### 一、药品信息的含义和类型

#### (一) 药品信息的含义

药品信息(drug information,DI)是指有关药品和药品活动特征与变化的信息。药品信息包括两方面,一是有关药品自身特征、特性和变化方面的信息,如药品的理化性质、药品的安全性和有效性等方面的信息;二是有关药品活动方面的信息,如药品的研制、生产、经营、使用、监督管理和药学教育等方面的信息。简言之,所有与药品有关的信息都属于药品信息的范畴。

#### (二) 药品信息的分类

依照不同的标准,可以将药品信息划分为不同的类型。

按照药品信息内容划分,可分为药品经济信息、药品科技信息、药品政策法规信息和药品教育信息等。

按照药品信息阶段划分,可分为上市前药品信息、注册中药品信息和上市后药品信息等。

按照药品流程的环节划分,可以分为药品研发信息、药品生产信息、药品流通信息和药品使用信息等。

按照药品信息的来源划分,可分为内部信息和外部信息(如药品生产企业内部信息、外部信息)等。

按照药品信息的载体形式划分,可分为语音信息、图像信息、数字信息和计算机信息等。

---

**知识链接**

#### 上市前药品信息、注册中药品信息和上市后药品信息

上市前药品信息主要来自药品的研制开发过程,即药物的临床前研究和临床研究两个阶段。在药物临床前研究过程中,通过药学研究可以得到处方、工艺、质量指标、稳定性等信息,通过药理学研究可以获得药效学和一般药理试验信息,通过毒理学研究可以得到急毒、长毒、过敏性、致突变性、致癌毒性等信息;在药物临床研究过程中,通过药物临床试验,证实或揭示药物的作用、不良反应及药物的吸收、分布、代谢和排泄特征,确定药物的疗效、适应证和安全性等信息。

注册中药品信息以上市前药品信息为基础,国务院药品监督管理部门对新药研发单位的新药申报资料开展药品的有效性、安全性和质量可控性的技术审评,在这一过程中可以获得审评意见,从而确定申请新药的物质是否可以作为药品生产上市,并获得国务院药品监督管理部门审核发放的批准证明文件,药品说明书、药品标签等这些重要的药品信息是注册中形成的最重要的药品信息。

上市后药品信息是指药品上市前潜在的、没有被人们发现的不良反应,迟发性的、罕见的不良反应,特殊人群的用药评价和药品远期疗效的评价等药品信息,都必须通过药品上市后才能获得。上市后药品信息包括医师、患者、制药企业、药品监管者、经营者提供的有关已批准上市的药品的质量、疗效、不良反应以及药物经济学等方面的信息。政府对上市后药品信息实行再评价制度,从药理学、药学、临床医学、药物流行病学、药物经济学及药物政策等方面,对已批准上市的药品在人群中的疗效、不良反应、用药方案、稳定性及费用等是否符合药品的安全性、有效性、经济性、合理性原则作出科学的评估和判断,这是上市后药品信息的主要内容。

---

### 二、药品信息的收集与服务

#### (一) 药品信息的收集

药品信息的来源很多,可通过多种渠道获取和收集。

1. **了解有关药事法律法规**　国家对药品实施严格的监督管理,制定了大量、系统的有关药品管

理的法律、法规、政策等,国务院药品监督管理部门和省级药品监督管理部门颁布了大量药品行政法规和规章,还有药品批准文号、药品说明书、药品标准、许可证、GMP 认证证书以及药事案件处理材料等。这些信息是每一位药学技术人员需要了解和掌握的。

2. 拥有权威的参考书　权威的参考书通常能够较为全面、深入地反映药品各方面的理论、现象、观点和评价。其中,定期再版的参考书有大量新的信息,对药品活动有重要的指导价值,是全面掌握药品信息的基础。

3. 查阅专业期刊　专业期刊杂志按月出版,及时反映药学学科的最新发现和理论,经常查阅期刊杂志,是全面掌握最新药品信息的有效方法。

4. 利用文献检索工具　互联网上一些医药文献检索刊物和数据库,如 Medline、PubMed、Cochrane、中国生物医学文献数据库等,通过检索,可以查询到全面的相关信息的文献,是收集药品信息的重要手段。

5. 参加学术会议、继续教育讲座　从上述活动中,可以了解某个专业领域前沿的情况和专家对某方面问题的深刻理解,将这些信息收集起来,可以弥补参考书、期刊杂志的不足。

6. 咨询药物信息机构　一些政府机构、药物研究机构、大学或医院的药物信息中心和专门从事药学信息开发和服务的机构,如国家药品不良反应监测中心、国家药品监督管理局南方医药经济研究所、广东医药情报研究所、上海医药工业研究院等,它们可以提供各种有针对性的药品信息。

7. 询问药品研发、生产、经营企业　这些企业拥有其研发、生产、经营药品品种的有关信息,有些信息是它们所独有的,很难从其他地方获得,特别是一些新药的资料,可以通过药品推销人员得到。

8. 参加药学实践　药学工作者在药学实践中可以通过自己的观察和实践获取药品信息,同时在实践中直接与其他药学工作者交流,也可以学习到很多他们所掌握的药品信息。

9. 利用法律或行政手段　如根据法律规定,有关药事单位在申报药品注册、药品生产、经营、使用时,必须呈报有关的药品信息;药品监督管理部门通过到现场核查,抽样检查,日常的监督检查和跟踪检查,以确定有关药品信息的真实性、可靠性。这是药事行政部门获取药品信息的主要方法。

---

**知识链接**

### 相关医药文献数据库

MEDLINE 是美国国立医学图书馆(The National Library of Medicine,NLM)生产的目前最权威的国际性综合生物医学信息书目数据库,内容包括美国《医学索引》(*Index Medicus*,IM)的全部内容和《牙科文献索引》(*Index to Dental Literature*)、《国际护理索引》(*International Nursing Index*)的部分内容,涉及基础医学、临床医学、环境医学、营养卫生、职业病学、卫生管理、医疗保健、微生物、药学、社会医学等领域,收录 1966 年以来世界 70 多个国家和地区出版的 3 400 余种生物医学期刊的文献,近 960 万条记录,目前每年递增 30 万~35 万条记录。

PubMed 是因特网上使用最广泛的免费 MEDLINE,是 NLM 所属的国家生物技术信息中心(The National Center for Biotechnology Information,NCBI)于 2000 年 4 月开发的,其核心主题为医学,但亦包括其他与医学相关的领域。PubMed 的资讯并不包括期刊论文的全文,但可能提供指向全文提供者(付费或免费)的链接。

Cochrane Library 简称 CL,是英国牛津 Update Software 公司以协作网光盘或 Internet 形式发表的电子刊物,一年四期向全世界发行,是目前最全面的临床医学专业防治方法系统评价(Systematic Review 或 Meta- 分析)和临床对照试验资料库。

中国生物医学文献数据库是由中国医学科学院医学信息研究所 / 图书馆开发研制的中国生物医学文献服务系统(SinoMed),整合了中国生物医学文献数据库(*China Biology Medicine disc*,CBMdisc)、西文生物医学文献数据库(*Western Biomedical Literature Database*,WBM)、北京协和医学院博硕学位论文库等多种资源,集检索、免费获取、个性化定题服务、全文传递服务于一体。其收录了 1978 年以来 1 600 余种中国生物医学期刊以及汇编、会议论文的文献记录,总计超过 400 万条记录,年增长量约 35 万条。学科涉及基础医学、临床医学、预防医学、药学、中医学以及中药学等生物医学领域的各个方面,是目前国内医学文献的重要检索工具。

### (二) 药品信息服务

药品信息服务(drug information service)是指有关药事组织或机构将搜集到的药品信息经过处理、加工后,借助多种方式、手段为药品管理部门、药事组织和社会公众提供所需药品信息产品及服务的一项工作。药品信息服务实质上就是传播、交流药品信息,实现药品信息增值的一项活动,是药品信息管理工作的归宿和出发点。

药品信息服务涉及药物科技信息、药品经济信息、药品政策法规信息、药品使用信息、药品市场信息等多方面。

药品信息服务的方式有很多,主要有以下几种方式:

1. **药品信息检索服务**　根据用户的需求或提问从各类不同的数据库或信息系统中,迅速、准确地查出与用户需求相符合的、一切有价值的药品资料和数据。

2. **药品信息报道与发布服务**　药品相关机构对搜集到的大量资料和信息进行整理、加工、评价、研究和选择之后,及时报道出去,满足相关组织和社会公众的信息需求。

3. **药品信息咨询服务**　是由专门的机构或咨询服务公司帮助用户解决药品信息问题的一种专门咨询活动。

4. **药品网络信息服务**　是指在网络环境下由药品信息服务机构利用计算机、通讯和网络等现代技术从事药品信息采集、处理、存贮、传递和提供利用等活动。

## 三、药品信息的监督管理

### (一) 药品信息监督管理的含义与内容

药品信息监督管理(drug information administration)是指各级药品监督管理部门依法对药品信息活动进行的管理和监督。国家对药品信息监督管理的基本目标是保证药品信息的真实、准确、全面,以完成保障人们用药安全有效、维护人们健康的基本任务。

药品信息的传递可直接影响药物治疗的效果,由于提供药品信息的目的、动机不同,很多药品信息让人们难辨真伪,以致引发药害事件。因此,世界各国逐渐加强药品信息的管理,以保证药品质量和人们用药安全,主要措施和内容有以下几方面。

1. 组织制定颁布药品标准。

2. 通过立法程序制定发布有关药品信息管理的法规,强制推行,对违反者给予相应的惩罚。

3. 通过药学行业组织制定药师职业道德规范,要求药师提供真实、准确、全面的药品信息,绝不从事任何可能败坏职业荣誉的活动。

4. 通过药学教育改革,培养临床药师、情报药师,从专业上提高药品信息的水平。

5. 建立建设药品监督计算机信息系统。

### (二) 我国主要药品信息监督管理法律法规

为加强药品信息管理、保证药品信息的真实准确和保障公众用药安全,国家制定发布了一系列有关药品信息管理的法律规范。《药品管理法》及其实施条例和《疫苗管理法》对药品信息管理的相关内容进行了原则性规定。同时,国务院药品监督管理部门也颁布了有关药品信息管理部门规章,涉及药品说明书和标签的管理、药品广告管理和互联网药品信息服务管理等方面,具体见表 13-1。

表 13-1　我国现行药品信息管理部门规章

| 法律法规名称 | 颁布机关 | 施行日期 |
| --- | --- | --- |
| 药品说明书和标签管理规定 | 国家食品药品监督管理局 | 2006 年 6 月 1 日 |
| 关于印发化学药品和生物制品说明书规范细则的通知 | 国家食品药品监督管理局 | 2006 年 5 月 10 日 |
| 关于印发中药、天然药物处方药说明书格式内容书写要求及撰写指导原则的通知 | 国家食品药品监督管理局 | 2006 年 6 月 22 日 |
| 互联网药品信息服务管理办法 | 国家食品药品监督管理局 | 2004 年 7 月 8 日（2017 年 11 月 7 日修正） |
| 药品广告审查办法 | 国家食品药品监督管理局、国家工商行政管理总局 | 2007 年 5 月 1 日（2018 年 12 月 21 日修改） |
| 药品广告审查发布标准 | 国家食品药品监督管理局、国家工商行政管理总局 | 2007 年 5 月 1 日 |

另外，《中华人民共和国广告法》也对药品广告作出进一步规定，明确了药品广告的基本要求、不得发布广告的药品品种、处方药发布的媒介形式、药品广告的警示语等内容。同时，国家也发布了药品信息管理的相关政策文件，与上述法律法规相呼应，形成我国药品信息管理的政策法规体系。

（三）国外药品信息监督管理法规简介

1. 美国　美国十分重视药品信息的管理，美国《联邦食品、药品化妆品法案》第 502 条"违标药品和违标用品"，列出 16 种情况为违标药品，并规定了相应的处罚情形。1937 年，美国发生的"磺胺酏剂事件"，即按"违标药品"处罚了生产企业。另外，美国国会还颁布了《正确包装和标签法》（The Fair Packaging and Labeling Act）、《防毒包装法》（Poison Prevention Packaging Act）。

在《联邦法典》（Code of Federal Regulations）第 21 章 201 节"药品标识物"中对药品说明书的格式和内容书写要求做了详尽规定。美国食品药品管理局（FDA）于 2006 年 1 月 18 日颁布了《人用处方药及生物制品说明书格式及内容管理条例》，同时还发布了《药品说明书【不良反应】内容格式撰写指导》《药品说明书【临床研究】内容格式撰写指导》《药品说明书新版内容格式管理条例实施指导原则》（意见稿）和《药品说明书【警告／注意事项】【禁忌证】【黑框警告】内容格式撰写指导》（意见稿）。由于美国药品在国际贸易中的作用和地位，其药品信息管理在全球影响很大。

2. 日本　日本《药事法》第七章"药品的管理"明确规定，药品在其直接容器或直接包装上必须记载 10 项内容，药品附属标签和说明书上必须记载 4 项内容，以及药品附属标签和说明书禁止记载的事项。

3. 英国　英国现行《1968 年药品法》（Medicines Act 1968）第一部分"容器、包装和药品的识别标志"中，分别规定了药品的标签和包装上的标志，药品说明书，药品容器要求，药品的颜色、性状及标志，以及自动售药机上的药品说明资料等应遵守的内容。

4. 欧盟　欧盟委员会于 2004 年上半年完成对药品管理法的全面修改，形成了一部新的《欧盟人用兽用药注册管理法》［Regulation（EC）No 726/2004］和三项指导原则，即《传统草药管理指导原则》（Directive 2004/24/EC）、《人用药管理指导原则》（Directive 2004/27/EC）和《兽用药管理指导原则》（Directive 2004/28/EC），对各成员国药品说明书的申报流程、内容格式要求进行了统一规定，力图高度保证消费者的权益，以确保消费者在丰富、翔实的用药信息基础上正确、合理地使用药品。此外，新法还强调，对于包装、标签和说明书符合欧盟指导原则的药品，各成员国不得以与包装、标签和说明书有关的理由禁止或阻碍其上市销售。

总的说来，各国综合性药品法、药品注册管理条例、GMP 等药事法律法规中，均对药品包装标签、说明书和药品广告、药品注册商标等药品信息的管理作了明确、严格的规定。

## 第二节　药品包装标签和说明书管理

不同品种、不同剂型或同品种不同规格的药品,其理化性质、质量规格和卫生要求各不相同,其运输、储存、销售和使用必须有相应的信息指导。药品说明书、标签是指导如何储运和使用药品的重要信息来源。它们向用户介绍药品的重要信息,指导人们正确地经销、保管和使用药品。而药品说明书和标签提供的药品信息一旦有误,必将产生严重后果。因此,各国均将药品说明书、标签作为药品法制管理的重要内容加以规范。

### 一、药品包装标签和说明书管理概述

#### (一)药品说明书和标签的概念

药品说明书(package insert)是药品生产企业印制并提供的,包含药理学、毒理学、药效学、医学等药品安全性、有效性重要科学数据和结论的,用以指导临床正确使用药品的技术性资料。

药品标签(drug label)是指药品包装上印有或者贴有的内容。

#### (二)药品说明书和标签管理的基本原则

1. 国家审批制度　在中华人民共和国境内上市销售的药品,其说明书和标签由国务院药品监督管理部门予以核准。

2. 内容书写原则

(1)药品说明书:药品说明书内容应当以国务院药品监督管理部门核准或获准修改的药品说明书为准,不得擅自增加和删改原批准的内容。

药品生产企业生产供上市销售的最小包装必须附有说明书。

(2)药品标签:药品标签应当以药品说明书为依据,其内容不得超出说明书的范围,不得印有暗示疗效、误导使用和不适当宣传产品的文字和标识。药品包装必须按照规定印有或贴有标签,不得夹带其他任何介绍或宣传产品、企业的文字、音像及其他资料。

3. 文字和用语要求　药品说明书和标签的文字表述应当科学、规范、准确。非处方药说明书还应使用容易理解的文字表述,以使患者自行判断、选择和使用。药品说明书和标签应当使用国家语言文字工作委员会公布的规范化汉字,增加其他文字对照的,应当以汉字表述为准。

药品说明书和标签中的文字应当清晰易辨,标识应当清楚醒目,不得有印字脱落或粘贴不牢等现象,不得以粘贴、剪切、涂改等方式进行修改或补充。

出于保护公众健康和指导正确合理用药的目的,可以在药品说明书或者标签上加注警示语。国务院药品监督管理部门也可以要求药品生产企业在说明书或者标签上加注。

**药师考点**

说明书、标签印刷和文字表述。

### 二、药品说明书管理规定

药品说明书是药品信息最基本、最重要的来源,它与药品的研制、生产、销售、贮运、使用等众多环节密切相关。在药品流通领域,药品说明书可指导人们正确销售、储藏、保管和调剂药品;在药品使用方面,经国家药品监督管理部门审核批准的药品说明书是药品的法定文件,是医师、药师、护士和患者合理用药的科学依据,是宣传合理用药和普及医药知识的指南。

(一) 药品说明书内容要求

1. 药品说明书的编写依据 药品说明书应当包含药品安全性、有效性的重要科学数据、结论和信息,用以指导安全、合理使用药品。

药品说明书对疾病名称、药学专业名词、药品名称、临床检验名称和结果的表述,应当采用国家统一颁布或规范的专用词汇,度量衡单位应当符合国家标准的规定。

2. 列出全部活性成分、中药药味、辅料 药品说明书应当列出全部活性成分或组方中的全部中药药味。注射剂和非处方药应列出所用的全部辅料名称。

药品处方中含有可能引起严重不良反应成分或者辅料的,应当予以说明。

3. 药品说明书修改注意事项 根据药品不良反应监测和药品再评价的结果,药品生产企业应主动提出修改药品说明书,国务院药品监督管理部门也可要求企业修改。修改的药品说明书应经国务院药品监督管理部门审核批准后方有效。获准修改的药品说明书内容,药品生产企业应立即通知相关的药品经营企业、使用单位及其他部门,并按要求及时使用修改后的说明书。

药品说明书核准日期和修改日期应在说明书中醒目标示。

4. 详细注明药品不良反应 药品说明书应充分包含药品不良反应信息,并详细注明。药品生产企业未将药品不良反应在说明书中充分说明的,或者未根据药品上市后的安全性、有效性情况及时修改说明书并充分说明不良反应的,由此引起的不良后果由该生产企业承担。

5. 药品名称和标识 药品说明书使用的药品名称,必须符合国务院药品监督管理部门公布的药品通用名称和商品名称的命名原则,并与药品批准证明文件的相应内容一致。麻醉药品、精神药品、医疗用毒性药品、放射性药品、外用药品和非处方药品的说明书必须印有特殊管理的药品、外用药或非处方药等专用的标识。

---

**知识链接**

### 药品的慎用、忌用与禁用

药品说明书中的"慎用""忌用"或"禁用"是三个完全不同的概念,其旨在提醒用药者对此种药品不能任意使用。正确理解这三种用法,才可以做到安全用药。

"慎用",是提醒用药者使用本药时要小心谨慎,即在使用之后,要密切观察病情变化,如果有不良反应出现,必须立即停止服用;如没有就可以继续使用。"慎用"是提醒药品使用者在使用的时候特别加以注意,但并不等于不能使用。通常需要慎用的都是指儿童、老年人、孕妇以及心、肝、肾功能不全的患者,如哌甲酯对大脑有兴奋作用,高血压、癫痫患者应慎用。

"忌用",比"慎用"进了一步,已达到了不适宜使用或应避免使用的程度,通俗地讲,就是最好不用。标明"忌用"的药品,说明其不良反应比较明确,发生不良后果的可能性很大,但人有个体差异而不能一概而论,故以"忌用"一词以示警告。使用时应以与该药有类似作用、但不良反应较小的药品代替或联合使用其他能对抗其副作用的药品。例如 β 受体拮抗剂(如普萘洛尔)可掩盖糖尿病患者的低血糖表现,故糖尿病患者忌用;但是糖尿病患者合并心动过速时,在严密监测血糖的前提下,可以选用具有高选择性的 β 受体拮抗剂如美托洛尔、阿替洛尔等。"忌用"需要由医师权衡利弊,决定是否必要使用,并且严格控制使用剂量和使用方法,方可使用。

"禁用",是对用药的最严厉警告,即绝对禁止使用,而一旦患者误用会出现严重的不良反应甚至中毒。如支气管哮喘持续状态的患者禁用吗啡,因为吗啡可抑制呼吸中枢,导致支气管哮喘持续状态,从而使患者呼吸衰竭而死亡。

---

(二) 药品说明书的格式

1. 化学药品和治疗用生物制品说明书格式 化学药品和治疗用生物制品说明书格式见图 13-1。

核准日期（NMPA批准药品注册时间）
修改日期（按历次修改的时间顺序逐行书写）

　　　　　　　　　　　　　　　　　　　特殊药品、外用药品标识位置

×××（通用名）说明书
请仔细阅读说明书并在医师指导下使用
警示语位置

【药品名称】（drug name）
　　通用名称：（generic name）
　　商品名称：（brand name）
　　英文名称：（English name）
　　汉语拼音：
【成分】（ingredients）
　　化学名称：（chemical name）
　　化学结构式：（chemical structure）
　　分子式：（molecular formula）
　　分子量：（molecular weight）

【性状】（description）
【适应证】（indication）
【规格】（strength）
【用法用量】（usage and dosage）
【不良反应】（ADR）
【禁忌】（contraindications）
【注意事项】（note）
【孕妇及哺乳期妇女用药】（use in pregnancy and lactation）
【儿童用药】（use in children）
【老年人用药】（use in elderly patient）
【药物相互作用】（drug interaction）
【药物过量】（over dosage）
【临床试验】（clinical trial）
【药理毒理】（pharmacology and toxicology）
【药代动力学】（pharmacokinetics）
【贮藏】（storage）
【包装】（package）
【有效期】（validity date）
【执行标准】
【批准文号】（drug approval number）
【生产企业】（manufacture）

图 13-1　化学药品和治疗用生物制品说明书格式

2. 预防用生物制品说明书格式　预防用生物制品说明书格式见图 13-2。

核准日期（NMPA批准药品注册时间）
修改日期（按历次修改的时间顺序逐行书写）

×××（通用名）说明书
请仔细阅读说明书并在医师指导下使用
警示语位置

| 【药品名称】 | 【不良反应】 |
| 　　通用名称： | 【禁忌】 |
| 　　商品名称： | 【注意事项】 |
| 　　英文名称： | 【贮藏】 |
| 　　汉语拼音： | 【包装】 |
| 【成分和性状】 | 【有效期】 |
| 【接种对象】 | 【执行标准】 |
| 【作用和用途】 | 【批准文号】 |
| 【规格】 | 【生产企业】 |
| 【免疫程序和剂量】 | |

图 13-2　预防用生物制品说明书格式

3. 中药、天然药物处方药说明书格式    中药、天然药物处方药说明书格式见图 13-3。

核准日期（NMPA批准药品注册时间）
修改日期（按历次修改的时间顺序逐行书写）　　　　　特殊药品、外用药品标识位置

×××说明书
请仔细阅读说明书并在医师指导下使用
警示语位置

【药品名称】　　　　　　　　　　　【成分】
　　通用名称：
　　汉语拼音：

【性状】　　　　　　　　　　　　　【功能主治】/【适应证】

【规格】　　　　　　　　　　　　　【用法用量】
【不良反应】　　　　　　　　　　　【禁忌】
【注意事项】　　　　　　　　　　　【孕妇及哺乳期妇女用药】
【儿童用药】　　　　　　　　　　　【老年人用药】
【药物相互作用】　　　　　　　　　【临床试验】
【药理毒理】　　　　　　　　　　　【药代动力学】
【贮藏】　　　　　　　　　　　　　【包装】
【有效期】　　　　　　　　　　　　【执行标准】
【批准文号】
【生产企业】

图 13-3    中药、天然药物处方药说明书格式

### （三）药品说明书各项内容书写要求

2006 年 5 月 10 日，国家食品药品监督管理局发布《关于印发化学药品和生物制品说明书规范细则的通知》（国食药监注 [2006]202 号），对化学药品和生物制品说明书各项内容书写要求作了明确的规定。2006 年 6 月 22 日，国家食品药品监督管理局发布《关于印发中药、天然药物处方药说明书格式内容书写要求及撰写指导原则的通知》（国食药监注 [2006]283 号），对中药、天然药物处方药说明书各项内容书写要求作了明确规定。

**知识链接**

**化学药品和治疗用生物制品说明书有关项目书写要求**

【适应证】    应当根据该药品的用途，采用准确的表述方式，明确用于预防、治疗、诊断、缓解或者辅助治疗某种疾病（状态）或者症状。

【规格】    指每支、每片或其他每单位制剂中含有主药（或效价）的重量或含量或装量。生物制品应标明每支（瓶）有效成分的效价（或含量及效价）及装量（或冻干制剂的复溶后体积）。表示方法一般按照《中国药典》要求规范书写，有两种以上规格的应当分别列出。

【用法用量】    应当包括用法和用量两部分。需按疗程用药或者规定用药期限的，必须注明疗程、期限。应当详细列出该药品的用药方法，准确列出用药的剂量、计量方法、用药次数以及疗程期限，并应当特别注意与规格的关系。用法上有特殊要求的，应当按实际情况详细说明。

【不良反应】    应当实事求是地详细列出该药品不良反应，并按不良反应的严重程度、发生的频率或症状的系统性列出。

【注意事项】    列出使用时必须注意的问题，包括需要慎用的情况（如肝、肾功能的问题），影响药物疗效的因素（如食物、烟、酒），用药过程中需观察的情况（如过敏反应，定期检查血象、肝功能、肾功能）及用药对于临床检验的影响等。滥用或者药物依赖性内容可以在该项目下列出。

### 三、药品包装标签管理规定

药品标签是药品信息的重要来源之一,不仅是广大医护人员和患者治疗用药的依据,也是药品生产、经营单位向公众介绍药品特性、指导合理用药和普及医药知识的主要媒介。

(一) 药品标签的分类与内容

1. 药品标签的分类　药品标签分为内标签和外标签。药品内标签是直接接触药品包装的标签,外标签是内标签以外其他包装的标签。

2. 药品标签的内容

(1) 内标签:应当包含药品通用名称、适应证或者功能主治、规格、用法用量、生产日期、产品批号、有效期、生产企业等内容。包装尺寸过小无法全部标明上述内容的,至少应当标注药品通用名称、规格、产品批号、有效期等内容。

(2) 外标签:应当注明药品通用名称、成分、性状、适应证或者功能主治、规格、用法用量、不良反应、禁忌、注意事项、贮藏、生产日期、产品批号、有效期、批准文号、生产企业等内容。适应证或者功能主治、用法用量、不良反应、禁忌、注意事项不能全部注明的,应当标出主要内容并注明"详见说明书"字样。

(3) 用于运输、储藏包装的标签:至少应当注明药品通用名称、规格、贮藏、生产日期、产品批号、有效期、批准文号、生产企业,也可以根据需要注明包装数量、运输注意事项或者其他标记等必要内容。

(4) 原料药标签的内容:应当注明药品名称、贮藏、生产日期、产品批号、有效期、执行标准、批准文号、生产企业,同时还需注明包装数量以及运输注意事项等必要内容。

(二) 药品标签书写印制要求

1. 药品名称

(1) 药品标签中标注的药品名称必须符合国务院药品监督管理部门公布的药品通用名称和商品名称的命名原则,并与药品批准证明文件的相应内容一致。

(2) 药品通用名称应当显著、突出,其字体、字号和颜色必须一致,并符合以下要求:①横版标签必须在上 1/3 范围内显著位置标出,竖版标签必须在右 1/3 范围内显著位置标出;②不得选用草书、篆书等不易识别的字体,不得使用斜体、中空、阴影等形式对字体进行修饰;③字体颜色应当使用黑色或者白色,与相应的浅色或者深色背景形成强烈反差;④除因包装尺寸的限制而无法同行书写的,不得分行书写。

(3) 药品商品名称不得与通用名称同行书写,其字体和颜色不得比通用名称更突出和显著,其字体以单字面积计不得大于通用名称所用字体的 1/2。

2. 注册商标    药品标签使用注册商标的,应当印刷在药品标签的边角,含文字的,其字体以单字面积计不得大于通用名称所用字体的 1/4。禁止使用未经注册的商标。

3. 专用标识    麻醉药品、精神药品、医疗用毒性药品、放射性药品、外用药品、非处方药、国家免疫规划疫苗等国家规定有专用标识的,在药品标签上必须印有规定的标识。

4. 贮藏    对贮藏有特殊要求的药品,应当在标签的醒目位置注明。

5. 同一药品生产企业生产的同一药品标签的规定

(1) 同一药品生产企业生产的同一药品,药品规格和包装规格均相同的,其标签的内容、格式及颜色必须一致;药品规格或者包装规格不同的,其标签应当明显区别或者规格项明显标注。

(2) 同一药品生产企业生产的同一药品,分别按处方药与非处方药管理的,两者的包装颜色应当明显区别。对贮藏有特殊要求的药品,应当在标签的醒目位置注明。

---

**知识链接**

### 药品通用名称和商品名称的区别

药品名称分为通用名称和商品名称。《药品管理法》规定,列入国家药品标准的药品名称为药品通用名称。已经作为药品通用名称的,该名称不得作为药品商标使用。通用名是国家对同一种成分或相同配方组成的药品规定的统一名称,是药品的法定名称,具有强制性和约束性,同种药品都必须使用国家规定的通用名,因此,同种药品的通用名一定是相同的。凡上市流通的药品的标签、说明书或包装、药品广告都必须要使用通用名称。

商品名是不同的药品生产企业为其所生产的药品所起的名称,经国务院药品监督管理部门核准,其主要意义在标识药品的不同生产企业,所以在同一个通用名下,由于药品生产企业的不同会有多个商品名。与通用名称不得作为商标使用不同,药品生产企业往往会将商品名注册为商标,使其具有专有性质,以保护自己的产品和创立品牌。

---

**药师考点**

1. 药品标签的种类和标识的内容。
2. 同品种药品标签的规定。
3. 药品标签上药品有效期的规定。
4. 药品标签中药品名称的使用。

---

## 第三节    药品广告管理

市场经济中广告已成为推销商品的重要手段,但过分夸大广告的作用是不正确的,广告的内容比广告的数量更重要,广告的真实性是广告的生命。药品广告是传播药品信息的重要手段,由于它对合理用药影响很大,各国政府都采取了严格的监督管理措施。

### 一、药品广告的定义和作用

#### (一) 药品广告的定义

药品广告(drug advertisement)是广告活动的一部分。所谓广告,是指商品经营者或者服务提供者通过一定媒介和形式直接或者间接地介绍自己所推销的商品或者服务的商业广告活动。因此,凡利用各种媒介或者形式发布含有药品名称、药品适应证(功能主治)或者与药品有关其他内容的活动,均为药品广告。

#### (二) 药品广告的作用

20 世纪 50 年代后,药品生产规模不断扩大,新药不断问世,而制药企业和处方医师、患者日益却隔离。药品广告成为传播药品信息的一种经济、迅速和有效的方式。药品广告能使医师、药师、患者了解有关药品的性能、成分、用途和特点,以及适应证、作用机制、注意事项等,有助于医师或患者选择用药。同时,药品广告信息的传播,特别是非处方药大众媒介广告,对增强人们自我保健意识,培养新的保健需求有一定作用,对制药企业扩大药品销售量、开拓新市场和开发新产品都具有积极作用。

---

**知识链接**

#### 英国的药品广告管理

英国为了规范医药广告管理,杜绝虚假广告的出现,从法律法规的制定到监管机构的设置和监督实施,从规范媒体广告承接到消费者投诉受理,从药品生产、商业推销到患者用药等,已经形成了一整套严格制度。

英国专门负责制定、修改和实施非广播性广告和促销法的"广告行为委员会",其有关药品广告的法规明确规定:任何药品不得声称等同或超过其他同类药品的疗效;广告中不得有导致患者自我误诊的言辞;广告不得对患者发出治疗忠告或提供诊断;不得鼓励广告受众过量使用广告产品;广告中可以说"缓解老年症状",但是诸如"治疗"和"恢复精力"之类不实之词一般不许出现;广告商不得利用人们的担心与焦虑推销药品;不准出现导致观众自我诊断的字眼或引导性语言,不准出现宣传药品效果的用词,也不准宣传药品没有副作用,而夸大药效则更是绝对禁止的。

在药品广告监督方面,英国负责电视广告监管的"独立电视委员会"对医药广告文字的规定有 36 条 50 多款,其具体规定除了与广告行为委员会的法规大体一致外,还规定药品广告中不准出现社会名人,包括体育和娱乐界名人对产品的褒奖;不准在 16 岁以下少儿节目中或节目前后刊播药品广告;无须获得医药许可证的边缘产品的广告中不得出现有关医疗作用的用词。

投诉制度是监督广告的最后一道防线。如果受广告诱导使用药品导致有害后果,或发现广告违反了某项法规,可以通过任何途径直接向英国广告管理局的信访部门投诉。不过由于各个环节都有严格的监督手段,真正有重大问题的投诉不是很多。

---

### 二、药品广告管理机构

国务院市场监督管理部门主管全国广告的监督管理工作,国务院有关部门在各自的职责范围内负责广告管理相关工作。

国务院药品监督管理部门对药品广告审查机关的药品广告审查工作进行指导和监督,对药品广告审查机关的违反《药品广告审查办法》的行为,依法予以处理。

省级药品监督管理部门是药品广告审查机关,负责本行政区域内药品广告的审查工作;县级以上市场监督管理部门是药品广告的监督管理机关,有权对违法广告依法作出处理。

### 三、药品广告的审批

#### (一) 药品广告审查对象和审查依据

1. **药品广告审查对象**　凡利用各种媒介或者形式发布的药品广告,均应当按照《药品广告审查办法》进行审查。非处方药仅宣传药品名称(含药品通用名称和药品商品名称)的,或者处方药在指定的医学药学专业刊物上仅宣传药品名称(含药品通用名称和药品商品名称)的,无须审查。

2. **药品广告审查的依据**　申请审查的药品广告,符合下列法律法规及有关规定的,方可予以通过审查:①《广告法》;②《药品管理法》;③《药品管理法实施条例》;④《药品广告审查发布标准》;⑤国家有关广告管理的其他规定。

#### (二) 药品广告审批程序

1. **药品广告批准文号申请人**　药品广告批准文号申请人必须是具有合法资格的药品生产企业或者药品经营企业。药品经营企业作为申请人的,必须征得药品生产企业的同意。申请人可以委托代办人代办药品广告批准文号的申办事宜。

药品广告应当经广告主所在地省级人民政府确定的广告审查机关批准,未经批准的,不得发布。

2. **申请药品批准文号应提交的材料**　申请药品广告批准文号,应当提交"药品广告审查表"、与发布内容一致的样稿(样片、样带),以及提交以下真实、合法、有效的证明文件。

(1) 申请人"营业执照""药品生产许可证"或"药品经营许可证"复印件。

(2) 申请人是经营企业的,应提交药品生产企业同意作为申请人的原件。

(3) 代办人应提交委托书原件和营业执照复印件等主体证明文件。

(4) 药品批准证明文件复印件、批准的说明书复印件和实际使用的标签和说明书。

(5) 非处方药广告需提交非处方药审核登记证书复印件或相关证明文件的复印件。

(6) 申请进口药品广告批准文号的,应当提供进口药品代理机构的相关资格证明文件的复印件。

(7) 涉及药品商品名、注册商标、专利等内容的,应当提交相关有效证明文件的复印件以及其他确认广告内容真实性的证明文件。

所有复印件要加盖持有单位的印章。

异地发布药品广告备案申请,药品广告审查机关应当制作告知承诺书,向申请人提供示范文本,一次性告知备案条件和所需材料。对申请人承诺符合条件并提交材料的,当场予以备案。

3. **申请药品广告批准文号的审查**　药品广告审查首先是对申请人提交的证明文件的真实性、合法性、有效性进行审查,然后依法对广告内容进行审查。其程序如图 13-4 所示。

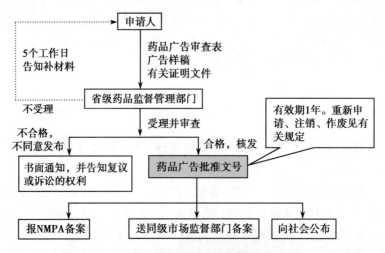

图 13-4　药品广告批准文号审查流程图

**（三）药品广告批准文号管理**

1. 药品广告批准文号的格式　药品广告批准文号格式为："× 药广审（视、声或文）第 0000000000 号"，其中"×"为各省、自治区、直辖市的简称；"0000000000"由 10 位数字组成，前 6 位代表审查年月，后 4 位代表广告批准序号；"视""声""文"代表用于广告媒介形式的分类代号。

2. 药品广告批准文号的有效期　药品广告批准文号的有效期为 1 年，到期作废。经批准的药品广告，在发布时不得更改广告内容，需要改动内容的，需重新申请药品广告批准文号。

3. 药品广告批准文号的注销和作废

（1）有下列情形之一的，药品广告审查机关应当注销药品广告批准文号：①"药品生产许可证""药品经营许可证"被吊销的；②药品批准证明文件被撤销、注销的；③国务院药品监督管理部门或者省级药品监督管理部门责令停止生产、销售和使用的药品。

（2）已批准发布的药品广告，国务院药品监督管理部门认为广告内容不符合规定的，或者省级以上市场监督管理部门提出复审建议的，或者药品广告审查机关认为应当复审的，由原审查机关向申请人发出"药品广告复审通知书"进行复审。复审期间，该药品广告可继续发布。经复审，认为与法定条件不符的，收回"药品广告审查表"，原药品广告批准文号作废。

4. "药品广告审查表"保存备查　广告申请人自行发布药品广告的，应当将"药品广告审查表"原件保存 2 年备查；广告发布者、广告经营者受广告申请人委托代理、发布药品广告的，应当查验"药品广告审查表"原件，按照审查批准的内容发布，并将该"药品广告审查表"复印件保存 2 年备查。

---

**案例分析**

### 违法发布药品广告案

2019 年 4 月 20 日，某市广播电台新闻广播频道"健康生活"栏目播出了对一位医师的访谈节目。节目中，该医师着重介绍了某制药公司生产的一种处方药——"××胶囊"，并宣称该药品是"六个中科院院士联合攻关研制出的药品""只要 6 个疗程就可以治好""经北京协和医院、同仁医院等全国数十家大型医院对 1 500 例患者临床试验证明，有效率高达 98.6%"。节目播出过程中，多名打入热线的节目听众叙述了使用该药品后的效果。最后，该医师表示现在该药品正在进行由国家药品监督管理局、国家市场监督管理总局特批的"全国 5 万名患者开展药品验证活动"，15 分钟内打入电话的听众可以免费赠药。

分析：

（1）本案例中关于药品的介绍是否属于药品广告？

（2）违法主体是谁？

（3）案例中有哪些违反规定的宣传？

---

### 四、药品广告的内容和发布要求

《药品管理法》规定，药品广告内容必须真实、合法，以国务院药品监督管理部门批准的说明书为准；《药品广告审查发布标准》进一步作出具体规定；2015 年修订的《中华人民共和国广告法》（简称《广告法》）又对处方药广告发布媒介、药品广告忠告语、药品广告基本要求、不得发布广告的药品、不得针对未成年人发布药品广告等方面作出规定。

**（一）药品广告范围的规定**

1. 不得发布广告的药品　①麻醉药品、精神药品、医疗用毒性药品、放射性药品；②药品类易制毒化学品；③戒毒治疗的药品；④医疗机构配制的制剂；⑤军队特需药品；⑥国务院药品监督管理部门依法明令停止或者禁止生产、销售和使用的药品；⑦批准试生产的药品。

2. 处方药广告发布规定　处方药可以在国务院卫生行政部门和国务院药品监督管理部门共同指定的医学、药学专业刊物上发布广告，但不得在大众传播媒介发布广告或者以其他方式进行以公众为对象的广告宣传。不得以赠送医学、药学专业刊物等形式向公众发布处方药广告。

处方药名称与该药品的商标、生产企业字号相同的，不得使用该商标、企业字号在医学、药学专业刊物以外的媒介变相发布广告。不得以处方药名称或者以处方药名称注册的商标以及企业字号为各种活动冠名。

（二）药品广告内容的规定

1. 对药品广告内容原则性规定

（1）药品广告的内容应当真实、合法，以国务院药品监督管理部门核准的药品说明书为准，不得含有虚假内容，并应显著标明禁忌、不良反应。

（2）药品广告内容涉及药品适应证或者功能主治、药理作用等内容的宣传，应当以国务院药品监督管理部门批准的说明书为准，不得进行扩大或者恶意隐瞒的宣传，不得含有说明书以外的理论、观点等内容。

（3）药品广告中必须标明药品的通用名称、忠告语、药品广告批准文号、药品生产批准文号；以非处方药商品名称为各种活动冠名的，可以只发布药品商品名称。药品广告必须标明药品生产企业或者药品经营企业名称，不得单独出现"咨询热线""咨询电话"等内容。非处方药广告必须同时标明非处方药专用标识。

药品广告中不得以产品注册商标代替药品名称进行宣传，但经批准作为药品商品名称使用的文字型注册商标除外。已经审查批准的药品广告在广播电台发布时，可不播出药品广告批准文号。

（4）药品广告应当在显著位置标明药品忠告语。处方药广告的忠告语是："本广告仅供医学药学专业人士阅读。"非处方药广告的忠告语是："请按药品说明书或在药师指导下购买和使用。"

（5）药品广告中涉及改善和增强性功能内容的，必须与经批准的药品说明书中的适应证或者功能主治完全一致。电视台、广播电台不得在 7：00—22：00 发布这类内容广告。

2. 对药品广告内容禁止性规定

（1）药品广告中有关药品功能疗效的宣传应当科学准确，不得出现下列情形：①含有不科学地表示功效的断言或者保证的。②说明治愈率或者有效率的。③与其他药品的功效和安全性进行比较的。④违反科学规律，明示或者暗示包治百病、适应所有症状的。⑤含有"安全无毒副作用""毒副作用小"等内容的；含有明示或者暗示中成药为"天然"药品，因而安全性有保证等内容的。⑥含有明示或者暗示该药品为正常生活和治疗病症所必需等内容的。⑦含有明示或暗示服用该药能应付现代紧张生活和升学、考试等需要，能够帮助提高成绩、使精力旺盛、增强竞争力、增高、益智等内容的。⑧其他不科学的用语或者表示，如"最新技术""最高科学""最先进制法"等。

（2）非处方药广告不得利用公众对于医药学知识的缺乏，使用公众难以理解和容易引起混淆的医学、药学术语，造成公众对药品功效与安全性的误解。

（3）药品广告应当宣传和引导合理用药，不得直接或者间接怂恿任意、过量地购买和使用药品，不得含有以下内容：①含有不科学的表述或者使用不恰当的表现形式，引起公众对所处健康状况和所患疾病产生不必要的担忧和恐惧，或者使公众误解不使用该药品会患某种疾病或加重病情的；②含有免费治疗、免费赠送、有奖销售、以药品作为礼品或者奖品等促销药品内容的；③含有"家庭必备"或者类似内容的；④含有"无效退款""保险公司保险"等保证内容的；⑤含有评比、排序、推荐、指定、选用、获奖等综合性评价内容的。

（4）药品广告不得含有利用医药科研单位、学术机构、医疗机构或者专家、医师、患者的名义和形象作证明的内容；药品广告不得使用国家机关和国家机关工作人员的名义；药品广告不得含有军队单位或者军队人员的名义、形象，不得利用军队装备、设备从事药品广告宣传。

（5）药品广告不得含有涉及公共信息、公共事件或其他与公共利益相关联的内容，如各类疾病信息、经济社会发展成果或医药科学以外的科技成果。

（6）药品广告不得含有医疗机构的名称、地址、联系办法、诊疗项目、诊疗方法以及有关义诊、医疗（热线）咨询、开设特约门诊等医疗服务的内容。

（7）不得含有法律、行政法规规定禁止的其他内容。

《中华人民共和国广告法》中有关药品广告的规定（拓展阅读）

**（三）药品广告发布对象和时间的规定**

1. 药品广告不得在针对未成年人的大众传播媒介上或者在针对未成年人的频率、频道、节目、栏目上发布。药品广告不得以儿童为诉求对象，不得以儿童名义介绍药品。

2. 按照《药品广告审查发布标准》规定必须在药品广告中出现的内容，其字体和颜色必须清晰可见、易于辨认。上述内容在电视、电影、互联网、显示屏等媒体发布时，出现时间不得少于5秒。

## 五、法律责任

1. 篡改经批准的药品广告内容进行虚假宣传的，由药品监督管理部门责令立即停止该药品广告的发布，撤销该品种药品广告批准文号，1年内不受理该品种的广告审批申请。并通知同级广告监督机关，由广告监督机关依法给予处理。

2. 对任意扩大产品适应证（功能主治）范围、绝对化夸大药品疗效、严重欺骗和误导消费者的违法广告，省级以上药品监督管理部门一经发现，应当采取行政强制措施，暂停该药品在辖区内的销售，同时责令违法发布药品广告的企业在当地相应的媒体发布更正启事。违法发布药品广告的企业按要求发布更正启事后，省级以上药品监督管理部门应当在15个工作日内做出解除行政强制措施的决定；需要进行药品检验的，药品监督管理部门应当自检验报告书发出之日起15日内，做出是否解除行政强制措施的决定。

3. 对提供虚假材料申请药品广告审批，被药品广告审查机关在受理审查中发现的，1年内不受理该企业该品种的广告审批申请。

4. 对提供虚假材料申请药品广告审批，取得药品广告批准文号的，药品广告审查机关在发现后应当撤销该药品广告批准文号，立即停止发布，3年内不受理该企业该品种的广告审批申请。并通知同级广告监督机关，由监督机关依法给予处理。

5. 药品广告审查机关和药品广告监督管理机关的工作人员玩忽职守、滥用职权、徇私舞弊的，给予行政处分。构成犯罪的，依法追究刑事责任。

6. 违法发布处方药广告、药品类易制毒化学品广告、戒毒治疗的医疗器械和治疗方法广告或者在针对未成年人的大众传播媒介上发布药品广告的，由市场监督管理部门责令停止发布广告，对广告主处二十万元以上一百万元以下的罚款，情节严重的，并可以吊销营业执照，由广告审查机关撤销广告审查批准文件、一年内不受理其广告审查申请；对广告经营者、广告发布者，由市场监督管理部门没收广告费用，处二十万元以上一百万元以下的罚款，情节严重的，并可以吊销营业执照。

7. 药品广告有下列行为之一的，由市场监督管理部门责令停止发布广告，责令广告主在相应范围内消除影响，处广告费用一倍以上三倍以下的罚款，广告费用无法计算或者明显偏低的，处十万元以上二十万元以下的罚款；情节严重的，处广告费用三倍以上五倍以下的罚款，广告费用无法计算或者明显偏低的，处二十万元以上一百万元以下的罚款，可以吊销营业执照，并由广告审查机关撤销广告审查批准文件、一年内不受理其广告审查申请：①表示功效、安全性的断言或者保证；②说明治愈率或者有效率；③与其他药品、医疗器械的功效和安全性或者其他医疗机构比较；④利用广告代言人作推荐、证明；⑤法律、行政法规规定禁止的其他内容。

8. 广告代言人在药品广告中做推荐、证明的，由市场监督管理部门没收违法所得，并处违法所得一倍以上二倍以下的罚款。

9. 广播电台、电视台、报刊音像出版单位发布违法广告，或者以新闻报道形式变相发布广告，或者以介绍健康、养生知识等形式变相发布医疗、药品、医疗器械、保健食品广告，市场监督管理部门依照本法给予处罚的，应当通报新闻出版、广播电视主管部门以及其他有关部门。新闻出版、广播电视主管部门以及其他有关部门应当依法对负有责任的主管人员和直接责任人员给予处分；情节严重的，并可以暂停媒体的广告发布业务。

10. 违反《药品广告审查发布标准》其他规定发布广告，《广告法》有规定的，依照《广告法》处罚；《广告法》没有具体规定的，对负有责任的广告主、广告经营者、广告发布者，处以一万元以下罚款；有违法所得的，处以违法所得三倍以下但不超过三万元的罚款。

> **药师考点**
>
> 1. 药品广告的界定与管理规定。
> 2. 药品广告的审查部门。
> 3. 药品广告的内容准则和发布要求。
> 4. 药品广告的申请、审批和注销。
> 5. 药品广告批准文号管理要求。

## 第四节　互联网药品信息服务管理

为加强药品监督管理，规范互联网药品信息服务活动，保证互联网药品信息的真实、准确，根据《药品管理法》《互联网信息服务管理办法》，国家食品药品监督管理局于 2004 年 7 月 8 日发布了《互联网药品信息服务管理办法》。

### 一、互联网药品信息服务的概念和分类

#### （一）互联网药品信息服务的定义

互联网药品信息服务（internet drug information service）是指通过互联网向上网用户提供药品（含医疗器械）信息的服务活动。

#### （二）互联网药品信息服务的分类

互联网药品信息服务分为经营性和非经营性两类。经营性互联网药品信息服务是指通过互联网向上网用户有偿提供药品信息等服务的活动；非经营性互联网药品信息服务是指通过互联网向上网用户无偿提供公开的、共享性药品信息等服务的活动。

### 二、互联网药品信息服务的审批

#### （一）互联网药品信息服务管理机构

1. 监督管理机构　国务院药品监督管理部门对全国提供互联网药品信息服务的网站实施监督管理。省级药品监督管理部门对本行政区域内提供互联网药品信息服务活动的网站实施监督管理。

2. 经营主管机构　国务院信息产业主管部门或省级电信管理机构。

#### （二）提供互联网药品信息服务的条件

拟提供互联网药品信息服务的网站，应当在向国务院信息产业主管部门或者省级电信管理机构申请办理"经营许可证"或者办理备案手续之前，按照属地监督管理的原则，向该网站主办单位所在

地省级药品监督管理部门提出申请,经审核同意后取得提供互联网药品信息服务的资格。申请提供互联网药品信息服务,除应当符合《互联网信息服务管理办法》规定的要求外,还应当具备下列条件。

1. 互联网药品信息服务的提供者应当为依法设立的企事业单位或者其他组织。

2. 具有与开展互联网药品信息服务活动相适应的专业人员、设施及相关制度。

3. 有两名以上熟悉药品、医疗器械管理法律、法规和药品、医疗器械专业知识,或者依法经资格认定的药学、医疗器械技术人员。

提供互联网药品信息服务的申请应当以一个网站为基本单元。

**（三）申请提供互联网药品信息服务应提交的材料**

申请提供互联网药品信息服务,应当填写国务院药品监督管理部门统一制发的"互联网药品信息服务申请表",向网站主办单位所在地省级药品监督管理部门提出申请,同时提交以下材料。

1. 企业营业执照复印件。

2. 网站域名注册的相关证书或者证明文件。从事互联网药品信息服务网站的中文名称,除与主办单位名称相同的以外,不得以"中国""中华""全国"等冠名;除取得"药品招标代理机构资格证书"的单位开办的互联网站外,其他提供互联网药品信息服务的网站名称中不得出现"电子商务""药品招商""药品招标"等内容。

3. 网站栏目设置说明(申请经营性互联网药品信息服务的网站需提供收费栏目及收费方式的说明)。

4. 网站对历史发布信息进行备份和查阅的相关管理制度及执行情况说明。

5. 药品监督管理部门在线浏览网站上所有栏目、内容的方法及操作说明。

6. 药品及医疗器械相关专业技术人员学历证明或者其专业技术资格证书复印件、网站负责人身份证复印件及简历。

7. 健全的网络与信息安全保障措施,包括网站安全保障措施、信息安全保密管理制度、用户信息安全管理制度。

8. 保证药品信息来源合法、真实、安全的管理措施、情况说明及相关证明。

**（四）审批程序**

申请互联网药品服务资格的审批程序见图 13-5。

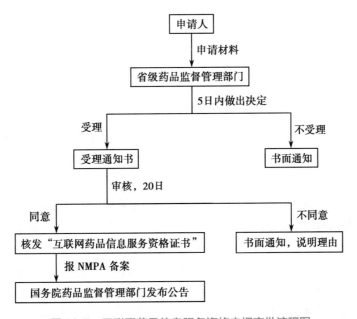

图 13-5　互联网药品信息服务资格申报审批流程图

（五）互联网药品信息服务资格证书

1. 证书核发机构　各省级药品监督管理部门对本辖区内申请提供互联网药品信息服务的互联网站进行审核,符合条件的核发"互联网药品信息服务资格证书"。"互联网药品信息服务资格证书"的格式由国务院药品监督管理部门统一制定。

2. 证书的换发、收回和项目变更

（1）换发:"互联网药品信息服务资格证书"有效期为5年。有效期届满,需要继续提供互联网药品信息服务的,持证单位应当在有效期届满前6个月内,向原发证机关申请换发"互联网药品信息服务资格证书"。原发证机关进行审核后,认为符合条件的,予以换发新证;认为不符合条件的,发给不予换发新证的通知并说明理由,原"互联网药品信息服务资格证书"由原发证机关收回并公告注销。

省级药品监督管理部门根据申请人的申请,应当在证书有效期届满前作出是否准予其换证的决定。逾期未作出决定,视为准予换证。

（2）收回:"互联网药品信息服务资格证书"可以根据互联网药品信息服务提供者的书面申请,由原发证机关收回,原发证机关应当报国务院药品监督管理部门备案并发布公告。被收回证书的网站不得继续从事互联网药品信息服务。

（3）项目变更:互联网药品信息服务提供者变更下列事项之一的,应当向原发证机关申请办理变更手续,填写"互联网药品信息服务项目变更申请表",同时提供下列相关证明文件。①"互联网药品信息服务资格证书"中审核批准的项目(互联网药品信息服务提供者单位名称、网站名称、IP地址等);②互联网药品信息服务提供者的基本项目(地址、法定代表人、企业负责人等);③网站提供互联网药品信息服务的基本情况(服务方式、服务项目等)。

省级药品监督管理部门自受理变更申请之日起20个工作日内作出是否同意变更的审核决定。同意变更的,将变更结果予以公告并报国务院药品监督管理部门备案;不同意变更的,以书面形式通知申请人并说明理由。

省级药品监督管理部门对申请人的申请进行审查时,应当公示审批过程和审批结果。申请人和利害关系人可以对直接关系其重大利益的事项提交书面意见进行陈述和申辩。依法应当听证的,按照法定程序举行听证。

## 三、互联网药品信息服务的基本要求

（一）标注证书编号和药品广告批准文号

提供互联网药品信息服务的网站,应当在其网站主页显著位置标注"互联网药品信息服务资格证书"的证书编号;提供互联网药品信息服务的网站发布的药品(含医疗器械)广告,必须经过药品监督管理部门审查批准,并注明广告审查批准文号。

（二）互联网站登载药品信息的规定

提供互联网药品信息服务网站所登载的药品信息必须科学、准确,必须符合国家的法律、法规和国家有关药品、医疗器械管理的相关规定。

（三）互联网站不得发布的药品信息

提供互联网药品信息服务的网站不得发布麻醉药品、精神药品、医疗用毒性药品、放射性药品、戒毒药品和医疗机构制剂的产品信息。

药师考点

1. 从事互联网药品信息服务的界定。
2. 互联网药品信息服务网站的开办规定。
3. 互联网药品信息发布的内容要求。

## 四、法律责任

违反互联网药品信息服务的法律规定,应承担相应的法律责任,具体见表13-2。

表13-2 违反互联网药品信息服务法律规定的法律责任

| 违反的规定 | 违法行为 | 法律责任 |
| --- | --- | --- |
| 违反"互联网药品信息服务资格证书"管理规定 | 未取得或超出有效期使用证书从事互联网药品信息服务 | 给予警告并责令停止"服务";情节严重的,移送有关部门依法处罚 |
| | 网站未在其主页显著位置标注证书编号 | 给予警告,责令限期改正;在限期内拒不改正的,对提供非经营性互联网药品信息服务的网站处以500元以下罚款,对提供经营性互联网药品信息服务的网站处以5 000元以上1万元以下罚款 |
| | 互联网药品信息服务提供者违法使用证书 | 由国家食品药品监督管理局或省级药品监督管理部门依法处罚 |
| | 省级药品监督管理部门违法审批发证书 | 原发证机关应撤销原批准的证书,由此给申请人合法权益造成损害的,由原发证机关按国家赔偿法给予赔偿;对直接负责的主管人员和直接责任人,由所在单位或上级给予行政处分 |
| 已获得证书,违反药品信息服务规定 | 提供的药品信息直接撮合药品网上交易 | 给予警告,责令限期改正;情节严重的,对非经营性网站处以1 000元以下罚款,对经营性网站处以1万以上至3万以下元罚款;构成犯罪的,移送司法部门追究刑事责任 |
| | 超审核同意范围提供互联网药品信息服务 | |
| | 提供不真实信息并造成不良社会影响 | |
| | 擅自变更信息服务项目 | |

# 第五节 药品追溯管理

药品追溯以保障公众用药安全为目标,以落实企业主体责任为基础,以实现"一物一码,物码同追"为方向,通过药品信息化追溯体系建设,强化追溯信息互通共享,实现全品种、全过程追溯,从而促进药品质量安全综合治理,提升药品质量安全保障水平。

## 一、药品追溯相关概念

### (一)药品追溯和药品追溯码

1. **药品追溯** 是指通过记录和标识,正向追踪和逆向溯源药品的生产、流通和使用情况,获取药品全生命周期追溯信息的活动。

2. **药品追溯码** 是由一系列数字、字母和/或符号组成的代码,包含药品标识代码段和生产标识代码段,用于唯一标识药品销售包装单元,通过一定的载体(如条形码、二维码、电子标签等)附着在药品产品上,应可被扫码设备和人眼识别。其中,药品标识为识别药品上市许可持有人/生产企业、药品名称、剂型、制剂规格和包装规格的唯一代码;生产标识由药品生产过程相关信息的代码组成,根据"一物一码,物码同追"的要求,应至少包含药品单品序列号,根据监管和实际应用需求,还可包含药品生产批次号、生产日期、有效期等。药品追溯码是建立药品与其对应追溯数据的钥匙,是实现"一物一码,物码同追"的必要前提和重要基础。

3. 国家药品标识码　是用于唯一标识与药品上市许可持有人、生产企业、药品通用名、剂型、制剂规格和包装规格对应药品的代码,由药品上市许可持有人/生产企业向药品追溯协同服务平台备案药品包装规格相关信息后产生,将在药品追溯协同服务平台上公开,供业界使用。

（二）药品信息化追溯与参与方

1. 药品信息化追溯体系　是指药品上市许可持有人/生产企业、经营企业、使用单位、监管部门和社会参与方等,通过信息化手段,对药品生产、流通、使用等各环节的信息进行追踪、溯源的有机整体。

2. 药品信息化追溯体系参与方　主要包括药品上市许可持有人/生产企业、经营企业、使用单位、监管部门和社会参与方等。各参与方应按照有关法规和标准,履行共建药品信息化追溯体系的责任和义务。

（三）药品追溯系统及监管系统

1. 药品追溯系统　是用于药品信息化追溯体系参与方按照质量管理规范要求,记录和储存药品生产、流通及使用等全过程的追溯信息的信息系统,用于实现追溯信息存储、交换、互联互通。

2. 药品追溯协同服务平台　是药品信息化追溯体系中的"桥梁"和"枢纽",通过提供不同药品追溯系统的访问地址解析、药品追溯码编码规则的备案和管理,以及药品、企业基础数据分发等服务,辅助实现药品追溯相关信息系统的数据共享和业务协同。

3. 药品追溯监管系统　是药品监督管理部门根据自身的药品追溯监管需求而建设的信息系统,可分为国家和省级药品追溯监管系统,应具有追溯数据获取、数据统计、数据分析、智能预警、召回管理、信息发布等功能,辅助相关部门开展日常检查、协同监管等工作,加强风险研判和预测预警。

## 二、我国药品追溯管理的发展历程

（一）药品追溯管理的初始阶段

从 2006 年开始,我国药品监管部门积极推进药品追溯工作,试行药品电子监管,为每件最小销售包装单位的药品赋予电子标识标签,先后发布了《关于实施药品电子监管工作有关问题的通知》(国食药监办〔2008〕165 号)、《关于印发药品电子监管工作实施方案的通知》(食药监办〔2008〕72 号)、《国家食品药品监督管理局关于印发药品电子监管工作指导意见的通知》(国食药监办〔2012〕283 号)、《国家食品药品监督管理总局关于药品生产经营企业全面实施药品电子监管有关事宜的公告》(2015 年第 1 号)等文件,并取得了一定成绩,主要是利用信息技术、编码技术,建立追溯信息网络,对药品生产、流通、使用的数量及流向实行实时监管,采取的是监管部门直接参与、统一建设、统一管理、统一编码、统一平台、统一技术的方式。但随着经济的发展、技术的进步,开展药品追溯工作的社会环境发生了很大变化,药品电子监管不能完全满足药品追溯管理的需要,2016 年 2 月 20 日,国家食品药品监督管理总局发布《关于暂停执行 2015 年 1 号公告药品电子监管有关规定的公告(2016 年第 40 号)》,决定暂停执行药品电子监管的有关规定。

（二）药品追溯管理的全面建设阶段

2018 年 11 月国家药品监督管理局发布《关于药品信息化追溯体系建设的指导意见》(以下简称《指导意见》),要求各省(自治区、直辖市)药品监督管理部门可结合监管实际制定实施规划,按药品剂型、类别分步推进药品信息化追溯体系建设,并提出编制统一信息化追溯标准、建设信息化药品追溯体系、推进追溯信息互联互通、拓展药品追溯数据价值、药品监督管理部门应指导和监督追溯体系建设等六项工作任务。

2019 年 4 月 28 日国家药品监督管理局发布《药品信息化追溯体系建设导则》(以下简称《导则》)和《药品追溯码编码要求》(以下简称《编码要求》)两项信息化标准。《导则》首先提出了药品信息化追溯体系建设和药品信息化追溯体系参与方构成提出了基本要求。《导则》和《编码要求》的发布,是对《指导意见》的贯彻落实,推动了药品信息化追溯体系建设。

2019 年 5 月 21 日国家药品监督管理局印发《国家药品监督管理局关于加快推进药品智慧监管的行动计划》的通知,提出要构建监管"大系统、大平台、大数据",实现监管工作与云计算、大数据、"互联网＋"等信息技术融合发展的理念和要求。

2019 年 6 月 29 日第十三届全国人民代表大会常务委员会第十一次会议审议通过《中华人民共和国疫苗管理法》,规定国务院药品监督管理部门会同国务院卫生健康主管部门制定统一的疫苗追溯标准和规范,建立全国疫苗电子追溯协同平台,整合疫苗生产、流通和预防接种全过程追溯信息,实现疫苗可追溯。疫苗上市许可持有人应当建立疫苗电子追溯系统,与全国疫苗电子追溯系统协同平台相衔接,实现生产、流通和预防接种全过程最小包装单位疫苗可追溯、可核查。疾病预防控制机构、接种单位应当依法如实记录疫苗的流通、预防接种等情况,并按照规定向全国疫苗电子追溯协调平台提供追溯信息。

2019 年 8 月 26 日,第十三届全国人大常委会第十二次会议通过新修订的《中华人民共和国药品管理法》,明确规定国家建立健全药品追溯制度,国务院药品监督管理部门应当制定统一的药品追溯标准和规范,推进药品追溯信息互通互享,实现药品可追溯。新修订的《药品管理法》奠定了药品信息化追溯体系建设的法律基础,与《疫苗管理法》以及《导则》《编码要求》两项信息化标准构成了我国药品信息化追溯体系建设的基础法规体系,标志着我国的医药产业正式进入电子监管时代。

### (三) 药品追溯管理的深化阶段

为了贯彻落实《中华人民共和国药品管理法》和《中华人民共和国疫苗管理法》,国家药品监督管理局加速药品追溯标准规范的编制工作。2019 年 8 月 27 日国家药品监督管理局印发了《疫苗追溯基本数据集》《疫苗追溯数据交换基本技术要求》《药品追溯系统基本技术要求》等 3 项信息化标准。与前期发布的《导则》《编码要求》2 项标准,疫苗信息化追溯体系建设所需的 5 项标准全部发布实施,用于指导各方共同开展疫苗信息化追溯体系建设。

2020 年 3 月 6 日,国家药品监督管理局印发《药品上市许可持有人和生产企业追溯基本数据集》《药品经营企业追溯基本数据集》《药品使用单位追溯基本数据集》《药品追溯消费者查询基本数据集》《药品追溯数据交换基本技术要求》等 5 项标准,加上 2019 年发布的《导则》等 5 项标准,国家药品监督管理局组织编制的 10 个药品追溯相关标准,已全部发布实施。这 10 项药品追溯标准可分为药品追溯基础通用标准、疫苗追溯数据及交换标准、药品(不含疫苗)追溯数据及交换标准三大类。三大类标准既相互协调,又各有侧重,将有助于打通各环节、企业独立系统之间的壁垒,有利于构建药品追溯数据链条,实现全品种、全过程药品追溯。

## 三、药品追溯管理的主要内容

### (一) 药品追溯体系建设的目标与基本原则

1. 目标　药品上市许可持有人、生产企业、经营企业、使用单位通过信息化手段建立药品追溯系统,及时准确记录、保存药品追溯数据,形成互联互通药品追溯数据链,实现药品生产、流通和使用全过程来源可查、去向可追;有效防范非法药品进入合法渠道;确保发生质量安全风险的药品可召回、责任可追究。

药品生产、流通和使用等环节共同建成覆盖全过程的药品追溯系统,药品上市许可持有人、生产企业、经营企业、使用单位质量管理水平明显提升,药品监督管理部门的监管信息化水平和监管效率逐步提高,行业协会积极发挥药品信息化追溯体系建设的桥梁纽带和引领示范作用,实现药品信息化追溯数据社会公众可自主查验,提升全社会对药品信息化追溯的认知度。

2. 基本原则

(1) 各负其责:药品上市许可持有人、生产企业、经营企业、使用单位是药品质量安全的责任主体,负有追溯义务。药品上市许可持有人和生产企业承担药品追溯系统建设的主要责任,药品经营企业和使用单位应当配合药品上市许可持有人和生产企业,建成完整药品追溯系统,履行各自追溯责任。

(2) 部门监督指导:药品监督管理部门根据有关法规与技术标准,监督药品上市许可持有人、生产企业、经营企业、使用单位建立药品追溯系统,指导行业协会在药品信息化追溯体系建设中发挥积极作用。

(3) 分类分步实施:充分考虑药品上市许可持有人、生产企业、经营企业、使用单位的数量、规模和管理水平,以及行业发展实际,坚持企业建立的原则,逐步有序推进。

(4) 各方统筹协调:按照属地管理原则,药品监督管理部门要在地方政府统一领导下,注重同市场监管、工信、商务、卫生健康、医保等部门统筹协调、密切合作,促进药品信息化追溯体系协同管理、资源共享。

(二)药品追溯码编码要求

1. 编码原则

(1) 实用性:药品追溯码应保证其科学合理,满足药品追溯业务实际需求和监管要求。

(2) 唯一性:药品追溯码的唯一性应指向单个药品销售包装单元;药品标识码的唯一性应指向特定于某种与药品上市许可持有人、生产企业、药品通用名、剂型、制剂规格、包装规格和/或包装级别对应的药品。

(3) 可扩展性:药品追溯码应可根据实际使用需求进行容量扩充。

(4) 通用性:药品追溯码应基于药品上市许可持有人、生产企业、经营企业、使用单位广泛使用的编码规则进行设计或选择,并充分考虑与之相关的上下游企业、第三方或监管部门信息系统对接的技术需求。

2. 药品追溯码基本要求　药品追溯码应关联药品上市许可持有人名称、药品生产企业名称、药品通用名、药品批准文号、药品本位码、剂型、制剂规格、包装规格、生产日期、药品生产批号、有效期和单品序列号等信息;应符合以下两项要求中的一项:①代码长度为20个字符,前7位为药品标识码;②符合 ISO 相关国际标准(如,ISO/IEC 15459 系列标准)的编码规则。

3. 药品追溯码构成要求　①可由数字、字母和/或符号组成,包括 GB/T 1988—1998 中的所有字符;②包含药品标识码,并确保药品标识码在各级别的药品销售包装上保持唯一;③包含生产标识码:生产标识码应包含单品序列号,并可根据实际需求,包含药品生产批号、生产日期、有效期或失效期等;④包含校验位,以验证药品追溯码的正确性。

4. 药品追溯码载体基本要求　根据实际需要,药品追溯码的载体可以选择条形码、二维码或RFID 标签等,药品追溯码应可被设备和人眼识读。

5. 发码机构基本要求　应有明确的编码规则,并应配合药品上市许可持有人和生产企业将本发码机构的基本信息、编码规则和药品标识码相关信息向协同平台备案,确保药品追溯码的唯一性。

6. 药品上市许可持有人、生产企业基本要求　应选择符合本标准要求的发码机构,根据其编码规则编制或获取药品追溯码,对所生产药品的各级销售包装单元赋码,并做好各级销售包装单元药品追溯码之间的关联。在赋码前,应向协同平台进行备案,服从协同平台统筹,保证药品追溯码的唯一性。

(三)药品信息化追溯体系建设要求

1. 基本构成及其功能要求

(1) 基本构成:药品信息化追溯体系应包含药品追溯系统、药品追溯协同服务平台(以下简称协同平台)和药品追溯监管系统。

(2) 功能要求:①药品追溯系统应包含药品在生产、流通及使用等全过程追溯信息,并具有对追溯信息的采集、存储和共享功能,可分为企业自建追溯系统和第三方机构提供的追溯系统两大类。②协同平台应包含追溯协同模块和监管协同模块,追溯协同模块服务企业和消费者,监管协同模块服务监管工作。应可提供准确的药品品种及企业基本信息、药品追溯码编码规则的备案和管理服务以及不同药品追溯系统的地址服务,辅助实现不同药品追溯系统互联互通。③药品追溯监管系统包括国家和各省药品追溯监管系统,根据各自监管需求采集数据,监控药品流向,应包含追溯数据获取、数据统计、数据分析、智能预警、召回管理、信息发布等功能。

药品信息化追溯体系基本构成及相互关系见图13-6。

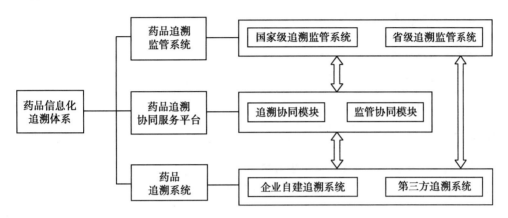

图13-6　药品信息化追溯体系基本构成及相互关系

2. 系统(平台)数据交换要求　药品追溯系统、协同平台、药品追溯监管系统之间的数据交换应符合国家药品监督管理局制定的数据交换相关技术标准。

3. 系统(平台)建设安全性要求

(1) 用户安全访问:应提供用户的身份注册、验证和统一管理功能;应提供用户认证、权限管理与访问控制功能。

(2) 数据安全传输:应提供数据接入验证功能,以确保数据接收的有效性;应提供数据传输过程中的隐私保护和防篡改功能。

(3) 数据安全存储:应采用有效的数据安全存储技术,防止数据泄露;应能够验证存储数据的完整性和有效性,防止非授权用户非法获取及修改数据,记录授权用户对数据的修改行为及内容;应具备数据备份与容灾功能。

(4) 系统(平台)安全管理:应提供日志和安全事件的管理及分析功能,可统计安全事件的相关情况,可按不同条件快速查询系统、统计分析系统(平台)的日志和事件。

(四) 疫苗信息化追溯体系建设要求

1. 总体要求　积极推动建立覆盖疫苗生产、流通和预防接种全过程的信息化追溯体系,实现全部疫苗全过程可追溯,做到来源可查、去向可追、责任可究,提高疫苗监管工作水平和效率,切实保障疫苗质量安全。

2. 主要任务　①建立统一的追溯标准和规范。国家药监局会同国家卫生健康委员会制定统一的疫苗追溯标准和规范。②建立疫苗追溯协同服务平台和监管系统。国家药监局负责建设疫苗追溯协同服务平台,连接免疫规划信息系统和疫苗信息化追溯系统,整合疫苗生产、流通和预防接种全过程追溯信息,实现疫苗全程可追溯;国家药监局和各省级药品监管部门分别建设国家和省级疫苗信息化追溯监管系统,根据监管需求采集数据,监控疫苗流向,充分发挥追溯信息在日常监管、风险防控、产品召回、应急处置等监管工作中的作用。③建立省级免疫规划信息系统,通过该系统验证本省内疫苗采购入库信息,依法如实记录本省疫苗流通、库存、预防接种等追溯信息,并按标准向协同平台提供追溯信息。④建立疫苗信息化追溯系统。上市许可持有人承担疫苗信息化追溯系统建设的主要责任,按照"一物一码、物码同追"的原则建立疫苗信息化追溯系统,并与协同平台相衔接。⑤社会参与方提供技术服务。信息技术企业、行业组织等单位可作为第三方技术机构,提供疫苗信息化追溯专业服务。

---

### 药师考点

1. 药品追溯体系建设的目标。
2. 药品追溯体系建设的基本原则。
3. 药品信息化追溯体系建设要求。
4. 药品追溯码编码要求。
5. 疫苗信息化追溯体系建设要求。

---

### 课程思政讨论

1. 药品信息管理如何贯彻社会主义法治理念?
2. 发布药品广告应如何与诚实守信的社会主义核心价值观相结合?

---

# 本 章 小 结

本章介绍了药品说明书、标签和广告的概念,互联网药品信息服务的管理规定,重点介绍了药品说明书、标签的内容要求和格式,药品广告的范围、内容及禁止性规定,互联网药品信息服务的条件和基本要求,药品追溯相关概念与药品追溯管理的主要内容。主要内容为:

1. 药品信息是指有关药品和药品活动的特征和变化;药品信息管理包括对药品信息活动的管理和国家对药品信息的监督管理。

2. 药品说明书是指药品生产企业印制并提供的、包含药理学、毒理学、药效学、医学等药品安全性、有效性重要科学数据和结论的、用以指导临床正确使用药品的技术性资料。药品说明书的内容、书写格式与书写要求应符合相关法律法规的规定。

3. 药品标签,是指药品包装上印有或者贴有的内容。药品标签分为内标签、外标签、运输和储藏标签、原料药标签等4类。药品标签书写印制应符合相应的要求。

4. 药品说明书和标签实行国家审批制度,内容书写应符合相应的原则,文字表述应当科学、规范、准确。

5. 药品广告是指利用各种媒介或者形式发布的含有药品名称、药品适应证(功能主治)或者与药品有关的其他内容的广告。凡利用各种媒介或者形式发布的药品广告,均应当按照《药品广告审查办法》进行审查,药品广告必须符合《药品广告审查发布标准》的要求。违反规定,需承担相应的法律责任。

6. 互联网药品信息服务是指通过互联网向上网用户提供药品(含医疗器械)信息的服务活动。互联网药品信息服务分为经营性和非经营性两类。拟提供互联网药品信息服务的网站,应当取得提供互联网药品信息服务的资格。在提供互联网药品信息服务的过程中需遵守相应的管理规定。违反规定,要承担相应的法律责任。

7. 药品追溯是指通过记录和标识,正向追踪和逆向溯源药品的生产、流通和使用情况,获取药品全生命周期追溯信息的活动。药品生产、流通和使用等环节共同建成覆盖全过程的药品追溯系统,实现药品生产、流通和使用全过程来源可查、去向可追;有效防范非法药品进入合法渠道;确保发生质量安全风险的药品可召回、责任可追究。

# 思 考 题

1. 解释下列术语：药品信息，药品说明书，药品标签，药品广告，互联网药品信息服务，药品追溯。

2. 简述药品信息收集的渠道。

3. 概述药品说明书的内容、格式和书写方面的要求与规定。

4. 简述药品标签的内容和书写印制要求。比较药品内、外包装、运输包装标签、原料药包装标签应当注明的项目的异同。

5. 简述药品广告批准文号的格式。

6. 药品广告内容有哪些禁止性规定？

7. 概述对虚假违法药品广告的处罚。

8. 提供互联网药品信息服务的网站应具备什么条件？

9. 违反互联网药品信息管理的规定应承担哪些法律责任？

10. 简述药品追溯体系建设的目标。

11. 简述药品追溯码编码要求。

12. 概述药品信息化追溯体系的建设要求。

---

# 课 程 实 践

【实践名称】　药品说明书与药品广告现状调查。

【实践目的】　通过课程实践，学生能够运用所学药品信息管理的相关理论和知识具体分析现实中药品说明书、药品标签和药品广告存在的问题。

【实践内容】

1. 走访 5 家零售药店，分别随机抽取 10 份药品说明书和 10 份药品标签，对照《中国药典》（2020 年版）及《药品说明书和标签管理规定》，分析存在问题。

2. 从电视、广播、网络、报纸、大众期刊上各随机选取 10 种药品广告，根据相关法律规定分析存在的问题。

【实践测试】　提交一份 3 000 字左右的调查报告，内容包括存在问题、原因分析及解决对策。

第十三章
目标测试

（何　宁）

# 第十四章

# 药品知识产权保护

第十四章
教学课件

问题导入

### 以获得上市批准为目的的专利到期前仿制行为是否构成侵权

×药品是由一家美国的制药公司开发的对治疗某类癌症具有里程碑意义的药物,年销售额高达几十亿美元,是全球销售额排名前十的抗肿瘤药物,并于2012年被我国批准上市。该药物2006年在我国提出了核心化合物专利申请,并于2012年获得专利授权,保护期至2026年。

2014—2015年,国内四川、江苏、上海等地多家制药龙头企业陆续向国家药品监督管理部门提出该药物原料药及胶囊剂的仿制注册申请,主管部门分别受理了这些申请,并阶段性颁发了准予其进行临床试验的批件。

2016—2017年,该美国制药公司先后在四川、江苏、上海等地发起专利侵权诉讼。作为系列案件的共性部分,原告认为,我国涉案医药企业存在以生产经营为目的专利实施行为,构成专利侵权,请求法院要求判决被告赔偿其巨额损失及相关合理费用支出,并停止包括注册申报在内的侵权行为。

请阅读以上材料,思考并讨论:

(1) 我国上述医药企业的行为是否构成专利侵权?

(2) 我国对于药品注册过程中出现的早期专利纠纷是如何解决的?

(3) 在"健康中国战略"推动下,2018年国务院办公厅发布了《关于改革完善仿制药供应保障及使用政策的意见》,明确提出:研究完善与我国经济社会发展水平和产业发展阶段相适应的药品知识产权保护制度,充分平衡药品专利权人与社会公众的利益。在充分保护药品创新的同时,防止知识产权滥用,促进仿制药上市。我国出台的一系列知识产权制度在推进"健康中国"建设方面发挥了怎样的积极作用?

## 第一节　药品知识产权概述

随着知识经济和经济全球化深入发展,知识产权日益成为国家发展的战略性资源和国际竞争力的核心要素,成为建设创新型国家的重要支撑和掌握发展主动权的关键。2021年9月,国务院发布了《知识产权强国建设纲要(2021—2035年)》(以下简称《纲要》),其提出创新是引领发展的第一动力,知识产权作为国家发展战略性资源和国际竞争力核心要素的作用更加凸显。实施知识产权强国战略,全面提升我国知识产权综合实力,对于提升国家核心竞争力,扩大高水平对外开放,实现更高质量、更有效率、更加公平、更可持续、更为安全的发展,满足人民日益增长的美好生活需要,具有重要意义。医药产业是一个对知识产权高度依赖的行业,知识产权保护对于医药创新具有直接的驱动作用。特别是我国的医药产业已经逐渐由仿制向自主创新进行转变,完善的药品知识产权制度对我国医药企业的创新发展起到战略支撑和法律保障的作用,同时也是提升我国医药企业的国际竞争力的加速器。

### 一、知识产权的概念及种类

#### (一)知识产权的概念

知识产权(intellectual property)是指自然人、法人或其他组织对自己的智力成果所享有的占有、使用、处分和收益的权利。智力成果基于脑力劳动完成,其根本特征就是无形性,需要通过一定的载体进行存储和表现,属于无形的财产。智力成果包括发明、著作、商标、技术秘密等,与有形的财产一样,都具有价值和使用价值,因而由此产生的知识产权和物权一样都受到国家法律的保护。

#### (二)知识产权的种类

传统意义上的知识产权分为两大类,一类是文学产权(literature property),包括著作权(copyright)及与著作权有关的邻接权;另一类是工业产权(industrial property),主要是专利权和商标权。世界贸易组织(World Trade Organization,简称WTO)的《与贸易有关的知识产权协议》(Agreement on Trade-Related Aspects of Intellectual Property Rights,简称TRIPS协议)还把集成电路布图设计权、未披露过的信息专有权等列入知识产权的范围。随着科技的发展,地理标志、传统知识、生物多样性、大数据、基因技术、人工智能等也逐步被列入知识产权的范围。

### 二、药品知识产权的概念及种类

#### (一)药品知识产权的概念

药品知识产权是指基于一切与药品有关的发明创造和智力劳动成果产生的财产权。

#### (二)药品知识产权的种类

药品知识产权主要包括著作权和工业产权两大类,而工业产权又包括药品专利权、药品商标权。此外,未披露的信息专有权(包含商业秘密和试验数据)也是药品知识产权的重要组成部分。

1. **药品专利权**　药品专利权是药品专利权人对其与药品有关的发明创造依法享有的专有权,包括人身权和财产权。人身权是发明人或者设计人有权在专利文件中写明自己是发明人或者设计人,或在其专利产品或者该产品的包装上标明专利标识的权利;财产权是专利权的主要内容,包括对取得专利的发明创造占有、使用、收益和处分的权利。

专利权的初始取得必须由当事人提出申请,经专利局审查批准,才能使发明成果成为专利。药品专利权包括发明专利、实用新型专利和外观设计专利。同时专利权也可以通过转让、继承、赠予等方式继受取得。

2. **药品商标权**　药品商标权是药品商标注册人对其注册商标依法享有的权利。商标权具有财产所有权的一般特性,包括使用权和禁止权。

医药企业通过向国家商标管理部门依法申请注册,取得商标权,这是取得商标权的基本方式。同时,也可以通过受让、继承和受赠等方式取得。

**3. 医药著作权**　医药著作权是作者对其创作的作品所享有的各项人身权利和财产权利。著作权的人身权包括发表权、署名权、修改权和保护作品完整权;财产权包括复制权、展览权、表演权、播放权、演绎权等。著作权人通过对这些权利的行使,来实现其精神利益和经济利益。

医药著作权包括对有关年鉴、文献、期刊、教材、百科全书、论文、档案、资料、产品说明书等作品的著作权,以及涉及医药企业及其产品的计算机软件的著作权等。

著作权自作品创作完成之日起自动产生。受著作权法保护的作品要求具有独创性,且必须能够复制再现。

**4. 未披露的信息专有权**　按照 TRIPS 协议的规定,未披露的信息专有权主要由两大类组成,即医药商业秘密专有权和未披露的试验数据专有权。

商业秘密专有权指的是所有人对于其商业秘密所享有的不受非法侵犯的权利。医药商业秘密涉及医药产品的研究开发、市场营销、技术转让、投资途径、人员客户网络等技术信息和经营信息,是商业秘密权利人在经营活动或其他创造性活动中所产生的无形财富。商业秘密是经多年的研究、探索总结而得来的智力劳动成果,包含大量的劳动和投入,对权利人具有重要的经济价值,并经权利人采取了保密措施,是企业知识产权的重要组成部分。

未披露的试验数据指的为了满足上市审批的需要,药品上市申请人提交给药品监管部门的未披露的一系列能够证明药品安全性和有效性的试验数据,包括药学研究数据、临床前研究数据和临床试验数据等,是无形的智慧财产。申请人为了获得这些试验数据付出了相当大的努力。为了避免这些试验数据被不公平地商业使用,对这些未披露的试验数据提供专有权保护。

## 三、药品知识产权的特征与保护意义

### (一) 药品知识产权的特征

**1. 无形性**　药品知识产权的客体是一种无形的具有财产价值的智力成果,具有研发成本高、复制成本低、潜在利润极高的特点。智力成果由于无形而无法被权利主体实际占有,许多人可以在不同的地点同时使用,故药品知识产权的核心内容在于对权利人控制他人利用其成果的保护,即赋予权利人禁止他人未经许可以营利为目的的使用其智力成果的权利。

**2. 专有性**　药品知识产权的专有性也称独占性,是指知识产权的所有人对其权利的客体享有独家实施、占有、收益和处分的权利,主要体现在两个方面,一是知识产权为权利人所独占,权利人垄断这种专有权并受到严格保护,没有法律规定或未经权利人许可、授权,任何人不得擅自使用,否则即构成侵权行为;二是一般情况下,对同一属性的智力成果不允许有两个或两个以上的主体同时享有权利,如一项发明在中国取得专利权后,其他任何人不得就相同主题的发明在中国取得专利权。

**3. 时限性**　是指法律所确认的药品知识产权的效力具有法定的期限,依法取得的知识产权只有在法律规定的期限内受到保护,一旦超过法律规定的保护期,知识产权就丧失了法律效力,相应的保护对象便成为全人类的共同财富,任何人均可使用。但是,商业秘密权和著作权中的署名权、修改权和保护作品完整权等人身权不受时间的限制。商标权虽然享有一定的保护期,但是商标权可以无限续展,因此,实质上商标权也是不受时间限制的。

**4. 地域性**　地域性是指药品知识产权的保护有明显的国家界限。按照一国法律获得保护的某项知识产权,只能在该国发生法律效力,在其他国家不受法律保护。在一国获得知识产权的权利人,如果要在他国受到法律保护,就必须按照该国法律规定另行提出申请。除签有国际公约或双边互惠条约、协定的以外,知识产权没有域外效力。

（二）药品知识产权保护的意义

**1. 有利于激发医药科技工作者创新的积极性**　高投入、高风险和长周期是药品研发的三个显著特征。药品的研究开发是一项复杂的系统工程，需要投入大量的人力、物力和资金，耗费大量的时间和创造性的劳动。如果研制出来的药品被任意仿制，发明人的研究投入得不到应有的回报，既有违公平也严重挫伤新药研发者的积极性，阻碍医药科学技术的进步。知识产权制度通过授予知识产权创造者或拥有者在一定时间内独占市场的权利，使其创新药品在保护期内得到丰厚的回报，从而积累足够的财力投入到新的研发活动中。如日本 1976 年开始对药品实施专利保护，到 1987 年的 11 年间，有 81 种新药问世；而 1940—1975 年没有药品专利保护的 35 年间，仅有 10 种新药被开发出来。可见，知识产权制度对发明创新具有极大的激励作用。

**2. 有利于推动医药科技产业化发展**　医药科技创新必须及时转化为新的药品，才能创造财富和价值。知识产权制度是促进成果转化的助推器。发明创造产业化带来的经济回报又可以为新的研究开发提供资金。发达国家的药品生产企业往往将其药品销售额的 10%~15% 用于新药的研究与开发。如 ×× 公司的一种药物，研发投资超过 8 亿美元，1989 年获得美国专利，2002 年上市，2004 年至 2011 年年销售额连续超过 100 亿美元，成为历史上第一个销售额突破千亿的处方药，为公司带来巨额利润。

**3. 有利于保障药品生产企业的竞争优势**　拥有更多的具有独立知识产权的品种并保护好自己的发明成果，是药品生产企业参与国际竞争的基础，是保障企业在国际市场上的优势、提升产品附加值、逐步扩大国内外市场份额的保证。同时，良好的知识产权保护氛围，可以吸引更多的国家和企业在我国进行投资与科研合作。

**4. 有利于中药资源的保护和创新资源的合理配置**　改革开放初期，我国医药知识产权保护意识淡薄，导致很多经典名方被其他国家所仿制，给我国的中药产业发展带来了巨大的损失。加强知识产权保护，可以避免或减少我国中医药资源流失，使得中医药的长远利益得到保护。专利制度促进了技术情报的提前公开，他人可以方便地获得药品研制的最新技术资料，在更高的起点上研究开发，避免低水平的重复研究，提高资源利用的效率。

---

**知识链接**

### 我国药品知识产权保护的法律体系

我国基本上已经构建完成了较为完善的知识产权保护法律体系，包括法律、行政法规、部门规章、国际条约等知识产权保护法律法规。其中，药品知识产权保护既遵循一般的知识产权保护法律法规的要求，例如《中华人民共和国专利法》《中华人民共和国商标法》等，也遵守《药品管理法》《药品注册管理办法》等一系列药事法中与药品知识产权保护相关的规定。我国 2019 年最新发布的《药品管理法》和 2020 年最新发布的《药品注册管理办法》中不再保留与药品知识产权保护相关的条款，而是将其更多地在其他专门法得到体现，例如《药品专利纠纷早期解决机制实施办法（试行）》等。随着《专利法》的修订，专门针对药的保护条款逐渐增多，这充分说明了药品知识产权保护的特殊性及重要性。表 14-1 对我国现行最主要的涉及药品知识产权保护的法律法规进行了列举。

表 14-1　我国与药品知识产权保护相关的主要法律法规

| 法律 | 行政法规 | 部门规章 | 国际条约 |
|---|---|---|---|
| 《中华人民共和国民法典》 | 《中华人民共和国专利法实施细则》 | 《关于禁止侵犯商业秘密行为的若干规定》 | 《与贸易有关的知识产权协议》 |
| 《中华人民共和国专利法》 | 《中华人民共和国商标法实施条例》 | 《植物新品种保护条例实施细则》（农业部分） | 《保护工业产权巴黎公约》 |

续表

| 法律 | 行政法规 | 部门规章 | 国际条约 |
|------|----------|----------|----------|
| 《中华人民共和国商标法》 | 《中华人民共和国著作权法实施条例》 | 《专利行政执法办法》 | 《保护文学艺术伯尔尼公约》 |
| 《中华人民共和国著作权法》 | 《中药品种保护条例》 | 《专利实施强制许可管理办法》 | 《世界版权公约》 |
| 《中华人民共和国反不正当竞争法》 | 《植物新品种保护条例》 | 《国家知识产权局行政复议规程》 | 《商标注册马德里协定》 |
| 《中华人民共和国刑法》 | 《著作权集体管理条例》 | 《药品专利纠纷早期解决机制实施办法(试行)》 | 《专利合作条约》 |
| 《中华人民共和国科学技术进步法》 | 《中华人民共和国药品管理法实施条例》 | 《药品专利纠纷早期解决机制行政裁决办法》 | |

## 第二节　药品专利保护

专利保护是药品知识产权保护类型中力度最强、范围最广的保护方式。实施药品专利保护,是国际上对药品发明创造进行知识产权保护的主要手段。

### 一、我国药品专利保护发展概述

专利制度是国际上通行的一种国家利用法律和经济手段保护发明创造者的合法权益、鼓励技术创新、推动科学技术进步的一项重要法律制度。这一制度的核心原理,是通过授予专利权人一定期限的市场独占权,换取发明人将发明成果公开,推动科技进步、提高社会的整体利益。

我国专利制度经历了从无到有,不断发展和完善的过程。药品专利保护同样也伴随着我国专利制度的发展以及医药创新水平的发展和进步经历了 5 个阶段的变革。

#### (一) 对药品产品专利不予保护

1978 年前,在高度集中的计划经济体制下,我国医药企业的市场意识和创制新药的能力比较弱,只有为数不多的一些创新成果,也没有及时取得专利保护。为了鼓励发明创造,保护发明创造者的合法权益,促进科学技术进步和创新,1978 年我国开始筹建专利制度。1980 年 1 月,中国专利局正式成立。1984 年 3 月 12 日,第六届全国人大常委会第四次会议过了《中华人民共和国专利法》(以下简称《专利法》),并于 1985 年 4 月 1 日起施行。1985 年国务院颁布了《中华人民共和国科学技术进步奖励条例》,并再次修订了《发明奖励条例》,从而形成了专利制度与发明奖励制度并存的发明创造保护体系。考虑到当时国内制药工业的研发和创新能力比较薄弱,需要给予特殊保护,《专利法》第二十五条规定,药品的制备方法可以申请专利,但药物本身不给予专利保护。

《专利法》的颁布与实施,对鼓励发明创造、促进我国科技进步和经济发展、加强对外科技合作和交流发挥了积极的作用。但由于受当时多方面因素的影响,我国的《专利法》存在着一定的缺陷,这些缺陷制约了科技的发展。另外,随着国际贸易的发展,专利制度在国际交流中的地位日益重要,我国的《专利法》客观上需要与国际专利制度接轨,以保证我国能够履行已经加入的国际公约所要求履行的义务。于是我国对《专利法》进行了重要修改。

#### (二) 药品产品专利纳入保护范围

1992 年 9 月 4 日,第七届全国人民代表大会常委会第二十七次会议通过了《专利法》修正案。修改后的《专利法》扩大了药品专利保护的范围,即新化合物、药物制剂,新化合物和药物制剂的制备方法及新用途均可申请专利保护;延长了专利保护期,即将发明专利保护期限由原来的 15 年延长到 20年,实用新型专利保护期限由原来的 8 年延长到 10 年;强化了专利权的保护;完善了专利审批程序。

### (三) 药品专利保护与国际接轨

为适应我国经济体制改革不断深化的需要,我国对《专利法》进行了第二次修正。2000 年 8 月25 日,第九届全国人大常委会第十六次会议通过了专利法修正案。通过这次修订,我国《专利法》的各项规定达到当前公认的国际规则所要求的标准,为我国技术创新工作的开展创造了更为有利的条件。

### (四) 药品专利保护精细化

为提高自主创新能力,建设创新型国家,促进技术推广应用,行使我国参加的国际公约赋予的权利,2008 年 12 月 27 日,第十一届全国人大常委会第四次会议通过了第三次修正案,2009 年 10 月 1日正式施行,在进一步明确专利内涵、完善专利保护、提高专利授权标准、加大处罚力度等方面作了补充和完善。

同时,值得注意的是这次修正的《专利法》借鉴美国、加拿大、澳大利亚、德国等国的立法,规定了药品和医疗器械 Bolar 例外制度,即为提供行政审批所需要的信息,制造、使用、进口专利药品或者专利医疗器械的,以及专门为其制造、进口专利药品或者专利医疗器械的行为不视为专利侵权。这可以促进药品和医疗器械在专利保护期满后及时上市,保障公众尽快获得价格低廉的药品和医疗器械。

### (五) 药品专利保护全面发展

我国从 2014 年开始启动的专利法第四次修改。2020 年 10 月 17 日,第十三届全国人大常委会第二十二次会议表决通过了关于修改《中华人民共和国专利法》的决定,修改后的《专利法》于 2021年 6 月 1 日起正式施行。该法在加强对专利权人合法权益的保护、促进专利实施和运用、完善专利授权制度等方面进行了一系列修改完善,以满足经济社会发展的需要,营造尊重知识、尊重创新的良好营商环境。在药品专利保护方面,增加了两项非常重要的制度,专利期限补偿制度和专利链接制度,即专利纠纷早期解决机制。

## 二、药品专利的概念及分类

### (一) 药品专利的概念

药品专利是药品专利权的简称,是指源于药品领域的发明创造,且转化为一种具有独占权的权利形态,是各国普遍采用的以独占市场为主要特征的谋求市场竞争有利地位的一种手段。

### (二) 药品专利的分类

药品专利分为发明、实用新型及外观设计三类。

1. **药品发明专利**　发明是指对产品、方法或者其改进所提出的新的技术方案。药品发明专利包括产品发明和方法发明两大类。

(1) 产品发明:包括有医药用途的新化合物和药物组合物;新微生物和基因工程产品(生物制品);制药领域中涉及的新原料、新辅料、中间体、代谢物、药物前体、新药物制剂;新的异构体;新的有效晶型;新分离或提取的天然物质等。

(2) 方法发明:方法发明包括制备方法和已知化合物的新用途两大类。制备方法涵盖新工艺、新配方、新的加工处理方法及新动物、新矿物、新微生物的生产方法,中药新提取、纯化方法、新炮制方法等;已知化合物的新用途涵盖首次发现其医疗价值、发现其第二医疗用途(即新的适应证)或新的给药途径的发明创造。

2. **实用新型专利**　实用新型是指对产品的形状、构造或者其结合所提出的适于实用的新的技术方案。实用新型与发明专利相比,它的创造性要求低,并且仅适用于有形产品的发明。如某些与功能相关的药物剂型、形状、结构的改变;生产制剂的专用设备;诊断用药的试剂盒与功能有关的形状、结构;某种单剂量给药器以及药品包装容器的形状、结构、开关技巧等。

3. 外观设计专利 外观设计是指对产品的形状、图案或者其结合以及色彩与形状、图案的结合所作出的富有美感并适于工业应用的新设计,主要涉及药品外观和包装容器外观等,如药品的新造型或其与图案、色彩的搭配与组合;新的盛放容器如药瓶、药袋、药瓶的瓶盖;富有美感和特色的说明书、容器和包装盒等。

### 三、药品专利的申请、审批与授权

(一) 药品专利的申请

1. 专利申请的原则

(1) 书面申请原则:即申请专利必须按规定提交一系列书面申请文件,履行各种法律手续。

(2) 先申请原则:指在两个以上的申请人分别就同样的发明创造申请专利的情况下,对先提出申请的申请人授予专利权。

(3) 单一性原则:指一份专利申请文件只能就一项发明创造提出专利申请。

一件发明或者实用新型专利申请应当限于一项发明或者实用新型。属于一个总的发明构思的两项以上的发明或者实用新型,可以作为一件申请提出。

一件外观设计专利申请应当限于一项外观设计。同一产品两项以上的相似外观设计,或者用于同一类别并且成套出售或者使用的产品的两项以上外观设计,可以作为一件申请提出。

(4) 优先权原则:指将专利申请人首次提出专利申请的日期,视为后来一定期限内专利申请人就相同主题在他国或本国提出专利申请的日期。专利申请人依法享有的这种权利称为优先权,享有优先权的首次申请日称为优先权日。

申请人自发明或者实用新型在外国第一次提出专利申请之日起十二个月内,或者自外观设计在外国第一次提出专利申请之日起六个月内,又在中国就相同主题提出专利申请的,依照该外国同中国签订的协议或者共同参加的国际条约,或者依照相互承认优先权的原则,可以享有优先权。

申请人自发明或者实用新型在中国第一次提出专利申请之日起十二个月内,或者自外观设计在中国第一次提出专利申请之日起六个月内,又向国务院专利行政部门就相同主题提出专利申请的,可以享有优先权。

2. 专利申请文件的提交 专利申请文件的撰写要求完整、准确,因为申请文件的质量对专利能否成功申请和获得完整的保护有直接影响。

(1) 发明专利和实用新型专利的申请文件:包括请求书、说明书及其摘要和权利要求书等文件。

请求书应当写明发明或者实用新型的名称,发明人的姓名,申请人姓名或者名称、地址,以及其他事项。说明书应当对发明或者实用新型作出清楚、完整的说明,以所属技术领域的技术人员能够实现为准;必要的时候,应当有附图。摘要应当简要说明发明或者实用新型的技术要点。权利要求书应当以说明书为依据,清楚、简要地限定要求专利保护的范围。

依赖遗传资源完成的发明创造,申请人应当在专利申请文件中说明该遗传资源的直接来源和原始来源;申请人无法说明原始来源的,应当陈述理由。

(2) 外观设计专利的申请文件:应当提交请求书、该外观设计的图片或者照片以及对该外观设计的简要说明等文件。申请人提交的有关图片或者照片应当清楚地显示要求专利保护的产品的外观设计。

(二) 药品专利的审批

依据《专利法》,发明专利申请的审批程序包括受理、初审、早期公布、实质审查以及授权五个阶段。实用新型或者外观设计专利申请在审批中不进行早期公布和实质审查,只有受理、初审和授权三个阶段。我国专利审批流程见数字资源内容。

药品专利审批流程图(图片)

### （三）专利的授权

**1. 授予专利权的条件** 授予专利权的发明和实用新型应当具备新颖性、创造性和实用性。

（1）新颖性：是指该发明或者实用新型不属于现有技术；也没有任何单位或者个人就同样的发明或者实用新型在申请日以前向国务院专利行政部门提出过申请，并记载在申请日以后公布的专利申请文件或者公告的专利文件中。

（2）创造性：是指与现有技术相比，该发明具有突出的实质性特点和显著的进步，该实用新型具有实质性特点和进步。

（3）实用性：是指该发明或者实用新型能够制造或者使用，并且能够产生积极效果。

授予专利权的外观设计，应当不属于现有设计；也没有任何单位或者个人就同样的外观设计在申请日以前向国务院专利行政部门提出过申请，并记载在申请日以后公告的专利文件中。

授予专利权的外观设计与现有设计或者现有设计特征的组合相比，应当具有明显区别。授予专利权的外观设计不得与他人在申请日以前已经取得的合法权利相冲突。

现有技术，是指申请日以前在国内外为公众所知的技术。

现有设计，是指申请日以前在国内外为公众所知的设计。

**2. 不授予专利权的技术领域**

（1）违反国家法律、社会公德或者妨碍公共利益的发明创造：例如吸毒工具，赌博机器，制造假钞、假有价证券的方法和机器不授予专利权。对违反法律、行政法规的规定获取或者利用遗传资源，并依赖该遗传资源完成的发明创造，不授予专利权。

（2）科学发现：科学发现是指对自然现象、物质或规律的发现和认识，并非人类的创造，而是一种原本就存在的客观事实，故不授予专利权。

（3）智力活动的规则和方法：专利法保护的是技术方案，凡技术方案均须利用自然规律，而智力活动没有利用自然规律，故不能被授予专利权。例如游戏方法、体育竞赛方法、药品生产管理方法等。但进行智力活动的设备、装置或者根据智力活动的规则和方法而设计制造的仪器、用具等，如果具备专利条件，可以被授予专利权。

（4）疾病的诊断和治疗方法：疾病的诊断和治疗方法与民众的健康相关，出于公共利益的考虑，不应允许医师对疾病的诊断和治疗方法进行垄断；同时，疾病的诊断和治疗方法不属于产业上的技术方法，不具备工业实用性。

（5）动物和植物品种：动物和植物品种本身不授予专利，但对培育或生产动物和植物新品种的方法则可授予专利。

（6）用原子核变换方法获得的物质：原子核变换包括原子的自然衰变和人工核反应堆。自然衰变不是人力所能控制的，故不属于专利法保护范围；而人工核反应所获物质不授予专利则是出于国家和公众的安全的考虑，同时也是为保护本国的核工业。

（7）对平面印刷品的图案、色彩或者二者的结合作出的主要起标识作用的设计。

---

**知识链接**

### 专 利 权 人

专利权人即享有专利权的主体，也就是专利权的所有人或持有人。通常情况下，发明人或创造人提出专利申请，被授权后成为专利权人。在我国的《专利法》中，对专利权人做出了以下三种特殊规定。

**1. 职务发明和非职务发明** 执行本单位的任务或者主要是利用本单位的物质技术条件所完成的发明创造为职务发明创造。职务发明创造申请专利的权利属于该单位，申请被批准后，该单位为专利权人。该单位可以依法处置其职务发明创造申请专利的权利和专利权,促进相关发明创造的实施和运用。

非职务发明创造,申请专利的权利属于发明人或者设计人;申请被批准后,该发明人或者设计人为专利权人。

利用本单位的物质技术条件所完成的发明创造,单位与发明人或者设计人订有合同,对申请专利的权利和专利权的归属作出约定的,从其约定。

2. 合作发明或委托发明　两个以上单位或者个人合作完成的发明创造、一个单位或者个人接受其他单位或者个人委托所完成的发明创造,除另有协议的以外,申请专利的权利属于完成或者共同完成的单位或者个人;申请被批准后,申请的单位或者个人为专利权人。

3. 同样的发明创造　同样的发明创造只能授予一项专利权。但是,同一申请人同日对同样的发明创造既申请实用新型专利又申请发明专利,先获得的实用新型专利权尚未终止,且申请人声明放弃该实用新型专利权的,可以授予发明专利权。

两个以上的申请人分别就同样的发明创造申请专利的,专利权授予最先申请的人。

## 四、药品专利的保护

### (一) 药品专利权保护的范围和期限

发明或者实用新型专利的保护范围以其权利要求书的内容为准,说明书及附图可用于解释权利的要求;外观设计专利权的保护范围以表示在图片或者照片中的该产品的外观设计为准,简要说明可以用于解释图片或者照片所表示的该产品的外观设计。

发明专利权的期限为二十年,实用新型专利权的期限为十年,外观设计专利权的期限为十五年,均自申请日起计算。

### (二) 药品专利权保护的内容

专利权保护涉及人身权和财产权双重保护。

1. 人身权　指发明人或设计人对发明创造享有在专利文件中写明其姓名的权利。人身权不依赖财产权而存在,在财产权转让后人身权仍然得以保留。

2. 财产权　指专利权人通过对专利技术的占有、使用而取得物质利益的权利,具体有下列几种。

(1) 独占实施权:即专利权被授予后,专利权人有权自行实施其发明创造,并有权禁止他人未经许可擅自实施其发明创造,以确保自己独占实施权的实现。

(2) 授权许可权:即专利权人许可他人实施其专利技术并收取专利使用费的权利。任何单位或个人实施他人专利的,应当与专利权人签订书面实施许可合同,向专利权人支付专利使用费。专利实施许可合同生效后,专利权仍在专利权人手中。被许可人只享有合同约定范围内的实施权,并不享有完整的专利权。授权许可包括普通许可、独占许可、排他许可和交叉许可等多种形式。

(3) 开放许可权:专利权人自愿以书面方式向国务院专利行政部门声明愿意许可任何单位或者个人实施其专利,并明确许可使用费支付方式、标准的,由国务院专利行政部门予以公告,实行开放许可。任何单位或者个人有意愿实施开放许可的专利的,以书面方式通知专利权人,并依照公告的许可使用费支付方式、标准支付许可使用费后,即获得专利实施许可。

(4) 转让权:专利权可以转让,但当事人应当订立书面合同,并向国务院专利行政部门登记,由国务院专利行政部门予以公告,专利权的转让自登记之日起生效。中国单位或者个人向外国人转让专利权的,必须经国务院有关主管部门批准。

(5) 标记权:专利权人享有在其专利产品或使用专利方法获得的产品或产品的包装上标注专利标记和专利号的权利。

（三）药品专利权的限制

为了防止滥用专利权,平衡专利权人与国家和社会之间的利益,《专利法》对专利权人的权利做出了限制性规定,即允许第三方在法定情况下,可以不经专利权人的许可而实施其专利,且其实施行为并不构成侵权。我国《专利法》中对专利权的限制具体分为三类情形,即强制许可、指定许可和专利侵权例外。

1. 强制许可　强制许可是指国务院专利行政部门在法定的情形下,不经专利权人许可,授权他人实施发明或者实用新型专利的法律制度,取得实施强制许可的单位或者个人应当付给专利权人合理的使用费。可实施强制许可的情形包括以下几种。

（1）无正当理由不实施或认定为垄断的情形:国务院专利行政部门根据具备实施条件的单位或者个人的申请,可以给予实施发明专利或者实用新型专利的强制许可。专利权人自专利权被授予之日起满三年,且自提出专利申请之日起满四年,无正当理由未实施或者未充分实施其专利的;专利权人行使专利权的行为被依法认定为垄断行为,为消除或者减少该行为对竞争产生的不利影响的。

（2）基于公共利益或公共健康的需要情形:在国家出现紧急状态或者非常情况时,或者为了公共利益的目的,国务院专利行政部门可以给予实施发明专利或者实用新型专利的强制许可;为了公共健康目的,对取得专利权的药品,国务院专利行政部门可以给予制造并将其出口到符合中华人民共和国参加的有关国际条约规定的国家或者地区的强制许可。

（3）阻碍科学技术推广应用的情形:一项取得专利权的发明或者实用新型比前已经取得专利权的发明或者实用新型具有显著经济意义的重大技术进步,其实施又有赖于前一发明或者实用新型的实施的,国务院专利行政部门根据后一专利权人的申请,可以给予实施前一发明或者实用新型的强制许可;在依照前款规定给予实施强制许可的情形下,国务院专利行政部门根据前一专利权人的申请,也可以给予实施后一发明或者实用新型的强制许可。

2. 指定许可　国有企业事业单位的发明专利,对国家利益或者公共利益具有重大意义的,国务院有关主管部门和省、自治区、直辖市人民政府报经国务院批准,可以决定在批准的范围内推广应用,允许指定的单位实施,由实施单位按照国家规定向专利权人支付使用费。

3. 专利侵权例外　我国《专利法》规定,有些行为虽然形式上看似侵权,但行为人并不承担侵权责任。专利侵权例外主要起到调和专利权人的个体利益与公共利益的作用,在保护专利权的基础上,有效维护公共利益。我国《专利法》中规定的侵权例外包含五类情形。

（1）权利用尽:专利产品或者依照专利方法直接获得的产品,由专利权人或者经其许可的单位、个人售出后,使用、许诺销售、销售、进口该产品的。

（2）在先使用:在专利申请日前已经制造相同产品、使用相同方法或者已经做好制造、使用的必要准备,并且仅在原有范围内继续制造、使用的。

（3）临时过境:临时通过中国领陆、领水、领空的外国运输工具,依照其所属国同中国签订的协议或者共同参加的国际条约,或者依照互惠原则,为运输工具自身需要而在其装置和设备中使用有关专利的。

（4）非商业性使用:专为科学研究和实验而使用有关专利的。

（5）Bolar 例外:为提供行政审批所需要的信息,制造、使用、进口专利药品或者专利医疗器械的,以及专门为其制造、进口专利药品或者专利医疗器械的。

（四）药品专利权的终止和无效

专利权的终止一种是专利期满自然终止,还有一种是在专利期满前终止。专利期满前终止包括没有按照规定缴纳年费的和专利权人以书面声明放弃其专利权两种情形。专利权在期限届满前终止的,由国务院专利行政部门登记和公告。

自国务院专利行政部门公告授予专利权之日起,任何单位或者个人认为该专利权的授予不符合《专利法》有关规定的,可以请求国务院专利行政部门宣告该专利权无效。国务院专利行政部门对宣告专利权无效的请求进行审查和做出决定,并通知请求人和专利权人。宣告专利权无效的决定,由国务院专利行政部门登记和公告。宣告无效的专利权视为自始即不存在。

## 五、药品专利侵权及法律责任

### (一) 药品专利侵权行为

药品专利侵权行为是指未经专利权人许可,实施其专利(即以生产经营为目的制造、使用、销售、许诺销售、进口其专利产品或依照专利方法直接获得的产品)的行为。专利侵权行为构成包含三个要件:侵犯的对象是在中国的有效专利;有违法行为存在,即行为人未经专利权人许可,又没有其他合法权益,擅自实施专利权人的专利或假冒专利权人的专利;行为人擅自实施他人专利或假冒他人专利基于生产经营的目的,也即是在商业活动中擅自实施他人专利或假冒他人专利。

### (二) 药品专利侵权救济途径

未经专利权人许可,实施其专利,即侵犯其专利权,引起纠纷的,由当事人协商解决;不愿协商或者协商不成的,专利权人或者利害关系人可以向人民法院起诉,也可以请求管理专利工作的部门处理。管理专利工作的部门处理时,认定侵权行为成立的,可以责令侵权人立即停止侵权行为。当事人可以自收到处理通知之日起十五日内依照《中华人民共和国行政诉讼法》向人民法院起诉;侵权人期满不起诉又不停止侵权行为的,管理专利工作的部门可以申请人民法院强制执行。进行处理的管理专利工作的部门应当事人的请求,可以就侵犯专利权的赔偿数额进行调解;调解不成的,当事人可以依照《中华人民共和国民事诉讼法》向人民法院起诉。

### (三) 药品专利侵权的法律责任

认定为侵权行为的侵权行为人应当承担民事责任、行政责任与刑事责任。

1. **行政责任**　对专利侵权行为,专利主管部门有权责令侵权行为人停止侵权行为、责令改正、罚款等,专利主管部门应当事人的请求,还可以就侵犯专利权的赔偿数额进行调解。

2. **民事责任**　民事责任包括:①停止侵权,专利侵权行为人应当根据管理专利工作的部门的处理决定或者人民法院的裁判,立即停止正在实施的专利侵权行为;②赔偿损失,侵犯专利权的赔偿数额,按照专利权人因被侵权所受到的损失或者侵权人获得的利益确定,被侵权人所受到的损失或侵权人获得的利益难以确定的,可以参照该专利许可使用费的倍数合理确定;③消除影响,在侵权者实施侵权行为给专利产品在市场上的商誉造成损害时,侵权者就应当采用适当的方式承担消除影响的法律责任,承认自己的侵权行为,以消除对专利产品造成的不良影响。

药品注册中的专利问题(拓展阅读)

3. **刑事责任**　假冒他人专利,情节严重的,依照《中华人民共和国刑法》的规定追究直接责任人员的刑事责任。

## 第三节　药品商标保护

### 一、商标的概念、特征和分类

#### (一) 商标的概念

商标是指能够将一种生产者、经营者的商品或服务与其他生产者、经营者的商品或服务区别开来的标记。商标的构成要素可以是文字、图形、字母、数字、三维标志、颜色组合和声音等,也可以是上述这些要素的组合。

#### (二) 商标的特征

1. **显著性**　即不与他人的商标相混同,只有将具有鲜明个性的标记用于特定的商品或服务,才能便于消费者识别。

2. **独占性**　注册商标所有人对其商标具有专有权、独占权，未经注册商标所有人许可，他人不得擅自使用，否则，即构成侵权。

3. **依附性**　商标是区别商品来源的标记，只有附着在商品上用来表明商品来源并区别其他同类商品的标志才是商标。

4. **价值性**　商标能吸引消费者认牌购物，给经营者带来丰厚的利润。商标的价值可以通过评估确定。

5. **竞争性**　商标是参与市场竞争的工具。生产经营者的竞争就是商品或服务质量与信誉的竞争，商标知名度越高，其商品或服务的竞争力就越强。

（三）商标的分类

依据不同的标准，可将商标划分为不同类别，具体见表14-2。

表14-2　商标的分类

| 分类依据 | 商标的分类 | |
| --- | --- | --- |
| 构成形态 | 1. 平面商标 | 分为文字商标、图形商标、数字商标、颜色商标及组合商标。 |
| | 2. 立体商标 | 商品或其包装的外形或者表示服务特征的外形组成的商标。 |
| | 3. 声音商标 | 由一段声音构成的商标 |
| 使用对象 | 1. 商品商标 | 用于生产销售的商品上的标记。 |
| | 2. 服务商标 | 用于服务行业所提供服务的商标 |
| 作用功能 | 1. 集体商标 | 是指以团体、协会或者其他组织名义注册，供该组织成员在商事活动中使用，以表明使用者在该组织中的成员资格的标志。 |
| | 2. 证明商标 | 是指由对某种商品或者服务具有监督能力的组织所控制，而由该组织以外的单位或者个人使用于其商品或者服务，用以证明该商品或者服务的原产地、原料、制造方法、质量或者其他特定品质的标志。 |
| | 3. 联合商标 | 商标所有人在自己生产或销售的相同或类似的商品上注册几个近似的商标，以构成一张立体交叉的保护网，有效地防止近似商标的出现，扩大注册商标的专用权的范围。 |
| | 4. 防御商标 | 驰名商标所有人在不同类别的商品或者服务上注册若干个相同的商标。原来的商标为主商标，注册在其他类别的商品或服务上的同一个商标为防御商标 |
| 知名程度 | 1. 普通商标 | 普通商标只能在获准注册的商品或服务类别上受到法律的保护，享有商标专用权。 |
| | 2. 驰名商标 | 指由国家知识产权局商标局认定的在市场上享有较高声誉并为相关公众所熟知的商标 |
| 是否注册 | 1. 注册商标 | 是经国家知识产权局商标局核准注册的商标，包括商品商标、服务商标和集体商标、证明商标。商标注册人享有商标专用权，受法律保护。 |
| | 2. 非注册商标 | 是未经国家知识产权局商标局核准注册的商标，除烟草外，其他商品和服务均可使用非注册商标，但不受法律保护 |

## 二、药品商标的概念、特征和作用

（一）药品商标的概念

药品商标是指能够将药品生产者、经营者的药品或服务与他人的药品或服务相区别，而使用在药品包装或服务上的标记，由文字、图形、字母、数字、三维标志、颜色组合和声音，或上述要素组合构成的一种可识标志。

（二）药品商标的特征

药品商标既具有一般商标的特征，同时鉴于药品的特殊性，我国对药品商标的文字描述、申请注册和使用方面有以下特殊要求。

1. **药品商标必须与医药行业的属性相吻合**    医药行业的属性即健康性、安全性、生命性。药品商标不得使用对药品特征具有直接描述性的文字,否则容易使药品商标同药品通用名称造成混淆,可能造成医师和患者的误用。

2. **申请药品商标时应当附送药品批准证明文件**    申请药品商标时,申请人应当附送国务院药品监督管理部门发给的药品批准证明文件。

3. **药品商标不得使用药品通用名称**    药品的通用名是国家核定的药品法定名称,与国际通用的药品名称、我国药典及国家药品标准中的名称一致,是多家生产企业共同使用的名称,是反映该药品的适应证、主要原料的名称,不能由任何一家企业注册。

药品通用名不能作为商标注册,但药品商品名只要符合《商标法》的有关规定,则可以作为商标注册,这对打击侵权行为,防止商品名被通用化,维护企业权益是非常有利的。随着人们商标意识的增强,药品商品名称的商标化已成为趋势。

4. **非注册的商标不得出现在药品标签和说明书中**    虽然我国对于药品的商标并未强制要求注册,但是在《药品说明书和标签管理规定》中明确规定,药品说明书和标签中禁止使用未经注册的商标,药品标签使用注册商标的,应当印刷在药品标签的边角,含文字的,其字体以单字面积计不得大于通用名称所用字体的四分之一。

（三）药品商标的作用

1. **对于生产企业的作用**    药品商标具有标注药品来源、广告宣传的作用;商标可以使企业经营中积累的商誉得以凝聚,是医药企业重要的无形资产;创新专利药品配合以商标保护,是医药企业在市场经济条件下生存和发展的重要策略,通过法律手段保护药品生产经营者的注册商标专用权,可为其带来巨大的收益,可以促进医药市场的正当竞争和医药经济的健康发展。

2. **对于消费者的作用**    药品商标具有区别商品、标示质量的作用。消费者可以通过注册商标所代表的药品质量和厂家信誉,正确地选择使用安全有效的药品。

3. **对于政府部门的作用**    政府部门可以通过对医药商标的规范化管理,监督药品质量,稳定我国医药经济发展,提高国际市场竞争力。

## 三、药品商标权的取得及内容

（一）药品商标权的取得

药品商标权是指药品商标所有人对其在国家商标局依法注册的商标所享有的权利。办理药品商标注册申请是获准商标注册、取得药品商标权的前提和必经程序。

1. 药品商标注册的原则

（1）自愿注册原则:即商标所有人根据自己的需要和意愿,自行决定是否申请商标注册。但是如果想要享有商标的专用权,并受到《商标法》的保护,必须经过商标局的注册。我国的药品商标遵循自愿注册原则。

（2）申请在先原则:两个或者两个以上的商标注册申请人,在同一种商品或者类似商品上,以相同或者近似的商标申请注册的,初步审定并公告申请在先的商标;同一天申请的,初步审定并公告使用在先的商标,驳回其他人的申请,不予公告。

2. 药品商标注册的要求

（1）基本要求:《商标法》规定,申请注册的商标,应当有显著特征,便于识别,并不得与他人在先取得的合法权利相冲突。

（2）不得作为商标使用的标志:同中华人民共和国的国家名称、国旗、国徽、国歌、军旗、军徽、军歌、勋章等相同或者近似的,以及同中央国家机关的名称、标志、所在地特定地点的名称或者标志性建筑物的名称、图形相同的;同外国的国家名称、国旗、国徽、军旗等相同或者近似的,但经该国政府同意的除外;同政府间国际组织的名称、旗帜、徽记等相同或者近似的,但经该组织同意或者不易误导公众的除外;与表明实施控制、予以保证的官方标志、检验印记相同或者近似的,但经授权的除外;同"红十字""红新月"的名称、标志相同或者近似的;带有民族歧视性的;带有欺骗性,容易使公众对商品的质量等特点或者产地产生误认的;有害于社会主义道德风尚或者有其他不良影响的。

(3) 禁止作为药品商标注册的情形:药品的通用名称、分子式;直接表示药品的质量、主要原料、功能、用途、重量、数量及其他特点的;或其他缺乏显著特征不便于消费者识别的。

3. **药品商标注册的程序**　药品生产者、经营者使用药品注册商标,需要向商标局申请,经核准后注册。药品商标注册程序包括申请、形式审查、实质审查、初步审定并公告、异议及异议的复审以及核准注册 6 个阶段。药品商标注册流程图见二维码数字内容。

药品商标注册流程图(图片)

### (二) 药品商标权的内容

1. **专有使用权**　即药品商标权人在核定使用的药品或服务上使用核准的注册商标的权利。

2. **禁止权**　即药品商标权人有权禁止他人未经许可使用其注册商标,或以其他方式侵犯其商标专用权的权利。对于驰名商标,国家实行扩大保护,即商标权人有权禁止他人将驰名商标或与驰名商标相类似的商标使用到任何商品和服务项目上。

3. **转让权**　即药品商标权人在法律允许的范围内,将其注册商标有偿或无偿转让的权利。转让注册商标的,转让人和受让人应当签订转让协议,并共同向商标局提出申请。

4. **许可权**　即药品商标权人以收取使用费用为代价,通过合同的方式许可他人使用其注册商标的权利。

## 四、药品商标的保护

### (一) 药品商标权的保护范围和期限

药品注册商标的专用权,以核准注册的商标和核定使用的商品为限。我国注册商标的有效期为10 年,自核准注册之日起计算。注册商标有效期满,需要继续使用的,商标注册人应当在期满前十二个月内按照规定办理续展手续;在此期间未能办理的,可以给予六个月的宽展期。每次续展注册的有效期为十年,自该商标上一届有效期满次日起计算。期满未办理续展手续的,注销其注册商标。商标通过续展注册可得到永久性保护。

### (二) 药品商标专用权的维护

药品商标专用权的维护,主要是指药品生产经营者通过正确使用商标和加强商标管理,维护企业商标的信誉和形象,提升商标的价值,防止商标被通用化,维护企业对于注册商标长期稳定的专用权,以实现企业的经济利益。

### (三) 药品商标权保护的途径

药品商标权可以通过行政保护、司法保护、自我保护和消费者的社会保护等途径进行保护。

1. **行政保护**　即商标管理机关通过行政程序依法查处商标侵权行为来保护商标专用权。

2. **司法保护**　即司法机关通过司法程序依法审理商标侵权案件,制裁商标侵权行为,保护企业商标专用权。

3. **自我保护和消费者的社会保护**　即商标权人通过配备商标管理人员,采取各种预防措施,在发生侵权时及时向相关行政机关或司法机关提出保护请求。商标权人的自我保护是行政保护和司法保护的基础,没有商标权人自我保护的配合,行政保护和司法保护难以启动和运行。消费者的维权打假行为,对商标权也起到间接的保护作用。

## 五、药品注册商标的侵权及法律责任

### (一)药品商标侵权行为

有下列行为之一的,均属侵犯药品注册商标专用权:①未经商标注册人的许可,在同一种商品上使用与其注册商标相同的商标的;②未经商标注册人的许可,在同一种商品上使用与其注册商标近似的商标,或者在类似商品上使用与其注册商标相同或者近似的商标,容易导致混淆的;③销售侵犯注册商标专用权的商品的;④伪造、擅自制造他人注册商标标识或者销售伪造、擅自制造的注册商标标识的;⑤未经商标注册人同意,更换其注册商标并将该更换商标的商品又投入市场的;⑥故意为侵犯他人商标专用权行为提供便利条件,帮助他人实施侵犯商标专用权行为的;⑦给他人的注册商标专用权造成其他损害的。

### (二)药品商标侵权救济途径

侵犯药品注册商标专用权行为引起纠纷的,由当事人协商解决;不愿协商或者协商不成的,商标注册人或者利害关系人可以向人民法院起诉,也可以请求工商行政管理部门处理。

工商行政管理部门处理时,认定侵权行为成立的,应责令立即停止侵权行为,没收、销毁侵权商品和主要用于制造侵权商品、伪造注册商标标识的工具,并对违法人员处以一定数额的罚款。

对侵犯商标专用权的赔偿数额的争议,当事人可以请求进行处理的工商行政管理部门调解,也可以依照《中华人民共和国民事诉讼法》向人民法院起诉。经工商行政管理部门调解,当事人未达成协议或者调解书生效后不履行的,当事人可以依照《中华人民共和国民事诉讼法》向人民法院起诉。

### (三)药品商标侵权行为的法律责任

商标侵权行为对他人利益造成损害的承担民事责任。同时,商标侵权行为违反国家行政管理秩序,需要承担行政责任。情节严重构成犯罪的需承担刑事责任。

1. 民事责任　是指人民法院依照商标法和有关的民事法规对侵权人的商标侵权行为作出的,由侵权人承担的强制性处罚措施。商标侵权行为承担的民事责任主要有停止侵害、消除影响和赔偿损失三种。

2. 行政责任　是指工商行政管理机关依照商标法和有关的行政法规对侵权人的商标侵权行为所做出的,由侵权人承担的强制性处罚措施。商标侵权的行政责任有:①责令立即停止侵权;②收缴并销毁侵权商标标识;③消除现存商品上的侵权商标;④没收、销毁侵权商品和专门用于制造侵权商品、伪造注册商标标识的工具;⑤尚未构成犯罪的,可视情节处以罚款。

3. 刑事责任　侵犯注册商标专用权构成犯罪的主要有三种罪名:假冒注册商标罪、销售假冒注册商标商品罪和非法制造、销售非法制造的注册商标标识罪。

**案例分析**

### 某药业"伟哥"商标案

某外国公司1995年开始生产抗男性性功能勃起障碍药品"Viagra",1997年11月在中国注册了"Viagra"商标。2004年获准在中国生产。中文正式商品名是"万艾可",通用名称是"枸橼酸西地那非片"。"Viagra"刚刚问世,"伟哥"这一名称就被国内媒体作为中文翻译名称而被广泛使用。1998年5月20日,某药业将自主开发的治疗性功能障碍新药"甲磺酸酚妥明快速分散片/胶囊",申请注册"伟哥"商标;2002年6月21日,被初审认定为合法使用商标。于是双方便开始了争夺"伟哥"商标的"拉锯战"。2005年10月,某外国公司将某药业告上法庭。认为某药业的行为侵犯了其商标专用权,要求判令这家公司停止销售、使用和宣传侵权商品;同时要求赔偿 50 万元。2006 年 11 月 17 日,北京市第一中级人民法院开庭审理此案。

一审法院经过审理,判决驳回了某外国公司的诉讼请求。原告不服,上诉到北京市高院。2008 年 3 月,北京市高院终审驳回了某外国公司的诉讼请求。随后,某外国公司又向最高人民法院申请再审。2009 年 7 月,最高人民法院作出民事裁定,驳回原告再审申请。

分析:

(1) 某外国公司在中国内地对"伟哥"商标是否享有权益?

(2) 某中国药业是否侵犯了某外国公司的商标专用权?

(3) "伟哥"商标与"万艾可"商标是否会使消费者发生混淆?

## 第四节 药品商业秘密保护

### 一、药品商业秘密的概念及特征

#### (一) 药品商业秘密的概念

药品商业秘密是指在医药行业中,不为公众所知悉、具有商业价值并经权利人采取相应保密措施的技术信息、经营信息等商业信息。

商业秘密权是指商业秘密所有人对于其商业秘密所享有的不受非法侵犯的权利。

医药企业在药品的研究与开发、药品生产工艺的改造、药品的包装设计、药品销售渠道的开拓及客户资源管理等领域充满着大量的商业秘密。这些商业秘密是企业投入了大量的人力、物力、财力,经多年的研究开发、探索总结而得来的智力劳动成果,是企业知识产权的重要组成部分。

#### (二) 药品商业秘密的特征

1. 非周知性或秘密性 医药商业秘密首先必须是处于秘密状态的信息,不可能从公开的渠道获悉。"秘密性"在美国称为"新颖性",它是指有关信息只为一定范围的人们所知悉,具有"实质性的秘密"。在日本称"非公知",即一般人所不知的信息,限定一定范围的人为公开的对象。在德国称"未经公开",即仅限于一定范围的人知悉,而非外界周知。

2. 价值性 这里的"价值"是指该商业秘密自身所蕴含的经济价值和市场竞争价值,能为权利人带来现实的或者潜在的经济利益,所有人因掌握商业秘密而拥有竞争优势,并能实现权利人经济利益的目的。

3. 实用性 即构成商业秘密的信息具有确定的可应用性。该信息不是单纯的一般知识、经验或构想,而应是一种现在或者将来能够应用于生产经营或者对生产经营有用的具体的技术方案和经营策略。实用性与价值性具有密切的关系,缺乏实用性的信息则无价值性可言。

4. 保密性 即有关信息的所有人主观上将该信息视为秘密,客观上则采取适当的保密措施以维持信息的秘密性。保密措施包括权利人通过订立保密协议,建立保密制度及采取其他合理的保密措施,对技术秘密和经营秘密进行保护。只有当权利人采取了能够明示其保密意图的措施,才能成为法律意义上的商业秘密。

5. 历史性 药品商业秘密是多年实践经验和知识积累的结果,并随着时间的推移而发生如下变化:一是随着秘密的公开或扩散而转化为公知公用的技术和经营方法(如六神丸);二是通过有效的保密而始终维持其秘密性和经济性,并未随着时间的推移而老化衰竭(如片仔癀);三是经过进一步开发、完善,使商业秘密得到增值,并仍保持其秘密性(如云南白药之技术配方保密)。

6. 合法性 医药商业秘密必须通过合法的方式原始取得或继受取得,如自己总结研究、合法许可、继承、转让等。通过不正当手段获得的医药商业秘密,不仅不能得到法律的保护,反而要承担一定的法律责任。

7. 风险性　权利人不能以商业秘密为由对抗正当的竞争,即不能阻止他人独立研究开发出不谋而合的技术,也不能追回从自己手中逸出的商业秘密,更不能追究善意第三人的责任。

## 二、药品商业秘密的内容

药品商业秘密包括药品技术秘密和经营秘密两部分。

### (一)药品技术秘密

制药行业属于高科技行业,在药品的研究开发、生产经营过程中包含大量的技术信息和经济管理信息。与药品有关的商业秘密包含如下几个方面。

1. 产品信息　企业自行研究开发的新药,在既没有申请专利,也还没有正式投入市场之前,尚处于秘密状态,它就是一项商业秘密。例如化学药物的化学结构和分子式、生物制品的结构和中药的祖传秘方等。

2. 配方与工艺　医药产品的工业配方、化学配方、药品配方等是商业秘密的一种常见形式。有时几个不同的设备,尽管其本身属于公知范畴,但经特定组合,产生新工艺和先进的操作方法,也可能成为商业秘密。许多技术诀窍就属于这一类型的商业秘密。

中药技术秘密中包括中药的制造技术、生产工艺流程、特定配方、有关设备和材料的制作工艺的专门知识、经验等信息。由于中医药的特殊性,我国在颁布中药新药质量标准(包括试行和转正标准)时,对其"处方"和"制法"采取部分公开,从而在一定程度上保护了中药处方的技术秘密。

3. 机器设备的改进　在公开的市场上购买的制药机器、设备不是商业秘密,但是经公司的技术人员对其进行技术改进,使其具有更多用途或效率更高,这个改进也是商业秘密。

4. 研究开发的有关文件　记录了研究和开发活动内容的文件,这类文件就是商业秘密。如蓝图、图样、实验结果、设计文件、技术改进后的通知、标准件最佳规格、检验原则等。

### (二)药品经营秘密

经营秘密即未公开的经营信息,是指与药品的生产、经营销售有关的保密信息。主要有与公司各种重要经营活动有关联的文件和客户情报。

1. 与公司各种重要经营活动有关联的文件　公司在各种重要经营活动中有许多关联的文件,如采购计划、进货渠道、供应商清单、销售计划、销售方法、会计财务报表、分配方案、市场调查资料等。

2. 客户情报　客户情报包括客户清单、销售渠道、协作关系、货源情报、产销策略、招投标中的标底及标书内容等信息。

3. 经营过程中的管理技术　管理技术包括在医药经营各个环节中有效运作的管理模式、管理方法、管理诀窍、管理步骤等。

## 三、药品商业秘密的保护

我国对医药商业秘密的保护采取法律保护和权利人自我保护两种方式。

### (一)法律保护

法律通过对非法侵害他人商业秘密的行为,依法追究法律责任的方式保护商业秘密权。侵犯商业秘密,就是指不正当地获取、披露或利用权利人商业秘密的行为。目前我国商业秘密的保护主要是以《中华人民共和国反不正当竞争法》(以下简称《反不正当竞争法》)为主,涉及《中华人民共和国民法典》(以下简称《民法典》)、《中华人民共和国合同法》(以下简称《合同法》)、《中华人民共和国劳动法》(以下简称《劳动法》)、《中华人民共和国民事诉讼法》(以下简称《民事诉讼法》)和《中华人民共和国刑法》(以下简称《刑法》)以及行政法规等,构成了一个相对完整的法律体系。

《反不正当竞争法》是保护商业秘密的核心法律。为了进一步加强对商业秘密的保护,1995 年由国家工商行政管理总局制定了《关于禁止侵犯商业秘密行为的若干规定》,该规定有关商业秘密侵权的认定依据和处罚程序有了更加详细的规定。1988 年由国家科学技术委员会发布的《关于科技人员业余兼职人员若干问题的意见》,规定科技人员不得私自带走或者擅自公开、利用原单位的技术成果、技术资料,侵犯原单位的合法权利。2010 年 3 月国务院国有资产管理委员会发布的《中央企业商业秘密保护暂行规定》,对中央企业商业秘密的保护提出了有针对性的保护措施和奖励措施,逐步完善我国商业秘密的保护。

### (二) 商业秘密的自我保护

医药企业应当把保护商业秘密纳入企业的管理体系中,通过采取以下措施进行保护:①企业内部设立专门的商业秘密管理机构;②与涉及商业秘密的人员签订保密合同以及竞业限制协议;③在具体的管理上实行分级管理;④定期对涉及商业秘密的人员进行培训,灌输保护商业秘密的意识,提高他们保护商业秘密的能力等。

我国中药的商业秘密自我保护已有数千年历史。在中药领域,千百年来秉承的"祖传秘方"保护形式,或称之为"技术诀窍保护",是中药知识产权保护的重要方式之一。其范围涉及中药配方、独特的生产加工工艺、中药栽培养殖技术、饮片加工技术、炮制技术、复方配伍比例、技术信息等。只要不泄密,这种保护的时间就没有限制。

## 四、药品商业秘密的侵权及法律责任

### (一) 药品商业秘密侵权行为

我国《反不正当竞争法》第九条,将侵犯商业秘密的行为界定为以下四类:①以盗窃、贿赂、欺诈、胁迫、电子侵入或者其他不正当手段获取权利人的商业秘密;②披露、使用或者允许他人使用以前项手段获取的权利人的商业秘密;③违反保密义务或者违反权利人有关保守商业秘密的要求,披露、使用或者允许他人使用其所掌握的商业秘密;④教唆、引诱、帮助他人违反保密义务或者违反权利人有关保守商业秘密的要求,获取、披露、使用或者允许他人使用权利人的商业秘密。

经营者以外的其他自然人、法人和非法人组织实施上述所列违法行为的,视为侵犯商业秘密。

第三人明知或者应知商业秘密权利人的员工、前员工或者其他单位、个人以不正当手段获取权利人的商业秘密,仍获取、披露、使用或者允许他人使用该商业秘密的,视为侵犯商业秘密。

### (二) 药品商业秘密侵权救济途径

被侵权人可以直接申请侵权行为人住所地或侵权行为地的市场监督管理部门处侵权行为,如侵权人侵权行为成立,其应当承担相应的行政责任。同时在提出申请时,需要向市场监督管理部门供商业秘密及侵权行为存在的依据。

《反不正当竞争法》第十七条规定,经营者的合法权益受到不正当竞争行为损害的,可以向人民法院提起诉讼。如果有人实施了法律规定的侵犯商业秘密的行为,并给企业造成严重损害后果的,企业可以向有管辖权的人民法院提起诉讼,请求被告承担停止侵害、消除影响和赔偿损失等民事责任。

《刑法》第二百一十九条规定,有下列侵犯商业秘密行为之一,情节严重的,处三年以下有期徒刑,并处或者单处罚金;情节特别严重的,处三年以上十年以下有期徒刑,并处罚金:①以盗窃、贿赂、欺诈、胁迫、电子侵入或者其他不正当手段获取权利人的商业秘密的;②披露、使用或者允许他人使用以前项手段获取的权利人的商业秘密的;③违反保密义务或者违反权利人有关保守商业秘密的要求,披露、使用或者允许他人使用其所掌握的商业秘密的。因此,对于存在以上严重侵权行为的,被侵权人可以向公安机关报案。

（三）药品商业秘密侵权的法律责任

商业秘密保护（拓展阅读）

《反不正当竞争法》规定，经营者以及其他自然人、法人和非法人组织违反本法第九条规定侵犯商业秘密的，由监督检查部门责令停止违法行为，没收违法所得，处十万元以上一百万元以下的罚款；情节严重的，处五十万元以上五百万元以下的罚款。

《刑法》规定，给商业秘密的权利人造成重大损失的，处三年以下有期徒刑或者拘役，并处或者单处罚金；造成特别严重后果的，处三年以上七年以下有期徒刑，并处罚金。

# 第五节　未披露的药品试验数据保护

## 一、未披露的药品试验数据的概念、内容和特征

### （一）未披露的药品试验数据的概念

未披露的药品试验数据是指在药品注册过程中，申请者为获得药品上市许可向药品监督管理部门提交的关于证明药品安全性、有效性、质量可控性等的未披露的试验数据。

### （二）未披露的药品试验数据的内容

药品未披露的试验数据来源于药品研发过程中的临床前试验、临床试验，主要包括以下内容。

1. 针对试验系统的试验数据　包括动物、细胞、组织、器官、微生物等试验系统的药理、毒理、动物药代动力学等试验数据。

2. 针对生产工艺流程、生产设备与设施、生产质量控制等研究数据　包括药物的合成工艺、提取方法、理化性质及纯度、剂型选择、处方筛选、制备工艺、检验方法、质量指标、稳定性；中药制剂还包括原药材的来源、加工及炮制等；生物制品还包括菌毒种、细胞株、生物组织等起始材料的质量标准、保存条件、遗传稳定性及免疫学等研究数据。

3. 针对人体的临床试验数据　包括临床药理学、人体安全性、有效性评价等获得人体对于新药的耐受程度和药代动力学参数，给药剂量等试验数据。

### （三）未披露的药品试验数据的特征

1. 无形性　无形性财产具有非物质性、不发生有形控制的占有和不发生有形损耗的使用等特点。非物质性指的是无形财产是具有内在价值和使用价值的，凝结在有形载体中的无形的脑力劳动成果。药品试验数据是研发人员通过方案设计、试验验证等脑力劳动得出的脑力成果，同时通过递交给药品监管部门的试验资料这一有形载体呈现出来。

无形财产的使用不像有形财产那样会损耗，而且无形财产可以被多个主体共同使用。证明药品安全和有效的试验数据可以被反复使用，也可以被药品监督管理部门用作其他药品上市的参考。

2. 监管性　由于药品试验数据是获得上市许可所必需，因此，研发者将试验数据提交给药品主管部门时，药品主管部门便获得了药品试验数据的合法知悉权。在以批准此新药上市为目的的范围内，药品试验数据的所有权发生了一定的转移。药品主管部门出于审查数据的需求，拥有对这些数据的使用、处分权。

3. 可依赖性　出于加快仿制药上市、维护公共健康的考虑，各国药品监管部门规定仿制药只需提交简化新药申请，提供能够证明和被仿制的新药相同的生物等效性数据即可，药品监督管理部门则依赖相应的证明新药的安全性与有效性的试验数据批准仿制药上市。在这种情况下，药品监管机构拥有了依赖该试验数据批准其他仿制药上市的合法使用权，药品试验数据无法再采用商业秘密的形式进行保护，丧失了商业价值，新药研发者也失去了市场竞争优势。

## 二、未披露的药品试验数据保护的方式及意义

### (一)药品未披露的试验数据保护的方式

对未披露的药品试验数据实施保护是 WTO 在 TRIPS 协议第三十九条第三款中对 WTO 成员国提出的义务性的规定,但是并未明确具体采用何种方式。目前,世界上各个国家关于药品试验数据保护尚未形成统一的保护方式。主要有两种方式,即反不正当竞争保护模式和试验数据独占保护模式。

1. 反不正当竞争模式　反不正当竞争模式禁止药品试验数据的不正当商业使用。权利人享有对抗不当使用未披露的药品试验数据的权利。在这类保护模式下,对药品未披露的试验数据保护力度较弱,对药品监管机构提出了不披露申请人提交的未披露的药品试验数据的要求,并不阻止药品监管机构依赖申请人提交的未披露的药品试验数据批准仿制药上市。

2. 试验数据独占保护模式　试验数据独占保护模式指的是在一定的时间内,为未披露的试验数据提供一段时间的独占保护,在保护期内他人不得使用或引用这些数据,药品监督部门也不能依赖这些数据批准其他药品的上市。美国、欧盟、日本等国家和地区均采用试验数据独占保护模式。这个模式可以有效地对药品注册过程中的未披露的数据提供有效保护,禁止后来的药品注册申请者直接或者间接地依赖前者的数据来进行药品的注册申请,以保护新药开发的积极性,也被绝大多数国家所采用。因此,提到未披露的试验数据保护通常指的是对试验数据提供独占保护。

### (二)对未披露的药品试验数据实施保护的意义

1. 药品试验数据保护是收回研发投资的重要保障　药品试验数据的获得需要经过长期的试验、耗费巨大的金钱,如果不对这些数据加以保护,仿制药生产商就可以无偿地利用这些数据马上获得上市批准,而不必承担新药开发商所付出的巨额投资,造成仿制药"搭便车"的情况,并对品牌药形成竞争,降低品牌药的价格,这对于新药(特别是未获得专利保护的新药)开发商而言是极其不公平的,并且会抑制他们继续创新。药品数据保护是补偿药品研发投入的有效措施。

2. 药品试验数据保护是维护公共利益和新药投资者的个人利益的法律保障　药品试验数据除了具备智慧财产属性以外,还具有一定的公益属性。药品作为一种特殊的商品,除了为厂商带来利润以外,更肩负着维护社会公共健康的使命。因此,如果对试验数据只加以保护,不加以限制,则不利于维护公众健康的公共利益。在理论上已经可以预知结果的前提下仍然要求仿制药申请者重复进行证明药品安全性和有效性的试验,从经济的角度而言是一种浪费,从人道的角度而言则是不合理的。重复的动物实验会导致因动物实验而受苦或死亡的动物增加,临床试验也会增加受试者的痛苦和承担副作用的风险。因此,允许药品主管部门依赖相应的新药的试验数据批准仿制药的上市是符合公共健康、社会经济利益以及人道之考量的。这时公共利益和新药投资者的个人利益出现了冲突,需要一种法律制度来平衡这种冲突。药品试验数据保护就是维护公共利益和新药投资者的个人利益的法律保障。

## 三、我国对未披露的药品试验数据的保护

我国于 2001 年加入 WTO,在《中国入世工作组报告》第五部分"知识产权制度"中对遵守 TRIPS 第三十九条第三款作出了承诺。根据 TRIPS 协议,我国政府在相应的行政法规和部门规章中,规定了对药品未披露的试验数据进行保护。

2015 年,我国启动了对《药品注册管理办法》的修订工作,不再将未披露的药品试验数据保护内容在《药品注册管理办法》中体现,而是预留相应的接口,在下位法中做出具体规定。因此,我国分别于 2017 年 5 月、2017 年 10 月和 2018 年 4 月对药品试验数据保护制度的相关规定提出了改进意见。我国的药品试验数据保护制度仍在进一步的完善当中。

未披露的药品试验数据保护和商业秘密保护、专利保护的区别(拓展阅读)

**课程思政讨论**

对于发展中国家而言,知识产权制度是一种"舶来品",是世界强国的规则输出,是被动移植、外力强加的结果。我国在建立知识产权制度最初并非基于自己国情的自愿选择,而是被动的选择。随着国家的强大以及创新能力的提升,我国对知识产权的保护由被动转为了主动,而且不断扩展知识产权的保护范围。请你从知识产权保护的角度讨论药品知识产权保护与药品研发创新能力的关系。

**药师考点**

1. 药品说明书和标签中对使用商标的规定。
2. 药品经营者不得实施的侵犯商业秘密的行为。

# 本 章 小 结

本章介绍了药品知识产权的概念、种类、特征,药品专利保护,药品商标保护,药品商业秘密保护和未披露的药品试验数据保护。主要内容为:

1. 药品知识产权是指一切与药品有关的发明创造和智力劳动成果的财产权。药品知识产权包括著作权和工业产权两大类。而工业产权又包括药品专利权、药品商标权和医药商业秘密等。

2. 药品知识产权具有无形性、专有性、时间性、地域性、可复制性的特征。

3. 药品专利是指源于药品领域的发明创造,且转化为一种具有独占权的形态,是各国普遍采用的以独占市场为主要特征的谋求市场竞争有利地位的一种手段。

4. 药品发明专利包括新药物专利、新制备方法专利和新用途专利等。

5. 发明专利申请的审批程序包括受理、初审、公布、实审以及授权五个阶段。实用新型或者外观设计专利申请在审批中不进行早期公布和实质审查,只有受理、初审和授权三个阶段。

6. 授予专利权的发明和实用新型专利应当具备新颖性、创造性和实用性。授予专利权的外观设计与现有设计或者现有设计特征的组合相比,应当具有明显区别。授予专利权的外观设计不得与他人在申请日以前已经取得的合法权利相冲突。

7. 专利侵权是指未经专利权人许可,实施其专利(即以生产经营为目的制造、使用、销售、许诺销售、进口其专利产品或依照专利方法直接获得的产品)的行为。解决专利侵权的纠纷包括行政程序、司法程序两种方式,侵权行为人应当承担民事责任、行政责任与刑事责任。

8. 药品商标是指由文字、图形、字母、数字、三维标志、颜色组合或声音,以及上述要素组合构成,能够将药品生产者、经营者生产的药品或提供的服务与他人生产、经营的药品或提供服务区别开来的标记。

9. 注册商标是经国务院工商行政部门核准注册的商标,包括商品商标、服务商标和集体商标、证明商标。商标注册人享有商标专用权,受法律保护。任何能够将自然人、法人或者其他组织的商品与他人的商品区别开的标志,包括文字、图形、字母、数字、三维标志、颜色组合和声音等,以及上述要素的组合,均可以作为商标申请注册。

10. 药品商标权是指医药商标所有人对其在国家商标局依法注册的商标所享有的权利。药品商标权的内容包括专有使用权、禁止权、转让权和许可权。

11. 药品商业秘密是指在医药行业中,不为公众所知悉、能为权利人带来经济利益、具有实用性并经权利人采取保密措施的技术信息和经营信息。我国对药品商业秘密的保护采取法律保护和权利人自我保护两种方式。

12. 未披露的药品试验数据是指在药品注册过程中,申请者为获得药品生产批准证明文件向药品注册管理部门提交的关于药品安全性、有效性、质量可控性的未披露的试验数据。

13. 未披露的药品试验数据保护是为未披露的试验数据提供一段时间的独占保护,在保护期内他人不得使用或引用这些数据,药监部门也不能依赖这些数据批准其他药品的上市。

# 思 考 题

1. 联系实际,说明药品知识产权保护的意义。

2. 比较分析我国药品知识产权保护各方式的优点和不足。

3. 简述药品专利的类型。

4. 简述药品专利权的取得程序。

5. 比较药品发明专利与实用新型专利的差异。

6. 简述药品商标注册管理和保护的作用和意义。

7. 商标权的时间性特征同专利权有什么不同?

8. 何谓药品商业秘密? 药品商业秘密的保护方式有哪些?

9. 试述药品未披露的试验数据的特征及保护方式。

第十四章
目标测试

（杨　莉）

参 考 文 献

［1］杨世民.药事管理学.6版.北京:人民卫生出版社,2016.

［2］杨世民.中国药事管理学科发展30年.北京:中国医药科技出版社,2014.

［3］国家药品监督管理局.国家执业药师职业资格考试考试大纲(第八版·2021).北京:中国医药科技出版社,2021.

［4］国家药品监督管理局执业药师资格认证中心.药事管理与法规.8版.北京:中国医药科技出版社,2021.

［5］国家药典委员会.中华人民共和国药典:2020年版.北京:中国医药科技出版社,2020.

［6］杨世民.药事管理与法规.3版.北京:高等教育出版社,2021.

［7］杨世民.药事管理教育与研究.西安:西安交通大学出版社,2020.

［8］张志清.医院药事管理.北京:人民卫生出版社,2018.

［9］杨悦.美国药品监管科学研究.北京:中国医药科技出版社,2020.

［10］曹立亚,郭林.美国药品安全监管历程与监测体系.北京:中国医药科技出版社,2006.

［11］杨世民.中国药事法规.2版.北京:化学工业出版社,2007.

［12］胡廷熹.国际药事法规解说.北京:化学工业出版社,2004.

［13］杨世民.药品监督管理法律法规.北京:中国医药科技出版社,2010.

［14］杨世民.中国执业药师资格制度20年.北京:中国医药科技出版社,2015.

# 英汉词汇对照表

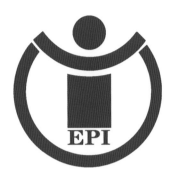

图 5-2　"免疫规划"专用标识

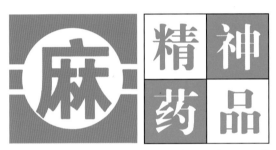

● 麻醉药品专用标志(颜色：天蓝色与白色相间)，精
　神药品专用标志(颜色：绿色与白色相间)

图 11-1　麻醉药品和精神药品专用标志